Springer-Lehrbuch

Burkhard Madea
Reinhard Dettmeyer

Basiswissen Rechtsmedizin

unter Mitarbeit von Frank Mußhoff

Mit 198 größter teils farbigen Abbildungen und 69 Tabellen

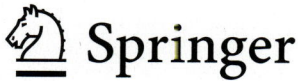

Prof. Dr. med. Burkhard Madea
Rheinische-Friedrichs-Wilhelms-Universität
Institut für Rechtsmedizin
Stiftsplatz 12
53111 Bonn

PD Dr. med. Dr. jur Reinhard Dettmeyer
Justus-Liebig-Universität Gießen
Institut für Rechtsmedizin
Frankfurterstr. 58
35392 Gießen

PD Dr. rer. nat. Frank Mußhoff
Rheinische-Friedrichs-Wilhelms-Universität
Institut für Rechtsmedizin
Stiftsplatz 12
53111 Bonn

ISBN-13   978-3-540-71428-6   Springer Medizin Verlag Heidelberg

Bibliografische Information der Deutschen Nationalbibliothek
Die Deutsche Nationalbibliothek verzeichnet diese Publikation in der Deutschen Nationalbibliografie;
detaillierte bibliografische Daten sind im Internet über http://dnb.d-nb.de abrufbar.

Dieses Werk ist urheberrechtlich geschützt. Die dadurch begründeten Rechte, insbesondere die der Übersetzung, des Nachdrucks, des Vortrags, der Entnahme von Abbildungen und Tabellen, der Funksendung, der Mikroverfilmung oder der Vervielfältigung auf anderen Wegen und der Speicherung in Datenverarbeitungsanlagen, bleiben, auch bei nur auszugsweiser Verwertung, vorbehalten. Eine Vervielfältigung dieses Werkes oder von Teilen dieses Werkes ist auch im Einzelfall nur in den Grenzen der gesetzlichen Bestimmungen des Urheberrechtsgesetzes der Bundesrepublik Deutschland vom 9. September 1965 in der jeweils geltenden Fassung zulässig. Sie ist grundsätzlich vergütungspflichtig. Zuwiderhandlungen unterliegen den Strafbestimmungen des Urheberrechtsgesetzes.

Springer Medizin Verlag
springer.de

© Springer Medizin Verlag Heidelberg 2007

Produkthaftung: Für Angaben über Dosierungsanweisungen und Applikationsformen kann vom Verlag keine Gewähr übernommen werden. Derartige Angaben müssen vom jeweiligen Anwender im Einzelfall anhand anderer Literaturstellen auf ihre Richtigkeit überprüft werden.

Die Wiedergabe von Gebrauchsnamen, Warenbezeichnungen usw. in diesem Werk berechtigt auch ohne besondere Kennzeichnung nicht zu der Annahme, dass solche Namen im Sinne der Warenzeichen- und Markenschutzgesetzgebung als frei zu betrachten wären und daher von jedermann benutzt werden dürfen.

Planung: Peter Bergmann, Heidelberg
Projektmanagement: Axel Treiber, Heidelberg
Lektorat: Ursula Illig, Stockdorf
Layout und Umschlaggestaltung: deblik Berlin
Satz: Fotosatz-Service Köhler GmbH, Würzburg

SPIN: 12036134

Gedruckt auf säurefreiem Papier   15/2117 – 5 4 3 2 1 0

Vorwort

Wenn kurze Zeit nach Erscheinen eines zweibändigen Handbuches (Handbuch Gerichtliche Medizin, 2003) und eines umfangreichen Lehrbuches der Rechtsmedizin (Praxis Rechtsmedizin, 2. Auflage, 2007) im gleichen Verlag ein weiterer, kurzgefasster Grundriss der Rechtsmedizin erscheint, sind einige Worte der Begründung notwendig.

Der Auftrag zur Konzeption und Abfassung eines auf 300 Seiten beschränkten Studentenlehrbuches ging vom Verlag aus, da ausschließlich auf Medizinstudenten abzielende kurzgefasste Bücher derzeit kaum verfügbar sind, insbesondere nicht für diejenigen, die bei frühzeitiger Fixierung auf ein anderes medizinisches Fach oder aus anderen Gründen glauben, die Rechtsmedizin nur en passant streifen zu müssen. Skripte sind aber kein Ersatz für einen aus professioneller Hand zusammengestellten Lehrtext, da ihnen bei fehlender praktischer Erfahrung die richtige Gewichtung der Inhalte fehlt.

Ein ausschließlich auf Medizinstudenten abzielender Grundriss mit Beschränkung auf das Wesentliche ist also *ein* Ziel dieses Lehrtextes. Es macht wenig Sinn, zahlreiche, für den Arzt in Klinik und Praxis irrelevante Waffentypen abzuhandeln oder detailliert über die DNA-Analysedatei des BKA zu informieren, wenn der Leser den Unterschied zwischen Pistole und Revolver, Ein- und Ausschuss und die Prinzipien einer sachgerechten Spurenasservation nicht kennt.

So war Beschränkung auf das Wesentliche, so schwer dies den Autoren im Einzelfall auch fiel, ein Anliegen dieses Buches.

Ein *weiterer* Punkt ist die adäquate Gewichtung der Inhalte der Querschnittdisziplin Rechtsmedizin. Hier war es unser Ziel, die Schwerpunktsetzung der jeweiligen Bedeutung der verschiedenen Facetten des Faches in der ärztlichen Praxis anzupassen. Hier hat in den letzten Jahrzehnten sicherlich eine Schwerpunktverschiebung stattgefunden: Für Medizinstudenten als zukünftige Kollegen in Klinik und Praxis von herausragender Bedeutung sind die Rechtsbeziehungen zwischen Arzt und Patient, die daher am Anfang stehen. Von zunehmender Bedeutung sind verkehrsmedizinische Fragestellungen, die jeder Arzt im Interesse seines Patienten kennen muss. Dagegen reicht es aus, wenn molekularbiologische Untersuchungen zur Abklärung von Paternität und Zuordnung biologischer Spuren nur im Überblick dargestellt werden, da derartige Untersuchungen in der Regel nur von Experten durchgeführt werden und der Arzt in Klinik und Praxis hier im Wesentlichen die Kenntnisse benötigt, um seinen Hinweispflichten gegenüber dem Patienten nachzukommen.

Unverzichtbar sind natürlich die Kerninhalte rechtsmedizinischer Tätigkeit: Thanatologie, Leichenschau, Traumatologie, Begutachtung von Intoxikationszuständen, zumal diese Inhalte an keiner anderen Stelle des medizinischen Curriculums systematisch, aus eigener Erfahrung schöpfend und untereinander abgestimmt gelehrt werden.

Wichtig war schließlich gerade für ein Studentenlehrbuch eine adäquate Bebilderung denn – um Immanuel Kant zu zitieren – Begriffe ohne Anschauungen sind blind, Anschauungen ohne Begriffe sind stumm. Das Bild als Informationsträger ist in einem in großen Teilen nach wie vor morphologisch geprägten Fach unverzichtbar.

Wir hoffen, mit unseren Zielen den Bedürfnissen der Medizinstudenten gerecht zu werden: denn ausschließlich für Sie ist dieses Buch zur Vorbereitung auf das Examen konzipiert. Jeder der weitreichendere Informationen sucht, ist auf die im Anhang genannte Literatur verwiesen. Bei der inhaltlichen Gestaltung des Buches wurden die prüfungsrelevanten Themen aus den Staatsexamina der letzten Jahre berücksichtigt.

Dieses Buch soll nicht zuletzt verdeutlichen, dass Rechtsmedizin als eigenständige medizinische Disziplin naturwissenschaftliches und medizinisches Wissen zur Verfügung stellt, damit Ärztinnen und Ärzte pflichtgemäß arbeiten und zahlreiche Behörden und Gerichte in die Lage versetzt werden, nach Recht und Gesetz entscheiden zu können.

Herrn PD Dr. rer. nat. F. Mußhoff danken wir für seine Mitarbeit, Frau Mirjam Pütz und Frau Elke Weinland für Schreibarbeiten und die redaktionelle Bearbeitung der Manuskripte, Herrn Michael Witte für unverzichtbare Hilfe bei der Bildbearbeitung.

Unsere studentischen Testleserinnen Frau Julia Nehles und Frau Anna Felicitas Skulj, zugleich Doktorandinnen am Bonner Institut für Rechtsmedizin, haben uns mit wertvollen Verbesserungsvorschlägen unterstützt.

Anregungen und Kritik aus dem Kreis der Adressaten dieses Lehrtextes sind uns jederzeit willkommen.

Bonn im Sommer 2007

Burkhard Madea
Reinhard Dettmeyer

Madea/Dettmeyer: Basiswissen Rechtsmedizin

Kapitel 3 · Klinische Rechtsmedizin – Beweismittelsicherung bei Lebenden

3.4 Kindesmissbrauch

 Einleitung

Der sexuelle Missbrauch von Kindern bis zum 14. Lebensjahr erfordert häufig ein sehr subtiles Vorgehen zur Klärung von genitalen wie extragenitalen Verletzungen. Eine sekundäre Traumatisierung des Kindes sollte so weit wie möglich vermieden werden. Neben aktuellen körperlichen Verletzungen wird die oft lebenslang andauernde psychische Traumatisierung in ihrer Bedeutung unterschätzt. Beim sexuellen Missbrauch von Kindern ist ebenso wie bei der Kindesmisshandlung im Regelfall immer eine Wiederholungsgefahr gegeben, also eine Gefahr für ein Rechtsgut von hohem Rang, so dass die ärztliche Schweigepflicht nicht eingehalten werden muss.

> **Definition**
> **Sexueller Kindesmissbrauch:** sexuelle Handlungen mit Körperkontakt (insbesondere Brust- und Genitalbereich; sog. »Hands-on-Taten«) sowie das Vorzeigen von pornographischem Material bzw. das Herstellen von pornographischen Fotos, Filmen etc.

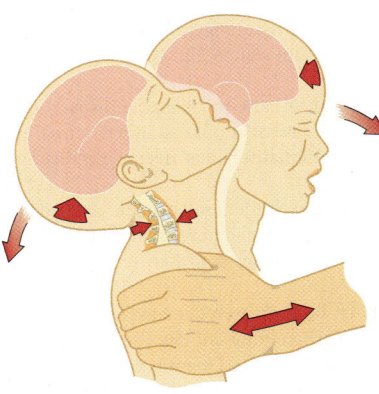

Abb. 3.3. Schematische Darstellung der Entstehung der Verletzungen beim Schütteltrauma. (Aus Madea 2006)

 Cave
In allen Fällen von Kindesmisshandlung mit gegebenem Verdacht auf ein Schütteltrauma sollte eine augenärztliche Untersuchung durchgeführt werden, insbesondere bei Kindern <4 Jahren.

3.4.1 Untersuchung

Bei Verdacht auf sexuellen Kindesmissbrauch muss immer eine **Ganzkörperuntersuchung** erfolgen, bei einer Untersuchung zeitnah zum Tatgeschehen sollte die Chance auf eine optimale Spurensicherung genutzt werden. Es gelten die gleichen Grundsätze wie bei Sexualdelikten mit erwachsenen Opfern (▶ Kap. 3.1), allerdings ist auf einige Besonderheiten hinzuweisen.

> Ein »Missbrauchssyndrom«, dessen Vorliegen einen sexuellen Kindesmissbrauch beweist, gibt es weder für einen aktuellen Missbrauch noch für die Langzeitfolgen eines Kindesmissbrauchs.

Neben der Vermeidung einer sekundären Traumatisierung sollen bei der zurückhaltenden Befragung von Kindern **Suggestivfragen** vermieden werden, Aussagen zu einem Tatgeschehen sollten ohne eigene Wertung protokolliert werden. Bei der **anogenitalen Untersuchung** von Mädchen können unterschiedliche Untersuchungspositionen gewählt werden (sog. »Froschhaltung«, Knie-Brust-Lage, Seitenlage). Dabei gilt es, auch kleinere Verletzungen des weiblichen Genitale einschließlich des **Hymens**, aber auch der Analöffnung zu diagnostizieren. Folgende Befunde am Hymen sollten erhoben werden:

- Form: anulär – semilunar – fimbrienartig – seltener: septiert, kribriform, mikroperforiertes Hymen – Sonderform
- Lage der Hymenalöffnung: anterior, zentral oder posterior.
- Beschaffenheit: zart-durchscheinend = Ruhephase; fleischig = Östrogeneinfluss
- Breite des Hymenalsaums: gleichmäßig – unregelmäßig
- Aussehen des freien Hymenalsaums: glatt – gewellt – Kerben – Tiefe der Kerben – Lücken
- Durchmesser: Angabe des transhymenalen Durchmessers
- Dehnungsfähigkeit der Hymenalöffnung, soweit beurteilbar
- Lokalisation von Verletzungen: Einrisse, Unterblutungen, Fibrinbeläge

Bei der Interpretation von Befunden bzw. Verletzungen ist zunächst Zurückhaltung geboten, sie sollte nur im Zusammenhang mit anamnestischen Angaben erfolgen. Grundsätzlich sind unfallbedingte anale und/oder vaginale Penetrationsverletzungen (Pfählungsverletzungen) möglich, dann sind abdominelle Verletzungen auszuschließen. Spreizungsverletzungen führen im Regelfall zu seitenbetonten Hämatomen, das Hymen wird durch seine tiefe Lage geschützt.

3.4 · Kindesmissbrauch

Tab. 3.7. Mögliche Untersuchungsbefunde bei akutem und chronischem analen Missbrauch

Akut (Stunden)	Chronisch
Perianale Schwellung (»Reifenzeichen«)	Verdickung der Analhaut mit Verlust des Faltenreliefs
Marginale Hämatome	Verminderung des Sphinktertonus
(Blutende) radiäre Fissuren	Anale Dilatation, venöse Stauung, chronische Fissuren
Klaffender Anus	(Keilförmige) Vernarbungen und Hautanhängsel (»tags« – nicht in der Mittellinie)
Lineare Hautabschürfungen	Warzen
Extraanale Misshandlungsbefunde (Griffspuren etc.)	Extraanale Befunde, z. B. sexuell übertragbare Erkrankungen

§ 81a StPO [Körperliche Untersuchung]
(1) Eine körperliche Untersuchung des Beschuldigten darf zur Feststellung von Tatsachen angeordnet werden, die für das Verfahren von Bedeutung sind. Zu diesem Zweck sind Entnahmen von Blutproben und andere körperliche Eingriffe, die von einem Arzt nach den Regeln der ärztlichen Kunst zu Untersuchungszwecken vorgenommen werden, ohne Einwilligung des Beschuldigten zulässig, wenn kein Nachteil für seine Gesundheit zu befürchten ist.

4.6 Affekttat

Definition
Affekttat: Straftat, bei der der Täter sein Handeln nur sehr eingeschränkt willentlich steuern kann, weil er, von Gemütsbewegungen getrieben, nahezu passiv zum Opfer von Funktionsabläufen wird.

Gemeint sind Delikte, bei denen hochgradige Erregungen das Handeln wesentlich beeinflusst haben. Dabei können diese Gefühlsveränderungen auch gesunde Menschen betreffen.

Charakteristika einer Affekttat
- Intensive Gefühlsaufwallungen, regelmäßig verbunden mit körperlich-vegetativen Begleiterscheinungen
- Verzweiflung, Angst, Wut, Zorn usw.
- Kurze Dauer des Affektes
- Der Affekt kann so stark werden, dass die rationale Persönlichkeit sich nicht dagegen durchzusetzen vermag

Fallbeispiel
Notwehr und Notwehrexzess
Das Opfer hat 3 tödliche Messerstiche erlitten, der Täter behauptet, zuvor vom Opfer gewürgt worden zu sein. Objektiv bestanden minimale Würgemale am Hals sowie geringe Stauungsblutungen (Petechien) der Augenlider und Augenlidbindehäute. Diese sind vom erstuntersuchenden Arzt nicht gesehen und dokumentiert worden, als sachverständiger Zeuge sagt er bei Gericht aus, dass keine Verletzungen vorgelegen haben. Damit kommt eine Verurteilung wegen eines vorsätzlichen Tötungsdeliktes (§ 212 StGB Totschlag, § 211 StGB Mord) in Betracht. Wären die Würgemale und Petechien dokumentiert worden.

Tötungsdelikte im Rahmen einer konfliktreichen Partnerbeziehung gelten als typische Affektdelikte.

Am Ende findet sich ein abrupter, eruptiver Ausbruch von Affekten, nach der Tat nicht selten Erinnerungsverlust und ein »plötzliches Aufwachen in der Realität«.

In Kürze
- Forensisch-psychiatrisch bedeutsam ist die Beurteilung der (erheblich beeinträchtigten) Schuldfähigkeit (§§ 20,21 StGB) eines Beschuldigten/Angeklagten zum Zeitpunkt der Tat.
- Neben psychiatrischen Erkrankungen sind v. a. Alkohol- und Drogenintoxikationen Anlass für eine Beurteilung der Schuldfähigkeit.
- Bei Wiederholungstätern ist zu prüfen, ob die Unterbringung in einem psychiatrischen Krankenhaus oder in einer Entziehungsanstalt (§§ 63, 64 StGB) in Betracht kommt.
- Ganz unabhängig von psychiatrischen Erkrankungen und Intoxikationen ist im Einzelfall gerade bei Beziehungstaten eine sog. Affekttat zu prüfen.

Inhaltsverzeichnis

1	**Einleitung**	1
1.1	Entwicklung der Rechtsmedizin	2
1.2	Aufgabenspektrum	2
2	**Medizinrecht**	7
2.1	Rechtsgebiet	9
2.2	Rechtliche Stellung des Arztes zum Patienten	11
2.3	Aufklärungspflichten vor ärztlichen Maßnahmen	12
2.3.1	Nicht delegierbare, mündliche, persönliche Aufklärung	13
2.3.2	Umfang der ärztlichen Aufklärung	13
2.3.3	Aufklärungsverzicht	13
2.3.4	Zeitpunkt der ärztlichen Aufklärung	14
2.3.5	Einwilligungsunfähige Patienten	14
2.3.6	Aufklärung Minderjähriger	14
2.3.7	Aufklärung bei Arzneimitteltherapie	15
2.3.8	Dokumentation der ärztlichen Aufklärung	15
2.3.9	Nichtaufklärung des Patienten	15
2.4	Dokumentationspflicht	16
2.4.1	Einsichtsrecht in Krankenunterlagen	16
2.4.2	Meldepflichten	17
2.5	Schweigepflicht und Schweigerecht	18
2.5.1	Offenbarung von Patientendaten	18
2.6	Behandlungsfehler	19
2.6.1	Behandlungsfehlerbegutachtung	21
2.6.2	Verhalten bei Behandlungsfehlervorwurf	22
2.6.3	Haftung bei Behandlungsfehlern	22
2.7	Rechtliche und ethische Probleme am Beginn und am Ende des Lebens	24
2.7.1	Rechtlich-ethische Probleme am Beginn des Lebens	24
2.7.2	Rechtlich-ethische Probleme am Lebensende	26
2.8	Spezielle gesetzliche Regelungen im Medizinrecht	27
2.8.1	Rechtsfragen in der Psychiatrie	27
2.8.2	Therapieverweigerung	31
2.8.3	Schwangerschaftsabbruch	32
2.8.4	Sterilisation, Kastration, Transsexualität	34
2.9	Transplantationsrecht	36
2.10	Standesrecht	38
2.10.1	Berufsordnung	38
2.10.2	Standesgerichtsbarkeit	39
2.10.3	Ethikkommissionen	39
2.11	Versicherungsmedizin	40
3	**Klinische Rechtsmedizin – Beweismittelsicherung bei Lebenden**	45
3.1	Sexualstraftaten, Vergewaltigung	46
3.1.1	Anamneseerhebung	46
3.1.2	Extragenitale Verletzungsbefunde	46
3.1.3	Verletzungen der Genitalregion	46
3.2	Selbstbeschädigung	48
3.3	Gewalt gegen Kinder	49
3.3.1	Stumpfe Gewalt	50
3.3.2	Thermische Verletzungen	50
3.3.3	Spezielle Formen der Kindesmisshandlung	52
3.4	Kindesmissbrauch	53
3.4.1	Untersuchung	54
3.4.2	Sexuell übertragbare Erkrankungen	55
3.4.3	Spurenkunde	55
3.4.4	Psychopathologie	55
3.5	Kindestötung	56
3.5.1	Tödliche Kindesmisshandlungen	56
3.5.2	Tödliche Kindesvernachlässigung	56
3.6	Forensische Altersdiagnostik	57
3.7	Rechtsgrundlagen der Beweismittelsicherung und Dokumentation forensisch-klinischer Untersuchungen bei Gewaltopfern	57
3.7.1	Dokumentation von Verletzungsbefunden	58
3.7.2	Körperliche Untersuchung für behördliche, insbesondere strafprozessuale Zwecke	58
3.7.3	Die DNA-Analyse in der Strafprozessordnung	59
4	**Forensische Psychiatrie**	61
4.1	Schuldfähigkeit	62
4.2	Testierfähigkeit	63
4.3	Gewahrsamstauglichkeit und Haftfähigkeit	63
4.4	Verhandlungsfähigkeit	63
4.5	Sucht	64
4.6	Affekttat	65
5	**Thanatologie**	67
5.1	Tod und Leichenerscheinungen	68
5.1.1	Sterben	68
5.1.2	Scheintod	69
5.1.3	Hirntod	69
5.1.4	Leichenerscheinungen und supravitale Reaktionen – Todeszeitbestimmung	70

5.2	**Leichenschau und Sektion**	79	6.8.4	Ausschuss	139
5.2.1	Rechtsgrundlagen der Leichenschau	79	6.8.5	Schussentfernung	139
5.2.2	Was ist eine menschliche Leiche?	80	6.8.6	Schussrichtung	141
5.2.3	Veranlassung der Leichenschau	80	6.8.7	Kriminologie	142
5.2.4	Ort und Zeitpunkt der Leichenschau	81	6.8.8	Bolzenschusswerkzeuge	142
5.2.5	Pflichten des Leichenschauarztes	81	6.8.9	Explosionsverletzungen	143
5.2.6	Durchführung der Leichenschau	81	6.8.10	Schreckschusswaffen	143
5.2.7	Feststellung des Todes	82	**6.9**	**Gewaltsame Erstickung**	145
5.2.8	Feststellung der Todeszeit	84	6.9.1	Pathophysiologie	145
5.2.9	Feststellung der Todesursache	85	6.9.2	Erhängen	150
5.2.10	Qualifikation der Todesart	87	6.9.3	Erdrosseln	152
5.2.11	Verhalten bei fraglich iatrogenen Todesfällen	87	6.9.4	Erwürgen	153
5.2.12	Sektionsrecht	88	6.9.5	Tod durch Verschluss der Atemöffnungen	154
5.3	**Identifizierung**	89	6.9.6	Tod durch Behinderung der Atemexkursionen	154
5.4	**Unerwartete und unklare Todesfälle**	92	6.9.7	Tod in Kopftieflage	156
5.4.1	Phänomenologie und Ereignisorte	92	6.9.8	Ertrinken	156
5.4.2	Einteilung nach Organsystemen	95	6.9.9	Höhentod und Barotrauma	157
5.4.3	Plötzlicher Kindstod	100	**6.10**	**Schädigung durch thermische Energie**	159
			6.10.1	Hitze	159
6	**Traumatologie und gewaltsamer Tod**	103	6.10.2	Kälte – Unterkühlung	164
6.1	**Rechtsgrundlagen**	105	**6.11**	**Elektrotraumen und Blitzschlag**	169
6.1.1	Tatbestandsmäßigkeit	105	6.11.1	Elektrotodesfälle	169
6.1.2	Rechtswidrigkeit	106	6.11.2	Blitzschlag	170
6.1.3	Schuldhaftigkeit	107	**6.12**	**Verhungern**	172
6.2	**Einteilung der Gewalteinwirkungen**	108	**6.13**	**Kindstötung**	173
6.3	**Sekundärfolgen mechanischer Gewalteinwirkungen/Todesursachen**	109	6.13.1	Untersuchung der Kindsmutter	173
			6.13.2	Untersuchungen des Neugeborenen	174
6.3.1	Primäre Todesursachen	109	**6.14**	**Illegaler Schwangerschaftsabbruch**	176
6.3.2	Sekundäre Todesursachen	109	**6.15**	**Unfälle bei auterotischer Betätigung**	176
6.4	**Vitale Reaktionen und Zeitschätzungen**	110	**6.16**	**Tod in abnormer Körperposition**	177
6.4.1	Blutungen	111	**6.17**	**Schädigung durch Strahlung**	177
6.4.2	Embolien	112	**6.18**	**Konkurrenz und Koinzidenz von Todesursachen, Priorität von Verletzungen**	177
6.4.3	Respiration	113			
6.4.4	Verdauung	115			
6.4.5	Haut	115	6.18.1	Kombinierte Suizide	178
6.4.6	Wundheilung	115	6.18.2	Reihenfolge der Verletzungen	178
6.4.7	Fett- und Muskelgewebe	116	6.18.3	Leichenzerstückelung	178
6.4.8	Biochemische vitale Reaktionen	116			
6.4.9	Hämatomalter bei Lebenden	116	**7**	**Toxikologie**	181
6.5	**Handlungsfähigkeit**	117	**7.1**	**Toxikokinetik**	182
6.6	**Kriminologie**	118	**7.2**	**Vergiftungsverdacht**	183
6.6.1	Unfälle	118	7.2.1	Vergiftungssymptome und klinische Toxikologie	183
6.6.2	Suizid	118	7.2.2	Leichentoxikologie	186
6.6.3	Vorsätzliche Tötungsdelike	120	**7.3**	**Chemisch-toxikologische Analyse**	188
6.7	**Tod durch mechanische Gewalt**	120	7.3.1	Untersuchungsmaterial	188
6.7.1	Stumpfe Gewalt	120	7.3.2	Analysenmethoden	191
6.7.2	Scharfe Gewalt	131	**7.4**	**Spezielle Toxikologie**	192
6.8	**Schussverletzungen**	135	7.4.1	Alkohol	192
6.8.1	Gesetzliche Regelungen	135	7.4.2	Illegale Drogen	200
6.8.2	Waffentypen und Munition	136	7.4.3	Forensisch relevante Arzneimittel	208
6.8.3	Einschuss	137			

7.4.4	Doping	210	9	**Hämogenetik**	247
7.4.5	Schädlingsbekämpfungsmittel	211	9.1	**Erythrozytäre Membranantigene**	248
7.4.6	Gase, Dämpfe, organische Lösungsmittel	212	9.1.1	Die klassischen Blutgruppen (AB0-System)	248
7.4.7	Anorganische Substanzen	215	9.1.2	Rhesus-System	250
7.4.8	Haushaltschemikalien und natürliche Gifte	216	9.2	**DNA-Polymorphismen**	250
7.4.9	Vergiftete Lebensmittel und Umwelttoxikologie	217	9.2.1	Short tandem repeats	250
			9.2.2	Nomenklatur	251
			9.2.3	Mitochondriale DNA	252
8	**Verkehrsmedizin**	219	9.2.4	Single nucleotid polymorphism	252
8.1	**Polizeiliche Verdachtsgewinnung und Beweissicherung**	222	9.2.5	Gonosomale Marker	253
8.2	**Alkohol**	223	9.3	**Methodik der DNA-Untersuchung**	253
8.3	**Drogen**	224	9.4	**Vaterschaftsuntersuchungen**	254
8.4	**Medikamente im Straßenverkehr**	227	9.4.1	Rechtliche Grundlagen	255
8.4.1	Hinweise und Verhaltensempfehlungen für behandelnde Ärzte und Patienten	228	9.4.2	Berechnung der Vaterschaftswahrscheinlichkeit	257
8.4.2	Verkehrsmedizinisch bedeutsame Arzneimittelgruppen	229	9.5	**Spurenkunde**	257
			9.5.1	Rechtliche Grundlagen	257
8.4.3	Allgemeine Anmerkungen zur Medikamenteneinnahme	233	9.5.2	Blutspuren	257
8.5	**Krankheiten und andere Determinanten**	233	9.5.3	Praxis der spurenkundlichen Untersuchung	258
8.6	**Der Verkehrsunfall**	236			
8.6.1	PKW-Fußgänger-Unfall	237		**Weiterführende Literatur**	263
8.6.2	PKW-PKW-Kollision	241			
8.6.3	Zweirad-PKW-Unfall	243		**Sachverzeichnis**	265

1 Einleitung

1.1 Entwicklung der Rechtsmedizin – 2

1.2 Aufgabenspektrum – 2

Einleitung

Neben Diagnose und Therapie ist die Begutachtung ein dritter Aufgabenkomplex ärztlicher Tätigkeit, der für den Patienten, einen Geschädigten, einen Verletzten, einen Antragsteller mindestens ebenso große Bedeutung erlangen kann wie eine adäquate Diagnose und Therapie. Die Begutachtung betrifft dabei alle Rechtsgebiete (Straf-, Zivil-, Sozial-, Verwaltungsrecht), mit deren Anforderungen sich der Arzt vertraut machen muss. Die Fortschritte der Rechtsmedizin in den letzten Jahrzehnten waren durch die konsequente Implementierung moderner Analysemethoden sowie systematischer Untersuchungen zum Beweiswert medizinisch-naturwissenschaftlicher Untersuchungsbefunde für verschiedene rechtliche Fragestellungen möglich.

1.1 Entwicklung der Rechtsmedizin

Die Gerichtliche Medizin – heute Rechtsmedizin genannt, da das Fach nicht nur den Gerichten, sondern übergeordnet dem Recht dient – gilt als Mutterfach aller begutachtenden Disziplinen. Die Rechtsmedizin ist dabei eine Querschnittdisziplin aus Medizin und Naturwissenschaften, die traditionell folgendermaßen definiert wird:

> **Definition**
> Die **Gerichtliche Medizin** lehrt die Erforschung und Verwertung von medizinischen und naturwissenschaftlichen Tatsachen für Zwecke der Rechtspflege und erörtert alle in die Berufstätigkeit des Arztes fallenden Vorgänge, die zu Rechtsfragen Anlass geben können.

Als diese Definition geschrieben wurde (1905), waren die Aufgaben der modernen Rechtsmedizin im Rahmen der Verkehrsmedizin (Verkehrsunfalltraumatologie, Beeinträchtigung der Fahrsicherheit durch psychotrope Substanzen) nicht absehbar, während Fälle von Kindstötung – eine Domäne der Gerichtlichen Medizin zu Beginn des 20. Jahrhunderts – heute kaum noch eine Rolle spielen. Im Routinespektrum der Rechtsmedizin spiegelt sich also unmittelbar ein gesellschaftlicher Panoramawandel wider, der mittlerweile auch internationale Dimensionen angenommen hat. So werden Rechtsmediziner zur Identifizierung Verstorbener herangezogen – seien es Opfer von Krieg und Bürgerkrieg in Massengräbern (wie z. B. im Kosovo), seien es Opfer von Naturkatastrophen (wie nach der Tsunamikatastrophe 2004 in Asien). Rechtsmediziner stehen auch als unabhängige und neutrale Sachverständige für den internationalen Gerichtshof in Den Haag zur Verfügung oder für die Inspektion staatlicher Gefängnisse und Untersuchung der Insassen auf Zeichen von Misshandlung (Folter).

Zur Professionalisierung und inhaltlichen Identitätsbeschreibung des Faches trug schließlich die Einführung eines »Facharztes für Rechtsmedizin« und einer Weiterbildungsordnung für das Fach bei – in der DDR (1956) wesentlich früher als in der BRD (1976). Die aktuellen Weiterbildungsordnungen sehen eine 4-jährige Weiterbildung in einem Institut für Rechtsmedizin vor, darüber hinaus 6 Monate in der Pathologie und 6 Monate in der Psychiatrie.

Die universitäre Verankerung der deutschsprachigen Rechtsmedizin ist auch der Grund dafür, dass die deutschsprachige Rechtsmedizin nach wie vor wissenschaftlich international auf vielen Gebieten führend ist. Seit mehr als 100 Jahren ist die »Deutsche Gesellschaft für Gerichtliche Medizin/Rechtsmedizin (DGRM)«, die zu den älteren medizinisch-wissenschaftlichen Fachgesellschaften gehört, die organisierte Fachvertretung.

1.2 Aufgabenspektrum

Das Leistungsspektrum des Faches Rechtsmedizin (Tab. 1.1) kann vollumfänglich nur in Universitätsinstituten angeboten werden. Bereits kommunale Institute sind weitgehend auf eine forensische Pathologie reduziert, teilweise ist keine eigenständige Durchführung von Anschlussuntersuchungen (Histologie, Toxikologie usw.) möglich.

Medizinrecht. Nicht zuletzt steigende Zahlen an Behandlungsfehlervorwürfen machen eine Auseinandersetzung angehender Mediziner mit Fragen des Medizinrechts erforderlich. Sie sollten daher mit den wesentlichen Fragen des Medizinrechts vertraut sein: Aufklärungs-, Schweige-, Dokumentationspflicht, Rechtsfragen bei der Behandlung minderjähriger Patienten, öffentlich-rechtliches Medizinrecht (Versicherungsmedizin, Infektionsschutzgesetz, Transplantations-, Transfusions-, Arzneimittel-, Obduktionsrecht, Sterilisation und Kastration, Therapieverweigerung, ärztliches Berufs- bzw. Standesrecht), ziviles Arzthaftungsrecht, rechtsethische Fragen wie die Sterbehilfe und Rechtsfragen am Beginn des menschlichen Lebens (In-vitro-Fertilisation, Präimplantationsdiagnostik, Pränataldiagnostik).

Morphologie, Traumatologie. Im Vordergrund steht die Bearbeitung nicht-natürlicher und gewaltsamer To-

Tab. 1.1. Kompetenzfelder für Rechtsmediziner

Alleinstellungsmerkmal durch die Rechtsmedizin	Untersuchungen in der Rechtsmedizin konzentriert
— Leichenfundortbesichtigung — Todeszeitbestimmung — Identifikation — (Gerichtliche) Obduktionen — Forensische Toxikologie — Begutachtung der Fahrtüchtigkeit — Rechtsmedizinische Leichenschau	— Hämogenetik (Spurenkunde; Paternitätsdiagnostik) — Kremationsleichenschau — Forensische Anthropologie — Verletzungsbegutachtung bei Lebenden — Alkohol-, Medikamenten-, Drogenanalytik — Klinische Toxikologie — Begutachtung der Fahreignung — Verwaltungssektionen — Begutachtung in foro — Begutachtung der Schuldfähigkeit

desfälle, aber auch plötzlicher natürlicher Todesfälle, da bereits die Akuität des Todeseintritts bei fehlenden vorhergehenden Krankheitssymptomen den Verdacht auf einen nicht-natürlichen Tod begründet. Auch die Begutachtung Lebender nach rechtserheblichen Körperverletzungen (insbesondere bei Kindesmisshandlung, Sexualdelikten, Körperverletzungen) fällt in das Tätigkeitsgebiet des Rechtsmediziners. Ein weiterer Schwerpunkt seiner Tätigkeit ist nach den Prinzipien unserer Rechtsordnung (Öffentlichkeits-, Unmittelbarkeitsprinzip) die mündliche Darstellung und Erläuterung erhobener Obduktionsbefunde, festgestellter Verletzungen und erarbeiteter Untersuchungsergebnisse in der Hauptverhandlung vor Gericht. Dabei muss der rechtsmedizinische Sachverständige allen Verfahrensbeteiligten (Staatsanwaltschaft, Gericht, Verteidigung, Angeklagter, Nebenkläger) Rede und Antwort stehen. Rechtsmediziner klären auch für Angehörige in teils aufwändigen Untersuchungen die Todesursache (z. B. bei unerwarteten Todesfällen von Kindern und Jugendlichen).

Öffentliches Gesundheitswesen. Neben Amtsärzten führen auch Rechtsmediziner die zweite amtsärztliche Leichenschau vor Feuerbestattung durch und leisten einen wichtigen Beitrag zur Wahrung der Rechtsordnung (Erkennen nicht-natürlicher Todesfälle) und zur Qualität der Datenerhebung im Gesundheitswesen (z. B. Korrektur formal und inhaltlich unzutreffender Leichenschaudiagnosen).

Forensische Psychopathologie. Unter dem Einfluss psychotroper Substanzen (Alkohol, Drogen, Medikamente, Gase, Halluzinogene etc.) kann die Fähigkeit des Menschen, das Unrecht seines Handelns einzusehen oder nach dieser Einsicht zu handeln, erheblich vermindert oder gar aufgehoben sein. Die vom Strafrecht geforderte tat- und schuldangemessene Bestrafung erfordert eine Berücksichtigung derartiger Zustände. Der Grad der Beeinträchtigung in Abhängigkeit von der aufgenommenen Substanz und vor dem Hintergrund möglicher weiterer Einflussfaktoren erfordert eine vom rechtsmedizinischen Gutachter zu leistende umfassende retrospektive Beurteilung des Zustandes des Beschuldigten bzw. Angeklagten zum Zeitpunkt der Tat. Dies kann auch die Heranziehung eines forensisch erfahrenen psychiatrischen Sachverständigen (z. B. für schwerere Formen von Neurosen oder für die Prognosebegutachtung bei zur Entlassung aus der Haft vorgesehenen Straftätern) notwendig machen.

Toxikologische Untersuchungen. In rechtsmedizinischen Universitätsinstituten werden sämtliche toxikologischen Untersuchungen bei Vergiftungsverdacht im Anschluss an Obduktionen durchgeführt. Darüber hinaus erfolgen toxikologische Untersuchungen an Proben von Patienten mit Vergiftungsverdacht (klinische Toxikologie), hinzu kommt z. B. die notwendige Untersuchung zum Ausschluss einer zentralnervösen Beeinflussung im Rahmen der Hirntoddiagnostik. Die toxikologischen Laboratorien führen außerdem Untersuchungen auf Drogen und Medikamente verkehrsauffälliger Kraftfahrer durch. Dabei findet die Analytik nicht nur an in der Klinik üblichen Matrizes (Blut, Urin) statt, sondern auch an alternativen Matrizes (Knochen, Haare, Nägel).

Hämogenetik, Spurenkunde. Individualisierende Untersuchungen (im Rahmen der Spurenkunde bei Zuordnung einer biologischen Spur zu einem Verursacher sowie der Paternitätsdiagnostik) werden in den hämogenetischen Laboratorien durchgeführt. Hier war in den letzten Jahren ein erheblicher Methodenwandel zu verzeichnen, der nicht nur an kleinsten DNA-Spuren noch eine eindeutige Individualzuordnung erlaubt, sondern auch bislang schwer zu handhabende Matrizes einer erfolgversprechenden Analytik zuführt (Einzelzellen, telogene Haare etc.).

Tab. 1.2. Wesentliche Lehrinhalte des Faches Rechtsmedizin

Thanatologie	– Todesfeststellung – Qualifikation der Todesart – Feststellung der Todesursache
Traumatologie	– Kenntnis der verschiedenen Formen der Gewalteinwirkung und ihrer charakteristischen Wundbefunde – Rekonstruktion von Handlungs- und Geschehensabläufen
Klinische Rechtsmedizin und Beweissicherung am Lebenden	– Körperverletzung; Sexualdelikte; Kindesmisshandlung
Medizinrechtliche Fragen	– Aufklärungs-, Dokumentations-, Schweigepflicht – Behandlungszwischenfälle und -fehler – Pflichten als Sachverständiger – Gesetzliche Bestimmungen des Medizinrechts
Toxikologie	– Häufige Ursachen und der Nachweis von Vergiftungen – Erkennung von Intoxikationssymptomen
Verkehrsmedizin	– Einfluss von Erkrankungen, Bedeutung von Alkohol, Drogen, Medikamenten und weiterer Determinanten für Fahrsicherheit und Fahreignung
Forensische Psychopathologie	– Einschränkungen der Schuldfähigkeit; Testierfähigkeit

Blutalkoholuntersuchungen. Ethylalkohol ist nach wie vor die führende psychotrope Substanz. Seit mehr als 60 Jahren werden in der Rechtsmedizin die Auswirkungen des Blutalkohols auf die Fahrsicherheit systematisch untersucht und valide Untersuchungsverfahren etabliert. Diese Untersuchungen wurden von der Gesetzgebung und Rechtsprechung in Grenzwerte der Fahrunsicherheit und in Ordnungswidrigkeitstatbestände umgesetzt. Die Analytik beschränkt sich allerdings nicht nur auf Ethylalkohol, sondern erfasst auch sog. »Fuselalkohole« bzw. Begleitstoffe. Diese sog. »Begleitstoffanalyse« erlaubt eine Überprüfung von Trinkbehauptungen auch hinsichtlich der Angabe einer bestimmten Spirituose, die getrunken worden sei.

Verkehrsmedizin. Verkehrsmedizinische Fragestellungen gehen über die Beeinträchtigung der aktuellen Fahrtüchtigkeit durch Alkohol, Drogen, Medikamente etc. hinaus. Sie betreffen einerseits Beeinträchtigungen der Fahrtauglichkeit bei bestimmten Erkrankungen. Andererseits spielt auch die Verkehrsunfalltraumatologie eine große Rolle, insbesondere für rekonstruktive Fragen: Verletzungsmuster, Anprallstellen, Position von Verkehrsunfallbeteiligten zum Zeitpunkt des Unfallgeschehens, Fahrer- oder Beifahrereigenschaft, Gurtmarken, Überrollmarken u. a. m. bis hin zur Klärung von Vorerkrankungen als Ursache eines Verkehrsunfalls.

Forensische Anthropologie bzw. Osteologie. Die Alters- und Geschlechtsbestimmung eines Menschen bzw. gefundener knöcherner Überreste ist für die Identifikation, aber auch für rechtliche Zusammenhänge von Bedeutung, bei denen es gerade auf das Alter ankommt. So wurden Methoden der forensischen Altersschätzung entwickelt, die neben dem Ergebnis klinischer Untersuchungen (Körpergewicht, Körpergröße, Körperbau, sexuelle Reifezeichen) auch radiologische Untersuchungen der Skelettentwicklung (Epiphysenfugen von Hand und Handgelenk, mediale Schlüsselbeinepiphyse) und die zahnärztliche Untersuchung der Gebissentwicklung umfassen.

Lehre. Mit der Prüfungsordnung vom 05.07.1924 wurde die Gerichtliche Medizin Prüfungsfach für Medizinstudenten. Als typisches Querschnittsfach ist die Rechtsmedizin jedoch auch in die Lehre anderer Fakultäten eingebunden (Jura, Lebensmittelchemie, Pharmazie, Biologie etc.). Essenzielle Bestandteile der Lehre für Medizinstudenten sind z. B. die Vermittlung von Kenntnissen zur Durchführung einer Leichenschau mit anschließender Ausstellung einer Todesbescheinigung, die Vermittlung von Grundkenntnissen im Medizinrecht, die Sensibilisierung für ethische Fragestellungen, die Problematik der Erkennung von Gewalteinwirkungen Dritter auf den Körper eines Patienten, die Befundsicherung und Befunddokumentation, der Um-

1.2 · Aufgabenspektrum

gang mit Ermittlungsbehörden, die Kenntnis von Rechten und Pflichten als sachverständiger Zeuge und als Sachverständiger sowie vor allen Dingen die Kenntnis von Pflichten gegenüber dem Patienten (Sorgfalts-, Aufklärungspflichten etc.). Die wesentlichen Lehrinhalte des Faches Rechtsmedizin, sind in ◘ Tab. 1.2 genannt.

> ❗ **Rechtsmedizinische Kenntnisse sind heute für jeden Arzt unverzichtbar.**

> **In Kürze**
>
> Das Aufgabenspektrum des Faches Rechtsmedizin bezieht sich auf das Medizinrecht, die Morphologie einschließlich Traumatologie bzw. forensischer Pathologie, das Öffentliche Gesundheitswesen, die forensische Psychopathologie, die Toxikologie, die Hämogenetik und Spurenkunde, die Verkehrsmedizin und die forensische Anthropologie bzw. Osteologie.

2 Medizinrecht

2.1 Rechtsgebiet – 9

2.2 Rechtliche Stellung des Arztes zum Patienten – 11

2.3 Aufklärungspflichten vor ärztlichen Maßnahmen – 12
2.3.1 Nicht delegierbare, mündliche, persönliche Aufklärung – 13
2.3.2 Umfang der ärztlichen Aufklärung – 13
2.3.3 Aufklärungsverzicht – 13
2.3.4 Zeitpunkt der ärztlichen Aufklärung – 14
2.3.5 Einwilligungsunfähige Patienten – 14
2.3.6 Aufklärung Minderjähriger – 14
2.3.7 Aufklärung bei Arzneimitteltherapie – 15
2.3.8 Dokumentation der ärztlichen Aufklärung – 15
2.3.9 Nichtaufklärung des Patienten – 15

2.4 Dokumentationspflicht – 16
2.4.1 Einsichtsrecht in Krankenunterlagen – 16
2.4.2 Meldepflichten – 17

2.5 Schweigepflicht und Schweigerecht – 18
2.5.1 Offenbarung von Patientendaten – 18

2.6 Behandlungsfehler – 19
2.6.1 Behandlungsfehlerbegutachtung – 21
2.6.2 Verhalten bei Behandlungsfehlervorwurf – 22
2.6.3 Haftung bei Behandlungsfehlern – 22

2.7 Rechtliche und ethische Probleme am Beginn und am Ende des Lebens – 24
2.7.1 Rechtlich-ethische Probleme am Beginn des Lebens – 24
2.7.2 Rechtlich-ethische Probleme am Lebensende – 26

2.8 Spezielle gesetzliche Regelungen im Medizinrecht – 27
2.8.1 Rechtsfragen in der Psychiatrie – 27
2.8.2 Therapieverweigerung – 31
2.8.3 Schwangerschaftsabbruch – 32
2.8.4 Sterilisation, Kastration, Transsexualität – 34

2.9 Transplantationsrecht – 36

2.10 Standesrecht – 38
2.10.1 Berufsordnung – 38
2.10.2 Standesgerichtsbarkeit – 39
2.10.3 Ethikkommissionen – 39

2.11 Versicherungsmedizin – 40

Einleitung

Medizinrecht umfasst in Abgrenzung zum enger verstandenen Begriff des Arztrechts alle Regeln, die sich auf die Berufsausübung nicht nur von Ärzten beziehen, sondern insgesamt auf das Gebiet der Medizin. Betroffen sind die Ausübung der Heilkunde, das Rechtsverhältnis zwischen Arzt und Patient, der Behandlungsvertrag und damit verbundene Rechte und Pflichten: die Aufklärungs-, Dokumentations- und Schweigepflicht. Hinzu kommen Rechtsfragen am Lebensanfang und -ende, die Problematik der künstlichen Befruchtung, der Schwangerschaftsabbruch, die Therapieverweigerung, die Behandlung Minderjähriger, die Sterbehilfe, aber auch standesrechtliche Fragen und Aspekte der Versicherungsmedizin. Im Einzelfall sind zahlreiche Gesetze und Verordnungen zu beachten, z. B. Transfusions-, Transplantations-, Kastrations- und Infektionsschutzgesetz oder die Berufskrankheitenverordnung.

Die Ausübung der Heilkunde ist Ärztinnen und Ärzten, aber auch Heilpraktikerinnen und Heilpraktikern erlaubt (§ 1 II Heilpraktikergesetz). Die **Berufsbezeichnung** Arzt bzw. Ärztin darf nur führen, wer
- die Ausbildung zur Ärztin/zum Arzt gemäß Approbationsordnung für Ärzte absolviert und
- die Zulassung zur Ausübung des Arztberufs gemäß Bundesärzteordnung (BÄO) erlangt hat in Form der
- Approbation als staatliche Erlaubnis zur Ausübung der Heilkunde (bzw. Zahnheilkunde), diese wird
- von der zuständigen Verwaltungsbehörde auf Antrag erteilt bei Vorliegen der Voraussetzungen (Staatsangehöriger eines EU-Mitgliedsstaats oder heimatloser Ausländer, Abschluss des Medizinstudiums, keine Unwürdigkeit oder Unzuverlässigkeit zur Ausübung des Arztberufs, insbesondere keine gravierenden Vorstrafen, keine gesundheitlichen Beeinträchtigungen, die der Berufsausübung entgegen stehen).

Für die Erlaubnis zur **Niederlassung** als Arzt ist die Vollapprobation erforderlich, die **Zulassung** als Vertragsarzt der gesetzlichen Krankenkassen setzt zusätzlich eine Vorbereitungszeit voraus. Nach Aufnahme der Berufstätigkeit wird die Ausübung des Berufes geregelt durch die Landesärztekammern. Diese können als Körperschaften öffentlichen Rechts verbindliche Regelungen erlassen (z. B. Weiterbildungs-, Berufsordnung).

2.1 Rechtsgebiet

Für Ärzte finden sich in allen Rechtsgebieten relevante Regelungen:
- **Zivilrecht (Bürgerliches Recht).** Es regelt die Rechtsbeziehungen zwischen den Bürgern und enthält Vorgaben und Regelungen zu:
    - Arzt-Patienten-Vertrag
    - Verjährungsfristen
    - Ansprüche auf Schadensersatz und Schmerzensgeld
    - Sorgerechtsmissbrauch
    - Einrichtung einer Betreuung und Sterilisation entscheidungsunfähiger erwachsener Patienten
- **Öffentliches Recht einschließlich Sozialrecht**
    - Alle Bundes- und Landesgesetze zur Regelung der Tätigkeit der Ärztekammern
    - Transfusionsgesetz (TFG)
    - Transplantationsgesetz (TPG)
    - Infektionsschutzgesetz (IfSG)
    - Kastrationsgesetz (KastrG)
    - Transsexuellengesetz (TSG)
    - Unterbringungsgesetze der Bundesländer
    - Arzneimittelgesetz (AMG)
    - Embryonenschutzgesetz (EschG)
    - Bestattungs- bzw. Obduktionsgesetze der Bundesländer
    - Regelungen im Sozialgesetzbuch (SGB), insbesondere das SGB V mit den Regelungen der gesetzlichen Krankenversicherung
- **Strafrecht.** Das Strafrecht bzw. Strafgesetzbuch und weitere Gesetze (sog. Nebenstrafrecht), z. B. das Betäubungsmittelgesetz (BtMG), tangiert ärztliches Verhalten bei einem Vergehen (angedrohte Freiheitsstrafe bis zu 1 Jahr) oder einem Verbrechen (angedrohte Freiheitsstrafe von 1 Jahr und mehr). Arztrechtlich relevant sind insbesondere:
    - Rechtswidrige Körperverletzung/Operation oder auch Medikamentengabe ohne rechtfertigende Einwilligung des Patienten, §§ 223ff. StGB
    - Fahrlässige Tötung, § 222 StGB
    - Bruch der ärztlichen Schweigepflicht, § 203 StGB
    - Strafbare Tötung auf Verlangen, § 216 StGB
    - Ausstellen unrichtiger Gesundheitszeugnisse, § 278 StGB
    - Unterlassene Hilfeleistung, § 323c StGB
    - Störung der Totenruhe, § 168 StGB (z. B. rechtswidrige Obduktion)
    - Unzulässiges Verschreiben, Verabreichen oder Überlassen von Betäubungsmitteln, §§ 29, 30 BtMG (z. B. im Rahmen der Substitutionstherapie Drogenabhängiger)

Tab. 2.1. Rechtsgebiete, deren Aufgabe und die Beweispflichtigkeit

Rechtsgebiet	Aufgabe	Beweispflicht
Strafrecht	Verhinderung sozialschädlichen Verhaltens durch Androhung von Strafe; Strafanspruch des Staates gegenüber dem Rechtsbrecher	Staatsanwalt als Vertreter der Anklagebehörde
Zivilrecht	Regelt die Rechtsbeziehungen der Bürger untereinander	Beweispflichtig ist derjenige, der einen Anspruch geltend macht; im Arztrecht: Beweislastumkehr bei: — Aufklärungsmängeln — Dokumentationsmängeln — grobem Behandlungsfehler
Sozialrecht	Versorgung bei Krankheit, Invalidität, Unfall	Anspruchsberechtigter

Die Verteilung der **Beweislast** im Straf-, Zivil- und Sozialrecht stellt Tab. 2.1 dar.

Je nach Rechtsgebiet sind unterschiedliche Rechtswege zu beschreiben: Zivilrechtsweg, Straf-, Sozial-, Verwaltungs-, Arbeitsgerichte. Bei der Verfolgung eigener Ansprüche im Zivilrecht sowie bei einer Anklageerhebung durch die Staatsanwaltschaft sind zunächst die **Amtsgerichte** (AG) zuständig, im Einzelfall aber auch schon die **Landgerichte** als 1. Instanz (z. B. bei Mord). Gegen erstinstanzliche Entscheidungen kann angegangen werden mit sog. **Rechtsmitteln** (Berufung, Revision) vor dem zuständigen **Landgericht** (LG), dem Oberlandesgericht (OLG) und dem **Bundesgerichtshof** (BGH). Dies gilt auch für Entscheidungen der Verwaltungsgerichte (VG), die nächsten Instanzen wären dann das Oberverwaltungsgericht (OVG) und das Bundesverwaltungsgericht (BVerwG).

In gleicher Weise gibt es Instanzenwege der **Sozialgerichte** (SG; Landessozialgericht, LSG; Bundessozialgericht, BSG) und Arbeitsgerichte (AG; Landesarbeitsgericht, LAG; Bundesarbeitsgericht, BAG). Grundsätzlich kann jeder Bürger die Verletzung seiner Grundrechte geltend machen vor dem Bundesverfassungsgericht (BVerfG) und dem Europäischen Gerichtshof (EuGH).

Zahlreiche rechtliche Vorgaben erlangen Bedeutung in Abhängigkeit vom Entwicklungsstadium bzw. Alter des Menschen (Tab. 2.2).

Tab. 2.2. Rechtliche Vorgaben in Abhängigkeit vom Entwicklungsstadium bzw. Alter des Menschen

Entwicklungsstadium	Bedeutung
Eizelle + Spermien	Verbot der Eizellspende (Problem: Keimbahntherapie); ab Verschmelzung von Eizelle und Spermium, Schutz vor Embryonen-verbrauchender Diagnostik und Forschung gemäß (noch) geltendem Embryonenschutzgesetz (Problem: Präimplantationsdiagnostik)
Embryonale Stammzellen	Problematik der Forschung an (importierten) totipotenten Zellen
Befruchtete Eizelle vor Nidation (Implantation, Einnistung)	Zulässig: Spirale, IUP, Mini-Pille zur Verhinderung der Nidation
In die Gebärmutterschleimhaut eingenisteter Embryo (ab Nidation)	Beginn des strafrechtlichen Schutzes gemäß §§ 218ff. StGB bis zum Einsetzen der Eröffnungswehen; kein Schutz des Embryos bzw. Feten vor intrauteriner Körperverletzung (»Contergan-Fall«)
Verwendung embryonaler Zellen nach Schwangerschaftsabbruch zu Forschungszwecken	Grundsätzlich zulässig; aber wohl Einverständnis der (zuvor) Schwangeren erforderlich
Bis zur 12. Schwangerschaftswoche ▼	Straffreier Schwangerschaftsabbruch möglich, auch mit Mifepristone (sog. »Abtreibungspille«) bzw. RU 486

2.2 · Rechtliche Stellung des Arztes zum Patienten

Tab. 2.2 (Fortsetzung)

Entwicklungsstadium	Bedeutung
Nach der 12. Schwangerschaftswoche	Schwangerschaftsabbruch nach Pränataldiagnostik in Fortsetzung der früheren embryopathischen Indikation zulässig bis zur Geburt, sog. Spätabbruch (umstritten!)
Beginn der Geburt (Eröffnungswehen), bei Sectio caesarea wohl Zeitpunkt des Ansetzens des Skalpells	Uneingeschränkter Schutz des Kindes durch die Körperverletzungs- und Tötungsdelikte des StGB (vorsätzliche und fahrlässige Körperverletzung, fahrlässige Tötung, Totschlag, Mord)
Vollendung der Geburt	Beginn der zivilrechtlichen Rechtsfähigkeit (§ 1 BGB)
0 bis 7. Lebensjahr	Geschäftsunfähigkeit (§ 104 BGB)
7. bis 18. Lebensjahr	Beschränkte Geschäftsfähigkeit (§ 106 BGB), aber zunehmende Fähigkeit zur rechtswirksamen Einwilligung (Gestattung) in einen ärztlichen Eingriff
Ab 14. Lebensjahr (Jugendliche: 14. bis 18. Lebensjahr; § 1 Abs. 2 S. 1 JGG)	Beginn der strafrechtlichen Verantwortlichkeit
Ab 16. Lebensjahr	Fähigkeit, ein eigenes rechtsverbindliches Testament zu errichten gemäß § 2229 Abs. 1 BGB (Testierfähigkeit)
18. bis 21. Lebensjahr (Heranwachsender)	Heranwachsender, noch Anwendung des Jugendstrafrechts möglich, § 1 Abs. 2 S. 2 Jugendgerichtsgesetz (JGG)
Ab 18. Lebensjahr	Volle Geschäftsfähigkeit ab Volljährigkeit (§ 2 BGB); geschäftsunfähig ist, wer sich in einem die freie Willensbildung ausschließenden Zustande krankhafter Störung der Geistestätigkeit befindet, sofern nicht der Zustand seiner Natur nach ein vorübergehender ist (§ 104 BGB)

2.2 Rechtliche Stellung des Arztes zum Patienten

  Einleitung

Jede ärztliche Behandlung eines Patienten basiert zivilrechtlich auf einem Arzt-Patienten-Vertrag. Dieser wird i. d. R. nicht schriftlich fixiert, sondern kommt durch konkludentes Verhalten zustande, etwa dadurch, dass sich der Patient zum Arzt begibt und dieser sich die Beschwerden des Patienten schildern lässt. Mit Ausnahme von Notfällen besteht keine Behandlungspflicht. Beim Arzt-Patienten-Vertrag handelt es sich regelmäßig um einen **Dienstvertrag** nach § 611 BGB. Der Arzt schuldet nach dem Dienstvertrag dem Patienten eine Behandlung nach dem gegenwärtigen Stand ärztlichen Wissens. Nur ausnahmsweise kommt es zu **Werkverträgen** gemäß § 631 BGB (etwa bei kosmetischen Operationen, Anfertigen einer Prothese etc.).

> Nach Dienstvertragsrecht hat der Arzt nicht für den Erfolg der Behandlung einzustehen.

Erfüllt der Arzt alle vertraglichen Pflichten, kann er weder straf- noch zivilrechtlich belangt werden, auch dann nicht, wenn der Patient nicht geheilt ist oder sein Zustand sich verschlechtert (wie z. B. bei Karzinompatienten).

Der Behandlungsvertrag kann rechtlich unterschiedlich ausgestaltet sein:
- Privater Vertrag zwischen Arzt und Patient
- Kassenärztlicher Arzt-Patienten-Vertrag
- »Totaler Krankenhausaufnahmevertrag«, d. h. der Patient schließt mit dem Krankenhausträger einen Vertrag, behandelnde Ärzte sind Erfüllungsgehilfen des Krankenhausträgers
- »Gespaltener Krankenhausaufnahmevertrag«, bei dem der Krankenhausträger Vertragspartner ist (für Unterkunft, Pflege, Betreuung, medizinische Grundversorgung etc.) und zusätzlich ein spezieller Arzt-Patienten-Vertrag mit dem liquidationsberechtigten Chefarzt (oder Belegarzt) besteht
- »Totaler Krankenhausaufnahmevertrag mit Arztzusatzvertrag«, bei dem der Krankenhausträger Vertragspartner ist, der liquidationsberechtigte

Arzt verpflichtet sich jedoch in einem eigenen Arzt-Patienten-Vertrag zur persönlichen Behandlung des Patienten

Ärztliche Hilfeleistungspflicht bei bewusstlosen Notfallpatienten. Wie jeder andere Bürger sind auch Ärzte verpflichtet, im Notfall Hilfe zu leisten. Dabei dürfen im Interesse des Patienten und mit dessen mutmaßlichem Einverständnis Nachforschungen angestellt, z. B. dessen Taschen durchsucht werden, in der Hoffnung auf Hinweise, die medizinisch bedeutsam sein könnten (Medikamentenpackung, Herzschrittmacherausweis, Allergiepass usw.). Ein Unterlassen der erforderlichen Hilfe kann strafrechtliche Konsequenzen haben. Die Hilfeleistung wird verlangt bei Unglücksfällen, gemeiner Gefahr oder Not. Unglücksfälle sind plötzlich eintretende Ereignisse, die erhebliche Gefahren insbesondere für Menschen hervorrufen oder hervorzurufen drohen (z. B. Verkehrsunfall, hilflose Person in der Kälte liegend, akut drohende Verschlechterung einer Krankheit). Die Hilfeleistung wird unabhängig davon verlangt, ob bei nachträglicher Betrachtung tatsächlich eine Rettung möglich war.

 Auch ein Suizidversuch ist ein Unglücksfall im Sinne des § 323c StGB. Selbst eine schriftlich erklärte Therapieverweigerung des Suizidenten muss im Regelfall missachtet werden, ggf. kommt eine ärztliche Intervention auch mit Hilfe der Polizei wegen akuter Eigengefährdung in Betracht. Die Unterbringungsgesetze der Bundesländer ermöglichen zunächst eine zwangsweise Unterbringung des Suizidenten.

Ist nach telefonischer Mitteilung eine gravierende Erkrankung möglich, so darf ein Hausbesuch bzw. eine Hilfeleistung nicht verweigert werden (cave: keine Telefondiagnostik!). Bestraft wird, wer nicht helfen will, obwohl dies erforderlich und zumutbar ist, die unterlassene Hilfe muss vorsätzlich verweigert worden sein. Eine erhebliche eigene Gefährdung muss nicht hingenommen werden.

2.3 Aufklärungspflichten vor ärztlichen Maßnahmen

▶▶ Einleitung

Auch der medizinisch indizierte und lege artis durchgeführte ärztliche Eingriff einschließlich der Gabe von Medikamenten ist zunächst als grundsätzlich strafbare tatbestandsmäßige Körperverletzung einzuordnen. Die prinzipielle Rechtswidrigkeit entfällt durch eine rechtswirksame ▼

Einwilligung des Patienten (sog. rechtfertigende Einwilligung), der eine ordnungsgemäße ärztliche Aufklärung vorangegangen sein muss. Mittlerweile gibt es eine differenzierte Rechtsprechung zu Art, Umfang und Zeitpunkt der Aufklärung.

Vor einem ärztlichen Eingriff steht die ordnungsgemäße Aufklärung, diese ermöglicht dem Patienten eine rechtswirksame Einwilligung, damit liegt ein Rechtfertigungsgrund für den ärztlichen Eingriff vor. Mit einem von der Rechtsordnung akzeptierten Rechtfertigungsgrund (der rechtfertigenden Einwilligung) ist der Eingriff (die Körperverletzung) nicht rechtswidrig, der Arzt kann nicht bestraft werden. Diese Argumentation lässt sich umkehren in eine Begründung für eine Haftung des Arztes: Ohne ordnungsgemäße Aufklärung ist der Patient nicht hinreichend informiert, um rechtswirksam in den Heileingriff einwilligen zu können, damit fehlt der erforderliche Rechtfertigungsgrund für den Eingriff und eine Bestrafung des Arztes ist grundsätzlich ebenso möglich wie seine Heranziehung zur Leistung von Schadensersatz und Schmerzensgeld.

Anforderungen an eine ordnungsgemäße ärztliche Aufklärung
- Die ärztliche Aufklärung muss in der richtigen Art und Weise erfolgen.
- Die Aufklärung muss inhaltlich korrekt sein.
- Im Einzelfall wird eine Aufklärung im gebotenen Umfang gefordert.
- Die Aufklärung muss rechtzeitig erfolgen.
- Der Patient kann eine Einwilligung in eine ärztliche Maßnahme jederzeit widerrufen.

Die unterlassene oder fehlerhafte ärztliche Aufklärung ist neben der Dokumentationspflichtverletzung und dem Behandlungsfehler ein Ansatzpunkt für haftungsrechtliche Konsequenzen. Der Berufsanfänger muss nicht darüber aufklären, dass er einen Eingriff zum ersten Mal durchführt (**Anfängereingriff**), da dem Patienten bei der Behandlung grundsätzlich Facharztstandard geschuldet wird. Auch wenn ein Anfänger den Eingriff durchführt, muss dieser grundsätzlich von einem Facharzt überwacht werden.

Da die ärztliche Aufklärung einerseits zu unterschiedlichen Phasen der Behandlung eines Patienten erfolgt und andererseits auch inhaltlich variiert, werden begrifflich verschiedene Aufklärungsarten unterschieden:
- **Selbstbestimmungsaufklärung** (Basisaufklärung; Grundaufklärung): Befunde, Diagnosen, Therapie,

Ziel der Behandlung, Tragweite, Notwendigkeit und Dringlichkeit ärztlicher Maßnahmen
- **Verlaufsaufklärung**: Art, Wesen und Umfang der ärztlichen Maßnahme (Operation, Medikation, Physiotherapie etc.) und der vermutete Verlauf der Krankheit
- **Komplikations- bzw. Risikoaufklärung**: mit dem ärztlichen Eingriff einhergehende Risiken, insbesondere »eingriffstypische« Komplikationen unabhängig von ihrer prozentualen Häufigkeit
- **Prognoseaufklärung**: voraussichtlicher Verlauf der Krankheit mit und ohne empfohlene Therapie
- **Unterlassungsaufklärung**: Folgen des Unterlassens der empfohlenen Therapie für den Krankheitsverlauf
- **Sicherungsaufklärung**: Aufklärung über Verhaltensmaßnahmen nach einer Therapie zur Sicherung des Therapieerfolges. Zur nachwirkenden Aufklärung/Sicherungsaufklärung gehört, dass der Arzt den Patienten z. B. auf Leistungseinbußen (Einschränkung der Fahrsicherheit) nach einem Eingriff mit Kurznarkose hinweist
- **Wirtschaftliche Aufklärung**: Aufklärung über Kosten der Behandlung, wenn diese nicht von der Krankenversicherung übernommen werden
- **Aufklärung über Behandlungsalternativen**: Stehen mehrere anerkannte Diagnose- oder Behandlungsmethoden zur Verfügung, etwa konservative oder operative Frakturbehandlung, dann muss über alle alternativen Behandlungsmöglichkeiten (Unterschiedliche Erfolgsaussichten? Unterschiedliche Behandlungsdauer? Unterschiedliche Behandlungsrisiken?) aufgeklärt werden.

2.3.1 Nicht delegierbare, mündliche, persönliche Aufklärung

Eine ausschließlich durch Aushändigung eines Formblattes erfolgte Unterrichtung des Patienten ist unwirksam. Die Aufklärung kann als sog. Stufenaufklärung erfolgen, bei der dem Patienten zunächst eine schriftliche Basisinformation zum geplanten Eingriff ausgehändigt wird; hieran muss sich jedoch immer ein Aufklärungsgespräch anschließen.

> ❗ Die Aufklärung muss grundsätzlich persönlich und mündlich erfolgen, da dem Patienten nur so die Möglichkeit zu ihn interessierenden Fragen gegeben ist.

Die Aufklärung muss behutsam und in einer für den Patienten **verständlichen Weise** erfolgen. Der Arzt hat sich am individuellen Auffassungsvermögen sowie am Wissensstand des Patienten zu orientieren. Fragen des Patienten müssen wahrheitsgemäß beantwortet werden. Auch bei infauster Prognose ist der Patient schonend, jedoch wahrheitsgemäß aufzuklären, damit er ggf. letzte Verfügungen treffen kann. Eine Zuflucht zur »barmherzigen Lüge« wird dem Wissensstand der Bevölkerung heute nicht mehr gerecht.

Bei **ausländischen Patienten**, die der deutschen Sprache nicht mächtig sind, kann u. U. die Beauftragung eines Dolmetschers erforderlich sein. Angehörige (auch Minderjährige) des ausländischen Patienten können mit dessen Einverständnis dolmetschen.

> ❗ Das Aufklärungsgespräch muss grundsätzlich durch einen Arzt erfolgen, nach Möglichkeit durch den Arzt, der später auch den Eingriff vornimmt, da nur so sichergestellt ist, dass über die eingriffsimmanenten Risiken adäquat aufgeklärt wird.

Ärzte haften trotz nachgewiesenen Aufklärungsmangels dann nicht, wenn der Patient auch bei ordnungsgemäßer Aufklärung in den Eingriff eingewilligt hätte und der Arzt sich auf diese hypothetische Einwilligung beruft. Dann ist es Sache des Patienten, dem Gericht darzulegen, dass er in seiner persönlichen Situation bei ordnungsgemäßer Aufklärung in einen echten Entscheidungskonflikt geraten wäre, ob er dem ärztlichen Eingriff zustimmen solle oder nicht.

2.3.2 Umfang der ärztlichen Aufklärung

> ❗ Eine Aufklärung ist umso weniger geboten, je notwendiger oder dringlicher der ärztliche Eingriff aus medizinischer Sicht ist; umgekehrt muss die Aufklärung umso ausführlicher erfolgen, wenn es sich um einen medizinisch nicht notwendigen aufschiebbaren Eingriff handelt. Ist sofortiges ärztliches Handeln erforderlich, kann auf die Aufklärung verzichtet werden.

Unabhängig von der Komplikationshäufigkeit ist immer über typische (Nachblutung, Infektion, Nahtdehiszenz etc.) und häufige Risiken aufzuklären. Entfernt liegende Risiken sind aufklärungspflichtig, wenn sie bei ihrer Verwirklichung die Lebensführung des Patienten erheblich beeinträchtigen (etwa Gefahr der Querschnittslähmung bei Periduralanalgesie).

2.3.3 Aufklärungsverzicht

Der Patient kann auf eine ärztliche Aufklärung verzichten. Ein solcher **Aufklärungsverzicht** gilt immer nur für den gerade bevorstehenden ärztlichen Eingriff. Bei jeder weiteren Maßnahme muss der Patient befragt werden, ob er (nunmehr) genauere Informationen wünsche. Ärzte sollten jedoch im Einzelfall genau erfragen, warum der Patient nicht aufgeklärt werden will und dies dokumentieren.

2.3.4 Zeitpunkt der ärztlichen Aufklärung

Der Patient muss vor einem Eingriff so rechtzeitig aufgeklärt werden, dass er durch hinreichende Abwägung der für und gegen den Eingriff sprechenden Gründe seine Entscheidungsfreiheit und damit sein Selbstbestimmungsrecht in angemessener Weise wahren kann. Bei normalen ambulanten und diagnostischen Eingriffen reicht es aus, wenn die Aufklärung am Tag des Eingriffs erfolgt. Bei stationärer Behandlung genügt i. d. R. eine Aufklärung am Vortag. Bei frühzeitig geplanten Elektiveingriffen sollte die Aufklärung bereits zum Zeitpunkt der Vereinbarung des Operationstermins erfolgen.

> Die Aufklärung muss spätestens am Tag vor einem Elektiveingriff erfolgen (nicht am Vorabend), in jedem Fall aber zu einem Zeitpunkt, zu dem der Patient noch in vollem Besitz seiner Erkenntnis- und Entscheidungsfähigkeit ist.

Der nicht rechtzeitig aufgeklärte Patient muss substantiiert darlegen, dass ihn die späte Aufklärung in seiner Entscheidungsfreiheit beeinträchtigt hat, und plausibel machen, dass er, wenn ihm z. B. rechtzeitig die Risiken der Operation verdeutlicht worden wären, vor einem echten Entscheidungskonflikt gestanden hätte.

Ist vorhersehbar, dass u. U. bei einem geplanten Eingriff – abhängig vom intraoperativen Befund – eine **Operationserweiterung** notwendig werden kann, so ist hierüber aufzuklären (etwa bei einem tiefsitzenden Rektumkarzinom: kontinenzerhaltende Resektion oder Anlage eines Anus praeter?). Stellt sich jedoch erst intraoperativ heraus – und war dies ex ante nicht vorhersehbar –, dass ein weitergehender Eingriff notwendig ist, muss der Arzt die Risiken eines Abbruchs der Operation zur Einholung der Einwilligung des Patienten gegen die Risiken der Durchführung des erweiterten Eingriffes abwägen. Auf die grundsätzliche Möglichkeit von »Überraschungsbefunden« ist hinzuweisen.

2.3.5 Einwilligungsunfähige Patienten

Bei bewusstlosen bzw. nicht einwilligungsfähigen Patienten kann ärztlicherseits im Notfall alles medizinisch Erforderliche getan werden. Hier wird davon ausgegangen, dass ein durchschnittlich verständiger Patient in entsprechende Maßnahmen eingewilligt hätte, wenn er dazu in der Lage gewesen wäre (**mutmaßliche Einwilligung**). Weiterhin kann abgestellt werden auf eine **antizipierte Einwilligung** (Verfügung, Patiententestament) oder die Einwilligung durch den gesetzlichen Vertreter (Sorgeberechtigte, Betreuer, Pfleger, Eilbetreuer). Aufklärungsadressat ist immer der Patient, ggf. der gesetzliche Vertreter oder Betreuer. Kinder, Jugendliche sowie Betreute sollten jedoch neben dem gesetzlichen Vertreter entsprechend ihrer Einsichtsfähigkeit immer in das Gespräch einbezogen werden. Die Einwilligung in die Vornahme eines Eingriffes kann mündlich oder durch konkludentes Verhalten erfolgen. Eine schriftliche Einwilligung ist nicht zwingend notwendig, im Rahmen der Dokumentation und aus haftungsrechtlichen Gründen aber anzuraten. Soweit psychisch Kranke in der Lage sind, die Tragweite eines Eingriffes zu verstehen, sollten sie trotz Einwilligungsunfähigkeit immer angemessen aufgeklärt werden.

2.3.6 Aufklärung Minderjähriger

Grundsätzlich ist die Einwilligung in eine ärztliche Maßnahme kein Rechtsgeschäft, erfordert also keine Geschäftsfähigkeit des Patienten. Daher können Minderjährige in Abhängigkeit von ihrer Verstandesreife und von dem vorgesehenen Eingriff teils selbst einwilligen, teils ist die Einwilligung der Sorgeberechtigten erforderlich. Deren Einbeziehung sollte als Regelfall gelten.

> Bei Minderjährigen ist die Einwilligung in den ärztlichen Eingriff im Regelfall von beiden Eltern oder sonstigen Sorgeberechtigten einzuholen. Bei Bagatelleingriffen (z. B. Routineimpfungen) kann jedoch jeder Elternteil den anderen ermächtigen, für ihn mitzuentscheiden. Voll einsichtsfähige Minderjährige können auch rechtswirksam in den geplanten Routineeingriff einwilligen.

Bei schwerwiegenden Eingriffen sind beide Elternteile aufzuklären und beide müssen rechtswirksam einwilligen. Verweigern Eltern die Einwilligung in einen medizinisch indizierten Eingriff bei einem Kind, sollte das Vormundschaftsgericht angerufen werden, da eine Gefährdung des körperlichen, geistigen oder seelischen

Wohls des Kindes im Sinne des § 1666 BGB droht (sog. **Sorgerechtsmissbrauch**); u. U. wird den Sorgeberechtigten das sog. medizinische Sorgerecht entzogen.

> Je gravierender der vorgesehene ärztliche Eingriff ist, umso höhere Anforderungen sind an die natürliche Einsichtsfähigkeit des Minderjährigen zu stellen. Diese Einsichtsfähigkeit wird der Arzt im Aufklärungsgespräch »austesten« müssen.

2.3.7 Aufklärung bei Arzneimitteltherapie

Eine Aufklärung des Patienten ist nicht nur bei invasiven Eingriffen notwendig, sondern auch bei einer Arzneimitteltherapie.

> **Cave**
> Die Aushändigung einer Gebrauchsinformation ersetzt bei einer Arzneimitteltherapie niemals das mündliche Aufklärungsgespräch.

Das Aufklärungsgespräch vor einer Arzneimitteltherapie sollte umfassen:
- Wirkungsweise des Medikaments
- Grund für die Medikation
- Art und Dauer der Einnahme
- Häufige Nebenwirkungen sowie Verhaltensmaßnahmen bei Eintritt von Nebenwirkungen
- Hinweise auf ernste Probleme, bei denen die Medikamenteneinnahme sofort beendet und ärztlicher Rat eingeholt werden sollte
- Ergänzung des mündlichen Aufklärungsgesprächs durch schriftliche Patienteninformationen

2.3.8 Dokumentation der ärztlichen Aufklärung

Die ärztliche Dokumentationspflicht umfasst auch die Dokumentation der ärztlichen Aufklärung. Neben einem Aufklärungsformular sollte dokumentiert werden, dass tatsächlich ein persönliches ärztliches Gespräch mit dem Patienten erfolgt ist, z. B. durch eigene kurze handschriftliche Notizen in dem Aufklärungsformular. Die wichtigsten inhaltlichen Punkte bei der Dokumentation der ärztlichen Aufklärung sind:
- Datum des Aufklärungsgespräches
- Inhalt des Aufklärungsgespräches
- Person des Aufklärenden
- Gegebenenfalls Namen von Zeugen des Aufklärungsgespräches
- Nachfragen des Patienten

Eine ausreichende Dokumentation der ärztlichen Aufklärung kann den Arzt im Falle der Aufklärungsrüge im Einzelfall entlasten, der Nachweis einer ordnungsgemäßen Aufklärung obliegt den Ärzten.

2.3.9 Nichtaufklärung des Patienten

Eine Nichtaufklärung des Patienten in seinem Interesse (sog. therapeutisches Privileg) ist bislang von der höchstrichterlichen Rechtsprechung kaum anerkannt worden. Ausnahmefälle finden sich allenfalls bei Patienten in der Psychiatrie.

> **Definition**
> **Therapeutisches Privileg:** Nichtaufklärung des Patienten, wenn die Aufklärung eine besondere psychische Belastung, eine Gefährdung für den Patienten oder Dritte oder das Unterbleiben einer dringlich indizierten Maßnahme bedeuten würde.

> **In Kürze**
> - Die ärztliche Aufklärung muss in ausreichendem Umfang, zeitgerecht und verständlich erfolgen. Nur wenn der Patient sich noch innerlich frei für oder gegen den Eingriff entscheiden kann, darf von einer rechtfertigenden Einwilligung ausgegangen werden. Über alternative Behandlungsmöglichkeiten ist ebenso aufzuklären wie über die Folgen des Unterlassens der medizinisch gebotenen Therapie.
> - Die Aufklärung muss durch den Arzt persönlich erfolgen und ist nicht delegierbar. Eine alleinige schriftliche Aufklärung reicht nicht.
> - Minderjährige können je nach Schwere des Eingriffs allein aufgeklärt werden, wenn die sog. natürliche Einsichtsfähigkeit ärztlicherseits bejaht wird.
> - In Notfällen kann die ärztliche Aufklärungspflicht entfallen. Bei Bewusstlosen können die medizinisch erforderlichen Maßnahmen mit mutmaßlicher Einwilligung des Patienten getroffen werden.

2.4 Dokumentationspflicht

▶▶ Einleitung

Die Dokumentation ärztlicher Befunde hat sich von einer bloßen Gedächtnisstütze zu einer Nebenpflicht aus dem Behandlungsvertrag zwischen Arzt und Patient gewandelt. Eine ordnungsgemäße Dokumentation dient auch der Wahrung der Persönlichkeitsrechte des Patienten und soll eine optimale Weiter- und Anschlussbehandlung ermöglichen. Zugleich schützt eine ordnungsgemäße Dokumentation den Arzt vor haftungsrechtlichen Konsequenzen, insbesondere im Falle einer Beweislastumkehr. Der Patient hat grundsätzlich das Recht, Einsicht in seine vollständigen Krankenunterlagen zu nehmen.

Die Dokumentationspflicht ist in den Berufsordnungen der Landesärztekammern verankert. Grundsätzlich ist der Arzt verpflichtet, den Behandlungsverlauf im Interesse einer Therapiesicherung des Patienten zu dokumentieren. Die medizinische Dokumentation muss schriftlich erfolgen, vollständig sein und alles Wesentliche erfassen, klar, übersichtlich sowie nachprüfbar und richtig sein. Die Rechtsprechung verlangt eine Dokumentation der objektiven Feststellungen über die körperliche Befindlichkeit des Patienten sowie der Umstände und des Verlaufs der durchgeführten Behandlung.

Ein **Versäumnis bei der Dokumentation** stellt ebenso wie der Verlust von Krankenunterlagen für sich allein noch keinen eigenständigen Haftungsgrund dar. Soweit Patienten jedoch einen Behandlungsfehler behaupten und grundsätzlich beweisen müssen, billigen die Gerichte ihnen dann Beweiserleichterungen zu, wenn gravierende Dokumentationsversäumnisse gegeben sind.

❗ **Cave**
Schwere Dokumentationsmängel können im Arzthaftungsprozess zur Umkehr der Beweislast führen. Ein Arzt muss dann z. B. belegen, dass eine nicht dokumentierte ärztliche Maßnahme doch durchgeführt wurde.

Routinemaßnahmen, wie z. B. die vor einer Injektion durchzuführende Desinfektion der Haut, sind als selbstverständliche Maßnahme nicht dokumentationspflichtig. Ein Berufsanfänger hat hingegen den Gang der von ihm selbstständig durchgeführten Operation auch bei sog. Routineeingriffen in den wesentlichen Punkten zu dokumentieren.

Aus dem Rahmen fallende Vorkommnisse sollten immer dokumentiert werden: Wechsel des Operateurs während der Operation, Verlassen des Krankenhauses gegen ärztlichen Rat, totale oder partielle Therapieverweigerung, Zwischenfälle bei der Narkose oder der Operation, Abweichungen von der Standardbehandlung. Auch eine nachträgliche Dokumentation muss immer als solche kenntlich gemacht werden.

❗ Ist aus irgendeinem Grunde ein Abweichen von der üblichen Behandlung erforderlich so ist gerade diese Abweichung besonders, einschließlich der Gründe für das abweichende Vorgehen, zu dokumentieren.

Besondere Anforderungen werden an die **Dokumentation im pflegerischen Bereich** gestellt. Im Falle eines Pflegefehlervorwurfs (z. B. mangelnde Dekubitusprophylaxe, unzureichende Thromboseprophylaxe usw.) dient eine ordnungsgemäße Pflegedokumentation als Beweismittel. Die Pflegedokumentation muss ebenso wie jede andere ärztliche Dokumentation erkennen lassen, wer welche Maßnahme zu welchem Zeitpunkt, in welcher Form und aus welchen Gründen durchgeführt hat. Auf ausdrückliche ärztliche Anordnung erfolgte pflegerische Maßnahmen sollten als solche dokumentiert werden, der anordnende Arzt ist verpflichtet, seine mündlichen Anordnungen schriftlich festzuhalten.

Aufbewahrungspflicht. ◻ Tab. 2.3 listet wichtige gesetzliche und sonstige Aufbewahrungspflichten auf.

❗ Generell ist eine Aufbewahrung von Originalkrankenunterlagen für mindestens 30 Jahre zu empfehlen (Verjährungsfrist bei vertraglichen Ansprüchen aus dem Arzt-Patienten-Vertrag).

2.4.1 Einsichtsrecht in Krankenunterlagen

Der Patient hat grundsätzlich ein Einsichtsrecht in »seine« Krankenunterlagen. Nur subjektive Wertungen des Arztes, Verdachtsdiagnosen und Drittdaten werden vom Einsichtsrecht des Patienten nicht erfasst. Gegebenenfalls ist der Arzt berechtigt, dem Patienten Kopien auszuhändigen, in denen nicht vom Einsichtsrecht getragene Teile geschwärzt sind.

Im Einzelfall kann die Herausgabe von **Originalunterlagen** (z. B. Röntgenbilder) nicht verweigert werden. Diese sollten dann mit einem Eigentumsvermerk versehen und das Datum der Übergabe sollte dokumentiert werden.

Hat der Patient eine schriftliche Erklärung zur **Entbindung von der ärztlichen Schweigepflicht** unterzeichnet, dann können die Krankenunterlagen auch an eine vom Patienten namentlich benannte Person herausgegeben werden.

2.4 · Dokumentationspflicht

Tab. 2.3. Gesetzliche und sonstige Dokumentations- und Aufbewahrungspflichten

Gesetz/Verordnung	Aufbewahrungsfrist
§ 43 III StrlSchV	10 Jahre nach letzter Untersuchung, 30 Jahre nach letzter Behandlung mit radioaktiven Stoffen oder ionisierenden Strahlen
§ 28 IV RöVO	10 Jahre nach letzter Untersuchung, 30 Jahre nach letzter Behandlung
§ 10 III MBO-Ä	Generelle Aufbewahrungspflicht von 10 Jahren für ärztliche Aufzeichnungen
Vertragsarztrecht	1 Jahr für Arbeitsunfähigkeitsbescheinigungen
Vertragsarztrecht	5 Jahre für Krebsfrüherkennungsuntersuchungen bei Frauen
§ 5 Abs. 2 BtMVV	3 Jahre für Betäubungsmittelrezepte
§ 14 Abs. 3 TransfusionsG	Mindestens 15 Jahre – z. B. für die Anwendung von Blutprodukten sowie gentechnisch hergestellten Plasmaproteinen zur Behandlung von Hämostasestörungen
Landesrecht (z. T.)	Dokumentation der Information der Angehörigen über eine beabsichtigte Obduktion und über die Mitteilung der Widerspruchsfrist – 10 Jahre
§ 15 BtMVV	3 Jahre für Karteikarten und Betäubungsmittelbücher ab dem letzten Eintrag

Nur in wenigen Ausnahmefällen kommt aus medizinischen Gründen eine **Verweigerung der Einsicht** in die Krankenunterlagen in Betracht, z. B. bei Patienten in der Psychiatrie, bei denen die Einsichtnahme den Behandlungserfolg gefährden kann oder wenn schutzwürdige Interessen dritter Personen entgegenstehen. Verweigert der Arzt aus diesen Gründen die Einsicht, dann kann er sich auf den allgemeinen Hinweis beschränken, dass die Krankengeschichte nicht zu offenbaren sei. Er braucht diese Entscheidung dem Patienten oder auch einem Gericht gegenüber nicht detailliert zu begründen.

> **Die ärztliche Schweigepflicht gilt über den Tod des Patienten hinaus.**

Das Einsichtsrecht in Krankenunterlagen steht den **Hinterbliebenen** nicht automatisch zu. Kann jedoch ein naher Angehöriger, der Erbe des Verstorbenen oder eine dem früheren Patienten sonst glaubhaft nahe stehende Person ein berechtigtes (rechtliches) Interesse an Informationen aus den Krankenunterlagen des Verstorbenen darlegen, so haben behandelnde Ärzte zu prüfen, ob nach dem mutmaßlichen Willen des Verstorbenen im konkreten Einzelfall Einsicht in die Krankenunterlagen gewährt werden kann.

2.4.2 Meldepflichten

Gesetzlich geforderte, namentliche Meldepflichten stellen eine zulässige Durchbrechung der ärztlichen Schweigepflicht dar.

- **Anonymisierte Meldepflichten** bestehen z. B. bei
  - Vornahme eines Schwangerschaftsabbruchs
  - Bestimmten Infektionskrankheiten (sog. Laborberichtspflicht) nach dem Infektionsschutzgesetz an das Gesundheitsamt
  - Auftreten unerwünschter Arzneimittelwirkungen an die Arzneimittelkommission der Deutschen Ärzteschaft
- **Namentliche Meldepflichten** bestehen z. B.
  - Bei Erkrankungen (z. B. an offener Tuberkulose, Malaria) an das Gesundheitsamt
  - Bei Arbeitsunfällen bzw. Berufserkrankungen an die Berufsgenossenschaften
  - Bei Geburten gemäß Personenstandsgesetz, §§ 17 Abs. 1 S. 1 Nr 3, 18
  - Gemäß Sozialgesetzbuch: § 100 SGB X als Auskunftpflicht gegenüber Sozialversicherungsträgern, diese wiederum unterliegen dem sog. Sozialgeheimnis (§ 35 SGB I)
  - Gegenüber dem Medizinischen Dienst der Krankenkassen, §§ 275ff. SGB V
  - Bei Krebserkrankungen gemäß Krebsregistergesetz, § 3 Abs. 2 (Patient hat aber ein Widerspruchsrecht)
  - Bei Anhaltspunkten für einen nicht-natürlichen oder ungeklärten Tod durch den Leichenschauer bzw. Obduzenten

Eine Meldepflicht für bereits **begangene** Straftaten gibt es nicht, auch nicht für Tötungsdelikte, Schussverletzungen oder Sexualdelikte wie dem Kindesmissbrauch.

Für jeden Bürger gibt es eine Meldepflicht, wenn er Kenntnis erlangt von **geplanten** schweren Straftaten (§ 138 StGB), d. h. von einer drohenden Gefahr für ein Rechtsgut von hohem Rang. Diese strafrechtliche Meldepflicht bezieht sich z. B. auf geplante Tötungsdelikte, Fälle von Hochverrat und Völkermord, nicht aber auf geplante Sexualdelikte.

> **In Kürze**
>
> - Die Dokumentation muss ordnungsgemäß geführt werden und alle wesentlichen Fakten umfassen, insbesondere auch den zeitlichen Ablauf ärztlicher Untersuchungen bzw. Maßnahmen.
> - Eine unterlassene oder unzureichende Dokumentation kann zu einer Beweislastumkehr in Arzthaftungsverfahren führen.
> - Grundsätzlich hat der Patient ein Recht auf Einsicht in die vollständigen Krankenunterlagen.

2.5 Schweigepflicht und Schweigerecht

Einleitung

Die ärztliche Schweigepflicht gilt als Voraussetzung eines vertrauensvollen Verhältnisses zwischen Arzt und Patient. Grundlage der ärztlichen Schweigepflicht ist einerseits § 203 StGB, aber auch das ärztliche Standesrecht mit § 9 MBO-Ä 2004. Ärzte dürfen ein ihnen anvertrautes Geheimnis des Patienten nicht unbefugt offenbaren. Dies gilt auch für nicht-ärztliches Personal, das entsprechend zu belehren ist. Durchbrechungen der ärztlichen Schweigepflicht kommen in Betracht bei zukünftiger Gefahr für ein Rechtsgut von hohem Rang, z. B. beim Verdacht auf Kindesmisshandlung.

Anvertraut ist dem Arzt ein Geheimnis immer schon dann, wenn er dieses anlässlich seiner beruflichen Tätigkeit (also nicht als Privatperson) erfahren hat. Dabei gilt schon die Tatsache der ärztlichen Konsultation als ein der Schweigepflicht unterliegendes Geheimnis, Anfragen z. B. von der Polizei nach bestimmten Patienten müssen nicht beantwortet werden.

Die ärztliche Schweigepflicht gilt nicht nur für medizinische Daten, sondern für **alle Informationen des Patienten** (also auch, wenn der Patient z. B. erzählt, sein Nachbar sei rückfällig geworden und trinke wieder).

Die ärztliche Schweigepflicht gilt grundsätzlich auch gegenüber **anderen Ärzten** und gegenüber der Krankenhausverwaltung. Ist der Patient aber mit der Überweisung an einen anderen Arzt oder gar zu mehreren Ärzten einverstanden, so ist damit regelmäßig auch das Einverständnis in die Weitergabe der für die Behandlung notwendigen Informationen gegeben (stillschweigendes bzw. konkludentes Einverständnis). Dies gilt auch, wenn der Patient regelmäßig bei Gesprächen die Anwesenheit eines **Angehörigen** stillschweigend duldet.

Die ärztliche Schweigepflicht gilt selbstverständlich auch bei **minderjährigen Patienten**. Diese geben im Regelfall konkludent zu erkennen, dass sie gegen eine umfassende Information ihrer sorgeberechtigten Eltern keine Einwände erheben (problematisch aber z. B. die Verschreibung der »Pille« an Minderjährige, Schwangerschaftsabbruch bei Minderjährigen).

Neben Ärzten sind zur Wahrung beruflich erlangter Privatgeheimnisse auch verpflichtet:
- Berufsmäßige Gehilfen des Arztes (§ 203 Abs. 3 S. 1 StGB)
- Die zur Berufsvorbereitung beim Arzt tätigen Personen (§ 203 Abs. 3 S. 1 StGB)
- Personen der genannten Berufsgruppen, die das Geheimnis nach dem Tode des Patienten erlangt haben (§ 203 Abs. 3 Abs. 2 StGB)

> Nur der Patient selbst kann von der Schweigepflicht entbinden, die Angehörigen oder Erben können dies nach dem Tode des Patienten nicht.

2.5.1 Offenbarung von Patientendaten

Die Verletzung der ärztlichen Schweigepflicht wird nur auf Antrag verfolgt. Rechtlich gilt die ärztliche Schweigepflicht als Regelfall und die Offenbarung von personenbezogenen Patientendaten als Ausnahme. Rechtfertigungsbedürftig ist also nicht das Schweigen des Arztes, sondern die Offenbarung von Patientengeheimnissen. Dennoch gibt es zahlreiche zulässige Durchbrechungen der ärztlichen Schweigepflicht.

Eine Befugnis zur Offenbarung von Patientendaten kann z. B. in folgenden Fällen zulässig sein:
- Einverständnis des Patienten mit der Weitergabe von Daten (**Offenbarungserlaubnis**) als Regelfall (z. B. gegenüber dem Ehepartner, den mit- und nachbehandelnden Ärzten gegenüber)
- In Ausnahmefällen (bewusstlose Patienten, verstorbene Patienten) kann die **mutmaßliche Einwilligung** als Rechtfertigungsgrund für die Durchbrechung der ärztlichen Schweigepflicht angenommen werden; dies gilt z. B. für die postmortale Schweigepflicht des Arztes beim Streit um die Testierfähigkeit des Patienten.
- Gesetzlich vorgesehene **Meldepflichten** (z. B. gemäß Krebsregister-, Infektionsschutz-, Perso-

nenstandsgesetz, Berufskrankheitenverordnung; ► Kap. 2.4.2)
— Gesetzlich vorgesehene **Offenbarungsbefugnisse**, allerdings nur in dem Umfang, wie dies zur Erreichung des jeweiligen gesetzlich vorgesehenen Zweckes erforderlich ist
— In seltenen Fällen kommt zum Schutz eines höherwertigen Rechtsgutes eine Offenbarung von Patientendaten in Betracht (sog. **rechtfertigender Notstand** gemäß § 34 StGB, z. B. Offenbarung einer HIV-Infektion gegenüber dem Geschlechtspartner).

Fallbeispiel
HIV-Infektion – Partner informieren?
Im Einzelfall verbleibt den Ärzten ein gewisser Beurteilungsspielraum bei der Beantwortung der Frage nach einer zukünftigen Gefahr für die in § 34 StGB genannten Rechtsgüter. Im Falle der vorgesehenen Mitteilung einer HIV-Infektion an den Geschlechtspartner gilt ebenso wie in vergleichbaren Fällen, dass zunächst dem Patienten die Möglichkeit gegeben werden muss, die Angelegenheit selbst zu regeln. Das bedeutet:
— Dem Patienten ist eindringlich die Gefahr zu vermitteln, die er für andere (z. B. den Geschlechtspartner) darstellt.
— Es sollte erläutert werden, dass aus medizinischer Sicht bestimmte Verhaltensweisen bzw. Vorsichtsmaßnahmen erforderlich sind.
— Bei Einsichtigkeit des Patienten kann diesem eine medizinisch vertretbare Frist gesetzt werden, innerhalb dieser Frist soll der Patient die Angelegenheit selbst regeln. Anschließend ist dies gegenüber dem Arzt glaubhaft zu machen.
— Für den Fall einer Nichtbefolgung dieser ärztlichen Vorgaben soll die dann vorgesehene Durchbrechung der ärztlichen Schweigepflicht vorab angekündigt werden. Bei vollständiger Uneinsichtigkeit des Patienten kann auch sofort die Schweigepflicht gebrochen werden unter den Voraussetzungen des § 34 StGB, z. B. also der Geschlechtspartner eines HIV-positiven Patienten informiert werden.
— Die Unterredungen mit dem Patienten sollten sorgfältig dokumentiert werden.

In Kürze
— Die ärztliche Schweigepflicht ist eine unverzichtbare Vertrauensbasis zwischen Arzt und Patient, sie gilt über den Tod hinaus.
— Grundsätzlich gilt die ärztliche Schweigepflicht auch unter Ärzten, im Regelfall liegt jedoch ein stillschweigendes Einverständnis des Patienten in die Weitergabe von Informationen an mit- bzw. nachbehandelnde Ärzte vor.
— Es gibt zahlreiche zulässige Durchbrechungen der Schweigepflicht; sie kann auch unter dem Gesichtspunkt des rechtfertigenden Notstandes bei begründeter zukünftiger Gefahr für ein Rechtsgut von hohem Rang durchbrochen werden.

2.6 Behandlungsfehler

Einleitung

Zunehmend erheben Patienten Vorwürfe wegen eines ärztlichen Behandlungsfehlers, also wegen eines Verstoßes gegen anerkannte Regeln der ärztlichen Sorgfalt. Primär geht es dabei um Schadensersatz und Schmerzensgeld. Im Regelfall ist zur Klärung eines Behandlungsfehlervorwurfes die Einholung eines Sachverständigengutachtens erforderlich. In der Rechtsmedizin werden insbesondere behauptete tödliche Behandlungsfehler im Rahmen einer gerichtlich angeordneten Obduktion geklärt. Gutachterlich muss sowohl der Behandlungsfehler als auch dessen Kausalität für den Eintritt des Schadens bzw. Todes dargelegt werden.

Der früher übliche Begriff »Kunstfehler« ist teilweise abgelöst worden durch den Begriff des Behandlungsfehlers.

Definition
Ein **Behandlungsfehler** liegt vor, wenn der Arzt im Rahmen seiner ärztlichen Tätigkeit die nach den Erkenntnissen der medizinischen Wissenschaft unter den jeweiligen Umständen objektiv gebotene Maßnahme unsachgemäß ausführt, d. h. diejenige Sorgfalt außer Acht gelassen hat, die man allgemein von einem ordentlichen, pflichtbewussten Arzt in der konkreten Situation erwartet.

Als Kurzformel findet sich diese Ansicht in der häufig benutzten Formulierung, ein Behandlungsfehler sei ein »Verstoß gegen allgemein anerkannte Regeln der ärztlichen Wissenschaft«. Die Rechtsprechung hat den sog. einfachen Behandlungsfehler und den groben Behandlungsfehler unterschieden. Beispiel für einen **einfachen Behandlungsfehler** ist die Verletzung des Nervus lingualis bei der Extraktion eines Weisheitszahnes. Ein **grober Behandlungsfehler** liegt vor, wenn der Arzt

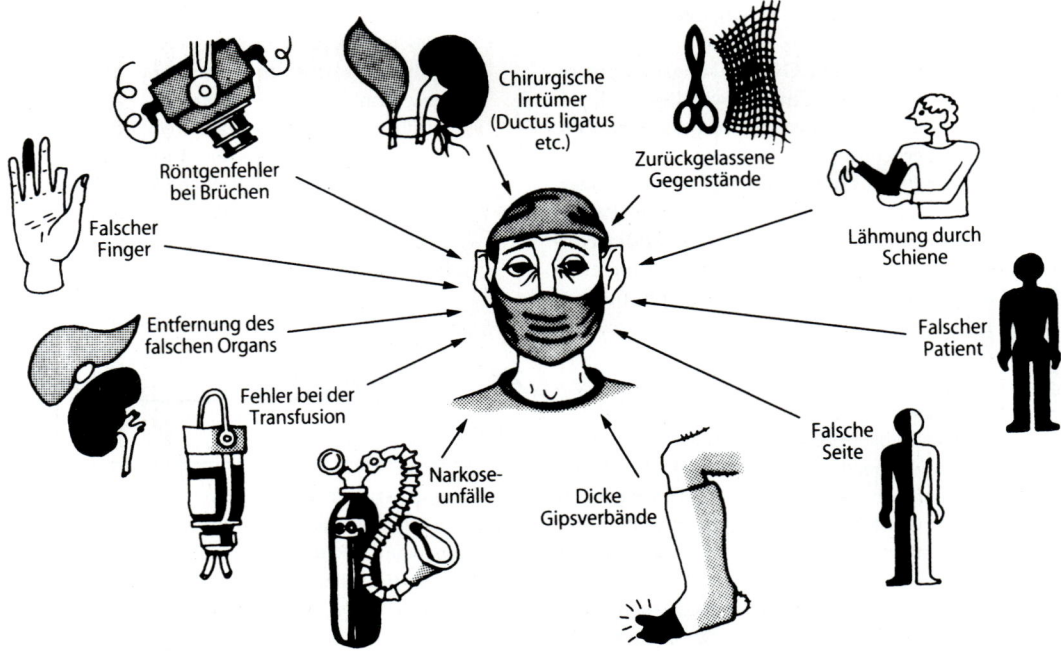

Abb. 2.1. Ausgewählte Möglichkeiten iatrogener Schädigungen des Patienten. (Aus Madea 1999, nach Knight 1992)

eindeutig gegen bewährte ärztliche Behandlungsregeln oder gesicherte medizinische Erkenntnisse verstoßen und einen Fehler begangen hat, der aus objektiver Sicht nicht mehr verständlich erscheint, weil er einem Arzt schlechterdings nicht unterlaufen darf. Ein Beispiel hierfür ist das Übersehen einer eindeutig erkennbaren Schenkelhalsfraktur im Röntgenbild, das zum Unterbleiben der adäquaten Therapie geführt hat.

Typische Fehlerquellen ärztlicher Tätigkeit sind in ◘ Abb. 2.1 und ◘ Tab. 2.4 dargestellt.

Insgesamt schätzt man die Zahl von Behandlungsfehlervorwürfen in Deutschland auf 40.000 pro Jahr, von denen ca. 12.000 bestätigt werden. Im Vordergrund stehen dabei die Fächer Chirurgie, Allgemeinmedizin, Innere Medizin sowie Gynäkologie und Geburtshilfe. Darüber hinaus geht man von ca. 1500 strafrechtlichen Ermittlungsverfahren gegen Ärzte pro Jahr wegen eines Behandlungsfehlers aus, von denen allerdings nur 4 mit einer Verurteilung enden, weil entweder kein Behandlungsfehler vorliegt oder die Kausalität eines Behandlungsfehlers für den Schadenseintritt nicht mit der im Strafrecht erforderlichen Sicherheit (mit an Sicherheit grenzender Wahrscheinlichkeit) zu belegen ist. An dieser hohen Hürde scheitern viele strafrechtliche Vorwürfe gegen Ärzte, da z. B. beim Vorwurf der fahrlässigen Tötung häufig konkurrierende Todesursachen vorliegen.

Fallbeispiel

Behandlungsfehler oder nicht?

Bei einem 65-jährigen Mann mit bekanntem Pleuramesotheliom wird – nachdem am Vortag eine Ateminsuffizienz aufgetreten war – wegen eines röntgenologisch und echokardiographisch nachgewiesenen Perikardergusses eine Perikardpunktion vorgenommen. Nach mehrfachen Fehlversuchen entleert sich bei einer erneuten Perikardpunktion aus der Punktionskanüle Blut. Das Punktionsbesteck wird zurückgezogen, auf dem Operationstisch tritt ein Herz-Kreislauf-Stillstand ein. Bei der Obduktion findet sich eine Herzbeuteltamponade bei mindestens zweifachem Durchstich der rechten Herzkammervorderwand (230 g locker geronnenes Blut, 150 ml rötlich tingierte Flüssigkeit intraperikardial). Damit wäre nach dem Obduktionsbefund bei diesem Sachverhalt die Kausalität der ärztlichen Maßnahme für den Todeseintritt gegeben, der mindestens zweifache Durchstich der rechten Herzkammervorderwand lässt auch an einen Behandlungsfehler (vorhersehbare und vermeidbare Komplikation) denken. Die Obduktion ergab jedoch als weitere wesentliche Befunde eine zentrale, nahezu lichtungsverschließende Lungenthrombembolie bei Oberschenkelvenenthrombose. Es liegt also eine konkurrierende Todesursache vor.

▼

2.6 · Behandlungsfehler

Das fortgeschrittene Pleuramesotheliom hatte ferner zu einer Beteiligung von Mediastinum, Infiltration von Perikard und Lungengewebe sowie völliger Ummauerung der linken Arteria pulmonaris und der Aorta thoracica ascendens geführt. Der Herzbeutel war im Punktionsbereich durch das infiltrativ wachsende Pleuramesotheliom auf nahezu 1 cm verdickt. Dieser erhöhte Gewebswiderstand mag die iatrogene Herzperforation begünstigt haben, so dass ein Verstoß gegen anerkannte Regeln der ärztlichen Sorgfalt nicht eindeutig bejaht werden konnte. Im Ergebnis der Obduktion war ein Ursachenzusammenhang zwischen iatrogener Herzbeuteltamponade und Todeseintritt bei konkurrierender Todesursache (massive Lungenthrombembolie) nicht mit an Sicherheit grenzender Wahrscheinlichkeit zu beweisen.

Stellt das Gericht nach sachverständiger Beratung einen groben Behandlungsfehler fest, so kann auch dies zu einer Beweislastumkehr führen und beschuldigte Ärzte müssen dann ihrerseits darlegen, dass der eingetretene Schaden nicht kausal auf den festgestellten groben Behandlungsfehler zurückzuführen ist.

2.6.1 Behandlungsfehlerbegutachtung

Mit der Begutachtung bzw. Feststellung eines Behandlungsfehlers sind in Deutschland unterschiedliche Institutionen befasst:

- Gutachterkommissionen bzw. Schlichtungsstellen der Landesärztekammern
- Im Privatauftrag gutachterlich tätige angestellte oder niedergelassene Ärzte
- Medizinischer Dienst der Krankenkassen (MDK)
- Gutachterlich tätige Privatinstitute
- Ausgewiesene Spezialisten, meist Ärzte mit langjähriger gutachterlicher Erfahrung
- Gutachterlich tätige Ärzte bei Sozialversicherungsträgern, z. B. der Bundesknappschaft

Tab. 2.4. Typische Fehlerquellen ärztlicher Tätigkeit

Behandlungsfehler	— Diagnosefehler, falsche Indikationsstellung
	— Kontrollfehler
	— Fehlende oder unzulängliche Voruntersuchung
	— Nichterhebung von Befunden (Labor, Röntgen, Blutzuckerkontrolle)
	— Falsche Wahl der Heilmethode
	— Therapeutische Beratungs- oder Hinweisfehler
	— Fehlerhafte Medikation, Überdosierung, Arzneiverwechselung
	— Verstoß gegen Hygienebestimmungen
	— Nichterkennen einer Komplikation
	— Fehlerhafte Operationstechnik
	— Lagerungsfehler
	— Pflegefehler (mangelnde Prophylaxe gegen Dekubitus, Thrombose, Kontraktur, Pneumonie)
	— Fehler beim Einsatz medizintechnischer Geräte
	— Fehlerhafte Vornahme von Injektionen, Infusionen, Transfusionen
	— Unterlassung unverzüglicher Krankenhauseinweisung oder zu späte Hinzuziehung eines Konsilarius
	— Übernahmeverschulden (wenn ein Berufsanfänger Aufgaben übernimmt, denen er nach dem Stand seiner Weiterbildung und seiner subjektiven Fähigkeiten noch nicht gewachsen ist)
	— Unnötige medizinische Eingriffe infolge vorsätzlicher/fahrlässiger »Indikationsmanipulation«
Aufklärungsfehler	— Fehlende Aufklärung
	— Falsche Aufklärung
	— Zu späte Aufklärung
	— Inhaltlich unzureichende Aufklärung
Kooperationsfehler	— Organisationsfehler
	— Koordinationsfehler
	— Kommunikationsfehler
	— Delegationsfehler
	— Überwachungsfehler
	— Instruktionsfehler
	— Informationsfehler

- Rechtsmediziner, diese i. d. R. im Rahmen staatsanwaltschaftlicher Ermittlungsverfahren sowie ggf. im nachfolgenden Strafprozess
- Zivilgerichte nach sachverständiger Beratung

> Bei der Behandlungsfehlerbegutachtung muss zunächst überhaupt ein Verstoß gegen anerkannte Regeln der ärztlichen Sorgfalt, also ein Behandlungsfehler, festgestellt werden. In einem zweiten Schritt ist zu klären, ob der festgestellte Behandlungsfehler für den beim Patienten eingetretenen Schaden kausal war.

2.6.2 Verhalten bei Behandlungsfehlervorwurf

Auch wenn das bloße Misslingen einer ärztlichen Behandlung selbstverständlich keinen Behandlungsfehler darstellt, so muss doch (zunehmend) mit einem Behandlungsfehlervorwurf gerechnet werden, selbst wenn ein solcher Vorwurf aus ärztlicher Sicht im Einzelfall geradezu abwegig erscheint.

> Es gibt es keine gesetzliche oder standesrechtliche Pflicht zur Offenbarung eines eigenen oder eines fremden Behandlungsfehlers gegenüber dem Patienten und/oder seinen Angehörigen. Immerhin kann ein Behandlungsfehlervorwurf auch zu einem Strafverfahren wegen fahrlässiger Körperverletzung oder fahrlässiger Tötung führen. Etwas anderes gilt, wenn nur durch die Offenbarung eines Behandlungsfehlers eine medizinisch gebotene Weiterbehandlung möglich ist.

Die wichtigsten im Fall eines Behandlungsfehlervorwurfs zu beachtenden Punkte sind:
- Sicherung aller Beweismittel
- Im Todesfall Todesbescheinigung ordnungsgemäß ausfüllen, ggf. Qualifizierung der Todesart als nicht geklärt
- Objektive Todesursachenklärung durch gerichtliche Obduktion veranlassen
- Gespräch mit Patienten/Angehörigen unter Zeugen führen und protokollieren
- Obliegenheitspflichten gegenüber dem Haftpflichtversicherer beachten, d. h. kein Schuldanerkenntnis gegenüber Patienten/Angehörigen
- Sofortige Meldung an die Versicherung bei einem Zwischenfall, unabhängig ob ein Behandlungsfehlervorwurf erhoben wird oder nicht
- Als Beschuldigter gegenüber der Staatsanwaltschaft zunächst keine Aussage, vor eventueller Aussage Konsultation eines Anwalts der Versicherung um Akteneinsicht zu erlangen, Aussagen nur schriftlich
- Sämtliche Behandlungsunterlagen sollten den Ermittlungsbehörden freiwillig ausgehändigt werden, da sie sonst beschlagnahmt werden, zuvor sollten jedoch Kopien aller ärztlichen Unterlagen angefertigt werden

Behandlungsfehlerprophylaxe. In den letzten Jahren ist die Bereitschaft gestiegen, »Zwischenfälle« und auch »Fehler« systematisch zu erfassen, zu analysieren und im Interesse künftiger Patienten Vorsorge zu treffen. Dabei wird über Fehlermeldesysteme und Fehlervermeidungsstrategien diskutiert. Von besonderer Bedeutung könnte die Organisation der Einarbeitung und Fortbildung von ärztlichen wie nichtärztlichen Mitarbeitern sein. Diesem Zweck können Vorgaben dienen, die den zu fordernden medizinischen Standard bzw. die Einhaltung von Sorgfaltspflichten bewirken sollen, z. B. Arbeits- und Verfahrensanleitungen, Arbeits- und Dienstanweisungen, Checklisten etc. Zugleich sollten »klassische« Fehler eines Fachgebietes in die Aus- und Fortbildung von Ärzten integriert werden.

Aktuelle Überlegungen beziehen die Einrichtung einer Fehlerrecherchedatenbank und ein Fehlerarchiv ein. Als Beitrag zum Risikomanagement wird zudem – basierend auf den Ergebnissen der weltweit ersten »Primary Care International Study on Medical Errors« (PCISME) an der Identifikation und Prävention von Medikationsfehlern gearbeitet. Die Kassenärztliche Bundesvereinigung (KBV) bietet seit 2005 ein anonymes Berichtssystem an, orientiert am Schweizer »Critical Incident Reporting System« (www.cirsmedical.ch/kbv/cirs/cirs.php). Des Weiteren sollen in die Zertifizierung von Krankenhäusern und Arztpraxen (KTQ, QEP) Module zum Fehlermanagement eingebaut werden können.

2.6.3 Haftung bei Behandlungsfehlern

Die Feststellung eines vorwerfbar schuldhaft begangenen Behandlungsfehlers kann zu einer Reihe von juristischen Konsequenzen führen. Dabei hängt es von der Art des Behandlungsfehlers, dem Verhalten des betroffenen Arztes und des Patienten ebenso ab wie von den gesundheitlichen Folgen des Behandlungsfehlers und dem nachfolgenden Umgang damit, ob eine streitige Auseinandersetzung in einem oder in mehreren Rechtsgebieten stattfindet (◘ Tab. 2.5).

Bei der Mehrzahl der Behandlungsfehlervorwürfe erstrebt der geschädigte Patient ein Schmerzensgeld und erhebt Schadensersatzansprüche in einem Zivil-

2.6 · Behandlungsfehler

Tab. 2.5. Auseinandersetzungen bei Behandlungsfehlervorwürfen

Rechtsgebiet	Verfahren	Rechtsfolge
Zivilrecht	Zivilprozess gemäß Zivilprozessordnung (ZPO)	Schadensersatz, Schmerzensgeld, Honorarrückforderungen
Strafrecht	Strafverfahren gemäß Strafprozessordnung (StPO)	Geldstrafe, Freiheitsstrafe (die regelmäßig zur Bewährung ausgesetzt wird), Berufsverbot
Standesrecht	Verfahren vor den Berufsgerichten für Heilberufe	Verweis, Geldstrafe, Feststellung der Unwürdigkeit zur Berufsausübung
Versicherungsrecht	Außergerichtliche Einigung bzw. Vergleich	Schadensregulierung
Gutachterkommission bzw. Schlichtungsstelle bei der Ärztekammer	Beurteilung des Behandlungsfehlervorwurfes gemäß Verfahrensstatuten	Keine unmittelbare Rechtsfolge; es ergeht ein Bescheid zum Behandlungsfehlervorwurf
Vertragsarztrecht	Disziplinarverfahren seitens der Kassenärztlichen Vereinigung (KV)	Verwarnung; ggf. Entzug der Zulassung als Vertragsarzt bzw. »Kassenarzt«
Arbeitsrecht	Arbeitsgerichtsprozess	Abmahnung, außerordentliche oder ordentliche Kündigung
Öffentliches Recht	Zuständige Behörde, z. B. Regierungspräsident, Ministerium	Entzug der Approbation

verfahren. Anspruchsgrundlage dieser zivilrechtlichen Arzthaftung ist:
- Die Haftung aus dem Arzt-Patienten-Vertrag als Dienstvertrag i. S. des § 611 BGB. Vertragliche Ansprüche des Patienten verjähren gemäß § 195 BGB nach 30 Jahren, die Frist beginnt mit dem Zeitpunkt der Entstehung des Anspruchs.
- Die Haftung aus Geschäftsführung ohne Auftrag gemäß § 677 BGB, bei geschäftsunfähigen und/oder bewusstlosen Patienten.
- Gesetzliche (deliktische) Haftung des Arztes gemäß § 823 Abs. 1 BGB wegen unerlaubter Handlung, wenn der Patient schuldhaft (fahrlässig) und rechtswidrig an Leben, Körper und Gesundheit verletzt wurde (durch einen Behandlungsfehler) und dieser zu einem Schaden geführt hat (Kausalität zwischen Behandlungsfehler und Schadenseintritt). Dieser deliktische Anspruch verjährt gemäß § 852 Abs. 1 BGB nach 3 Jahren, gerechnet ab dem Zeitpunkt, zu dem der Geschädigte Kenntnis vom Schaden und vom Schadensersatzpflichtigen erlangt hat. Nach § 278 BGB haftet der Arzt auch für ein Verschulden des Erfüllungsgehilfen, u. U. auch für schuldhafte Fehler eines Verrichtungsgehilfen, § 831 BGB; dies bedeutet, dass der Arzt für den Fehler einer Arzthelferin oder MTA (z. B. fehlerhafte Erstellung eines Blutbildes mit zu später Diagnose einer Leukämie) haftet.

Verlangt wird jenes Maß an Sorgfalt, das von einem besonnen und gewissenhaft handelnden Arzt des entsprechenden Fachgebietes in der konkreten Behandlungssituation erwartet werden kann. Bei der nachträglichen Beurteilung wird abgestellt auf den Zeitpunkt der Behandlung, also auf die Sichtweise ex ante in der Position des Arztes, dem ein Behandlungsfehler vorgeworfen wird. Alle Ärzte sind verpflichtet, an Fortbildungsveranstaltungen teilzunehmen, um eine Versorgung nach dem jeweiligen Stand der medizinischen Wissenschaft gewährleisten zu können.

In Kürze

- Behandlungsfehlervorwürfe betreffen in erster Linie die operativen Fächer.
- Unterschieden werden ein einfacher und ein grober Behandlungsfehler. Deren Vorliegen wird nach sachverständiger Beratung allein vom Gericht festgestellt. Beim groben Behandlungsfehler kann es zur Beweislastumkehr kommen.
- Im Falle eines Behandlungsfehlervorwurfes ist kein Arzt verpflichtet, sich durch eine Aussage selbst zu belasten.

2.7 Rechtliche und ethische Probleme am Beginn und am Ende des Lebens

 Einleitung

Der medizinische Fortschritt hat zu zahlreichen rechtlich-ethischen Problemen geführt: Wie weit reicht der Schutz für eine befruchtete Eizelle (Embryo)? Welche Grenzen sind der Präimplantationsdiagnostik gesetzt? Bis zu welchem Zeitpunkt soll nach Pränataldiagnostik ein Schwangerschaftsabbruch zulässig sein? Wann beginnt die Rechtsfähigkeit des Menschen, wann der strafrechtliche Schutz menschlichen Lebens (Körperverletzungs- und Tötungsdelikte)? Gibt es Grenzen der ärztlichen Behandlungspflicht bei schwerstbehinderten Neugeborenen? Wann sind die Grenzen zu einer strafbaren Tötung auf Verlangen überschritten? Wie verbindlich sind Patientenverfügungen? Ist die mechanische Fixierung von altersdementen Patienten zulässig?

2.7.1 Rechtlich-ethische Probleme am Beginn des Lebens

Bis zum Einsetzen der Eröffnungswehen wird das ungeborene Leben strafrechtlich lediglich von den §§ 218ff. StGB geschützt. Bis zu diesem Zeitpunkt (beim Kaiserschnitt bis zum Ansetzen des Skalpells) kommt somit eine Verurteilung wegen Totschlags oder Mordes nicht in Betracht. Rechtsfähigkeit im Sinne des Zivilrechts beginnt hingegen mit Vollendung der Geburt (beim Kaiserschnitt mit der Entnahme des Kindes aus der Gebärmutter) (§ 1 BGB).

In-vitro-Fertilisation bzw. Insemination

> **Definition**
> - **In-vitro-Fertilisation:** extrakorporale Befruchtung, Eizellen werden außerhalb des Körpers der Frau mit den Spermien des Mannes zusammengebracht.
> - **Insemination:** Samenspende vom Ehemann/Lebenspartner (homologe Insemination) bzw. einem nicht mit der die Schwangerschaft wünschenden Frau verheirateten Mann, der auch nicht der Lebenspartner ist (heterologe Insemination).

Die verbesserten Möglichkeiten der Sterilitätstherapie (»assistierte Reproduktion«) haben eine Reihe verschiedener Methoden hervorgebracht mit unterschiedlichen juristischen Problemen. Nach künstlicher Befruchtung (Insemination) wurden in Deutschland im Jahre 2000 insgesamt an Retortenbabies erzeugt: 4358 Einlinge, 2431 Zwillinge, 355 Drillinge, 7 Vierlinge. Es wird geschätzt, dass es ca. 150-mal im Jahr zur Reduktion der Feten bei Mehrlingsschwangerschaften in der 7. bis 9. Schwangerschaftswoche (sog. **Fetozid**) kommt.

Bisher ist es noch nicht zur Verabschiedung eines Fortpflanzungsmedizingesetzes gekommen, so dass weiterhin das Embryonenschutzgesetz (ESchG) zur Vermeidung missbräuchlicher Anwendung von Fortpflanzungstechniken gilt:

§ 1 Abs. 1 ESchG [Missbräuchliche Verwendung von Fortpflanzungstechniken]

(1) Mit Freiheitsstrafe bis zu drei Jahren oder mit Geldstrafe wird bestraft, wer
1. auf eine Frau eine fremde unbefruchtete Eizelle überträgt,
2. es unternimmt, eine Eizelle zu einem anderen Zweck künstlich zu befruchten, als eine Schwangerschaft der Frau herbeizuführen, von der die Eizelle stammt,
3. es unternimmt, innerhalb eines Zyklus mehr als drei Embryonen auf eine Frau zu übertragen,
4. es unternimmt, durch intratubaren Gametentransfer innerhalb eines Zyklus mehr als drei Eizellen zu befruchten,
5. es unternimmt, mehr Eizellen einer Frau zu befruchten, als ihr innerhalb eines Zyklus übertragen werden sollen,
6. einer Frau einen Embryo vor Abschluss seiner Einnistung in der Gebärmutter entnimmt, um diesen auf eine andere Frau zu übertragen oder ihn für einen nicht seiner Erhaltung dienenden Zweck zu verwenden, oder
7. es unternimmt, bei einer Frau, welche bereit ist, ihr Kind nach der Geburt Dritten auf Dauer zu überlassen (Ersatzmutter), eine künstliche Befruchtung durchzuführen oder auf sie einen menschlichen Embryo zu übertragen.

> **Definition**
> **Assistierte Reproduktion:** ärztliche Hilfe zur Erfüllung des Kinderwunsches eines Paares durch medizinische Hilfen und Techniken, wenn nicht zu erwarten ist, dass dieser Kinderwunsch auf natürlichem Weg erfüllt werden kann

Bei der assistierten Reproduktion handelt es sich um ein besonderes Verfahren im Sinne des § 13 der (Muster-)Berufsordnung i. d. F. von 2004 (MBO-Ä). Soweit die Ärztekammer zu derartigen »besonderen medizinischen Verfahren« Empfehlungen zur Indikationsstel-

2.7 · Rechtliche und ethische Probleme am Beginn und am Ende des Lebens

lung und Ausführung festgelegt hat, sind diese zwingend zu beachten (§ 13 Abs. 1 MBO-Ä). Die Richtlinien der Bundesärztekammer legen neben medizinischen auch rechtliche Voraussetzungen für eine assistierte Reproduktion fest (Punkt 3.2.3; elterliche Voraussetzungen):

- Beim Einsatz der assistierten Reproduktion dürfen nur die Eizellen der Frau befruchtet werden, bei der die Schwangerschaft herbeigeführt werden soll.
- Grundsätzlich darf nur Samen des Ehepartners Verwendung finden (homologes System bzw. homologe Insemination). Hat der Ehemann nicht eingewilligt, kann er den Unterhalt für ein Kind beim Arzt einklagen.
- Die Anwendung bei nicht verheirateten Paaren in stabiler Partnerschaft ist grundsätzlich möglich, darf aber nur nach vorheriger Beratung durch die bei der Ärztekammer eingerichtete Kommission durchgeführt werden.
- Das bedeutet zugleich, die Anwendung der assistierten Reproduktion bei alleinstehenden Frauen und in gleichgeschlechtlichen Beziehungen ist nicht zulässig.
- Die Verwendung fremder Samenzellen (nicht vom Ehemann; heterologe Insemination) ist grundsätzlich möglich, auch hier bedarf es eines zustimmenden Votums der bei der Ärztekammer eingerichteten Kommission und der Einwilligung des Ehemannes. Dazu heißt es in § 1600 Abs. 4 BGB: »Ist das Kind mit Einwilligung des Mannes und der Mutter durch künstliche Befruchtung mittels Samenspende eines Dritten gezeugt worden, so ist die Anfechtung der Vaterschaft durch den Mann und die Mutter ausgeschlossen«.
- Die Anwendung der assistierten Reproduktion ist unzulässig, wenn erkennbar ist, dass die Frau, bei der die Schwangerschaft herbeigeführt werden soll, ihr Kind nach der Geburt auf Dauer Dritten überlassen will (Ersatzmutterschaft bzw. Leihmutterschaft).

Vor der Durchführung der assistierten Reproduktion sind die betroffenen (Ehe-)Paare »über den vorgesehenen Eingriff, die Einzelschritte des Verfahrens, seine Erfolgsaussichten, Komplikationsmöglichkeiten und Kosten« zu informieren. Aufklärung und Einwilligung müssen schriftlich fixiert werden (Pkt. 3.4 der Richtlinien).

Zum Inhalt der Aufklärung des Paares soll insbesondere gehören das erhöhte Risiko einer Mehrlingsgeburt (Drillinge), da maximal 3 Eizellen befruchtet und 3 Embryonen einzeitig auf die Mutter übertragen werden dürfen (nach noch geltendem § 1 Abs. 1 Nr. 3 Embryonenschutzgesetz). Dabei liegt die Drillingsrate nach In-vitro-Fertilisation bei etwa 4–5%, für die intrazytoplasmatische Spermatozoeninjektion bei 6–7%. Da davon vorwiegend Frauen unter 35 Jahren betroffen sind, wird geraten, bei diesen (jüngeren) Frauen nur 2 Eizellen zu befruchten und nur 2 Embryonen zu transferieren.

> **❗ Eine Mehrlingsreduktion mittels sog. Fetozid fällt rechtlich als Tötung einzelner Embryonen ohne gleichzeitige völlige Beendigung der Schwangerschaft unter den Anwendungsbereich der §§ 218ff. StGB.**

Immerhin hat der Gesetzgeber im Rahmen der Novellierung des Kindschaftsrechts die Problematik des Auseinanderfallens von sozialer und genetischer Vaterschaft diskutiert und dabei erwogen, das Anfechtungsrecht des sozialen Vaters hinsichtlich seiner Vaterschaft in Fällen der assistierten Reproduktion auszuschließen. Eine gesetzliche Regelung der heterologen Insemination wurde aber bislang nicht getroffen. Der Herbeiführung einer Schwangerschaft durch eine Eizellspende etwa im Ausland wurde dennoch mit § 1591 BGB Rechnung getragen. Dort heißt es: »Mutter eines Kindes ist die Frau, die es geboren hat.«

Gleichzeitig leiten die Gerichte das Recht auf Kenntnis der eigenen genetischen Abstammung aus dem allgemeinen Persönlichkeitsrecht gemäß Art. 2 Abs. 1 i. V. m. Art. 1 Abs. 1 GG ab. Deshalb kann und darf der Arzt einem Samenspender keine Anonymität zusichern.

> **❗ Cave**
>
> Das mit Hilfe einer heterologen Insemination (Samenspende nicht vom Ehemann) gezeugte Kind hat einen Anspruch auf Bekanntgabe seines biologischen Vaters.

Präimplantationsdiagnostik

> **Definition**
>
> **Präimplantationsdiagnostik:** diagnostische Maßnahmen zur Untersuchung von Zellen des Embryos nach künstlicher Befruchtung und vor Implantation des Embryos in die Gebärmutter, also vor dem intrauterinen Embryotransfer.

Ein derartiges »genetisches Screening« (Gen-Check) ist derzeit in Deutschland vom Gesetzgeber (noch) nicht geregelt. Die Implantation des künstlich gezeugten Embryos wird davon abhängig gemacht, ob nach einer Zellentnahme vom Embryo jenseits des Achtzellstadiums – unter der Annahme, die Zellen seien dann nicht mehr totipotent, ihre Entnahme sei daher nicht mehr nach § 8 Abs. 1 und 2, Abs. 1 Embryonenschutzgesetz unzulässig – eine Erkrankung genetisch nachweisbar ist oder nicht. Soweit dieses Vorgehen als unzulässig angesehen wird, lautet das Gegenargument, dass der Gesetzgeber nicht den Embryo in vitro (im Reagenzglas) besser schützen kann als den Embryo in der Gebärmutter, wo bis zur 12. Schwangerschaftswoche ein straffreier Schwangerschaftsabbruch möglich ist. Die Präimplantationsdiagnostik würde jedoch verhindern, dass Embryonen mit einer genetisch determinierten schweren Erkrankung – soweit genetisch diagnostizierbar – überhaupt implantiert werden.

Eine Präimplantationsdiagnostik allein zur **Geschlechts- und/oder Vaterschaftsfeststellung** wird hingegen allgemein abgelehnt. In Einzelfällen wurden Embryonen nach Präimplantationsdiagnostik gezielt implantiert, um – weil genetisch geeignet – später als Knochenmarkspender einem älteren Geschwisterkind helfen zu können. Die ethische Brisanz der Erzeugung sog. »Designer-Babys« mittels Präimplantationsdiagnostik wird in der kritischen Aussage deutlich, dass der Arzt »die Erzeugung eines Embryos betreiben darf unter dem Vorbehalt der Tötung bei Qualitätsmängeln«.

Pränataldiagnostik

Zunehmend sind Methoden entwickelt worden, um bei bestehender Schwangerschaft möglichst frühzeitig Erkrankungen des ungeborenen Kindes diagnostizieren zu können. War nach der früheren embryopathischen Indikation ein Schwangerschaftsabbruch bis zur 22. Schwangerschaftswoche post conceptionem straffrei möglich, so setzt die seit dem 01.10.1995 geltende Fassung der medizinisch-sozialen Indikation keine Frist mehr. Das bedeutet, dass Schwangerschaftsabbrüche nach pränataldiagnostischer Feststellung z. B. einer Trisomie 21 noch bis zum Ende der Schwangerschaft rechtlich möglich sind. Diese Situation hat dazu geführt, dass als Folge des Abbruchs auch lebensfähige Feten zur Welt kommen, die dann ohne Einschränkung strafrechtlich geschützt sind, also auch Opfer eines Tötungsdeliktes sein können. In Einzelfällen wurde Ärzten vorgeworfen, sie hätten nicht alles medizinisch Mögliche unternommen, um nach einem geplanten Schwangerschaftsabbruch das Leben des wider Erwarten nicht verstorbenen Kindes zu retten.

2.7.2 Rechtlich-ethische Probleme am Lebensende

> **Definition**
> - **Aktive Sterbehilfe:** absichtliches und aktives Eingreifen zur baldigen Herbeiführung des Todes auf ausdrücklichen Wunsch des Betroffenen.
> - **Passive Sterbehilfe:** Verzicht auf weitere Behandlung bei Sterbenden oder auch die Beendigung von ärztlichen Maßnahmen, die den Sterbeprozess verlängern würden. Palliative Maßnahmen müssen selbstverständlich erfolgen.
> - **Indirekte Sterbehilfe:** Inkaufnahme einer Vorverlegung des Todeszeitpunktes als unbeabsichtigte Nebenwirkung einer sinnvollen palliativmedizinischen Maßnahme, insbesondere der Schmerztherapie.

Diese Formen der Sterbehilfe sind abzugrenzen einerseits von Fällen der Nicht-Verhinderung eines Suizids und von der in Deutschland straflosen Beihilfe zum Suizid.

Die aktive Sterbehilfe ist in Deutschland als Tötung auf Verlangen strafbar gemäß § 216 StGB. Dort heißt es:

§ 216 StGB [Tötung auf Verlangen]
(1) Ist jemand durch das ausdrückliche und ernstliche Verlangen des Getöteten zur Tötung bestimmt worden, so ist auf Freiheitsstrafe von 6 Monaten bis zu 5 Jahren zu erkennen.
(2) Der Versuch ist strafbar.

Anlässlich einer Entscheidung aus dem Jahre 1995 wurde die bisherige Rechtsprechung des Bundesgerichtshofes zur passiven Sterbehilfe aufgegeben (sog. Kemptener Fall).

> **Fallbeispiel**
> **Der Kemptener Fall**
> Die 70-jährige Frau Z erlitt Anfang September 1990 einen Herzstillstand und blieb nach erfolgreicher Reanimation irreversibel schwerst hirngeschädigt. Seit Oktober 1990 wurde Frau Z von Dr. O betreut. Wegen der Schluckunfähigkeit der Patientin wurde sie auf Anordnung von Dr. O über eine Magensonde künstlich ernährt. Seit Ende 1990 war Frau Z nicht mehr ansprechbar. Sie konnte nicht gehen oder stehen, auf optische, akustische und sonstige Reize reagierte sie mit Gesichtszuckungen und Knurren. Anzeichen für Schmerzempfindungen gab es nicht.
> ▼

1993 wandte sich Dr. O an den Sohn S von Frau Z. Der Sohn war zum Pfleger seiner Mutter bestellt worden mit dem Wirkungskreis »Zuführung zu ärztlicher Behandlung«. Dr. O schlug da eine Besserung des Zustandes der Z nicht zu erwarten sei, eine Einstellung der Sondenernährung vor und die Beschränkung auf die Gabe von Tee, um dadurch den Zustand der Z zu beenden.

S teilte Dr. O mit, ihm gegenüber habe Frau Z vor etwa 8 Jahren anlässlich einer Fernsehsendung über einen Pflegefall mit Gliederversteifung und Wundliegen geäußert, »so wolle sie nicht enden.« Dr. O und S trugen sodann ohne Absprache mit dem Pflegepersonal folgendes in das Verordnungsblatt ein: »Im Einvernehmen mit Dr. O möchte ich, dass meine Mutter Frau Z ab sofort nur noch mit Tee ernährt wird ...« Die Eintragung wurde von Dr. O und S unterschrieben. Der Pflegedienstleiter verständigte daraufhin am 17.03.1993 das Vormundschaftsgericht, welches die Genehmigung zu dem geplanten Vorgehen im Wege einer einstweiligen Anordnung versagte. Frau Z starb am 28.12.1993 an Lungenödem (BGH NJW 1995, 204 – Fall LG Kempten, Sachverhalt verkürzt).

Mit seiner Entscheidung zum Kemptener Fall hat der Bundesgerichtshof das Erfordernis eines irreversiblen Sterbeprozesses im Grundsatz aufgegeben und den zum Tode führenden Abbruch ärztlicher Maßnahmen auch dann zugelassen, wenn der Patient ohne einen solchen Abbruch noch Monate oder Jahre unter intensivmedizinischer Betreuung leben könnte. Entscheidend soll der Wille des Patienten sein. Dieser Wille des Patienten ist, da der Patient selbst nicht befragt werden kann, ärztlicherseits zu ermitteln. Dabei sollen u. a. folgende Punkte von Bedeutung sein:
- Frühere mündliche oder schriftliche Äußerungen (Patientenverfügung)
- Die religiöse Überzeugung des Patienten
- Sonstige persönliche Wertvorstellungen
- Die Haltung des Patienten zu Schmerzen und zu schweren Schäden in der ihm verbleibenden Lebenszeit
- Stellungnahmen von Angehörigen und anderen dem Patienten nahe stehenden Personen
- Bei fehlenden Anhaltspunkten: Kriterien nach allgemeinen Wertvorstellungen

Schließlich gibt es Einzelfälle, in denen schwerkranke, entscheidungsfähige Patienten um ärztliche Hilfe zum Suizid ersuchen. Ein derartiger Fall von (nicht strafbarer) ärztlicher Beihilfe zur Selbsttötung wurde im Jahre 1988 vom OLG München entschieden (Fall Hackethal). Der behandelnde Chirurg hatte der Tumorpatientin, einem früheren Versprechen folgend, Kaliumzyanid gegeben. Die Einnahme selbst erfolgte durch die Patientin, d. h. sie behielt, juristisch ausgedrückt, bis zuletzt die Herrschaft über das Tatgeschehen, insofern war kein Fall strafbarer Tötung auf Verlangen gegeben.

> **In Kürze**
>
> – Eine Samenspende zur künstlichen Befruchtung ist grundsätzlich zulässig, nicht jedoch eine Eizellspende. Die Übertragung von Embryonen auf andere Personen als die Frau, von der die befruchtete Eizelle stammt, ist unzulässig.
> – Mutter im gesetzlichen Sinne ist die Frau, die das Kind geboren hat, unabhängig davon, ob diese Frau auch die genetische Mutter des Kindes ist.
> – Die Präimplantationsdiagnostik ist in Deutschland umstritten und bislang gesetzlich nicht geregelt. Die Pränataldiagnostik wird praktiziert und kann zu Schwangerschaftsabbrüchen auch noch zu einem Zeitpunkt führen, zu dem der Fet bereits außerhalb des Mutterleibes lebensfähig ist.
> – Bei der Sterbehilfe werden die aktive (in Deutschland verbotene), die passive und die indirekte Sterbehilfe unterschieden. Zu beachten sind einerseits die Grenzen zur strafbaren Tötung auf Verlangen und andererseits die zur straflosen Beihilfe beim Suizid.

2.8 Spezielle gesetzliche Regelungen im Medizinrecht

 Einleitung

Wann dürfen psychiatrische Patienten zwangsweise in eine Klinik eingewiesen und behandelt werden? Wann darf ein Arzt die Behandlung verweigern? Wie muss sich der Arzt verhalten, wenn der Patient einen medizinisch indizierten Eingriff ablehnt? Wie sind Sterilisationen, Kastrationen und Geschlechtsumwandlungen gesetzlich geregelt?

2.8.1 Rechtsfragen in der Psychiatrie

Patienten, die aufgrund ihres Zustandes bzw. Krankheitsbildes nicht in der Lage sind, die Notwendigkeit einer medizinischen Behandlung adäquat zu beurteilen, können auf der Grundlage der sog. Psychisch-Kranken-Gesetze bzw. der Unterbringungsgesetze der

Bundesländer unter gesetzlich näher definierten Voraussetzungen auch zwangsweise in eine Klinik verbracht und dort behandelt werden. Entscheidend ist, ob als Einweisungsgrund eine akute Fremd- oder Eigengefährdung des Patienten gegeben ist. Das Procedere der Zwangseinweisung und Zwangsbehandlung sowie die zugehörige Dokumentation sind detailliert in den Unterbringungsgesetzen der Bundesländer geregelt. Hierunter fallen auch uneinsichtige Patienten, von denen eine Gefahr ausgeht, z. B. mit einer offenen Lungentuberkulose. Hinzu kommen Patienten, die unter eine gesetzliche Betreuung gestellt wurden, weil sie nicht (mehr) in der Lage waren, ihre Angelegenheiten allein zu regeln. Auch diese Patienten können durch ihren gesetzlichen Betreuer und entgegen ihrem eigenen geäußerten Willen zwangsweise einer ambulanten wie stationären ärztlichen Behandlung zugeführt werden.

Es schließen sich jedoch weitere rechtliche Fragen an, insbesondere die Frage nach der Zulässigkeit von über die Zwangsunterbringung hinausgehenden Maßnahmen (sog. besondere Sicherungsmaßnahmen): Zwangsmedikation, Unterbringung auf einer offenen oder einer geschlossenen Station, Isolierung in einem Patientenzimmer, Fixierung – in welcher Form? wie lange? – auf dem Bett, Überwachung suizidgefährdeter Patienten, Aufklärungspflichten gegenüber Patienten und Betreuern, Anhörungsrechte von Patienten und Betreuern, besondere Aufklärungspflichten beim Einsatz sog. Neuroleptika usw.

Unterbringung von Patienten gemäß PsychKG bzw. Unterbringungsrecht

Am häufigsten erfolgt die Unterbringung eines Patienten nach den Unterbringungsgesetzen der Bundesländer als Zwangsunterbringung in einem psychiatrischen Krankenhaus. Als Grund für eine Zwangsunterbringung verlangt das Gesetz ausschließlich eine
- unmittelbar bevorstehende oder
- zwar unvorhersehbare aber wegen besonderer Umstände jederzeit zu erwartende,
- nicht anders abwendbare
- erhebliche Eigengefährdung oder
- erhebliche Fremdgefährdung aufgrund des Vorliegens einer psychischen Erkrankung.

Die psychische Erkrankung muss sein
- eine behandlungsbedürftige Psychose,
- eine andere behandlungsbedürftige psychische Störung von mit einer Psychose vergleichbarer Schwere,
- eine Suchtkrankheit oder
- eine Abhängigkeitserkrankung (Suchtkrankheit) von ebenfalls vergleichbarer Schwere einer Psychose.

Die erhebliche Eigengefährdung oder erhebliche Fremdgefährdung wird gelegentlich gleichgesetzt mit einer krankheitsbedingten Gefahr für die öffentliche Sicherheit oder Ordnung, die nicht anders abgewendet werden kann.

Die Zwangsunterbringung wird auf Antrag der örtlichen Ordnungsbehörde (Ordnungsamt) im Benehmen mit dem Vormundschaftsgericht (Amtsgericht) angeordnet, dabei ist dem Antrag ein ärztliches Zeugnis beizufügen. Auf Anordnung des Ordnungsamtes erfolgt – mit einem aktuellen ärztlichen Zeugnis, nicht älter als vom Vortage – die sofortige Unterbringung und spätestens am Folgetag findet die richterliche Anhörung des Betroffenen statt. Das Gericht bestätigt oder verneint dann die Voraussetzungen einer zwangsweisen Unterbringung in einer psychiatrischen Klinik und kann hinsichtlich der Unterbringungsdauer nach Anhörung auch des ärztlichen Sachverständigen die Unterbringung befristen, etwa auf 3 oder 4 Wochen. Nach der sofortigen Unterbringung muss durch das Ordnungsamt unverzüglich ein Antrag auf gerichtliche Anordnung der Unterbringung an das zuständige Amtsgericht gerichtet werden.

Bei ihrer Aufnahme sind die Betroffenen bzw. ihr gesetzlicher Vertreter mündlich und schriftlich über ihre Rechte und Pflichten zu informieren, eine Person ihres Vertrauens ist unverzüglich über die Aufnahme zu benachrichtigen. Selbstverständlich ist vorrangig eine freiwillig abgegebene Einverständniserklärung des Patienten anzustreben, ggf. kommt es auf das Einverständnis des gesetzlichen Betreuers oder der Person an, die von dem Patienten selbst zu einem früheren Zeitpunkt, zu dem eine krankheitsbedingte Beeinträchtigung der Einsichts- und Willensbildungsfähigkeit nicht vorgelegen hat, benannt wurde (Betreuungsvollmacht).

> **!** Bei einer Betreuungsvollmacht hat der Patient selbst eine Person seines Vertrauens bevollmächtigt, mit einer Betreuungsverfügung fordert der Patient das Betreuungs- bzw. Vormundschaftsgericht auf, eine bestimmte Person zum gesetzlichen Betreuer zu bestellen.

Zivilrechtliche Unterbringung von Patienten gemäß Betreuungsrecht des BGB

Seit dem 01.01.1992 ist das im Bürgerlichen Gesetzbuch (BGB) in den §§ 1896–1908i verankerte und zwischenzeitlich novellierte Betreuungsgesetz (BtG) in Kraft, mit dem Ziel, Rechte Betroffener nur im Rahmen des Notwendigen einzuschränken. Dabei werden bestimmte Bereiche unterschieden:

- Vermögensvorsorge, Regelung finanzieller Fragen
- Bestimmung des Aufenthaltes
- Ärztliche Behandlung
- Kontakt zu Behörden
- Sterilisation

Ohne eine psychische Krankheit oder eine Behinderung (körperlich, geistig, seelisch) kommt eine Betreuung nicht in Betracht. Hat ein Patient eine Vorsorgevollmacht erteilt, die sich auf seine ärztliche Behandlung und auf sein Selbstbestimmungsrecht erstreckt, so wirken Willenserklärungen des Bevollmächtigten unmittelbar für den Patienten und sind für den Arzt rechtlich verbindlich. Dann muss der Arzt den Bevollmächtigten über die Erkrankung, den Zustand des Patienten und die Prognose aufklären. Der Bevollmächtigte hat – ebenso wie ein Betreuer – vorrangig dem Willen des Patienten Geltung zu verschaffen.

Nach neuem Recht muss eine Betreuung erforderlich und notwendig sein. Solange »andere Hilfen« ohne Bestellung eines gesetzlichen Betreuers möglich sind, haben diese Vorrang. Eine Betreuung kann eingerichtet werden
- auf Antrag des Betroffenen selbst, unabhängig von seiner Geschäftsfähigkeit,
- auf Anregung von Angehörigen oder des behandelnden Arztes an das Vormundschaftsgericht.

In Betreuungsverfahren wird regelmäßig das Gutachten eines zum Sachverständigen bestellten Arztes eingeholt. Das Gericht fordert ein »Gutachten zur Einrichtung einer Betreuung nach § 1896 BGB« an. Das Gesetz selbst verlangt nicht zwingend ein fachärztliches Gutachten, es sollte aber in erster Linie ein Psychiater oder ein psychiatrisch erfahrener Arzt vom Gericht beauftragt werden. Dabei geht es v. a. um folgende Fragen:
- Liegt bei der/dem Betroffenen eine psychische Krankheit, geistige, seelische oder körperliche Behinderung vor?
- Welche konkreten Angelegenheiten kann die/der Betroffene deshalb nicht selbst besorgen, z. B. im Bereich Gesundheitsfürsorge, Bestimmung des Aufenthaltes, Wohnungsangelegenheiten, Vermögensdinge, umfassende Personensorge?
- Welche Behandlungs- und Rehabilitationsmöglichkeiten bestehen?
- Wie lange werden die Krankheit oder Behinderung und das daraus folgende Unvermögen voraussichtlich fortbestehen?
- Ist die geschlossene Unterbringung (wie lange?) oder Bettgitter (Gurt?) notwendig?
- Gibt es Anhaltspunkte für die Notwendigkeit eines Einwilligungsvorbehalts?

- Muss die Wohnung aufgelöst werden?
- Sind von einer persönlichen Anhörung durch das Gericht erhebliche Nachteile für die Gesundheit der/des Betroffenen zu befürchten?
- Ist zur Vermeidung erheblicher Nachteile für die Gesundheit der/des Betroffenen erforderlich, von der Bekanntmachung der Gründe abzusehen?
- Wer kommt als Betreuer in Betracht? Wo bestehen Bedenken?

Innerhalb der Betreuung ist zu unterscheiden:
- **Geschäftsfähige Betreute** können eigenständig handeln und werden innerhalb eines definierten Aufgabenbereiches von ihrem Betreuer unterstützt. Dabei kann für rechtswirksame Erklärungen aus diesem Aufgabenkreis die Zustimmung des Betreuers erforderlich sein. Auf nicht der Betreuung unterliegende Bereiche kann der Betreuer rechtlich keinen Einfluss nehmen.
- **Geschäftsunfähige Betreute** können nicht eigenständig handeln, sie werden umfassend oder in Teilbereichen ohne Einwilligungsvorbehalt von ihrem Betreuer vertreten.

Die Unterbringung nach dem Betreuungsgesetz ist in § 1906 BGB geregelt (zivilrechtliche Unterbringung).

§ 1906 [Unterbringung]

(1) Eine Unterbringung des Betreuten durch den Betreuer, die mit Freiheitsentziehung verbunden ist, ist nur zulässig, solange sie zum Wohl des Betreuten erforderlich ist, weil
1. aufgrund einer psychischen Krankheit oder geistigen oder seelischen Behinderung des Betreuten die Gefahr besteht, dass er sich selbst tötet oder erheblichen gesundheitlichen Schaden zufügt, oder
2. eine Untersuchung des Gesundheitszustandes, eine Heilbehandlung oder ein ärztlicher Eingriff notwendig ist, ohne die Unterbringung des Betreuten nicht durchgeführt werden kann und der Betreute auf Grund einer psychischen Krankheit oder geistigen oder seelischen Behinderung die Notwendigkeit der Unterbringung nicht erkennen oder nicht nach dieser Einsicht handeln kann.
(2) Die Unterbringung ist nur mit Genehmigung des Vormundschaftsgerichtes zulässig. Ohne die Genehmigung ist die Unterbringung nur zulässig, wenn mit dem Aufschub Gefahr verbunden ist; die Genehmigung ist unverzüglich nachzuholen.
(3) Der Betreuer hat die Unterbringung zu beenden, wenn ihre Voraussetzungen wegfallen. Er hat die Been-
▼

digung der Unterbringung dem Vormundschaftsgericht anzuzeigen.
(4) Die Absätze 1 bis 3 gelten entsprechend, wenn dem Betreuten, der sich in einer Anstalt, einem Heim oder einer sonstigen Einrichtung aufhält, ohne untergebracht zu sein, durch mechanische Vorrichtungen, Medikamente oder auf andere Weise über einen längeren Zeitraum oder regelmäßig die Freiheit entzogen werden soll.
(5) ...

Zwangsmaßnahmen bei untergebrachten Patienten

Eine richterlich angeordnete Unterbringung allein rechtfertigt noch keine weiteren besonderen freiheitsentziehenden Maßnahmen (Isolierung, Fixierung, Zwangsmedikation etc.). Bei diesen Maßnahmen handelt es sich um zusätzliche besondere freiheitsentziehende Maßnahmen, die im Einzelfall gesondert angeordnet und u. U. vom Vormundschaftsgericht genehmigt werden müssen.

> **Definition**
> **Fixierung:** mechanische Bewegungseinschränkung eines Patienten mittels Gurtsystemen, Bettgittern oder Vorsatztischen am Sitzwagen. Nicht als Fixierung gelten die Verwendung von Handschuhen, Schutzhelmen und sog. Kratzmanschetten, um Verletzungen bei autoaggressiven Patienten zu vermeiden.

Die alleinige Anordnungszuständigkeit für besondere freiheitsentziehende Maßnahmen, insbesondere für eine Fixierung, liegt beim Arzt. Dies gilt auch für die Aufhebung der Maßnahme. Die Entscheidungen über eine Isolierung und/oder Fixierung sind sorgfältig zu dokumentieren. Eigenmächtige Entscheidungen des Pflegepersonals sind nur in Ausnahmefällen zulässig.

❗ **Zur Durchführung einer mechanischen Fixierung im Bett ist das Pflegepersonal einer psychiatrischen Klinik nur zur Abwendung akuter Gefahren befugt (Voraussetzungen des rechtfertigenden Notstandes, § 34 StGB). Es muss sofort einen Arzt zuziehen, der über die Aufrechterhaltung der Fixierung entscheidet.**

👤 **Fallbeispiel**
Überwachung eines fixierten Patienten
Am 01.11.1983 begab sich der Patient wegen eines akuten psychotischen Schubes erneut in das Klinikum.
▼

Am Abend des 02.11.1983 wurde er vom diensthabenden Pflegepersonal wegen starker Unruhe mittels eines Bauchgurtes und Fußfesseln im Bett fixiert.
Etwa 90 min später wurde ein Mitglied des Pflegeteams wegen eines Hilferufes darauf aufmerksam, dass in dem Zimmer des Patienten ein mit starker Rauchentwicklung verbundenes Feuer ausgebrochen war. Das Bettzeug des Patienten war von diesem in Brand gesetzt worden, der Patient erlitt schwere Verbrennungen II. bis III. Grades an Füßen und Beinen hinauf bis zu den Genitalien und wurde zur stationären Behandlung in ein anderes Krankenhaus verlegt, wo er am 14.02.1984 starb. Das OLG Köln stellte zu dem Beispielsfall fest, es sei ein Behandlungsfehler, einen manisch erregten Patienten ohne ausreichende medikamentöse Beruhigung mechanisch im Bett zu fixieren, ohne ihn ständig optisch zu überwachen.

Die vom Gesetzgeber verlangte Befristung der Anordnung einer Fixierung wird im Gesetzestext selbst nicht konkretisiert, in der Praxis ist die Befristung auf den Einzelfall abzustimmen, ein Zeitraum von mehr als 12 h dürfte aber nicht in Betracht kommen. Danach muss erneut dokumentiert über die Fixierung entschieden werden. Jede erneute Fixierung ist nach Möglichkeit wiederum mit dem Patienten zu besprechen, ihm sollte die Notwendigkeit der Fixierung erläutert und die Fortsetzung der Fixierung zuvor angedroht werden.

> **In Kürze**
> - Bei der zwangsweisen, d. h. gegen den erklärten Willen des Patienten erfolgten Unterbringung ist zu unterscheiden zwischen einer öffentlich-rechtlichen Unterbringung und einer zivil- bzw. betreuungsrechtlichen Unterbringung.
> - Insbesondere für die öffentlich-rechtliche Unterbringung gibt es in den Unterbringungsgesetzen der Bundesländer detaillierte Regelungen zum Umgang mit den Patienten, zur Zulässigkeit und Dokumentation von Zwangsmaßnahmen.
> - Zu den Zwangsmaßnahmen (besonderen Sicherungsmaßnahmen) zählen die Unterbringung in einer geschlossenen Station, die Zwangsmedikation, die Isolierung und die Fixierung des Patienten.
> - Eine Überwachungspflicht besteht insbesondere für suizidgefährdete Patienten im Krankenhaus, soweit deren Suizidgefahr erkennbar ist.

2.8.2 Therapieverweigerung

Verweigerung der Behandlung durch den Arzt

Jeder Arzt kann, von Notfällen abgesehen, die (weitere) Behandlung verweigern. Entschließt er sich dazu, etwa weil für eine erfolgreiche Therapie jede Vertrauensbasis fehlt, so kommt kein Arzt-Patienten-Vertrag (Behandlungsvertrag) zustande. Ist der Eingriff nicht medizinisch dringlich, so hat auch der Arzt eine freie Patientenwahl. Vertragsärzte müssen für eine Therapieverweigerung von Kassenpatienten jedoch eine nachvollziehbare Begründung geben können, z. B. Arbeitsüberlastung.

Neben der Therapieverweigerung gibt es Fälle, in denen vom Arzt eine medizinisch nicht indizierte Therapie verlangt wird (ästhetisch-plastische Operationen, »Gefälligkeitssterilisation« nach abgeschlossener Familienplanung, Kaiserschnittentbindung [»Wunsch-Sectio«], Organentnahme vom Lebenden, Blutspende, Schwangerschaftsabbruch etc.). In den genannten Fällen kann von einer medizinisch indizierten »Heilbehandlung« des betroffenen Patienten nicht gesprochen werden, der Arzt ist zur Behandlung nicht verpflichtet.

Verweigerung der Behandlung durch den Patienten

Der Patient kann jede ärztliche Maßnahme ablehnen, auch wenn dies aus medizinischer Sicht unvernünftig ist. Dem Patienten sind dann v. a. die Folgen des Unterlassens einer medizinisch indizierten Maßnahme in einem Aufklärungsgespräch mitzuteilen. Eine Entscheidung des Patienten gegen ärztlichen Rat sollte dokumentiert werden, verlässt ein Patient das Krankenhaus gegen ärztlichen Rat, so sollte er um Unterzeichnung eines entsprechenden Formulars gebeten werden.

Auf der Seite der Patienten ist bei der Therapieverweigerung zu unterscheiden zwischen
— entscheidungsfähigen Erwachsenen (z. B. Ablehnung weiterer Maßnahmen bei Karzinompatienten, Verweigerung von Bluttransfusionen durch Zeugen Jehovas etc.),
— nicht-entscheidungsfähigen, aber trotzdem die Therapie verweigernden Erwachsenen (insbesondere Patienten in der Psychiatrie),
— entscheidungsunfähigen Minderjährigen, bei denen die Sorgeberechtigten die Einwilligung in eine adäquate medizinische Therapie verweigern,
— entscheidungsfähige, aber die Therapie verweigernde Minderjährige.

> **Fallbeispiel**
> **Verweigerte Zustimmung zur Blutaustauschtransfusion**
> Am 22.03.1966 um 11.00 Uhr brachte der Vater, Angehöriger der Zeugen Jehovas, sein am 20.03.1966 geborenes Kind in das Krankenhaus. Das Kind litt an einer schweren durch Auflösung der roten Blutkörperchen entstandenen Gelbsucht. Der Vater erklärte sich schriftlich mit allen notwendig werdenden medizinischen Eingriffen einverstanden, ausgenommen mit einer Bluttransfusion. Gegen 17.00 Uhr unterrichtete der Chefarzt den Vater über die zunehmende Verschlimmerung des Zustandes des Kindes und verlangte die Zustimmung zu einer Blutaustauschtransfusion, eine andere Behandlung kam aus medizinischer Sicht nicht mehr in Betracht. Der Chefarzt wies den Vater darauf hin, dass das Kind andernfalls sterben oder schwere körperliche und geistige Schäden davontragen werde. Der Vater verweigerte unter Berufung auf seine religiöse Überzeugung die Zustimmung. Gegen 18.30 Uhr erschien der zuständige Vormundschaftsrichter im Krankenhaus, entzog dem Vater und dessen Frau das Personensorgerecht und bestellte den Chefarzt zum Sorgerechtspfleger über das Kind. Der Chefarzt veranlasste sofort die Durchführung einer Blutaustauschtransfusion, das Kind konnte dadurch gerettet werden.
> Das OLG Hamm führte in seinem Urteil zu diesem Fall u. a. aus: »Im vorliegenden Fall, in dem es um Leben und Gesundheit des Kindes des Angeklagten ging, kann die im Religiösen motivierte, das Leben des Kindes aufs Spiel setzende Gewissensentscheidung des Angeklagten nicht anerkannt werden. Die Berufung auf die durch das Grundgesetz gewährleistete Freiheit des Gewissens und der Religion geht insoweit fehl.«

Die partielle Therapieverweigerung aus religiösen Gründen (Ablehnung einer Therapie mit Blut und Blutprodukten) ist im Falle der Zeugen Jehovas ein bekanntes Problem, mit dem die Gerichte in Einzelfällen befasst waren. Den religiösen Bedürfnissen der Versicherten ist Rechnung zu tragen, d. h. auch wenn bei Ablehnung von Bluttransfusionen eine möglicherweise kostenintensivere blutlose Alternativbehandlung durchgeführt werden muss, so gehört dies zum Leistungskatalog der gesetzlichen Krankenkassen.

> **Kollidiert aus medizinischer Sicht das Wohl des Patienten mit dessen Willen, so hat der Wille Vorrang.**

> **! Cave**
> Jede Missachtung einer Therapieverweigerung, sei sie nun rational begründet oder nicht, bedeutet eine Zwangsbehandlung des Patienten und das wird von der Rechtsordnung auch dann nicht akzeptiert, wenn die Behandlung als solche lege artis erfolgt und dem Patienten womöglich das Leben rettet.

Bei der Verweigerung der Einwilligung in eine medizinisch vital indizierte Maßnahme durch die sorgeberechtigten Eltern eines minderjährigen Patienten kommt ein Missbrauch des Sorgerechts in Betracht. Die Voraussetzungen des § 1666 BGB – Gefährdung des Kindeswohls – sind von den Gerichten bisher in einer Reihe von Fällen bejaht, in Einzelfällen verneint worden.

> **In Kürze**
> - Jeder Patient hat das Recht, für sich selbst zu entscheiden, ob er die mit einer ärztlichen Behandlung einhergehenden Risiken auf sich nehmen will.
> - Ärztliche Eingriffe gegen den Willen des Patienten sind rechtswidrig.
> - Lediglich bei nicht einwilligungsfähigen Patienten, insbesondere bei Minderjährigen, kann sich die verweigerte Einwilligung in eine medizinisch indizierte Maßnahme als Sorgerechtsmissbrauch darstellen. Das zuständige Familiengericht kann hier den sorgeberechtigten Eltern das sog. medizinische Sorgerecht entziehen.
> - Auch Ärzte können – außer in Notfällen – die Behandlung eines Patienten verweigern.

2.8.3 Schwangerschaftsabbruch

Seit 1995 ist der Schwangerschaftsabbruch gesetzlich neu geregelt (§ 218 StGB); er ist grundsätzlich strafbar, es sei denn, es liegen die in § 218a StGB genannten Voraussetzungen vor.

§ 218 StGB [Schwangerschaftsabbruch]
(1) Wer eine Schwangerschaft abbricht, wird mit Freiheitsstrafe bis zu drei Jahren oder mit Geldstrafe bestraft. Handlungen, deren Wirkung vor Abschluss der Einnistung des befruchteten Eies in der Gebärmutter eintritt, gelten nicht als Schwangerschaftsabbruch im Sinne dieses Gesetzes.
(2) In besonders schweren Fällen ist die Strafe Freiheitsstrafe von sechs Monaten bis zu fünf Jahren. Ein besonders schwerer Fall liegt i. d. R. vor, wenn der Täter
▼

1. gegen den Willen der Schwangeren handelt oder
2. leichtfertig die Gefahr des Todes oder einer schweren Gesundheitsschädigung der Schwangeren verursacht.
(3) Begeht die Schwangere die Tat, so ist die Strafe Freiheitsstrafe bis zu einem Jahr oder Geldstrafe.
(4) Der Versuch ist strafbar. Die Schwangere wird nicht wegen Versuchs bestraft.

Nach § 218 StGB liegt ein Schwangerschaftsabbruch erst dann vor, wenn die Schwangerschaft nach Einnistung des befruchteten Eies in die Gebärmutterschleimhaut abgebrochen wird. Alle Maßnahmen, die darauf zielen, schon die Nidation zu verhindern, sind daher zulässig (z. B. Intrauterinpessar, Spirale, »Pille danach«, orale Kontrazeptiva etc.), nicht aber die sog. Abtreibungspille RU 486. Die übrigen Paragraphen des Strafgesetzbuches schützen den Menschen erst ab Beginn der Geburt (Einsetzen der Eröffnungswehen). Eine Körperverletzung am Embryo bzw. Feten (z. B. durch Tabak- und Alkoholkonsum der schwangeren Mutter) oder auch dessen Tötung kann daher nicht als strafbare Körperverletzung, als Totschlag oder Mord verfolgt werden.

§ 218a StGB legt fest, unter welchen Voraussetzungen ein Schwangerschaftsabbruch straflos bleibt. Dabei wird der indikationslose Schwangerschaftsabbruch vom Abbruch aus medizinisch-sozialer und aus kriminologischer Indikation unterschieden. Während § 218b StGB (Schwangerschaftsabbruch ohne ärztliche Feststellung; unrichtige ärztliche Feststellung) v. a. sicherstellen soll, dass keine Schwangerschaft ohne eine richtige ärztliche Feststellung abgebrochen wird, schreibt § 218c entsprechend den Anforderungen des Bundesverfassungsgerichts bestimmte Anforderungen an den Arzt fest.

> **Cave**
> Ein Schwangerschaftsabbruch darf nur nach vorheriger Beratung der Schwangeren durchgeführt werden.

Indikationsloser Schwangerschaftsabbruch – § 218a Abs. 1 StGB

Der Schwangerschaftsabbruch ist straflos, wenn folgende Voraussetzungen gegeben sind:
- Die Schwangere verlangt den Eingriff.
- Seit der Empfängnis sind nicht mehr als 12 Wochen vergangen.
- Die Schwangere hat sich 3 Tage vor dem Eingriff im Sinne des § 219 StGB beraten lassen.
- Der Abbruch wird von einem Arzt vorgenommen.

Medizinisch-soziale Indikation – § 218a Abs. 2 StGB

> Der mit Einwilligung der Schwangeren vorgenommene Schwangerschaftsabbruch ist nicht rechtswidrig bei schwerwiegenden Gefahren für die körperliche oder seelische Gesundheit der Schwangeren.

Die frühere embryopathische (noch früher: eugenische) Indikation wurde gestrichen. Dies geschah aus ethischen Gründen, um den Eindruck zu vermeiden, eine erwartete Behinderung des Kindes sei ein Rechtfertigungsgrund für einen Schwangerschaftsabbruch. Gerade der Wegfall der embryopathischen Indikation hat zu erheblichen Problemen geführt bei Schwangerschaftsabbrüchen nach Pränataldiagnostik mit Nachweis einer genetischen Auffälligkeit beim ungeborenen Leben auch und gerade jenseits der 12. Schwangerschaftswoche. Der Wortlaut des § 218a Abs. 2 StGB gibt keine Zeitgrenze vor; daraus wird gefolgert, dass ein Abbruch grundsätzlich bis zum Beginn der Geburt erlaubt sein soll. Schwangerschaftsabbrüche nach Pränataldiagnostik finden daher derzeit auch jenseits der 22. Schwangerschaftswoche aus medizinisch-sozialer Indikation statt (sog. **Spätabbruch**).

Kriminologische Indikation – § 218a Abs. 3 StGB

> Der mit Einwilligung der Schwangeren vorgenommene Schwangerschaftsabbruch ist nicht rechtswidrig, wenn die Schwangerschaft Folge eines Sexualdelikts nach §§ 176–179 StGB ist und seit der Empfängnis nicht mehr als 12 Wochen vergangen sind.

Da die Entscheidung über das Vorliegen einer kriminologischen Indikation »nach ärztlicher Erkenntnis« erfolgt, ergeben sich für die betroffene Schwangere gewisse Darlegungspflichten, um die Angabe einer stattgehabten Vergewaltigung plausibel zu machen, entsprechende Anhaltspunkte sollten – wie etwa auch auf die Straftat zu beziehende Verletzungen – sorgfältig dokumentiert werden.

Bei einer Schwangeren unter 14 Jahre ist ohnehin vom Vorliegen einer Straftat auszugehen. Dabei ist zu bedenken, dass bei Anhaltspunkten für einen auch zukünftig anzunehmenden sexuellen Missbrauch die ärztliche Schweigepflicht gebrochen werden darf (nicht muss). Bei Schwangeren unter 14 Jahre, aber auch bei sonstigen minderjährigen Schwangeren sollten daher entsprechende Nachfragen erfolgen, ggf. ein Gespräch mit den Sorgeberechtigten.

Besonders schwierig wird die Situation, wenn ein tatsächlicher oder vermeintlicher Inhaber des Sorgerechts zugleich als Täter in Betracht kommt. Wie weit der Einfluss des Täters auf Minderjährige gehen kann, zeigt das Fallbeispiel.

> **Fallbeispiel**
> **Kriminologische Indikation zum Schwangerschaftsabbruch bei 12-jähriger Patientin**
> Im Januar 1997 berichtete eine 15-jährige Jugendliche, sie sei jahrelang von ihrem Stiefvater sexuell missbraucht worden, erstmals im Alter von 9 Jahren. Seit dem 10. Lebensjahr bis zum 14. Lebensjahr sei es zum ungeschützten Geschlechtsverkehr gekommen. Mit 12 Jahren sei sie schwanger geworden, es sei dann ein Schwangerschaftsabbruch ohne Wissen der allein erziehungsberechtigten und beruflich stark beanspruchten Mutter vorgenommen worden. Seinerzeit habe sich der Stiefvater als Sorgeberechtigter ausgegeben, beide – Stiefvater und die damals 12-Jährige – hätten gegenüber dem Arzt angegeben, das Mädchen sei von einem unbekannten jungen Mann geschwängert worden. Das anlässlich des Schwangerschaftsabbruchs entnommene Gewebe (Abradatmaterial) war von einem Pathologen untersucht worden und noch in Paraffinblöcken eingebettet vorhanden. Vergleichende DNA-Untersuchungen bestätigten, dass die 12-Jährige von ihrem Stiefvater geschwängert worden war. Die Mutter des Mädchens will von dem Geschehen nichts mitbekommen haben, das Mädchen hatte aus Angst um den Erhalt der Familie geschwiegen. (Nach Hagen et al. 2000)

Straflosigkeit der Schwangeren bei Abbruch nach Beratung bis zur 22. Schwangerschaftswoche – § 218a Abs. 4 StGB

> Die Schwangere (und nur diese) wird straffrei gestellt, wenn der Schwangerschaftsabbruch nach Beratung (§ 219 StGB) von einem Arzt vorgenommen worden ist und seit der Empfängnis nicht mehr als 22 Wochen verstrichen sind und sich die Schwangere zur Zeit des Eingriffs in besonderer Bedrängnis befunden hat.

Eine fahrlässige Herbeiführung des Schwangerschaftsabbruchs steht nicht unter Strafe. Gemäß §§ 218ff. StGB kann nur bestraft werden, wer vorsätzlich handelt.

Bei einem Schwangerschaftsabbruch ist zu unterscheiden zwischen dem Fremdabbruch und dem Abbruch der Schwangerschaft durch die Frau selbst, dem Selbstabbruch.

Besonders schwere Fälle von **Fremdabbruch** liegen vor, wenn
- der Täter gegen den Willen der Schwangeren handelt oder
- der Täter die Schwangere leichtfertig in die Gefahr des Todes oder einer schweren Gesundheitsbeschädigung bringt.

Der **Selbstabbruch** ist in mehreren Varianten denkbar:
- Die Schwangere nimmt den Abbruch an sich selbst vor.
- Die Schwangere spiegelt einem Arzt die Voraussetzungen einer Indikation vor (z. B. vermeintliche Vergewaltigung) und dieser unterbricht die Schwangerschaft.
- Die Schwangere lässt den Abbruch in bestimmter Art und Weise an sich vornehmen.

Allerdings wird die Schwangere selbst – im Gegensatz zum betroffenen Dritten – unter Umständen milder oder gar nicht bestraft.

❗ **Der Versuch des Abbruchs ist für die Schwangere nicht strafbar!**

Schwangerschaftskonfliktberatung gemäß § 219 StGB

Die Beratung der Schwangeren gemäß § 219 StGB muss zielgerichtet dem Schutz des ungeborenen Lebens dienen und die Schwangere zum Austragen der Schwangerschaft ermutigen. Die Werbung für den Abbruch der Schwangerschaft ist unter Strafe gestellt (§ 219a StGB), ebenso das Inverkehrbringen von Mitteln zum Abbruch der Schwangerschaft (§ 219b StGB). Die Kosten für Leistungen, die sich für den aus medizinischer Sicht normal verlaufenden Schwangerschaftsabbruch ergeben und zu dessen Durchführung im Regelfall notwendig sind, müssen von der Frau getragen werden. Bei schwieriger wirtschaftlicher Lage haben Frauen jedoch Anspruch auf Leistungen nach dem Gesetz zur Hilfe für Frauen bei Schwangerschaftsabbrüchen in besonderen Fällen, insbesondere bei sozialer Bedürftigkeit.

> **In Kürze**
> - Ein Schwangerschaftsabbruch ist grundsätzlich nicht erlaubt. Von Strafe wird abgesehen in den vom Gesetz geregelten Fällen, wobei der indikationslose Schwangerschaftsabbruch innerhalb der ersten 12 Wochen der Schwangerschaft am häufigsten ist.

- Der Abbruch ist straffrei bei medizinisch-sozialer sowie kriminologischer Indikation. Die frühere embryopathische Indikation wird heute ersetzt durch die medizinisch-soziale Indikation, dies im Einzelfall auch noch nach der 22. Schwangerschaftswoche.
- Die gesetzlich vorgeschriebene Beratung vor einem Schwangerschaftsabbruch soll dem Schutz des ungeborenen Lebens dienen und zum Austragen der Schwangerschaft motivieren; die letzte Entscheidung verbleibt aber bei der Schwangeren.
- Kein Arzt kann verpflichtet werden, einen Schwangerschaftsabbruch durchzuführen.

2.8.4 Sterilisation, Kastration, Transsexualität

Sterilisation

Die Sterilisation, insbesondere als Unterbrechung der Durchgängigkeit der Eileiter bei der Frau (Tubensterilisation) bzw. der Samenleiter beim Mann (Vasektomie), ist ein weltweit verbreiteter Eingriff; dieser gehört zum Leistungskatalog der gesetzlichen Krankenkassen. Der Arzt haftet, wenn er es bei Durchführung des Sterilisationseingriffs an der erforderlichen Sorgfalt hat fehlen lassen (z. B. Übersehen eines abnormal vorhandenen dritten Samenstranges beim Mann, ungenügende Koagulation bzw. unvollständige Okklusion des Eileiters).

Aufklärung. Da es sich um einen elektiven, medizinisch nicht indizierten Eingriff handelt, sollte die Aufklärung frühzeitig, d. h. zeitlich deutlich abgesetzt von dem operativen Eingriff, erfolgen. Zur ordnungsgemäßen Aufklärung vor einem Sterilisationseingriff gehören:
- Art der Behandlung (Behandlungs- bzw. Sterilisationsalternativen)
- Alternative Methoden der Kontrazeption
- Möglichkeit eines Misslingens der Operation (sog. »Versagerquote«)
- Wirkungen und Nebenwirkungen des Sterilisationseingriffs, insbesondere bei Frauen (dauernde, evtl. irreversible Unfruchtbarkeit, Gefahr der Rekanalisation, Operationsrisiken, Komplikationen Hinweise zum postoperativen Verhalten etc.)

Sterilisation nicht einwilligungsfähiger Volljähriger. Das Betreuungsgesetz regelt in § 1905 BGB die Frage der Sterilisation einwilligungsunfähiger erwachsener

Personen. Ist der oder die Betreute mangels natürlicher Einsichtsfähigkeit nicht in der Lage, in eine Sterilisation einzuwilligen, so muss gemäß § 1899 Abs. 2 BGB ein **besonderer** Betreuer bestellt werden. Dieser besondere Betreuer darf mit den übrigen Betreuungsaufgaben nicht befasst sein und kann unter den Voraussetzungen des § 1905 BGB in eine Sterilisation einwilligen. Das Betreuungsgericht (Vormundschaftsgericht) muss diese Einwilligung genehmigen, nach Eintritt der Wirksamkeit der Genehmigung darf der Eingriff frühestens nach Ablauf von 2 Wochen vorgenommen werden.

Sterilisation Minderjähriger. Die Sterilisation von Minderjährigen ist ausnahmslos verboten. Nach § 1631c BGB können weder Eltern noch Kind in die Sterilisation einwilligen.

Kastration

> **Definition**
> **Kastration:** gegen die Auswirkungen eines abnormen Geschlechtstriebes gerichtete Behandlung, durch welche die Keimdrüsen eines Mannes absichtlich entfernt oder dauernd funktionsunfähig gemacht werden.

Nach § 2 des Kastrationsgesetzes ist eine Kastration durch einen Arzt nicht als Körperverletzung strafbar, wenn:
- der Betroffene einwilligt
- die Behandlung nach den Erkenntnissen der medizinischen Wissenschaft angezeigt ist, um bei dem Betroffenen schwerwiegende Krankheiten, seelische Störungen oder Leiden, die mit seinem abnormen Geschlechtstrieb zusammenhängen, zu verhüten, zu heilen oder zu lindern,
- der Betroffene das 25. Lebensjahr vollendet hat,
- für ihn körperlich oder seelisch durch die Kastration keine Nachteile zu erwarten sind, die zu dem mit der Behandlung angestrebten Erfolg außer Verhältnis stehen, und
- die Behandlung nach den Erkenntnissen der medizinischen Wissenschaft vorgenommen wird.

Mit Einwilligung des Betroffenen lässt das Kastrationsgesetz in § 2 Abs. 2 KastrG eine Kastration bei über 25-jährigen Männern auch zu, wenn ansonsten die Begehung von Straftaten, insbesondere von Sexual-, Kapital- und Körperverletzungsdelikten zu erwarten ist oder dieser Gefahr begegnet werden soll. Ist der Patient einwilligungsunfähig, so muss er trotzdem im Rahmen des Möglichen aufgeklärt werden, an seiner Stelle muss dann ein bestellter Betreuer in den Eingriff einwilligen.

Auch dies geht jedoch nur, wenn die Bestätigung einer Gutachterstelle vorliegt, dass die gesetzlichen Voraussetzungen eingehalten wurden (§ 5 KastrG).

 Die zwangsweise Kastration ist in Deutschland verboten.

Transsexuellengesetz

> **Definition**
> **Transsexualität:** Auseinanderfallen von körperlich klar zuordbarer Geschlechtlichkeit einerseits und subjektiv empfundener Geschlechtlichkeit andererseits.

Transsexualität ist abzugrenzen gegenüber Homosexualität, Fetischismus, Transvestismus und Intersexualität (»Zwitter«). Das Transsexuellengesetz (TSG) unterscheidet eine »kleine Lösung« und eine »große Lösung«:
- **Kleine Lösung (§§ 1–7 TSG):** Änderung des Vornamens; ein entsprechender Antrag kann wohl mit Erreichen der Volljährigkeit gestellt werden, auch wenn das Transsexuellengesetz verlangt, dass der Antragsteller das 25. Lebensjahr vollendet hat.
- **Große Lösung (§§ 8–12 TSG):** Änderung der rechtlichen Geschlechtszugehörigkeit unter folgenden Voraussetzungen:
    - Antrag auf gerichtliche Feststellung, dass die betroffene Person dem anderen Geschlecht zugehörig ist
    - Dauernde Fortpflanzungsunfähigkeit
    - Operative Veränderung der äußeren Geschlechtsorgane mit Annäherung an das andere Geschlecht (beim Mann: Kastration, Penisamputation, Anlage einer Vagina; bei der Frau: Brustamputation, Entfernung von Eierstöcken und Gebärmutter, Anlage eines künstlichen Penis). Eine zusätzliche Genehmigung gemäß Kastrationsgesetz ist nicht erforderlich.

Die operative Kastration gemäß § 2 Kastrationsgesetz erfordert die Einschaltung einer Gutachterstelle und die Stellungnahme von 2 Gutachtern, die psychiatrisch und sexualmedizinisch-gynäkologisch-urologisch tätig sein sollen. Vor operativen Eingriffen muss frühzeitig und vollumfänglich eine Aufklärung erfolgen; diese ist nicht delegierbar. Bei gegebenen Voraussetzungen werden die entstehenden Kosten von den Krankenkassen übernommen. Besonders betrachtet werden muss die Situation, wenn minderjährige Patienten eine Geschlechtsumwandlung wünschen (Fallbeispiel).

Fallbeispiel
Teenager wünscht Geschlechtsumwandlung
Der im Jahre 2004 14-jährige forderte nach Angaben des Hausarztes schon mit 3 oder 4 Jahren vehement, ein Mädchen zu sein. Seit 2003 erhält der Patient weibliche Sexualhormone. Der Teenager forderte eine weitergehende Geschlechtsumwandlung. Daher wurde eigens eine Ethikkommission gebildet. In dem Gremium saßen ein Richter, ein Geistlicher und verschiedene Ärzte. Sie befanden, die Behandlung des Jungen solle stattfinden dürfen, die Einwilligung der Eltern lag vor. Der den Jungen behandelnde Arzt äußerte: »Wenn sie den Patienten erleben, haben sie nicht den geringsten Zweifel, dass es sich um ein ganz normales Mädchen handelt.«

In Kürze
- Sterilisationseingriffe gelten als akzeptierte Form der Familienplanung, sind jedoch im Regelfall nicht medizinisch indiziert.
- Bei der operativen Kastration werden die Gonaden zur Dämpfung eines abnormen Geschlechtstriebes entfernt. Die Entfernung von Hoden und Ovarien aus therapeutischen Gründen, z. B. wegen eines malignen Tumors, ist medizinisch indiziert und fällt nicht unter das Kastrationsgesetz.
- Für die Geschlechtsumwandlung schreibt das Transsexuellengesetz ein gestuftes Procedere vor (»kleine« und »große« Lösung) mit Einbeziehung spezieller Gutachter.

2.9 Transplantationsrecht

Einleitung

In jahrelangen Diskussionen um das Transplantationsrecht wurde insbesondere um die Voraussetzungen gestritten, unter denen eine Organtransplantation zulässig sein sollte: nur nach persönlicher Zustimmung des Betroffenen (enge Zustimmungslösung), mit Zustimmung der Hinterbliebenen (erweiterte Zustimmungslösung) oder bei Ausbleiben eines Widerspruchs des Betroffenen (enge Widerspruchslösung) bzw. der Hinterbliebenen (erweiterte Widerspruchslösung). Der Gesetzgeber in Deutschland hat sich für die erweiterte Zustimmungslösung entschieden und den Kreis der Zustimmungsberechtigten sowie deren Rangfolge gesetzlich festgelegt.

Das Transplantationsgesetz (TPG) regelt u. a. die Organentnahme bei toten und lebenden Organspendern, die Entnahme, Vermittlung und Übertragung bestimmter Organe, Meldungen, Datenschutz, Fristen sowie Richtlinien zum Stand der Erkenntnisse der medizinischen Wissenschaft. Das Gesetz gilt nicht für Blut, Knochenmark sowie embryonale und fetale Organe und Gewebe (§ 1 Abs. 2 TPG). Das TPG unterscheidet grundsätzlich die Organentnahme bei toten Organspendern von der sog. Lebendspende.

> Das Transplantationsgesetz verbietet ausdrücklich den Handel mit menschlichen Organen (§ 17 TPG).

Im Interesse einer erfolgreichen Organtransplantation sind eine abgestimmte Zusammenarbeit zwischen den Krankenhäusern und den Transplantationszentren wie auch Maßnahmen zur Qualitätssicherung erforderlich. Die Verteilung der geringen Zahl an zur Verfügung stehenden Spenderorganen unter rationalen Gesichtspunkten wird mit dem Begriff der »Allokation« umschrieben (Abb. 2.2).

Nach dem derzeitigen Stand der medizinischen Wissenschaft wird davon ausgegangen, dass mit dem Eintritt des (Gesamt-)Hirntodes der Mensch als Person irreversibel gestorben ist, auch wenn Vitalfunktionen seines Körpers noch künstlich aufrecht erhalten werden

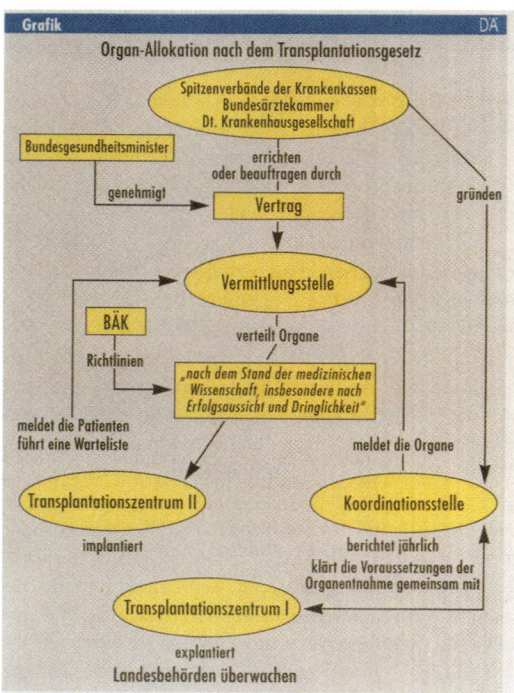

Abb. 2.2. Organallokation nach dem Transplantationsgesetz. (Aus Deutsches Ärzteblatt 1997)

können. Der Hirntod dokumentiert sich danach u. a. durch das Erlöschen jeglicher messbarer Aktivität im Elektroenzephalogramm (EEG); ein entsprechendes Protokoll zur Feststellung des Hirntodes ist zu erstellen (▶ Kap. 5.1.3, ◘ Abb. 5.2). Als indirekter Nachweis des Hirntodes werden äußere sichere Todeszeichen angesehen; es verwundert allerdings, dass auch dieser indirekte Nachweis des Hirntodes (derzeit noch) ebenfalls von zwei Ärzten bestätigt werden muss.

Der Arzt hat gemäß § 3 Abs. 3 TPG die nächsten Angehörigen des Organspenders über die beabsichtigte Organentnahme zu informieren und ein dokumentiertes Informationsgespräch zu führen, ggf. ist den Hinterbliebenen eine Bedenkzeit einzuräumen, innerhalb derer ein erklärtes Einverständnis mit der Organexplantation widerrufen werden kann.

Da häufig entsprechende Erklärungen des hirntoten potenziellen Organspenders fehlen, insbesondere der Betreffende keine Erklärung zur Organspende ausgefüllt hat, kommt den nächsten Angehörigen eine Schlüsselrolle zu. Sie sollen unter Berücksichtigung des Willens des Verstorbenen in eine Organ- und Gewebeentnahme ggf. einwilligen. Detailliert regelt § 4 Abs. 2 TPG die Rangfolge der nächsten Angehörigen:
- Ehegatte
- Volljährige Kinder
- Eltern oder, sofern der mögliche Organspender zur Todeszeit minderjährig war und die Sorge für seine Person zu dieser Zeit nur einem Elternteil, einem Vormund oder einem Pfleger zustand, dieser Sorgerechtsinhaber
- Volljährige Geschwister
- Großeltern

Der nächste Angehörige ist allerdings nur dann zu einer Entscheidung befugt, wenn er in den letzten 2 Jahren vor dem Tod des möglichen Organspenders zu diesem persönlichen Kontakt hatte. Dem nächsten Angehörigen steht eine volljährige Person gleich, die dem möglichen Organspender bis zu seinem Tode in besonderer persönlicher Verbundenheit offenkundig nahegestanden hat (nicht-eheliche und bis zu einem gewissen Grade gefestigte Beziehungen, auch Beziehungen homosexueller Paare).

Um jede Interessenkollision zu vermeiden, sind die Feststellungen zum Eintritt des Hirntodes gemäß § 5 Abs. 1 TPG »jeweils durch zwei dafür qualifizierte Ärzte zu treffen, die den Organspender unabhängig voneinander untersucht haben.« Diese beiden Ärzte dürfen weder an der Entnahme noch an der Übertragung der Organe des Organspenders beteiligt sein. Sie dürfen auch nicht Weisungen eines Arztes unterliegen, der an diesen Maßnahmen beteiligt ist (§ 5 Abs. 2 S. 1 und 2 TPG). Die Feststellungen der Untersuchungsergebnisse und ihr Zeitpunkt sind von den Ärzten unter Angabe der zugrunde liegenden Untersuchungsbefunde jeweils in einer Niederschrift aufzuzeichnen und zu unterschreiben, etwa unter Verwendung des von der Bundesärztekammer vorgelegten (Muster-)Protokolls zur Feststellung des Hirntodes.

Lebendorganspende. Bei der Lebendorganspende war zunächst die Tendenz, eine Organübertragung nur unter »genetisch Verwandten« oder »Verwandten ersten und zweiten Grades« zuzulassen, doch erfolgte im TPG eine Ausweitung des Spenderkreises auch auf nichtverwandte Personen durch die Formulierung » ...oder andere Personen, die dem Spender in besonderer persönlicher Verbundenheit offenkundig nahe stehen«. Gemeint sind damit v. a. eheähnliche Lebensgemeinschaften. Schließlich wurde diskutiert, ob die Möglichkeit der anonymen Lebendspende zugelassen werden sollte. Der Gesetzgeber hat sich mit dem neuen Transplantationsgesetz ausdrücklich gegen diese Möglichkeit ausgesprochen, auch wegen der Gefahr eines verbotenen Organhandels. Krankenkassen müssen nicht die Kosten für eine Transplantation eines im Ausland »gekauften« Organs übernehmen.

> **In Kürze**
> - Das Transplantationsgesetz gilt dem Wortlaut nach für Organe und Gewebe. Es unterscheidet die Organspende vom hirntoten Spender und die Lebendspende.
> - Voraussetzung für die Transplantation ist die Einwilligung des Spenders zu Lebzeiten oder die Zustimmung der nächsten Angehörigen bzw. im Einzelfall anderer nahe stehender Personen (sog. erweiterte Zustimmungslösung).
> - Weitere Voraussetzung ist die Feststellung des (Gesamt-)Hirntodes.
> - Der Handel mit menschlichen Organen ist verboten.
> - Die Zahl der potenziellen Lebendorganspender wird vom Gesetzgeber begrenzt, um auch hier einem (versteckten) Organhandel vorzubeugen.

2.10 Standesrecht

  Einleitung

Das Standesrecht umfasst das Recht der Ärztekammern, die als Körperschaften öffentlichen Rechts für ihre Mitglieder verbindliche Regelungen beschließen können, so z. B. die Berufs- und die Weiterbildungsordnung. Die Mitgliedschaft in einer Ärztekammer ist eine Pflichtmitgliedschaft. Die Ärztekammer organisiert u. a. die Facharztprüfungen und Weiterbildungen, sie gibt Stellungnahmen zu berufsbezogenen Fragen ab, hat aber kein allgemeinpolitisches Mandat. Bei Verstößen gegen die Berufsordnung kann die Ärztekammer auf eine standesgerichtliche Ahndung drängen. Bei der Ärztekammer sind zahlreiche Kommissionen angesiedelt, so z. B. die Gutachterkommissionen bzw. Schlichtungsstellen für Arzthaftungsfragen und Ethikkommissionen. Die Deklaration von Helsinki ist als internationales Standesrecht anzusehen.

Die Ärztekammern sind auf gesetzlicher Grundlage installierte Körperschaften öffentlichen Rechts mit der Befugnis zum Erlass verbindlicher Ordnungen für ihre Mitglieder. Die Bundesärztekammer nennt sich »Kammer«, ist jedoch rechtlich eine Arbeitsgemeinschaft der Landesärztekammern. Daher sind Beschlüsse auf der Ebene der Bundesärztekammer bzw. des Deutschen Ärztetages rechtlich nicht verbindlich. Dort gefasste Beschlüsse tragen häufig den Zusatz »Muster«, um den Charakter eines Vorschlags gegenüber den Landesärztekammern zum Ausdruck zu bringen: z. B. (Muster-)Weiterbildungsordnung, (Muster-)Berufsordnung. Erst wenn die einzelnen Kammerversammlungen eigene Beschlüsse gefasst haben und diese von der zuständigen Aufsichtsbehörde genehmigt wurden, liegen rechtsverbindliche Regelungen für die jeweiligen Kammermitglieder vor.

 Ärzte in der Weiterbildung sollten sich frühzeitig mit der Weiterbildungsordnung der zuständigen Ärztekammer vertraut zu machen.

Die Regelung des Standesrechts obliegt weitgehend den Bundesländern. Bundesgesetzliche Regelungen gibt es in der Bundesärzteordnung. Dort heißt es:

§ 1 Bundesärzteordnung (BÄO)
(1) Der Arzt dient der Gesundheit des einzelnen Menschen und des gesamten Volkes.
(2) Der ärztliche Beruf ist kein Gewerbe; er ist seiner Natur nach ein freier Beruf.

Die Bundesärzteordnung regelt die **Erteilung der Approbation**. Die Ausbildung angehender Mediziner wird in einer vom Bundesminister für Gesundheit durch Rechtsverordnung mit Zustimmung des Bundesrates erlassenen Approbationsordnung (AppO) geregelt.

Die Aufgaben einer Landesärztekammer sind durch das jeweilige Landesgesetz vorgegeben und werden durch die Ärztekammersatzung konkretisiert.

Die Ärztekammer ist auch zuständig für die Erteilung von **Weiterbildungsermächtigungen** an leitende Ärzte und für die Abnahme der Gebietsarztprüfungen. So muss nach Ablauf der Weiterbildungszeit eine Bescheinigung des weiterbildungsermächtigten Arztes vorgelegt werden, in der dieser bestätigt, dass im Rahmen der unter seiner Aufsicht erfolgten Weiterbildung die Vorgaben der Weiterbildungsordnung eingehalten wurden und eine Zulassung zur Gebietsarztprüfung erfolgen kann. Die Ordnung des einheitlichen Arztberufes nach Gebieten mit der Anerkennung von Gebietsbezeichnungen wird geregelt durch die Weiterbildungsordnungen der Ärztekammern. Dort ist auch geregelt, ob und ggf. welche Gebietsbezeichnungen nebeneinander geführt werden können. Die Weiterbildungsermächtigung wird auf Antrag erteilt. Bei den Ärztekammern sind frei einsehbare Listen der im jeweiligen Fachgebiet weiterbildungsermächtigten Ärzte erhältlich. Teilweise wird keine umfassende, sondern eine auf einen bestimmten Weiterbildungszeitraum begrenzte Weiterbildungsermächtigung erteilt. Voraussetzung für die Erteilung einer Weiterbildungsermächtigung ist die fachliche und persönliche Eignung des Arztes. Die Weiterbildungsermächtigung kann einem Chefarzt wieder entzogen werden, wenn er die gebräuchlichen Behandlungsmethoden seines Faches nicht oder nicht mehr hinreichend vermittelt. Ein Entzug der Weiterbildungsermächtigung ist auch möglich, wenn im Weiterbildungszeugnis falsche Angaben vom weiterbildenden Arzt als sachlich richtig bestätigt werden.

2.10.1 Berufsordnung

Die Kammerversammlung der Landesärztekammer beschließt eine für alle Kammermitglieder rechtlich verbindliche Berufsordnung. Verstöße gegen die Berufsordnung können berufsgerichtlich geahndet werden. Die Kammerversammlungen der Landesärztekammern übernehmen regelmäßig im Wesentlichen die Regelungen der (Muster-)Berufsordnung für die deutschen Ärzte (MBO-Ä) in der Fassung der Beschlüsse des Deutschen Ärztetages. Nach Genehmigung durch die Aufsichtsbehörde entfalten die Berufsordnungen Rechtswirkung für alle Mitglieder.

Der Berufsordnung ist ein inhaltlich dem Eid des Hippokrates vergleichbares Gelöbnis vorangestellt. Danach folgen 4 Abschnitte: Präambel, Regeln zur Berufsausübung, Verhaltensregeln und ergänzende Bestimmungen zu einzelnen ärztlichen Berufspflichten. So finden sich in den Berufsordnungen Vorgaben zur ärztlichen Aufklärungspflicht, zur (auch postmortalen) Schweigepflicht, zur Dokumentationspflicht, zur Sterbehilfe und zu zahlreichen anderen Fragen. Festgelegt ist z. B. auch, dass ein Arzt nicht gezwungen werden darf, an einem Schwangerschaftsabbruch mitzuwirken, wenn dies seiner persönlichen Überzeugung widerspricht.

2.10.2 Standesgerichtsbarkeit

Die Zwangsmitgliedschaft in der Ärztekammer führt zu einer zusätzlichen rechtlichen Einbindung. Dies gilt grundsätzlich für alle »verkammerten« Berufe (Ärzte, Zahnärzte, Apotheker, Tierärzte usw.). Verstöße gegen die Berufsordnung können vom zuständigen Heilberufsgericht geahndet werden. Dies bedeutet, dass z. B. im Falle eines groben Behandlungsfehlers oder eines Abrechnungsbetruges auf den Verantwortlichen mehrere Verfahren gleichzeitig zukommen können: zivilrechtliche (vertragliche und deliktische) Haftung gegenüber den Patienten, strafrechtliche Haftung insbesondere wegen fahrlässiger Körperverletzung oder fahrlässiger Tötung sowie wegen z. B. Betruges, standesrechtliche Haftung bei Bejahung des sog. »berufsrechtlichen Überhanges«. Die Heilberufsgerichte sind angesiedelt bei den Verwaltungsgerichten bzw. Oberverwaltungsgerichten. Das Heilberufsgesetz des Landes legt die in einem berufsgerichtlichen Verfahren möglichen Sanktionen fest.

2.10.3 Ethikkommissionen

Ethikkommissionen sind formal unabhängige Gremien, die medizinische, rechtliche und berufsethische Aspekte von Anträgen zur Durchführung klinischer Studien beurteilen sollen. Dabei sollen Patienten bzw. Probanden, die an einem Forschungsvorhaben teilnehmen, so wenig wie möglich gefährdet werden. Zum Teil haben Ethikkommissionen gesetzlich fixierte Aufgaben, eingebunden in die Tätigkeit der Ethikkommissionen sind auch Juristen und Medizinethiker, vereinzelt ist die Berufung einer Person aus dem Bereich der Patientenvertretungen vorgesehen. Die Musterberufsordnung enthält eine festgeschriebene Beratungspflicht für biomedizinische Forschungen. In der Fassung der MBO-Ä von 2004 heißt es dazu:

> **§ 15 MBO-Ä 2004 [Forschung]**
> (1) Ärztinnen und Ärzte müssen sich vor der Durchführung biomedizinischer Forschung am Menschen – ausgenommen bei ausschließlich epidemiologischen Forschungsvorhaben – durch eine bei der Ärztekammer oder bei einer medizinischen Fakultät gebildeten Ethik-Kommission über die mit ihrem Vorhaben verbundenen berufsethischen und berufsrechtlichen Fragen beraten lassen. Dasselbe gilt vor der Durchführung gesetzlich zugelassener Forschung mit vitalen menschlichen und lebendem, embryonalem Gewebe.
> (2) Zum Zweck der wissenschaftlichen Forschung und Lehre dürfen der Schweigepflicht unterliegende Tatsachen und Befunde grundsätzlich nur soweit offenbart werden, als dabei die Anonymität der Patientin oder des Patienten gesichert ist oder diese oder dieser ausdrücklich zustimmt.
> (3) In Publikationen von Forschungsergebnissen sind die Beziehungen der Ärztinnen und Ärzte oder des Arztes zum Auftraggeber und dessen Interessen offen zu legen.
> (4) Ärztinnen und Ärzte beachten bei der Forschung am Menschen die in der Deklaration von Helsinki des Weltärztebundes niedergelegten ethischen Grundsätze für die medizinische Forschung am Menschen.

Die Deklaration von Helsinki als quasi internationales Standesrecht enthält allgemeine Regeln für klinische Versuche.

Besonderheiten ergeben sich für klinische Versuche an Kindern bzw. Minderjährigen oder auch z. B. Schwangeren. Unterschieden wird der »Heilversuch« vom »Humanexperiment«:

Heilversuch. Therapie, Heilungszweck und Behandlungsmaßnahme sind eingebunden in einen Forschungszweck; gemäß § 41 Nr. 1 Arzneimittelgesetz ist der Heilversuch nur zulässig bei einer einschlägig kranken Person, wenn »angezeigt«, um das Leben zu retten, seine Gesundheit wieder herzustellen oder sein Leiden zu erleichtern. Nur der Heilversuch kann auch bei Geschäftsunfähigen, beschränkt Geschäftsfähigen und Einwilligungsunfähigen nach Einwilligung des gesetzlichen Vertreters durchgeführt werden.

Humanexperiment. Das Humanexperiment ist rein fremdnützig, es bietet keine Vorteile für die Probanden, diese riskieren im Gegenteil Nachteile. Für das Humanexperiment reicht es aus, dass die Risiken der klinischen Prüfung für die Probanden, gemessen an der voraussichtlichen Bedeutung des Arzneimittels für die Heilkunde, ärztlich vertretbar sind (§ 40 Arzneimittelgesetz), der »**informed consent**« eingeholt ist und die

Deklaration von Helsinki
- Der Patient/Proband muss über die Besonderheit des Versuchs aufgeklärt werden.
- Der klinische Versuch muss medizinisch vertretbar sein.
- Nach ordnungsgemäßer Aufklärung – Ziele, Methoden, Vorteile, Risiken, Unannehmlichkeiten – muss eine Einwilligung in den klinischen Versuch erfolgen.
- Die Zustimmung zur Teilnahme an dem klinischen Versuch muss jederzeit ohne Angabe von Gründen zurückgenommen werden können.
- Versuche an Mitgliedern einer verletzlichen Gruppe (Kinder, Geisteskranke, Mitglieder von Vereinigungen mit Korpsgeist) sind nicht zulässig (Ausnahmen aber möglich!).
- Es darf grundsätzlich für die Teilnahme an einem klinischen Versuch ein gewisser finanzieller Anreiz gegeben sein, denn immerhin gefährdet der Proband seine Gesundheit für die Forschung und das allgemeine Wohl.
- Umstritten ist, ob den Versuchsteilnehmern mitgeteilt werden muss, in wessen Auftrag die Studie durchgeführt wird.

klinische Prüfung den im einzelnen geregelten Bedingungen der Planung, Durchführung und Kontrolle genügt.

In Kürze
- Die Mitgliedschaft in der Ärztekammer ist eine Pflichtmitgliedschaft. Von der Ärztekammer beschlossene und genehmigte Regelungen wie die Berufsordnung und die Weiterbildungsordnung sind für die Kammermitglieder rechtlich verbindlich.
- Ärztekammern haben kein allgemeinpolitisches Mandat, sie müssen sich auf berufsbezogene Tätigkeiten und Äußerungen beschränken.
- Angesiedelt sind bei den Ärztekammern Kommissionen bzw. Schlichtungsstellen, u. a. für ärztliche Haftungsfragen.
- Als quasi internationales Standesrecht gilt die Deklaration von Helsinki, die allgemeine Regeln für klinische Versuche am Menschen enthält.
- Bei klinischen Versuchen am Menschen müssen der Heilversuch und das Humanexperiment unterschieden werden.

2.11 Versicherungsmedizin

  Einleitung

Die Absicherung medizinischer Risiken erfolgt durch gesetzliche wie private Versicherungen (Tab. 2.6). Bei den gesetzlichen Krankenversicherungen sind die Details im Sozialgesetzbuch geregelt (Leistungsansprüche, Mitwirkungspflichten des Versicherten etc.), für die privaten Versicherungen ist der Versicherungsvertrag entscheidend, dieser verweist bei den Unfallversicherungen auf die Allgemeinen Unfallversicherungsbedingungen. Träger der gesetzlichen Unfallversicherung sind u. a. die Berufsgenossenschaften.

Krankenversicherung

Es ist Aufgabe der Gesetzlichen Krankenversicherung (GKV), die Gesundheit der Versicherten zu erhalten, wiederherzustellen oder ihren Gesundheitszustand zu verbessern (§ 1 S. 1 SGB V). Dabei umfasst die ärztliche Behandlung jene Tätigkeit von Ärztinnen und Ärzten, die zur Verhütung, Früherkennung und Behandlung von Krankheiten nach den Regeln der ärztlichen Kunst ausreichend und zweckmäßig ist (§ 28 Abs. 1 SGB V).

> Die Leistungen der Gesetzlichen Krankenkassen müssen ausreichend, wirtschaftlich und zweckmäßig sein und sie dürfen das Maß des Notwendigen nicht überschreiten (§ 12 Abs. 1 SGB V).

Dennoch gehört die Therapiefreiheit des Arztes zur grundrechtlich geschützten Freiheit der Berufsausübung.

Unfallversicherung

Bei Arbeitsunfällen werden u. a. die Berufsgenossenschaften bzw. die Bundesknappschaft als gesetzliche Unfallversicherungen (GUV) leistungspflichtig. Dies gilt auch bei einer Berufskrankheit im Sinne der Berufskrankheitenverordnung (BKV). Hat ein Versicherter einen Schaden erlitten und macht Ansprüche gegen eine Versicherung geltend, so ist grundsätzlich der Anspruchsteller verpflichtet, das Vorliegen der Anspruchsvoraussetzungen zu beweisen. Dieser Beweispflicht kann er u. a. durch Vorlage ärztlicher Atteste und Gutachten nachkommen.

Die Versicherungen, deren Leistungspflicht im Falle einer Krankheit bzw. eines gesundheitlichen Schadens eintreten kann, können häufig eine Entscheidung über das Vorliegen der Voraussetzungen einer Leistungspflicht der Versicherung erst auf der Grundlage medizinischer Gutachten treffen. Dementsprechend werden für zahlreiche Institutionen Gutachten erstellt, insbesondere

2.11 · Versicherungsmedizin

Tab. 2.6. Gesetzliche Sozialversicherungen und private Versicherungen

Versicherung	Rechtsgrundlage	Mitgliedschaft
Gesetzliche Krankenversicherung (GKV)	SGB V	Pflichtversicherung
Gesetzliche Unfallversicherung (GUV)	SGB VII	Pflichtversicherung
Gesetzliche Pflegeversicherung	SGB XI	Pflichtversicherung
Gesetzliche Rentenversicherung	SGB VI	Pflichtversicherung
Private Krankenversicherung (FKV) + Pflegeversicherung	Versicherungsvertrag	Freiwillig, wenn von Zwangsmitgliedschaft in der GKV befreit
Private Unfallversicherung	Versicherungsvertrag	Freiwillig
Private Lebensversicherung	Versicherungsvertrag	Freiwillig
Private Haftpflichtversicherung	Versicherungsvertrag	Freiwillig
Private Kfz-Versicherung	Versicherungsvertrag	Pflichtversicherung

- für private Unfallversicherungen einschließlich Verkehrsunfallversicherungen (Kfz-Versicherungen),
- für die gesetzliche Unfallversicherung (GUV) bzw. die Berufsgenossenschaften,
- für Krankenversicherungen, z. B. vor Rehabilitationsmaßnahmen, vor zahnärztlichen Behandlungen usw.

Berufskrankheiten und Arbeitsunfälle müssen der zuständigen gesetzlichen Unfallversicherung gemeldet werden unter Angabe des Namens des Patienten. Für Berufskrankheiten gilt gemäß § 9 Abs. 1 S. 1 SGB VII:

> **Definition**
> **Berufskrankheit:** Krankheit, die der Versicherte infolge einer den Versicherungsschutz nach §§ 2, 3 oder 6 SGB VII begründeten Tätigkeit erleidet.

Die namentliche Meldepflicht von Berufskrankheiten ist im SGB VII verankert. Besteht der Verdacht auf das Vorliegen einer Berufskrankheit, die (noch) nicht in der Berufskrankenheitenverordnung (BKVO) gelistet ist, so ist auch dies zu melden.

> ❗ Die in der Berufskrankheitenverordnung gelisteten Krankheiten sind meldepflichtig auch gegen den Willen des Patienten.

Die Unfallversicherungsträger haben dann zu prüfen, ob die Anerkennung als Berufskrankheit in Betracht kommt, weil dies neueste wissenschaftliche Erkenntnisse verlangen.

> ❗ **Cave**
> Verbotswidriges Verhalten eines Arbeitnehmers – z. B. Alkoholkonsum am Arbeitsplatz, Missachtung von Unfallverhütungsvorschriften wie das Tragen von Sicherheitshelmen – schließt einen Versicherungsfall nicht grundsätzlich aus.

Da für die Erstellung eines medizinischen Gutachtens entsprechende Informationen benötigt werden, muss der Anspruchsteller (Patient) z. B. als Opfer eines Verkehrsunfalls oder eines sonstigen Unfalles gegenüber der u. U. leistungspflichtigen Versicherung die behandelnden Ärzte von der Schweigepflicht (§ 203 StGB) entbinden. Auch wenn eine solche Entbindung häufig bereits integrierter Bestandteil der Allgemeinen Versicherungsbedingungen ist, sollte auf eine explizit abgegebene Entbindung von der ärztlichen Schweigepflicht im Einzelfall gedrängt werden. Der Patient ist nicht gehindert, die Entbindung von der Schweigepflicht gezielt zu begrenzen auf jene medizinischen Inhalte, die für die Gutachtenserstellung erforderlich sind. Eine amtliche bzw. gesetzliche Definition des Begriffes »Gutachten« gibt es nicht. Von einem ausführlichen Gutachten abzugrenzen ist das Attest (= ärztliches Zeugnis).

Attest. Ein Attest liegt vor, wenn das Ergebnis einer ärztlichen Untersuchung schriftlich niedergelegt wird. Es handelt sich um eine – auf ärztlicher Fachkunde beruhende – Aussage über einen tatsächlichen Zustand (z. B. Arbeitsunfähigkeitsbescheinigung, Todesbescheinigung, Zeugnis für Lebensversicherungen). In der Musterberufsordnung für die deutschen Ärztinnen und Ärzte (MBO-Ä 2004) heißt es:

§ 25 MBO-Ä 2004 [Ärztliche Gutachten und Zeugnisse]
Bei der Ausstellung ärztlicher Gutachten und Zeugnisse haben Ärztinnen und Ärzte mit der notwendigen Sorgfalt zu verfahren und nach bestem Wissen ihre ärztliche Überzeugung auszusprechen. Gutachten und Zeugnisse, zu deren Ausstellung Ärztinnen und Ärzte verpflichtet sind oder die auszustellen sie übernommen haben, sind innerhalb einer angemessenen Frist abzugeben. Zeugnisse über Mitarbeiterinnen und Mitarbeiter sowie Ärztinnen und Ärzte in Weiterbildung müssen grundsätzlich innerhalb von 3 Monaten nach Antragstellung, bei Ausscheiden unverzüglich, ausgestellt werden.

> **Cave**
> Ärztliche Atteste und Gesundheitszeugnisse müssen inhaltlich korrekt sein, das Ausstellen unrichtiger Gesundheitszeugnisse ist unter Strafe gestellt.

Anfragen von Versicherungen sind im Regelfall zu beantworten, da der Patient über die allgemeinen Versicherungsbedingungen insoweit eine Entbindung von der ärztlichen Schweigepflicht ausgesprochen hat. Die Pflicht zur Beantwortung von Anfragen ist begrenzt auf den Zeitpunkt der Anfrage. Es ist nicht Aufgabe des Arztes, zu einem späteren Zeitpunkt auf eventuell bestehende Ansprüche hinzuweisen, es sei denn, es handelt sich um eine meldepflichtige Berufserkrankung (einschließlich Arbeitsunfall bzw. Wegeunfall).

Voraussetzung für einen Leistungsanspruch des Versicherten ist in der Unfallversicherung einerseits, dass sich der Unfall während der versicherten Tätigkeit ereignet hat und andererseits muss ein **kausaler Zusammenhang** zwischen dem Unfallereignis und dem eingetretenen gesundheitlichen Schaden bei dem Versicherten bestehen. Deshalb wird wie folgt unterschieden:

> **Definition**
> - **Haftungsbegründende Kausalität:** Ursächlichkeit der versicherten Tätigkeit für das Schadensereignis.
> - **Haftungsausfüllende Kausalität:** Zusammenhang zwischen dem Schadensereignis und dem gesundheitlichen Schaden.

Die haftungsausfüllende Kausalität ist häufig durch ein ärztliches Gutachten zu klären. Derartige Gutachten von explizit beauftragten medizinischen Sachverständigen sollen häufig **Wahrscheinlichkeitsangaben** enthalten bei der Beurteilung von Kausalzusammenhängen. In der Praxis sind entsprechende Formulierungen üblich.

- An Sicherheit grenzende Wahrscheinlichkeit: >99,73 bzw. 99,8%, wird im Strafrecht gefordert, es gibt keinen vernünftig begründbaren Zweifel
- Sehr wahrscheinlich bzw. mit hoher Wahrscheinlichkeit: zu >90%
- Wahrscheinlich bzw. mit Wahrscheinlichkeit: >50%, es spricht mehr für als gegen einen kausalen Zusammenhang
- Nicht entscheidbar: die Aspekte für und gegen einen kausalen Zusammenhang lassen keine Wahrscheinlichkeitsaussage zu
- Wenig wahrscheinlich bzw. unwahrscheinlich: <50%, d. h. es sprechen mehr Aspekte gegen einen kausalen Zusammenhang
- Sehr unwahrscheinlich: <10%, wenn auch nicht ganz auszuschließen
- Mit an Sicherheit grenzender Wahrscheinlichkeit ausschließbar: <2% ein kausaler Zusammenhang ist praktisch ausgeschlossen und nur theoretisch denkbar

In der gesetzlichen und privaten Unfallversicherung spielen Fragen der **Mitwirkung** vorbestehender Erkrankungen eine Rolle. Dabei muss gutachterlich abgegrenzt werden, welche Aspekte wesentlich sind (Theorie der wesentlichen Bedingung) und welche Aspekte eine vollkommen untergeordnete Rolle spielen.

In der GUV gelten nach der Lehre von der wesentlichen Bedingung als Ursache im Rechtssinne nur diejenigen Bedingungen, die im Verhältnis zu anderen Bedingungen wegen ihrer besonderen Beziehung zum Erfolg zu dessen Eintritt wesentlich mitgewirkt haben. Ausreichend ist es, wenn im Falle mehrerer Ursachen die versicherte Tätigkeit als wesentliche Bedingung im Rechtssinne und damit als erhebliche Mitursache einzuordnen ist. Die bloße Einordnung als Gelegenheitsursache soll nicht ausreichen. Ist also eine unfallunabhängige Vorschädigung gegeben, die für sich allein den konkreten Schadensfall auch durch Belastungen des unversicherten Alltagslebens etwa zur gleichen Zeit hätte herbeiführen können, so stellt der Arbeitsunfall nur eine Gelegenheitsursache dar.

> **Definition**
> **Arbeitunfall:** ein von außen wirkendes, zeitlich begrenztes, körperlich schädigendes Ereignis, das mit der versicherten Tätigkeit in einem ursächlichen Zusammenhang steht und eine Gesundheitsbeschädigung bewirkt. Den Arbeitsunfällen zugerechnet werden die Wegeunfälle bzw. Verkehrsunfälle im Rahmen der versicherten Tätigkeit (direkter Weg vom und zum Arbeitsplatz).

2.11 · Versicherungsmedizin

Im Einzelfall sind neben der Prüfung der rechtlichen Voraussetzungen für einen Leistungsanspruch des Versicherten gutachterlich die medizinischen Voraussetzungen zu prüfen.

Fallbeispiel

Verkehrsunfall auf dem Weg vom Arbeitsplatz zur Wohnung

Ein 57-jähriger Mechaniker wird auf der Heimfahrt in einen Verkehrsunfall verwickelt und erleidet tödliche Verletzungen. Haftungsbegründende Kausalität: Die Fahrt nach Hause (auf direktem Wege) wird vom Versicherungsschutz umfasst. Haftungsausfüllende Kausalität: Das Schadensereignis (der Verkehrsunfall) ist Ursache der tödlichen Gesundheitsschäden (ggf. festgestellt durch Obduktion und Gutachten).

In der täglichen Praxis ist zu bedenken, dass gelegentlich auch länger zurückliegende Unfälle als Spätfolge zum Tode führen können.

Fallbeispiel

Spätfolgen eines Unfalls

Ein 51-jähriger Radfahrer (starker Raucher) wird von einem Pkw angefahren und erleidet eine Unterschenkelfraktur. Er wird nach 4 Wochen aus der Rehabilitationsklinik entlassen, nach 6 Wochen kann er seine Arbeit wieder aufnehmen. Etwa 6 Monate später wird er an seinem Arbeitsplatz auf der Toilette tot gefunden. In der Todesbescheinigung ist ein natürlicher Tod angegeben, versehen mit der Angabe: Verdacht auf Myokardinfarkt. Die Angehörigen vermuten dennoch einen Zusammenhang mit dem Verkehrsunfall.

Bei der berufsgenossenschaftlich veranlassten Obduktion war eine gravierende Koronararteriensklerose nicht nachweisbar, auch kein akuter Myokardinfarkt. Stattdessen fand sich eine tiefe Beinvenenthrombose in Höhe der bei dem Verkehrsunfall erlittenen Unterschenkelfraktur. Davon ausgehend war es zu einer tödlichen Lungenthrombembolie gekommen. Nunmehr gilt:

Haftungsbegründende Kausalität: Der Verkehrsunfall 9 Monate vor dem Tode war ein Arbeitsunfall (Wegeunfall). Haftungsausfüllende Kausalität: Laut medizinischem Gutachten hatte der Verkehrsunfall zu einer Unterschenkelfraktur geführt; die dabei zugezogenen Verletzungen auch der tiefen Beinvenen, begünstigten das Auftreten einer Beinvenenthrombose gerade in Höhe der Unterschenkelfraktur. Nachfolgend kam es zu einer Lungenthrombembolie mit akutem Rechtsherzversagen. Es liegt ein nicht-natürlicher Tod vor.

Ärzte als sachverständige Zeugen bzw. Sachverständige

Soweit eine Entbindung von der ärztlichen Schweigepflicht vorliegt, kann ein Arzt von den Ermittlungsbehörden und vor Gericht als sog. **sachverständiger Zeuge** gehört werden (§ 414 ZPO, § 85 StPO). Dieser berichtet, was er aufgrund seiner besonderen beruflichen Sachkunde **selbst** wahrgenommen hat. Vom sachverständigen Zeugen abzugrenzen ist der eigentliche **Sachverständige**. Dieser wird explizit benannt, um im Auftrag der ermittelnden Behörde bzw. des Gerichts medizinische Sachverhalte zu beurteilen. Ein Sachverständiger kann, im Gegensatz zum sachverständigen Zeugen, ausgewechselt werden. Aufgabe des Sachverständigen ist es, als Gehilfe des Gerichts diesem eine eigenständige rechtliche Wertung zu ermöglichen. Zwar ist zunächst kein Arzt verpflichtet, einen Gutachtensauftrag anzunehmen. Dies gilt jedoch nicht, wenn

- ein Gericht oder die Staatsanwaltschaft die Ernennung zum Sachverständigen ausgesprochen hat (§ 161a StPO),
- Vorschriften des Verwaltungsverfahrensgesetzes und des SGB X dies vorsehen,
- sich die Pflicht zur Gutachtenerstattung als vertragliche Nebenpflicht aus dem Arzt-Patienten-Vertrag ergibt,
- eine arbeitsrechtliche Pflicht zur Gutachtenerstattung festgeschrieben wurde.

Zur Blutentnahme z. B. zum Zwecke der Blutalkoholbestimmung nach einer denkbaren Trunkenheitsfahrt sind Ärzte im Regelfall weder standes- noch arbeitsrechtlich verpflichtet, sondern erst nach Ernennung zum Sachverständigen. Gutachtensaufträge von Polizei, Behörden, Versicherungen und Privatpersonen können daher abgelehnt werden. Bei zwangsweiser Ernennung zum Sachverständigen können sich z. B. Interessenskollisionen ergeben, wenn der behandelnde Arzt helfen soll, den eigenen Patienten einer Straftat zu überführen. Die Übernahme eines Gutachtens kann auch abgelehnt werden, wenn

- die Berufung auf ein allgemeines Zeugnisverweigerungsrecht möglich ist,
- die Entbindung von der Schweigepflicht nicht vorliegt,
- nach eigener Einschätzung eine objektive und neutrale Begutachtung begründet angezweifelt werden kann (z. B. wegen früherer Konflikte mit dem Patienten),
- die Arbeitsbelastung als nicht mehr zumutbar anzusehen ist.

Im Streitfall wird allerdings ein Gericht entscheiden können, ob die Ablehnung der Gutachtenserstattung akzeptiert werden muss. Ärztliche Gutachten und Zeugnisse (auch Arbeitszeugnisse) sind nach § 25 der Musterberufsordnung für die deutschen Ärzte in angemessener Frist zu erstellen.

Ein ärztliches Zeugnis (Attest) fixiert das Ergebnis einer ärztlichen Untersuchung. Für Atteste gibt es häufig vorgefertigte Formulare. Atteste sollen das Wesentliche und Notwendige in kurzer Form enthalten: Zweck und Empfänger, erforderliche Daten. Atteste als Beweismittel vor Gericht müssen etwas ausführlicher sein (mitgeteilte Vorgeschichte, geschilderte Beschwerden, erhobene Befunde bzw. Verletzungen). Gutachten sind ausführliche Stellungnahmen unter Bezug auf ärztliche Befunde und enthalten wissenschaftlich begründete Interpretationen. Das vorsätzliche Ausstellen unrichtiger Gesundheitszeugnisse ist ebenso strafbar wie der Gebrauch unrichtiger Gesundheitszeugnisse (§§ 278, 279 StGB). Dies gilt insbesondere für sog. Gefälligkeitsatteste.

In Kürze

- Die Träger gesetzlicher und privater Versicherungen sind im Schadensfall auf ärztliche Atteste und Gutachten angewiesen, um prüfen zu können, ob eine Leistungspflicht der Versicherung gegeben ist.
- Der gesetzlichen Unfallversicherung sind Berufskrankheiten und Arbeitsunfälle zu melden. Wegeunfälle gelten als Arbeitsunfälle.
- Ärztliche Atteste und Zeugnisse müssen inhaltlich korrekt sein. Das vorsätzliche Ausstellen unrichtiger Gesundheitszeugnisse ist strafbar.
- Behandelnde Ärzte können in einem Gerichtsverfahren als sachverständige Zeugen gehört werden.
- Der medizinische Sachverständige wird von den Ermittlungsbehörden und/oder vom Gericht beauftragt. Er hat sein Gutachten nach bestem Wissen und Gewissen unparteiisch und korrekt zu erstatten. Sachverständige Zeugen und Sacherständige können vereidigt werden.

3 Klinische Rechtsmedizin – Beweismittelsicherung bei Lebenden

3.1 Sexualstraftaten, Vergewaltigung – 46
3.1.1 Anamneseerhebung – 46
3.1.2 Extragenitale Verletzungsbefunde – 46
3.1.3 Verletzungen der Genitalregion – 46

3.2 Selbstbeschädigung – 48

3.3 Gewalt gegen Kinder – 49
3.3.1 Stumpfe Gewalt – 50
3.3.2 Thermische Verletzungen – 50
3.3.3 Spezielle Formen der Kindesmisshandlung – 52

3.4 Kindesmissbrauch – 53
3.4.1 Untersuchung – 54
3.4.2 Sexuell übertragbare Erkrankungen – 55
3.4.3 Spurenkunde – 55
3.4.4 Psychopathologie – 55

3.5 Kindestötung – 56
3.5.1 Tödliche Kindesmisshandlungen. – 56
3.5.2 Tödliche Kindesvernachlässigung – 56

3.6 Forensische Altersdiagnostik – 57

3.7 Rechtsgrundlagen der Beweismittelsicherung und Dokumentation forensisch-klinischer Untersuchungen bei Gewaltopfern – 57
3.7.1 Dokumentation von Verletzungsbefunden – 58
3.7.2 Körperliche Untersuchung für behördliche, insbesondere strafprozessuale Zwecke – 58
3.7.3 Die DNA-Analyse in der Strafprozessordnung – 59

3.1 Sexualstraftaten, Vergewaltigung

 Einleitung

Sexualdelikte, insbesondere die Vergewaltigung, erfordern einerseits ärztliche Aufklärung und Therapie, andererseits sind Maßnahmen der Beweismittelsicherung auch dann geboten, wenn das Opfer zwar einen Arzt aufsucht, jedoch (noch) nicht die Polizei informiert. Entscheidend ist die Kenntnis delikttypischer genitaler und extragenitaler Verletzungsbefunde, deren Interpretation und der zweckmäßigen Maßnahmen der Spurensicherung.

Das Spektrum der Straftaten gegen die sexuelle Selbstbestimmung reicht vom sexuellen Missbrauch von Schutzbefohlenen über die sexuelle Nötigung und Vergewaltigung bis zur jugendgefährdenden Prostitution. Beim sexuellen Missbrauch sind besondere Fallkonstellationen im Strafgesetzbuch berücksichtigt: sexueller Missbrauch von Schutzbefohlenen (§ 174 StGB), von Strafgefangenen, behördlich Verwahrten oder Kranken und Hilfsbedürftigen in Einrichtungen (§ 174a StGB), unter Ausnutzung einer Amtsstellung (§ 174b StGB) sowie eines Beratungs-, Behandlungs- und Betreuungsverhältnisses (§ 174c StGB).

> Der Vergewaltigungsbegriff umfasst mehr Handlungen des Täters als den Vollzug des Beischlafs; erfasst werden auch andere Formen des Eindringens in den Körper (mit den Fingern, mit Gegenständen – oral, anal, vaginal). Es genügt eine Penetration bis in den Scheidenvorhof, eine Ejakulation muss nicht erfolgen, um den Tatbestand der Vergewaltigung zu verwirklichen.

3.1.1 Anamneseerhebung

Bei Opfern von Sexualstraftaten ist ein sensibles Vorgehen geboten. Insbesondere bei Patientinnen, die seit längerer Zeit in einer Gewaltbeziehung leben, ist eine ruhige und vorurteilsfreie Atmosphäre erforderlich, u. U. auch mehrere Gespräche. Schon um gezielt bei der späteren körperlichen Untersuchung vorgehen zu können, sind folgende Fragen zu klären:
- Art, Dauer, Ort und Umgebung der physischen und/oder psychischen Gewalteinwirkung
- Eventueller Alkohol- und/oder Drogenkonsum von Täter und/oder Opfer.

3.1.2 Extragenitale Verletzungsbefunde

Bei Sexualstraftaten mit Gegenwehr des Opfers finden sich insbesondere folgende Verletzungen:
- Monokel- und/oder Brillenhämatom
- Griffspuren: Hämatome an den Oberarmen
- Abwehrverletzungen: Hämatome an den Streckseiten der Unterarme
- Widerlagerverletzungen bei Rückenlage des Opfers: Hämatome an der Körperrückseite über prominenten Knochenpartien (Projektion auf Schulterblattgräten, Schulterblattspitzen und in Umgebung der Dornfortsätze der Wirbelkörper, v. a. bei schlankem Körperbau, sowie über dem Steißbein)
- Anhaltspunkte für eine komprimierende Gewalt gegen den Hals, insbesondere Drossel- und/oder Würgemale (Schmerzen beim Schlucken, heisere Stimme)
- Stauungsblutungen (Petechien) in der Haut der Augenlider, den Lidbindehäuten, der Schleimhaut des Mundvorhofes sowie der Gesichtshaut
- Verletzungen durch Zuhalten des Mundes (kleine Haut- und Schleimhautunterblutungen, Einrisse in den Mundwinkeln)
- Hämatome bzw. Schürfungen an den Innenseiten der Oberschenkel
- Verletzungen der Brustregion
- Bissspuren des Täters
- Kratzspuren beim Täter (Hautreste des Täters unter den Fingernägeln des Opfers!)
- Verletzungen durch gewaltsames Entkleiden (Herunterreißen der Kleidung)

Differenzialdiagnostisch ist im Einzelfall an eine alternative Erklärung von Befunden zu denken, insbesondere auch an eine Selbstbeschädigung, die bestimmte Charakteristika aufweist.

3.1.3 Verletzungen der Genitalregion

Die **Genitaluntersuchung** von Frauen sollte auf einem gynäkologischen Untersuchungsstuhl erfolgen in sog. Steinschnittlage. Die Schamhaare sind auszukämmen, die Haare einschließlich Kamm zu asservieren. Nach Inspektion des äußeren Genitales und der Umgebung einschließlich der Analregion erfolgt die Untersuchung der großen und kleinen Labien, der vorderen Scheidenkommissur und des Introitus vaginae. Schleimhautverletzungen finden sich vorwiegend an der hinteren Kommissur.

3.1 · Sexualstraftaten, Vergewaltigung

> **! Cave**
> Bei Spekulumuntersuchungen dürfen keine Gleitmittel verwendet werden, um zu entnehmende Proben nicht zu verfälschen.

> **!** In Abstrichen sind Spermien nur für einen begrenzten Zeitraum nachweisbar: oral und anal u. U. nur wenige Minuten, vaginal ca. 2–3 Tage, im Leichnam u. U. viele Wochen.

Alle Verletzungen müssen beschrieben werden (Deflorationsverletzungen, Haut-/Schleimhautrötungen, Schleimhauteinrisse, Hämatome), ebenso andere Befunde: Vorerkrankungen, Narben, Fremdmaterial wie Erdantragungen, anhaftende Haare. Bei der Beschreibung des **Hymens** sind physiologische Konfigurationen und die Weite der Hymenalöffnung je nach Altersstufe zu berücksichtigen. Deflorationsverletzungen reichen bis zum Rand des Hymens. Bis zum Grund reichende vernarbte Einrisse im Hymen entsprechen einer älteren Deflorationsverletzung.

Die **Analuntersuchung** kann in Seitenlage durchgeführt werden mit angezogenen Knien. Bei sorgfältigem Spreizen des Gesäßes sind auch kleinere Hämatome und oberflächliche (radiäre) Einrisse erkennbar. Anale Verletzungen finden sich als Einblutungen und insbesondere radiäre Fissuren, bei sexuellem Missbrauch v. a. (in Steinschnittlage) zwischen 5 und 7 Uhr. Der Umfang notwendiger spurenkundlicher Untersuchungen hängt vom Einzelfall ab, kann aber ein recht weites Spektrum umfassen (◘ Tab. 3.1).

Bei präpubertären Mädchen sind tiefe intravaginale Abstriche nur indiziert, wenn der Verdacht auf eine Penetration besteht. Grundsätzlich müssen alle gesicherten Spuren getrocknet werden. Ist eine tatverdächtige Person bekannt, so sollte diese ebenfalls untersucht werden. Auch hier ist eine Ganzkörperuntersuchung vorzunehmen und alle Verletzungen sind in gleicher Weise sorgfältig zu dokumentieren. Vom Täter sind Abstriche vom Penisschaft und der Penisspitze (Kranzfurche) anzufertigen zum Nachweis von Opfer-DNA.

Insbesondere bei ungeschütztem, erzwungenem Geschlechtsverkehr sind aus medizinischer Sicht auch **serologische Untersuchungen** geboten mit folgenden Bestimmungen: TPAH, β-HCG, HbsAG und Anti-HBs. Ferner ein HIV-Test, auf den ausdrücklich hingewiesen werden muss und in den gesondert eingewilligt werden soll. Unter Umständen kann auch zunächst eine Serumprobe für eine spätere HIV-Diagnostik eingefroren werden. Schließlich sind eine **Schwangerschaftsdiagnostik** oder -prophylaxe (»Pille danach«) durchzuführen und diagnostische Maßnahmen zur Abklärung **sexuell übertragbarer Krankheiten**.

◘ **Tab. 3.1.** Spurenkundliche Untersuchungen nach einem Sexualdelikt (Vergewaltigung)

Material	Untersuchung auf	Asservierung
Kleidung (falls bei der Tat getragen)	Zerreißungen, Antragungen von Fremdmaterial (Blut, Sperma)	Papiertüten, trocken; offene Plastiktüten bei feuchter Kleidung
Urinprobe (nicht zwingend Mittelstrahlurin) + Blutprobe (5 ml)	Alkohol, Drogen, Medikamente	Verschlossen, kühl
Speichel, evtl. Mundspülflüssigkeit und/oder Mundschleimhautabstriche	Sperma	Keine Zusätze
Abstriche: Haut, Vulva, Vaginalabstriche	Speichel (vom Täter), Blut, Sperma, Gleitmittel	Feuchter Wattetupfer, danach trocknen lassen; erst Vulva- dann Vaginalabstrich
Abstriche: Penis, perianal, rektal	Speichel, Blut, Sperma, Gleitmittel	Feuchter Wattetupfer, danach trocknen lassen
Verklebte Haare: Kopf-, Rumpf-, Schamhaare	Sperma	Plastiktüte
Lose Schamhaare, durch Kämmen gewonnene Schamhaare	Fremdhaare bzw. Identitätsdiagnostik	Plastiktüte; Vergleichshaare entnehmen, Haare auf Kamm belassen
Fingernägel bzw. Material unter den Fingernägeln	Fremdmaterial (DNA) vom Täter	Plastiktüte; für jeden Fingernagel eine eigene Tüte

> **Cave**
> Selbst bei zweifelsfreien Vergewaltigungen sind genitale Verletzungen häufig (ca. 50%) nicht nachweisbar.

3.2 Selbstbeschädigung

> **Definition**
> - **Selbstbeschädigung:** selbst zugefügte, direkte körperliche Verletzung ohne gezielt lebensbedrohliche Intention (nicht: Suizid bzw. Suizidversuch)
> - **Selbstverstümmelung:** freiwilliger substanziellen Verlust peripherer Körperteile
> - **Simulation:** bewusste Vortäuschung von Krankheitssymptomen
> - **Aggravation:** Übertreibung tatsächlich vorliegender Beschwerden

Die Gründe für Selbstbeschädigung bzw. Selbstverstümmelung sind sehr unterschiedlich:
- **Zivilrechtliche bzw. versicherungsrechtliche Motive** (Versicherungsbetrug in der privaten Unfallversicherung; Zahlungsverweigerung bei nicht unfreiwillig beigebrachten Verletzungen, z. B. angebliche Amputation eines Fingers bei Holzfällerarbeiten)
- **Strafrechtliche Motive**, z. B. Vortäuschen einer Straftat (§ 145 StGB), womöglich unter Hinweis auf eine bestimmte Tatperson (falsche Verdächtigung, § 164 StGB; Verleumdung, § 187 StGB), Verstoß gegen die guten Sitten bei Einwilligung in die Beschädigung durch einen Dritten (§ 228 StGB), Vortäuschen einer Notwehrsituation, Selbstbeschädigung nach Festnahme zur Belastung der Polizeibeamten, Selbstverletzung zur Vortäuschung eines Überfalls bei eigenem Fehlverhalten (z. B. nach Unterschlagung).

Tab. 3.2. Charakteristika selbst- und fremdbeigebrachter Verletzungen bei scharfer Gewalt. (Nach König u. Pollak 1987)

Merkmal	Tatsächlicher Überfall	Fingierter Überfall
Art der scharfen Verletzung	Überwiegend Stiche, einige Schnitte, vereinzelte Abkappungen	Fast durchweg Schnitte, auch Kratzer und Übergangsformen
Anordnung	Regellos über den Körper verteilt	Gruppenbildung, scharenweise parallel, vereinzelte Reihungen, symmetrische Anordnung
Lokalisation	Alle Körperregionen, empfindliche Stellen nicht ausgespart	Brust, Schambereich und unbekleidete Körperregionen bevorzugt (Arme, Brust-, Bauchhaut). Empfindliche Stellen (z. B. Brustwarzen, Lippen) und Funktionsbereiche (Ohren, Augen) ausgespart. Rücken und schwer erreichbare Regionen nicht betroffen; Betonung der der Arbeitshand gegenüberliegenden Seite
Form der Einzelverletzung	Meist kurze Verläufe, auch unstetige	Oft lange, stetige, nur schwach gekrümmte, konstante Formen
Intensität der Einzelverletzung	Stark variierend. Oft tiefreichend	Nahezu konstant. Immer oberflächlich. Gleichmäßige Verletzungstiefe auch an gewölbten Körperpartien
Anzahl der Einzelverletzungen	Große Anzahl seltener	Auffallend häufig große Anzahl; evtl. Zeichen vorangegangener Selbstverletzungen
Gesamtverletzungsschwere	Meist (sehr) schwer	Durchweg sehr leicht
Begleitverletzungen	Meist zahlreiche Begleitverletzungen anderer Art	Vereinzelt Begleitverletzungen anderer Art (selbst beigebracht)
Einbeziehung der Kleidung	In die Verletzungen einbezogen; Träger zahlreicher Kampfspuren	Meist nicht einbezogen; vereinzelt Kampfspuren (selbst erzeugt)
Abwehrverletzungen	Oft typische, tiefe Schnitte an Fingerbeugeseite, Hohlhand, Handrücken und Unterarm	Keine Abwehrverletzungen, durchweg oberflächliche Schnitte auch an Fingern, Hand und Unterarm

3.3 · Gewalt gegen Kinder

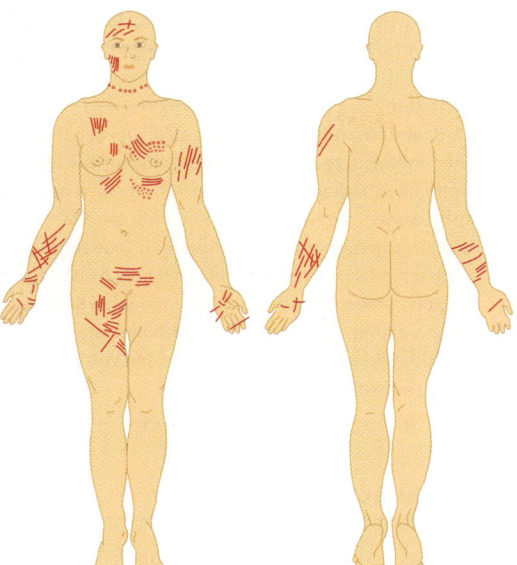

Abb. 3.1. Lokalisationen selbstbeigebrachter Verletzungen. (Nach König 1987)

- **Psychiatrische Krankheitsbilder** (Psychosen, Borderline-Persönlichkeit, Suizidversuch, Münchhausen-Syndrom)
- Selbstverletzendes Verhalten in der **Haft** (v. a. Schnittverletzungen, Intoxikationen, Verätzungen)
- Freiwillige, meist gering ausgeprägte Selbstbeschädigungen im Kontext einer bestimmten **Subkultur** (Tätowierung, Piercing, aber auch Brandzeichen, Narbenmuster und subkutane Materialimplantationen)

Zur Differenzialdiagnose von Selbst- und Fremdbeschädigung sind im Einzelfall gutachterlich die Charakteristika selbst- und fremdbeigebrachter Verletzungen zu beachten (Tab. 3.2).
Die typischen Lokalisationen selbstbeigebrachter Verletzungen sind in Abb. 3.1 dargestellt.

> **In Kürze**
> - Der Begriff der »Vergewaltigung« umfasst nicht nur die erzwungene vaginale Penetration.
> - Es muss eine sorgfältige Anamneseerhebung erfolgen, um anschließend gezielt auf Befunde achten zu können. Die Dokumentation sollte mittels Fotos (mit Maßstab) erfolgen.

- Neben genitalen Verletzungen sind extragenitale Verletzungen rekonstruktiv besonders aussagekräftig: Würgemale, Griffspuren, Abwehr-, Schlag- und Widerlagerverletzungen, Hämatome.
- Spurenkundliche Maßnahmen umfassen neben einer Blut- und Urinprobe (Alkohol-, Drogennachweis) auch die Asservation von Fremdmaterial am Körper des Opfers sowie die Entnahme von Abstrichen, ggf. oral, anal und vaginal.

3.3 Gewalt gegen Kinder

Einleitung

Fälle von Kindesmisshandlung, Kindesmissbrauch und Kindestötung werfen spezielle Fragen auf. Einerseits kommt es darauf an, Verletzungen als Folge von Misshandlungen zu erkennen, andererseits stellt sich auch hier die Frage nach der Beweismittelsicherung und dem weiteren Procedere einschließlich einer Durchbrechung der ärztlichen Schweigepflicht. Bei der Kindestötung unmittelbar nach der Geburt wird zunächst die Frage des Gelebthabens aktuell, u. U. sind forensisch-psychiatrische Aspekte zu klären. Für die Beweismittelsicherung und die Dokumentation gelten grundsätzlich die gleichen Anforderungen wie bei der Misshandlung, der Vergewaltigung und dem Töten Erwachsener.

Die polizeiliche Kriminalstatistik weist jährlich mehrere tausend Fälle von Kindesmisshandlung (§ 225 StGB) auf, die Dunkelziffer reicht nach Schätzungen bis zu 20.000–100.000 Fällen/Jahr. Kleinkinder vom 2. bis 4. Lebensjahr gelten als besonders gefährdet, ebenso unerwünschte, entwicklungsgestörte und/oder behinderte Kinder. Zum aktiven Täterkreis gehören insbesondere jüngere männliche Erwachsene, Väter oder Lebensgefährten der Kindesmutter, während Frauen eher »passiv« misshandeln.

Bei geringer Frustrationstoleranz der Täter/innen kommt es – nicht selten unter Alkoholeinfluss – in Stresssituationen zur Misshandlung (Schlagen, Treten, Werfen, Schütteln, Verbrühen, Verbrennen, Beißen, Vergiften usw.). Beim Arztbesuch, der häufig zeitlich verzögert stattfindet, fallen immer wieder ältere Verletzungen auf. Bei Rückfragen werden keine oder unplausible Erklärungen angegeben (vom Wickeltisch gefallen, auf der Treppe ausgerutscht, beim Bügeln sei das Bügeleisen heruntergefallen, ein Geschwisterkind habe zugeschlagen usw.), eine kontinuierliche ärztliche Betreuung findet häufig nicht statt. Die Lokalisationen von Verletzungen nach Sturzgeschehen im Vergleich zu Verletzungen nach Misshandlung sind in ◘ Abb. 3.2 dargestellt.

Für die forensisch-klinische Untersuchung von Kindern gelten die Grundsätze der forensischen Traumatologie (► Kap. 6). Kinder wie Jugendliche sind Opfer von körperlicher (stumpfer oder scharfer) und psychischer Gewalt sowie von Vernachlässigung.

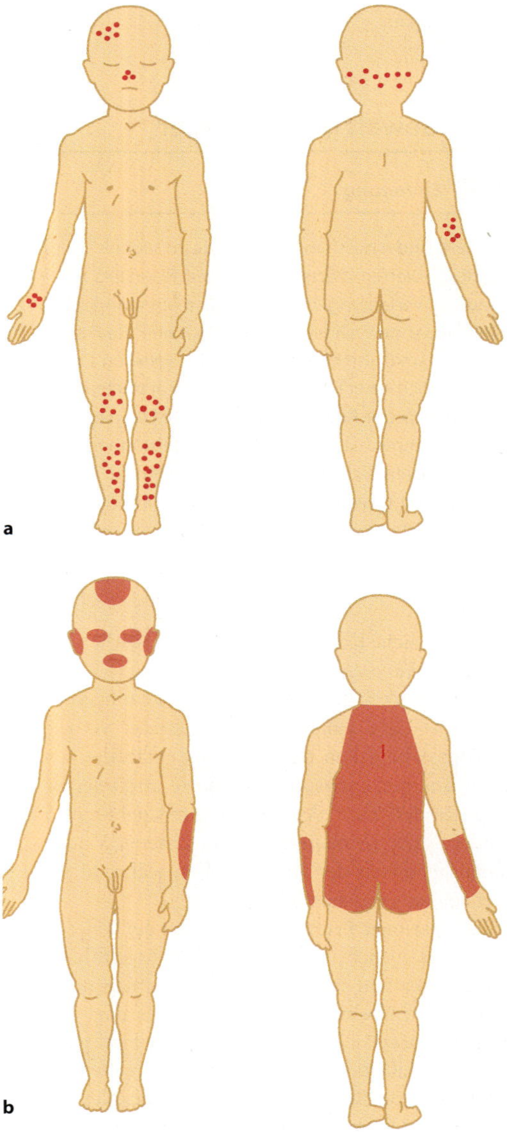

— Definition —
Kindesmisshandlung: die nicht zufällige, bewusste oder unbewusste gewaltsame körperliche und/oder seelische Schädigung eines Kindes in Familien oder Institutionen, die zu Verletzungen und/oder Entwicklungshemmungen und sogar zum Tode führt. Unterschieden werden körperliche Kindesmisshandlung als direkte Gewalt von der emotionalen Kindesmisshandlung, die unzureichend definiert ist und Überschneidungen mit der emotionalen Vernachlässigung aufweist.

3.3.1 Stumpfe Gewalt

Im Vordergrund steht bei der Kindesmisshandlung die Einwirkung stumpfer Gewalt, so dass bei der immer zu fordernden **Ganzkörperuntersuchung** des Kindes auf entsprechende Verletzungen zu achten ist (◘ Tab. 3.3).

Bei Verdacht auf eine wiederholte Kindesmisshandlung und v. a. bei Frakturen sind **radiologische Untersuchungen** indiziert (◘ Tab. 3.4). Frakturen als Folge von Misshandlungen betreffen vorwiegend Kinder <3 Jahren; wegen der relativ leichten Ablösbarkeit des Periost im Kindesalter finden sich häufiger subperiostale Hämatome. Schädelfrakturen sprechen immer für eine massive Gewalteinwirkung und können bei Säuglingen und Kleinkindern üblicherweise nicht durch eine Sturzhöhe von bis zu 150 cm erklärt werden.

Bis zu 95% der schweren Kopfverletzungen im ersten Lebensjahr sollen Folge einer Säuglingsmisshandlung sein. Durch Einwirkung massiver stumpfer Gewalt kommt es zu Schädelfrakturen, differenzialdiagnostisch muss dennoch immer eine Abgrenzung zu unfallbedingten Frakturen erfolgen (◘ Tab. 3.5).

3.3.2 Thermische Verletzungen

Neben der groben stumpfen, seltener scharfen bzw. halbscharfen Gewalt kommen auch Verbrühungen und Verbrennungen vor (► Kap. 6.10.1). Verletzungen durch absichtliche Kälteexposition (z. B. Stellen in kaltes Wasser, Einsperren in unbeheizte Räume) sind – im Rahmen von Vernachlässigungen – sehr selten. Die Differenzialdiagnostik von unfallbedingten und absichtlich zugefügten Verletzungen ist ◘ Tab. 3.6 zu entnehmen.

◘ **Abb. 3.2a, b.** Lokalisation von Verletzungen. **a** Sturzverletzung. **b** Misshandlung. (Aus Madea 2006)

Tab. 3.3. Verletzungen bei Kindesmisshandlung durch stumpfe Gewalt

Art der Gewalt	Verletzungen bzw. Verletzungsmuster
Ziehen am Ohr	Einrisse der Ohrläppchen, insbesondere an deren Ansatz
Ziehen an den Haaren	Umschriebene Haarausrisse (»Epilation«), kahle Stellen
Schläge auf den Kopf	Hämatome, Platzwunden, Narben
Beißen	Bisstypisch geformte ovale/halbmondförmig geordnete Zahnspitzenabdrücke
Kräftiges Zupacken	Je nach Lokalisation sog. Griffspuren, evtl. gruppierte Hämatome von 0,5–2,5 cm Durchmesser, Daumenabdruck an gegenüberliegender Stelle
Kneifen	Uncharakteristische Hämatome, evtl. durch Fingernägel Hautschürfungen
Griffspuren	Charakteristisch lokalisierte Hämatome an den Oberarmen, evtl. am Thorax
Fesselung	Hautrötungen, Hautabschürfungen, Hämatome (Hand- und Fußgelenke)
Gewaltsames Füttern	Verletzungen der Schleimhaut des Mundvorhofes, des Lippenbändchens durch Einstoßen des Löffels, der Flasche; evtl. Zahnabbrüche
Schläge (flache Hand)	Geformte Hämatome (insbesondere an den Wangen), retroaurikuläre Hämatome, Trommelfellrupturen (HNO-Untersuchungen!)
Schläge (Faust)	Monokel- und Brillenhämatom, Augenverletzungen, Hämatome der Mundschleimhaut incl. Zahnabdruckkonturen (Zahn als Widerlager!), Organzerreißungen im Bauchraum (Leber, Milz, Gastrointestinaltrakt)
Schläge (Fingerknöchel)	Rundliche, nebeneinander liegende Hämatome
Schläge (Stock)	Sog. Doppelstriemenmuster: feinstreifige Hämatome mit zentraler Abblassung
Schläge mit anderen Gegenständen	Flächenhafte Hämatome, diese evtl. geformt korrespondierend zu Konturen des Schlagwerkzeuges; typische Lokalisation an der Körperrückseite; evtl. finden sich sog. Abwehr- bzw. Parierverletzungen als Hämatome an den Streckseiten der Unterarme
Fußtritte	Möglich: Profilabdrücke bei Tritt mit beschuhtem Fuß; cave: gerade Tritte (wie auch Faustschläge) in den Bauch müssen nicht zu äußeren Verletzungen führen, können aber schwere innere Verletzungen verursachen
Fallen lassen; Werfen gegen einen Gegenstand	Flächenhafte Hämatome, Frakturen insbesondere auch der Schädelknochen

Tab. 3.4. Radiologische Befunde bei Kindesmisshandlung

Befund	Mögliche Ursache
Weichteilödem und subperiostales Hämatom	Quetschungen, grobes Zupacken, Zugkräfte und Drehung
Periostverkalkungen der Röhrenknochen	Verkalkung subperiostaler Hämatome (s. oben)
Metaphysenkantenabbrüche, Epiphysenablösungen (paravertebrale) Rippenfrakturen	Überstrecken und -dehnen der Gelenke (der Abbruch entsteht durch den Zug der Gelenkkapsel am knöchernen Ansatz), z. B. nach Schütteln, durch grobe Kompression des Thorax bei Säuglingen; bei älteren Kindern durch Fußtritte
Quere Frakturen der Röhrenknochen	Direkte Gewalteinwirkung, Biegungsvorgänge
Schräg-quere Frakturen der Röhrenknochen	Biegung oder Kompression
Spiralbrüche	Axiale Drehung
Schräge Frakturen der Röhrenknochen	Biegung oder axiale Drehung mit axialer Belastung

Tab. 3.5. Differenzialdiagnose von Schädelfrakturen

Verletzungscharakteristika	Unfall	Misshandlung
Art	Einzeln und linear	Multipel, komplex, verzweigt
Maximale Weite des Bruchspaltes	Haarfein, schmal, 1–2 cm	Weit, wachsend, 3 mm und mehr
Lokalisation	Parietal, ein Schädelknochen betroffen	Okzipital, bilateral, parietal, mehr als ein Schädelknochen betroffen
Impression	Begrenzt, klare Anamnese eines Sturzes auf ein entsprechendes Objekt	Teil eines komplexen Frakturmusters, ausgedehnte oder multiple Impressionen
Assoziierte intrakranielle Verletzungen	Ungewöhnlich, außer bei Fallhöhe zwischen 2–3 m und mehr; epidurale Hämatome: ungewöhnliche aber schwerwiegende Komplikation einzelner Frakturen	(Rasch entstandene) subdurale Hämatome, Hirnrindenkontusionen, intrazerebrale Hämorrhagien und Hirnödem häufig

Tab. 3.6. Differenzialdiagnose von thermischen Verletzungen

Unfallbedingte Verbrühungen bzw. Kontaktverbrennungen	Immersion (Eintauchen) bzw. beigebrachte Kontaktverbrennungen
Unregelmäßiges Verletzungsmuster	Gleichmäßige Verbrühungstiefe
Unscharfe Grenze zur gesunden Haut	Scharfer Rand zur gesunden Haut (evtl. sog. Wasserspiegel)
Eher spritzerartige Verbrühungen an den Extremitäten	Handschuh- bzw. sockenartige Verbrühungen nach Eintauchen (der Hand, des Fußes)
Bei Verbrühungen am Thorax pfeilartige Konfiguration	Bei Eintauchen des Gesichts fehlen sog. Abrinnspuren
Unvollständige Abbildung von heißen Kontaktflächen	Vollständiger Abdruck mit klarer Kontur (Zigarette, Bügeleisen, Herdplatte etc.)
Geringere und wechselnde Verletzungstiefe bei fehlender Fixierung des Körpers oder des Gegenstandes	Gleichmäßige Verletzungstiefe durch Anpressen des Gegenstandes oder des Körpers

3.3.3 Spezielle Formen der Kindesmisshandlung

»Battered-child«-Syndrom. Komplexe Verletzungen bzw. Verletzungsmuster als Folge elterlicher Gewalteinwirkung.

Caffey-Syndrom. Gemeinsames Auftreten von chronischen subduralen Hämatomen und (meist multiplen) Frakturen der langen Röhrenknochen.

Schütteltrauma (»shaken baby syndrome«, SBS). Typische Verletzungskombination (subdurales Hämatom, retinale Hämorrhagien) nach heftigem Schütteln eines Säuglings (selten Kleinkindes), das am Thorax, den Schultern oder den Extremitäten gehalten wird. Dabei wird der Kopf »peitschenschnurartig« vor- und zurückgeschleudert (Abb. 3.3), es kommt zu Rupturen intrakranieller Blutgefäße (Abriss von Brückenvenen) mit subduralen, subarachnoidalen und/oder intraokulären – meist bilateralen retinalen – Hämorrhagien, Hirnkontusionen und einem Hirnödem. Retinaablösungen, eine Atrophie des Sehnerven und Glaskörperhämorrhagien wurden beobachtet. Abrisse neuronaler Verbindungen führen zum sog. **diffusen axonalen Trauma** (»diffuse axonal injury«, DAI) mit erheblichem diffusem Hirnparenchymschaden. Die Mortalität wird mit 12–27% angegeben, was verdeutlicht, dass es sich um eine der schwersten Formen von Kindesmisshandlung handelt.

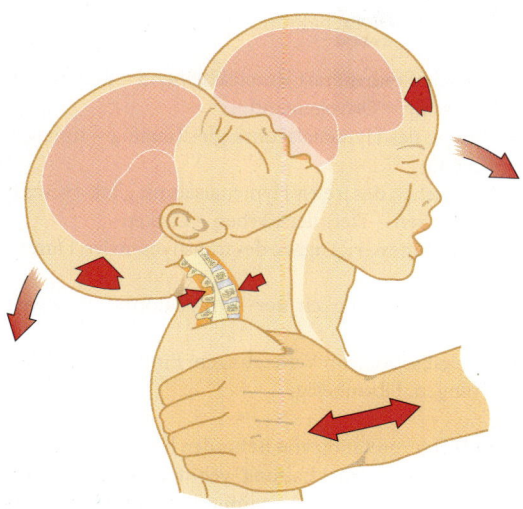

Abb. 3.3. Schematische Darstellung der Entstehung der Verletzungen beim Schütteltrauma. (Aus Madea 2006)

 Cave
In allen Fällen von Kindesmisshandlung mit gegebenem Verdacht auf ein Schütteltrauma sollte eine augenärztliche Untersuchung durchgeführt werden, insbesondere bei Kindern <4 Jahren.

Tin-ear-Syndrom. Rotierende Akzeleration des Kopfes durch eine heftige Ohrfeige, seltene Variante des SBS. Es finden sich ein isoliertes subdurales Hämatom, retinale Hämorrhagien, ein Hirnödem bzw. eine diffuse axonale Schädigung.

Münchhausen-by-proxy-Syndrom (MBPS; Münchhausen-Stellvertreter-Syndrom). Von einem Elternteil (überwiegend Mutter mit Persönlichkeitsstörung) werden Krankheitssymptome behauptet und/oder beim Kind durch Manipulation hervorgerufen; vorhandene Erkrankungen können aggraviert werden. Ziel sind wiederholte ärztliche Untersuchungen, Aufmerksamkeit und Zuwendung zugunsten des Erwachsenen. Das Spektrum an denkbaren Manipulationen ist vielfältig: Beibringen von Medikamenten, insbesondere Schlaf- und Beruhigungsmittel, Provokation lebensbedrohlicher Situationen (»Anersticken«). Die Mütter wirken zugänglich, fürsorglich und eher überprotektiv. Typischerweise treten die Symptome nur in Anwesenheit der berichtenden Person auf, klingen im Krankhaus ab und auch intensivste Diagnostik führt nicht zum Nachweis eines krankhaften Befundes.

Rituelle Verstümmelung (Beschneidung) des weiblichen Genitale. In Deutschland wird die in einigen afrikanischen, asiatischen und nahöstlichen Ländern praktizierte Beschneidung als vorsätzliche strafbare gefährliche Körperverletzung geahndet, der Eingriff ist sittenwidrig (§ 228 StGB). Die Intensität der Beschneidung reicht von der Entfernung der Klitorisspitze bis zur vollständigen Entfernung der Klitoris und der großen wie kleinen Labien.

> **In Kürze**
>
> — Formen der Kindesmisshandlung sind u. a. Schlagen, Treten, Werfen, Stoßen, Beißen, Ziehen, Fesseln, aber auch die Beibringung thermischer Verletzungen (Verbrühungen, Verbrennungen).
> — Bei jedem Verdacht auf Kindesmisshandlung sollte eine Ganzkörperuntersuchung incl. einer augenärztlichen Untersuchung veranlasst werden. Radiologische Untersuchungen können alte Frakturen als Misshandlungsfolge aufdecken.
> — Regelmäßig ist von einer erheblichen posttraumatischen psychischen Belastung bzw. Störung auszugehen, so dass auch ein kinder- und jugendpsychiatrisches Konsil in Erwägung gezogen werden muss.

3.4 Kindesmissbrauch

 Einleitung

Der sexuelle Missbrauch von Kindern bis zum 14. Lebensjahr erfordert häufig ein sehr subtiles Vorgehen zur Klärung von genitalen wie extragenitalen Verletzungen. Eine sekundäre Traumatisierung des Kindes sollte so weit wie möglich vermieden werden. Neben aktuellen körperlichen Verletzungen wird die oft lebenslang andauernde psychische Traumatisierung in ihrer Bedeutung unterschätzt. Beim sexuellen Missbrauch von Kindern ist ebenso wie bei der Kindesmisshandlung im Regelfall immer eine Wiederholungsgefahr gegeben, also eine Gefahr für ein Rechtsgut von hohem Rang, so dass die ärztliche Schweigepflicht nicht eingehalten werden muss.

> **Definition**
> **Sexueller Kindesmissbrauch:** sexuelle Handlungen mit Körperkontakt (insbesondere Brust- und Genitalbereich; sog. »Hands-on-Taten«) sowie das Vorzeigen von pornographischem Material bzw. das Herstellen von pornographischen Fotos, Filmen etc. und der Ex-
> ▼

hibitionismus (sog. »Hands-off-Taten«) durch eine wesentliche ältere jugendliche oder erwachsene Person. Besonders zu berücksichtigen sind Handlungen unter Ausnutzung von Abhängigkeitsverhältnissen. Ausgenommen sind gleichrangige Liebesbeziehungen unter Jugendlichen und Heranwachsenden.

3.4.1 Untersuchung

Bei Verdacht auf sexuellen Kindesmissbrauch muss immer eine **Ganzkörperuntersuchung** erfolgen, bei einer Untersuchung zeitnah zum Tatgeschehen sollte die Chance auf eine optimale Spurensicherung genutzt werden. Es gelten die gleichen Grundsätze wie bei Sexualdelikten mit erwachsenen Opfern (▶ Kap. 3.1), allerdings ist auf einige Besonderheiten hinzuweisen.

> Ein »Missbrauchssyndrom«, dessen Vorliegen einen sexuellen Kindesmissbrauch beweist, gibt es weder für einen aktuellen Missbrauch noch für die Langzeitfolgen eines Kindesmissbrauchs.

Neben der Vermeidung einer sekundären Traumatisierung sollen bei der zurückhaltenden Befragung von Kindern **Suggestivfragen** vermieden werden, Aussagen zu einem Tatgeschehen sollten ohne eigene Wertung protokolliert werden. Bei der **anogenitalen Untersuchung** von Mädchen können unterschiedliche Untersuchungspositionen gewählt werden (sog. »Froschhaltung«, Knie-Brust-Lage, Seitenlage). Dabei gilt es, auch kleinere Verletzungen des weiblichen Genitale einschließlich des **Hymens**, aber auch der Analöffnung zu diagnostizieren. Folgende Befunde am Hymen sollten erhoben werden:
- Form: anulär – semilunar – fimbrienartig – seltener: septiert, kribriform, mikroperforiertes Hymen – Sonderform
- Lage der Hymenalöffnung: anterior, zentral oder posterior.
- Beschaffenheit: zart-durchscheinend = Ruhephase; fleischig = Östrogeneinfluss
- Breite des Hymenalsaums: gleichmäßig – unregelmäßig
- Aussehen des freien Hymenalsaums: glatt – gewellt – Kerben – Tiefe der Kerben – Lücken
- Durchmesser: Angabe des transhymenalen Durchmessers
- Dehnungsfähigkeit der Hymenalöffnung, soweit beurteilbar
- Lokalisation von Verletzungen: Einrisse, Unterblutungen, Fibrinbeläge

Bei der Interpretation von Befunden bzw. Verletzungen ist zunächst Zurückhaltung geboten, sie sollte nur im Zusammenhang mit anamnestischen Angaben erfolgen.

> **Cave**
> Normalbefunde der Anogenitalregion schließen auch einen penetrierenden sexuellen Kindesmissbrauch nicht aus. Entscheidend ist, welche Missbrauchshandlungen angegeben werden und welche Befunde dann zu erwarten sind.

Grundsätzlich sind unfallbedingte anale und/oder vaginale Penetrationsverletzungen (Pfählungsverletzungen) möglich, dann sind abdominelle Verletzungen auszuschließen. Spreizungsverletzungen führen im Regelfall zu seitenbetonten Hämatomen, das Hymen wird durch seine tiefe Lage geschützt. Fremdkörper hinter dem Hymen sind immer verdächtig auf eine Fremdbeibringung, gerade bei kleineren Mädchen ist das Hymen bei fehlendem Östrogeneinfluss leicht verletzlich und sehr schmerzempfindlich.

Mögliche Untersuchungsbefunde nach analem Missbrauch sind in ◘ Tab. 3.7 genannt.

Tab. 3.7. Mögliche Untersuchungsbefunde bei akutem und chronischem analen Missbrauch

Akut (Stunden)	Chronisch
Perianale Schwellung (»Reifezeichen«)	Verdickung der Analhaut mit Verlust des Faltenreliefs
Marginale Hämatome	Verminderung des Sphinktertonus
(Blutende) radiäre Fissuren	Anale Dilatation, venöse Stauung, chronische Fissuren
Klaffender Anus	(Keilförmige) Vernarbungen und Hautanhängsel (»tags« – nicht in der Mittellinie)
Lineare Hautabschürfungen	Warzen
Extraanale Misshandlungsbefunde (Griffspuren etc.)	Extraanale Befunde, z. B. sexuell übertragbare Erkrankungen

3.4.2 Sexuell übertragbare Erkrankungen

❗ Cave
Wird bei einem Kind »zufällig« eine sexuell übertragbare Erkrankung diagnostiziert, so muss zwingend der Infektionsweg eruiert werden.

Besonders hohe Aussagekraft für einen sexuellen Missbrauch von Kindern hat der Nachweis einer vorwiegend sexuell übertragbaren Krankheit. Der Beweiswert ist allerdings unterschiedlich (◻ Tab. 3.8).

3.4.3 Spurenkunde

Spurenkundliche Untersuchungen verlangen die Entnahme von Abstrichen (anal, vaginal, ggf. oral) insbesondere zum Nachweis von Spermien. Zu empfehlen ist die Verwendung von mit Aqua dest. angefeuchteten Wattestieltupfern, die nach der Entnahme luftgetrocknet werden müssen. Berichtet das Kind über Lecken, Küssen etc., sollten die entsprechenden Hautareale mit einem feuchten Wattestieltupfer vorsichtig abgerollt werden. Sämtliche Asservate müssen bezüglich Entnahmeort, -zeit und -datum, aber auch mit den persönlichen Daten eindeutig beschriftet werden.

3.4.4 Psychopathologie

Sowohl als Folge der (wiederholten) Kindesmisshandlung als auch nach sexuellem Kindesmissbrauch können die in der Kinder- und Jugendpsychiatrie bekannten Folgeerkrankungen bzw. »posttraumatischen Belastungsstörungen« (ICD-10 F43.1 bzw. DSM-IV 309.81) auftreten. Psychopathologische Symptome können sein:
— Manche misshandelten Kinder zeigen charakteristische Auffälligkeiten in der Interaktion wie z. B. ein sog. gefrorenes Lächeln oder eine sog. gefrorene Wachsamkeit

◻ **Tab. 3.8.** Sexuell übertragbare Erkrankungen bei Kindern und ihr Beweiswert für einen Kindesmissbrauch. Andere Infektionswege sollten, soweit möglich, ausgeschlossen werden

Erreger	Inkubationszeit/Nachweis	Intrauterine/perinatale Infektion möglich	Beweiswert
HIV	6 Wochen bis 18 Monate (Serum)	Ja	+++
Syphilis	10–90 Tage (Serum)	Ja	+++
Gonorrhö	2–7 Tage (kulturell)	Ja	+++
Trichomoniasis	4–20 Tage (mikroskopisch/kulturell)	Ja	+++
Herpes-simplex-Virus Typ 2 (HHSV-2)	2–24 Tage (z. B. aus Abstrich von Bläschen)	Ja	++
HPV-Typen 6, 11, 16,18; z. B. Concylomata acuminata	1–9 Monate (20 Monate?) bioptisch; ISH	Ja	++
Chlamydien	Variabel (kulturell)	Ja	++
Herpes-simplex-Virus Typ 1 (HHSV-1)	2–14 Tage (z. B. Abstrich aus Bläschen)	Ja	+
Mykoplasmen, Ureaplasma	2–3 Wochen? (kulturell)	?	+
Bakterielle Vaginose	7–14 Tage (kulturell)	?	+
Candida albicans	? (mikroskopisch, kulturell)	?	Unwahrscheinlich

+++ = starker Verdacht auf sexuellem Missbrauch
++ = erheblicher Verdacht auf sexuellem Missbrauch.
+ = geringer Verdacht auf sexuellem Missbrauch
? = fraglich bzw. nicht bekannt

- Auffällig ist häufig eine Störung der Nähe-Distanz-Relation.
- Bei stark deprivierten Kindern: Polydipsie oder andere massive Störungen im Bereich der Ernährung, Versorgung und des Schlafes.
- Angst in Situationen, die an den Misshandlungskontext erinnern, z. B. gebadet oder abgeduscht zu werden etc.
- Altersinadäquate Ängste bei körperlicher Untersuchung oder ihre Verweigerung, insbesondere bei Anwendung von Instrumenten, z. B. Reflexhammer.
- Sexualisiertes Verhalten, aber auch z. B. altersunangemessenes Sexualwissen, eine sexualisierte Sprache, insbesondere dann auffällig, wenn die sonstige Sprachentwicklung hinter dem Altersstand zurückbleibt; sexuelle Handlungen an Gleichaltrigen oder sexuelle Distanzlosigkeit gegenüber erwachsenen Betreuungspersonen.

> Es gibt in Deutschland keine gesetzlich oder sonst normativ verankerte Meldepflicht bei Fällen von Kindesmisshandlung und Kindesmissbrauch.

In Kürze

- Bei der einfühlsamen und vorsichtigen Untersuchung des Kindes sollten neben einer sekundären Traumatisierung Suggestivfragen und persönliche Wertungen vermieden werden.
- Die Befunde einer Ganzkörper- sowie sorgfältigen Anogenitaluntersuchung incl. des Hymens bei Mädchen sind exakt nach Art und Lokalisation zu beschreiben.
- Für die spurenkundlichen Ermittlungen sind Abstriche vorzunehmen.
- Sexuell übertragbare Krankheiten bei Kindern können einen sexuellen Missbrauch belegen.
- Folge sexuellen Missbrauchs sind erhebliche psychopathologische Symptome (Auffälligkeiten in den sozialen Interaktionen, Distanzlosigkeit, Ängste, altersinadäquates sexualisiertes Verhalten).

3.5 Kindestötung

Der Begriff Kindestötung umfasst einerseits Fälle von vorsätzlichen Tötungen (z. B. im Rahmen eines sog. erweiterten Suizids, als Neugeborenentötung oder Verdeckungstötung etwa nach sexuellem Missbrauch), andererseits kann es im Rahmen von Kindesmisshandlungen zu Todesfällen durch äußere Gewalteinwirkung (stumpfes Trauma, thermische Schädigung, SBS) oder Vergiftung kommen.

3.5.1 Tödliche Kindesmisshandlungen.

Bei tödlicher Kindesmisshandlung ist der Todeseintritt von den meist männlichen Tätern nicht beabsichtigt, wurde aber in Kauf genommen. Die Tatopfer sind vorwiegend Kinder bis zum 5. Lebensjahr. Bei der Obduktion finden sich intrathorakale oder intraabdominelle Blutungen nach stumpfer Gewalt mit Organzerreißungen, intrakranielle Verletzungen beim sog. Schütteltrauma, Befunde, die an ein Ersticken denken lassen.

> Bei ca. 10% der tödlichen Kindesmisshandlungen sind äußerlich keine Verletzungen zu erkennen, da gerade bei Säuglingen, Kleinkindern und Kindern spurenarme Tötungsdelikte möglich sind: z. B. bei der Leichenschau nicht erkennbare innere Blutungen nach stumpfer Gewalt, Ersticken durch weiche Bedeckung, Intoxikationen.

3.5.2 Tödliche Kindesvernachlässigung

Definition
- **Körperliche Vernachlässigung:** nicht hinreichende Versorgung und Gesundheitsfürsorge, die zu massiven Gedeih- und Entwicklungsstörungen führen kann, bis hin zum psychosozialen Minderwuchs.
- **Emotionale Vernachlässigung (Deprivation):** ein nicht hinreichendes oder ständig wechselndes und dadurch nicht ausreichendes emotionales Beziehungsangebot.

Als Risikokonstellation gilt das Zusammentreffen der Geburt eines unerwünschten Kindes mit überforderten und/oder erkrankten Müttern (Sucht-, psychische Erkrankungen). Todesursächlich ist regelmäßig eine meist längerdauernde Vernachlässigung mit finalem Verdursten und Verhungern sowie dem Auftreten interkurrenter Erkrankungen (v. a. Infektionen, insbesondere Pneumonien). Fälle von letaler Unterkühlung kommen vor.

> **In Kürze**
> - Bei tödlichen Kindesmisshandlungen stehen die Folgen stumpfer Gewalteinwirkung im Vordergrund mit u. U. äußerlich nicht sichtbaren inneren Blutungen.
> - Bei der Vernachlässigung von Kindern wird die körperliche Vernachlässigung von der emotionalen Vernachlässigung unterschieden.

3.6 Forensische Altersdiagnostik

Von Bedeutung in der forensischen Praxis ist die Altersschätzung von Personen, die keine eindeutig ihr Lebensalter anzeigenden Dokumente besitzen, von deren Alter jedoch rechtliche Entscheidungen abhängen. Zu nennen sind folgende Punkte:
- Die Frage der Anwendung von Jugendstrafrecht bzw. Erwachsenenstrafrecht (Strafmündigkeitsalter erreicht? Jugendstrafrecht?)
- Für die Berechtigung, Anträge zu stellen (z. B. Asylantrag?)
- Altersschätzungen im Zivilrecht gibt es in Familienrechts-, Vormundschafts-, Betreuungs- und Ergänzungspflegschafts-Angelegenheiten insbesondere für Minderjährige
- Im Verwaltungsrecht muss die Altersgrenze von 16 Jahren beachtet werden, z. B. für die Handlungsfähigkeit nach dem Asylverfahrensgesetz und die Unterbringung in Sammelunterkünften.

Anders als im Strafprozessrecht (siehe dort § 81a StPO) gibt es in der Zivilprozessordnung keine Rechtsgrundlage für die zwangsweise Durchführung von Untersuchungen zur Altersschätzung.

Methodenspektrum. Die Arbeitsgemeinschaft für Forensische Altersdiagnostik der Deutschen Gesellschaft für Rechtsmedizin hat für das Strafverfahren Empfehlungen vorgelegt zur Durchführung von Untersuchungen zum Zwecke der Altersschätzung. Für Kindheit, Jugend und jüngere Erwachsene kommen in Betracht (▶ Kap. 5.3):
- Körperliche Untersuchung
- Radiologische Untersuchung der Hand (ggf. auch der medialen Klavikulaepiphyse) – vereinbarungsgemäß linke Hand und Handgelenk im dorsopalmaren Strahlengang
- Erhebung des Zahnstatus sowie Röntgenuntersuchung des Gebisses
- Sexuelle Reifezeichen: Entwicklung von Hoden, Penis, Bartwachstum, Kehlkopfentwicklung beim männlichen Geschlecht, Brustdrüsen, Hüftform, Menarche beim weiblichen Geschlecht; bei beiden Geschlechtern: Schambehaarung, Behaarung der Achselhöhlen
- Bestimmung des Razemisierungsgrades der Asparaginsäure des Dentins (nur möglich bei Zahnextraktion oder zumindest einer Dentinbiopsie; beides ist problematisch!).

Gutachterlich ist immer eine Gesamtbewertung aller Befunde vorzunehmen. Krankheiten oder sozioökonomische Einflüsse können in der körperlichen Entwicklung zu Abweichungen von der Norm führen.

Radiologische Untersuchungen sind in einem Strafverfahren grundsätzlich zulässig gemäß § 81a StPO. Die Stärke des Tatverdachts und die Schwere der Tat sind von Bedeutung, die Untersuchungen sind richterlich anzuordnen. Vor allem die zahnärztliche Untersuchung der Gebissentwicklung kann sehr hilfreich sein, immerhin wird die Korrelation der Zahnentwicklung (Zahndurchbruch, Zahnmineralisation) zum kalendarischen Alter als enger eingeschätzt im Vergleich zur Skelettentwicklung. Bei Erwachsenen sind Abnutzungserscheinungen (Knochen, Zähne) und degenerative Veränderungen von größerer Bedeutung.

3.7 Rechtsgrundlagen der Beweismittelsicherung und Dokumentation forensisch-klinischer Untersuchungen bei Gewaltopfern

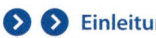 Einleitung

Die Dokumentation von Verletzungsbefunden ist einerseits bedeutsam bei Patienten mit Verletzungen als Folge eines Unfallgeschehens bzw. einer Gewalteinwirkung, andererseits erlangt auch z. B. die Dokumentation von Verletzungen alter Menschen nach körperlicher und/oder seelischer Misshandlung – etwa in Pflegeheimen – zunehmende Bedeutung. In einem geordneten Strafverfahren muss die Straftat als solche nachgewiesen werden, wobei es auch im Hinblick auf das spätere Strafmaß auf Details ankommen kann. Verletzungen des Gewaltopfers spielen dabei eine zentrale Rolle in der Beweisführung vor Gericht, die Schwere der physischen wie psychischen Verletzungen kann sich auf das Strafmaß auswirken. Daher muss die ärztliche Dokumentation auch als Maßnahme der Beweismittelsicherung verstanden werden.

3.7.1 Dokumentation von Verletzungsbefunden

Bei Verletzungen sollten die in ◘ Tab. 3.9 genannten Befunde erhoben werden.

Angaben des Patienten bzw. der Patientin zum vorangegangenen Geschehen sollten ebenfalls dokumentiert werden. Vorsicht ist jedoch geboten bei Aussagen, die bloße Rückschlüsse auf das Tatgeschehen und auf etwa verwendete Tatwerkzeuge darstellen, auch eigene rückschließende Aussagen zu Geschehensabläufen bei Unfällen sollten gut überlegt sein.

Für die teilweise umfangreicheren Maßnahmen der Spurensicherung sollte das Einverständnis des Patienten eingeholt werden. Die entsprechende **Einverständniserklärung** bezieht sich zunächst nur auf die Spurensicherung und muss keineswegs bedeuten, dass sofort die Ermittlungsbehörden informiert werden. Informiert das Gewaltopfer erst wesentlich später nach der Tat die Polizei, können jedoch die notwendigen Spuren bzw. Beweismittel nicht mehr erhoben werden.

Sollen (sofort oder später) ärztlich erhobene Befunde und Informationen weitergegeben werden, so bedarf es bei volljährigen bzw. entscheidungsfähigen Patienten (auch wenn diese noch minderjährig sind) einer entsprechenden **Entbindung von der ärztlichen Schweigepflicht**.

Je nach Fragestellung gibt es unterschiedliche Rechtsgrundlagen, die es den jeweils zuständigen Behörden ermöglichen sollen, ihre Aufgabe entsprechend den Vorgaben der Gesetze wahrzunehmen. So finden sich für die forensische Altersbestimmung bei vermeintlich oder tatsächlich noch nicht volljährigen Asylbewerbern andere Rechtsgrundlagen als für die Beweismittelsicherung durch die Ermittlungsbehörden (Staatsanwaltschaft, Polizei) zur Aufklärung einer Straftat oder für die Paternitätsdiagnostik zur Wahrnehmung der Interessen eines Säuglings bzw. Kindes.

3.7.2 Körperliche Untersuchung für behördliche, insbesondere strafprozessuale Zwecke

Haben die Ermittlungsbehörden Kenntnis von einer vorangegangenen Straftat oder besteht ein diesbezüglicher hinreichender Tatverdacht, so kann die körperliche Untersuchung und/oder ein körperlicher Eingriff bei einem Beschuldigten gemäß § 81a StPO angeordnet werden.

§ 81a StPO [Körperliche Untersuchung]
(1) Eine körperliche Untersuchung des Beschuldigten darf zur Feststellung von Tatsachen angeordnet werden, die für das Verfahren von Bedeutung sind. Zu diesem Zweck sind Entnahmen von Blutproben und andere körperliche Eingriffe, die von einem Arzt nach den
▼

◘ Tab. 3.9. Dokumentation von Verletzungsbefunden	
Objektives Verletzungsbild des Hauptbefundes: Art, Lokalisation, Ausdehnung und ungefähres Alter der Verletzung	Beschreibung der Wundränder, der Wundtiefe, der Farbgebung
Beschreibung auch von Nebenbefunden am übrigen Körper (Kratzer, Schürfungen, Rötungen, insbesondere im Halsbereich)	Höhe der Verletzungen oberhalb der Fußsohlenebene
Beschreibung von Verletzungen infolge scharfer bzw. spitzer Gewalt: Unterscheidung von Stich- und Schnittverletzungen (Faustregel: Stich – tiefer als lang, Schnitt – länger als tief). Zahl der Schnitte bzw. Stiche, geschätzte Tiefe der Schnitt- und Stichkanäle, Verlauf im Körper	Unterscheidung in Verletzungen nach stumpfer Gewalt (Schlag, Sturz, Druck) mit Riss-/Quetschwunden, Hämatomen sowie Schürfungen. Bei Platzwunden nach stumpfer Gewalteinwirkung ist zur Abgrenzung gegenüber scharfer Gewalt beispielsweise die Frage von Gewebsbrücken in den Wundwinkeln und am Wundgrund von Bedeutung
Schussverletzungen: Größe und Lokalisation, Schusskanalverlauf (Horizontal? Schräg? Auf- oder absteigend?), Schürfsaum? Pulverschmaucheinsprengungen? Kontusionshof? Zurückhaltung bei der Festlegung von Ein- und Ausschuss, denn derartige Festlegungen können weitreichende Folgen (Schuss von hinten: Mord? – Schuss von vorne: Notwehr?)	Exzidierte Schusswunden auf keinen Fall wegwerfen, vielmehr flach fixieren und die Lokalisation kennzeichnen (oben, unten, links, rechts) Neben der Beschreibung des Befundes evtl. Anfertigung einer Skizze
Intraoperativ gewonnene Projektile (Steckschuss) aufbewahren, nicht mit metallischen Gegenständen (Pinzette) anfassen	Bei wünschenswerter fotografischer Dokumentation möglichst eine Übersichtsaufnahme, danach Nahaufnahmen (mit beigelegtem Zentimetermaß)

Regeln der ärztlichen Kunst zu Untersuchungszwecken vorgenommen werden, ohne Einwilligung des Beschuldigten zulässig, wenn kein Nachteil für seine Gesundheit zu befürchten ist.
(2) Die Anordnung steht dem Richter, bei Gefährdung des Untersuchungserfolges durch Verzögerung auch der Staatsanwaltschaft und ihren Hilfsbeamten (§ 152 des Gerichtsverfassungsgesetzes) zu.
(3) Dem Beschuldigten entnommene Blutproben oder sonstige Körperzellen dürfen nur für Zwecke des der Entnahme zugrundeliegenden oder eines anderen anhängigen Strafverfahrens verwendet werden; sie sind unverzüglich zu vernichten, sobald sie hierfür nicht mehr erforderlich sind.

Das bekannteste Beispiel eines körperlichen Eingriffs ist die Blutentnahme zur Bestimmung der Blutalkoholkonzentration (BAK) bei gegebenem Verdacht der Trunkenheit im Verkehr. Während eine Blutentnahme geduldet werden muss, kann die Abgabe einer Urinprobe nicht erzwungen werden, da hierzu die aktive Mitwirkung des Beschuldigten erforderlich ist.

Umstritten ist, welche medizinischen Maßnahmen an einem Beschuldigten vorgenommen werden dürfen (◘ Tab. 3.10).

◘ Tab. 3.10. Zulässige, zweifelhafte und unzulässige ärztliche Maßnahmen gemäß § 81a StPO

Unzulässige/zweifelhafte Maßnahmen	Zulässige Maßnahmen
– Angiographie – Pneumoenzephalographie – Narkoanalyse – Phallographie – Urinabnahme – Liquorentnahme – Brechmittelgabe (oral; i.v.)	– Blutprobenentnahme – Elektroenzephalographie – Elektrokardiographie – Röntgen, Computertomographie – Szintigraphie – Genomanalyse – Einfache körperliche Untersuchung

3.7.3 Die DNA-Analyse in der Strafprozessordnung

Die DNA-Analyse ist zunächst möglich bei jeder Straftat, wenn bereits ein Ermittlungsverfahren **anhängig** ist, insbesondere zum Abgleich von Spurenmaterial mit der DNA-Datenbank. Dabei gilt: gesetzliche Grundlage ist § 81e StPO, bei anhängigen Strafverfahren ist die DNA-Analyse zur Aufklärung jeder Straftat zulässig.

Material zur molekulargenetischen Untersuchung darf entnommen werden bei Beschuldigten, aber auch bei anderen Personen, die als Zeugen in Betracht kommen (§§ 81e Abs. 1 S. 1 und S. 2 i. V. m. § 81a, c StPO). Daneben darf auch Spurenmaterial untersucht werden (§ 81e Abs. 2 StPO). Zweck der Maßnahme muss die Feststellung der Abstammung oder der Tatsache sein, ob aufgefundenes Spurenmaterial von dem Beschuldigten oder dem Verletzten stammt. In jedem Fall, also auch für die Spurenuntersuchungen, bedarf es einer richterlichen Anordnung (§ 81f Abs. 1 S. 1 StPO).

Die DNA-Analyse ist weiterhin möglich in einem **zukünftigen** Verfahren. Dazu dürfen die Daten des Täters festgestellt und gespeichert werden zur Aufklärung zukünftiger Straftaten durch Abgleich mit dem dann sichergestellten Spurenmaterial. Zulässig ist dies bislang nur in 2 Fällen:
- wenn eine Person einer Straftat von erheblicher Bedeutung oder einer Sexualstraftat verdächtig oder wegen einer solchen Tat verurteilt ist (**Anlasstat**)
- wenn wegen der Art und Ausführung der Tat, der Persönlichkeit des Beschuldigten oder sonstiger Erkenntnisse Grund zu der Annahme besteht, dass gegen die Person erneut Strafverfahren wegen erheblicher Straftaten zu erwarten sind (**Negativprognose**); diese DNA-Analyse muss von einem Richter angeordnet werden (**Richtervorbehalt**)

Ohne richterliche Anordnung sind DNA-Analysen dann möglich, wenn die betroffene Person in die Untersuchung und Speicherung der Daten eingewilligt hat. Nach der seit dem 01.11.2005 geltenden Neufassung des § 81f StPO dürfen Untersuchungen nach § 81e Abs. 1 StPO ohne schriftliche Einwilligung der betroffenen Person nur durch das Gericht, bei Gefahr im Verzug auch durch die Staatsanwaltschaft und die Polizei angeordnet werden. Die einwilligende Person ist darüber zu belehren, für welchen Zweck die zu erhebenden Daten verwendet werden.

Getrennt behandelt werden die Entnahme von Körperzellen einerseits und die Anordnung der Untersuchung der Körperzellen (nur durch das Gericht) sowie die Begrenzung der Untersuchungen auf den im Gesetz genannten Zweck. Gänzlich neu aufgenommen wurde § 81h StPO. Dessen Regelung ermöglicht nunmehr auch die molekulargenetische Untersuchung von Personen, bei denen bestimmte »Prüfmerkmale« vorliegen (z. B. alle männlichen Personen eines bestimmten Alters in einer bestimmten Region und mit bestimmten weiteren Merkmalen).

In Kürze

- Bei der Dokumentation von Verletzungsbefunden ist eine nach Art und Lokalisation möglichst präzise Befunderhebung erforderlich, nach Möglichkeit mit fotografischer Dokumentation.
- Der Patient als Opfer sollte in die allein zum Zwecke der Beweismittelsicherung erforderlichen Maßnahmen explizit einwilligen und ggf. den Arzt von der Schweigepflicht entbinden.
- Die Entnahme von Proben zur DNA-Analyse ist in der StPO speziell geregelt, nunmehr sind grundsätzlich auch sog. Massengentests möglich, z. B. zur Überführung eines Sexualstraftäters.

4 Forensische Psychiatrie

4.1 Schuldfähigkeit – 62

4.2 Testierfähigkeit – 63

4.3 Gewahrsamstauglichkeit und Haftfähigkeit – 63

4.4 Verhandlungsfähigkeit – 63

4.5 Sucht – 64

4.6 Affekttat – 65

▸▸ Einleitung

Die Beeinträchtigung der menschlichen Einsichts- und Steuerungsfähigkeit wird u. a. durch Alkohol, Drogen und/oder Medikamente, aber auch durch psychiatrische Erkrankungen beeinflusst. Komplexe Beurteilungen erfordern im Einzelfall die Heranziehung eines forensisch weitergebildeten Psychiaters. Im Zentrum steht dabei die Frage der Schuldfähigkeit, gelegentlich spielen auch Fragen der Testier-, Gewahrsams-, Haft-, Verhandlungs- und Vernehmungsfähigkeit eine Rolle. Auch nach den Voraussetzungen einer »Maßregel der Besserung und Sicherung« – Unterbringung in der Psychiatrie, einer Entziehungsanstalt, in der Sicherungsverwahrung – wird gefragt. Schließlich bedarf es vor der Entlassung von Straftätern gelegentlich einer forensisch-psychiatrische Prognosebeurteilung zu der Frage, ob von der betreffen Person (weiterhin) eine Gefahr ausgeht.

4.1 Schuldfähigkeit

Während Kinder bis zum 14. Lebensjahr strafunmündig sind, erfolgt bei 14- bis 18-jährigen Straftätern eine Verurteilung nach dem Jungendstrafrecht. Ab 18 Jahre besteht grundsätzlich volle Strafmündigkeit, jedoch können Heranwachsende (18–21 Jahre) noch nach dem Jugendstrafrecht verurteilt werden. Ab dem 21. Lebensjahr gilt jeder Mensch als uneingeschränkt strafmündig. Die Frage der Schuldfähigkeit ist in den §§ 20, 21 StGB geregelt.

§ 20 StGB [Schuldunfähigkeit wegen seelischer Störungen]

Ohne Schuld handelt, wer bei Begehung der Tat wegen einer krankhaften seelischen Störung, wegen einer tiefgreifenden Bewusstseinsstörung oder wegen Schwachsinns oder einer schweren anderen seelischen Abartigkeit unfähig ist, das Unrecht der Tat einzusehen oder nach dieser Einsicht zu handeln.

§ 21 StGB [Verminderte Schuldfähigkeit]

Ist die Fähigkeit des Täters, das Unrecht der Tat einzusehen oder nach dieser Einsicht zu handeln, aus einem der in § 20 bezeichneten Gründe bei Begehung der Tat erheblich vermindert, so kann die Strafe nach § 49 Abs. 1 gemildert werden.

Die §§ 20, 21 StGB weisen einen zweistufigen Aufbau auf. Zunächst ist auf der biologischen Ebene zu prüfen, ob eine der Eingangsvoraussetzungen vorliegt. Wird dies bejaht, erfolgt auf einer psychologischen Ebene die Prüfung, wie sich dies auf die Einsichts- und Steuerungsfähigkeit ausgewirkt hat. Entscheidend ist somit, ob bei einem Beschuldigten bzw. Angeklagten zum Zeitpunkt der Tat auf der biologischen Ebene eine psychische Störung vorgelegen hat, die einem der vier Merkmale des § 20 StGB zuzuordnen ist:

- Krankhafte seelische Störung: endogene und exogene Psychosen, psychotische Residualsyndrome, Schizophrenien, hirnorganisch bedingte psychische Störungen, Intoxikationen (akuter Rausch), Störungen nach Schädel-Hirn-Traumata
- Tiefgreifende Bewusstseinsstörung: Schockzustände, Bewusstseinseinengung bei hochgradiger affektiver Erregung (Affektdelikte)
- Schwachsinn: angeborene intellektuelle Minderbegabung, IQ unter ca. 70
- Schwere andere seelische Abartigkeit: Neurosen, sexuelle Deviationen, suchtbedingte Persönlichkeitsveränderungen

In einem zweiten Schritt folgt die Prüfung der Frage, ob zwischen der Störung und der begangenen Tat eine relevante kausale Beziehung feststellbar ist. Dabei muss die Störung zu einer Aufhebung (§ 20 StGB) oder aber zumindest zu einer erheblichen Beeinträchtigung (§ 21 StGB) der Einsichts- oder der Steuerungsfähigkeit geführt haben.

> **Definition**
> - **Einsichtsfähigkeit:** kognitives Wissen, dass die Tat als solches verboten ist. Dieses schlichte Wissen ist selbst bei Tätern mit einer Psychose vorhanden.
> - **Steuerungsfähigkeit:** Fähigkeit des Täters, bei gegebener Einsicht in das Unrecht der Tat auch nach dieser Einsicht zu handeln.

Bei komplexem Sachverhalt mit erforderlicher detaillierter psychiatrischer Exploration kann ein Tatverdächtiger nach § 81 StPO für maximal 6 Wochen in ein psychiatrisches Krankenhaus zur Beobachtung und gutachterlichen Prüfung seiner Schuldfähigkeit eingewiesen werden. Sprechen dringende Gründe für die Annahme, dass der Täter die rechtswidrige Tat im Zustand der Schuldunfähigkeit oder erheblich verminderten Schuldfähigkeit begangen hat, dann kann das Gericht den Täter nach § 126a StPO in einem psychiatrischen Krankenhaus unterbringen; gemäß §§ 63, 64 StGB kommt auch die Unterbringung in einer Entziehungsanstalt in Betracht. Die Voraussetzungen dieser sog. **Maßregeln** der Besserung und Sicherung lauten:

4.4 · Verhandlungsfähigkeit

§ 63 StGB [Unterbringung in einem psychiatrischen Krankenhaus]
Hat jemand eine rechtswidrige Tat im Zustand der Schuldunfähigkeit (§ 20) oder der verminderten Schuldfähigkeit (§ 21) begangen, so ordnet das Gericht die Unterbringung in einem psychiatrischen Krankenhaus an, wenn die Gesamtwürdigung des Täters und seiner Tat ergibt, dass von ihm in Folge seines Zustandes erhebliche rechtswidrige Taten zu erwarten sind und er deshalb für die Allgemeinheit gefährlich ist.

§ 64 StGB [Unterbringung in einer Entziehungsanstalt]
(1) Hat jemand den Hang, alkoholische Getränke oder andere berauschende Mittel im Übermaß zu sich zu nehmen, und wird er wegen einer rechtswidrigen Tat, die er im Rausch begangen hat oder die auf seinen Hang zurückgeht, verurteilt, oder nur deshalb nicht verurteilt, weil seine Schuldunfähigkeit erwiesen oder nicht auszuschließen ist, so ordnet das Gericht die Unterbringung in einer Entziehungsanstalt an, wenn die Gefahr besteht, dass er in Folge seines Hanges erhebliche rechtswidrige Taten begehen wird.

Eine Unterbringung nach § 63 StGB kann nur von einem Landgericht (LG) oder Oberlandesgericht (OLG) beschlossen werden. Die Unterbringung gemäß § 63 StGB ist zeitlich nicht begrenzt, wird jedoch von der zuständigen Strafvollstreckungskammer des LG regelmäßig (jährlich) geprüft. Demgegenüber kann die Unterbringung Suchtkranker gemäß § 64 StGB in einer Entziehungsanstalt auch von Amtsgerichten angeordnet werden. Eine Überprüfung der Unterbringung gemäß § 64 StGB erfolgt alle 6 Monate. Schließlich kommt gemäß § 66 StGB die Unterbringung in der Sicherungsverwahrung in Betracht bei gegebenem Hang zu erheblichen vorsätzlichen Straftaten und fortbestehender Gefährlichkeit des Täters. Im Einzelfall können weitere Fragen Gegenstand forensisch-psychiatrischer Begutachtung sein, die im Folgenden besprochen werden.

4.2 Testierfähigkeit

Im Rahmen von Erbstreitigkeiten wird gelegentlich die Testierfähigkeit des Erblassers angezweifelt, obwohl ein ordnungsgemäßes Testament vorliegt. Ursachen einer Testierunfähigkeit können u. a. erhebliche psychische Störungen sein, eine höhergradige Demenz, auch akute Psychosen, Schwachsinn und erhebliche Beeinträchtigungen durch Konsum von Alkohol, Drogen und/oder Medikamenten.

❗ Der Erblasser soll bei der Testamentserrichtung fähig gewesen sein, die Bedeutung seiner Erklärung zu erfassen und frei von Einflüssen Dritter gehandelt haben.

4.3 Gewahrsamstauglichkeit und Haftfähigkeit

Definition
- **Gewahrsamstauglichkeit:** Medizinische Vertretbarkeit einer zeitlich befristeten In-Gewahrsamnahme einer Person durch die Polizei.
- **Haftfähigkeit:** Medizinische Vertretbarkeit einer längerfristigen Unterbringung einer Person in Untersuchungshaft bzw. in einer Haftanstalt.

Einschränkungen der Gewahrsamstauglichkeit sind:
- Psychophysischer Zustand, z. B. akut therapie- bzw. u. U. operationspflichtig
- Psychiatrische Erkrankungen (akute Psychosen, Klaustrophobie etc.; ggf. ist eine Zwangseinweisung zu prüfen; ▶ Kap. 2)
- Internistische Erkrankungen (Diabetes, Herz-Kreislauf-Erkrankungen, hypertone Krise, Epilepsie etc.)
- Insbesondere Intoxikationen (Alkohol, Drogen, Medikamente)

Einschränkungen der Haftfähigkeit sind:
- Schwerwiegende Geisteskrankheiten
- Auszehrende Erkrankungen (Anämien, Tumorleiden, nach einem Hungerstreik)
- Akute Erkrankungen mit Lebensgefahr

4.4 Verhandlungsfähigkeit

Nach der in der Rechtsprechung gängigen Definition der Verhandlungsfähigkeit genügt es, »dass der Angeklagte die Fähigkeit hat, in- und außerhalb der Verhandlungen seine Interessen vernünftig wahrzunehmen, die Verteidigung in verständiger Weise und verständlicher Weise zu führen, Prozesserklärungen abzugeben und entgegenzunehmen« (BVerfG NJW 1995, 1951). Im Hinblick auf diese Anforderungen hat der medizinische Gutachter dem Gericht zur Frage der Verhandlungsfähigkeit Auskunft zu geben und dabei insbesondere folgende Punkte zu beachten:
- Welche Grunderkrankung liegt vor? Organische Grunderkrankung? Psychiatrische Grunderkrankung? Intoxikation? Entzugssymptome?

- Handelt es sich um einen vorübergehenden Zustand krankheitsbedingter Verhandlungsunfähigkeit?
- Ist Verhandlungsunfähigkeit vollständig oder nur partiell gegeben?
- Ist die zugrunde liegende Erkrankung medizinisch kurativ therapierbar? Wenn ja, nach welchem Zeitraum ist die Verhandlungsfähigkeit hergestellt?
- Falls die zugrunde liegende Erkrankung nicht kurativ therapierbar ist, kann eine palliative Therapie den Zustand der Verhandlungsfähigkeit prognostisch bis zum Abschluss des Verfahrens im 1. Rechtszug gewährleisten?
- Wird die nur palliativ therapierbare Grunderkrankung in absehbarer Zeit zur Verhandlungsunfähigkeit des Angeklagten führen? Wenn ja, in welcher Zeit voraussichtlich?
- Falls die Grunderkrankung therapierbar ist (kurativ oder palliativ): wie »risikobehaftet« ist die lege artis erforderliche Therapie?

Gelegentlich führen Angeklagte ihre eigene Verhandlungsunfähigkeit gezielt herbei: durch Missbrauch von Medikamenten, Einnahme von Rauschgiften einschließlich Alkohol, Nichtinanspruchnahme von Behandlungsmöglichkeiten, bewusstes Sich-Hineinsteigern in einen psychischen Ausnahmezustand, Hungerstreik, Suizidversuch und andere Formen der Selbstschädigung.

4.5 Sucht

Als »Abhängigkeitssyndrom« wird ein zumindest einmonatiger Zustand verstanden, bei dem mindestens 3 der folgenden Kriterien vorgelegen haben:
- Starkes Verlangen bzw. Zwang zum Substanzkonsum
- Verminderte Kontrolle über den Substanzgebrauch (Beginn, Beendigung oder Menge des Konsums)
- Körperliches Entzugssyndrom bei Reduzierung oder Absetzung der Substanz
- Toleranzentwicklung, d. h. es müssen größere Mengen der Substanz konsumiert werden, um den gewünschten Effekt zu erreichen
- Einengung auf den Substanzgebrauch (Substanzbeschaffung, Konsum, Erholung vom Substanzkonsum)

Von Bedeutung für die Begutachtungspraxis sind einerseits Folgezustände des Alkohol- bzw. Drogenkonsums, andererseits kann sich die Frage nach der Schuldfähigkeit bzw. verminderten Schuldfähigkeit im Rahmen von Entzugssyndromen stellen. Substanzabhängigkeit begründet für sich allein jedoch noch keine erhebliche Verminderung der (Einsichts-) und v. a. Steuerungsfähigkeit. Eine solche erhebliche Verminderung der Steuerungsfähigkeit ist im Einzelfall zu prüfen und gegeben, wenn
- ein langjähriger Substanzmissbrauch zu schwersten Persönlichkeitsveränderungen geführt hat,
- Beschaffungstaten unter starken Entzugserscheinungen durchgeführt werden und
- das Delikt im Zustand eines akuten Rausches verübt wurde.

Im Einzelfall muss im Rahmen der forensisch-psychiatrischen Begutachtung insbesondere auf folgende Fragen eingegangen werden:
- Liegt überhaupt eine Substanzabhängigkeit vor?
- Lag zum Tatzeitpunkt ein akuter Rausch vor?
- Lag zum Tatzeitpunkt ein akutes Entzugssyndrom vor?
- Bestand im Tatzeitraum eine »schwerste Persönlichkeitsveränderung« in Folge der Sucht?
- Besteht ein kausaler Zusammenhang zwischen Drogenkonsum und Delikt?

Bei den Rauschzuständen wird der alkoholbedingte einfache Rausch (leicht, mittelgradig, schwer) unterschieden von den abnormen Alkoholreaktionen (komplizierter Rausch, pathologischer Rausch). Wurde festgestellt, dass ein Angeklagter infolge Alkoholisierung nicht mehr schuldfähig war zum Zeitpunkt der Tat (§ 20 StGB), so kommt dennoch eine Bestrafung wegen einer sog. **Rauschtat**, § 323a StGB, in Betracht:

> Anknüpfungspunkt für den Schuldvorwurf ist nicht der Zustand des Angeklagten zum Zeitpunkt der Tat, denn da war er nicht schuldfähig, sondern das Sich-Verbringen in den Zustand der Schuldunfähigkeit.

Hier wird zur Begründung die Rechtsfigur der sog. »actio libera in causa« herangezogen. Dabei ist das vorsätzliche Sich-Berauschen, um dann im Zustand der Schuldunfähigkeit eine bestimmte Tat zu begehen, sehr selten. Im Regelfall wird aus Fahrlässigkeit nicht bedacht, dass die Alkoholwirkung dazu führen kann, dass die Person dann unter Alkoholeinfluss eine rechtswidrige Tat begeht.

4.6 Affekttat

> **Definition**
> **Affekttat:** Straftat, bei der der Täter sein Handeln nur sehr eingeschränkt willentlich steuern kann, weil er, von Gemütsbewegungen getrieben, nahezu passiv zum Opfer von Funktionsabläufen wird.

Gemeint sind Delikte, bei denen hochgradige Erregungen das Handeln wesentlich beeinflusst haben. Dabei können diese Gefühlsveränderungen auch gesunde Menschen betreffen.

Charakteristika einer Affekttat
- Intensive Gefühlsaufwallungen, regelmäßig verbunden mit körperlich-vegetativen Begleiterscheinungen
- Verzweiflung, Angst, Wut, Zorn usw.
- Kurze Dauer des Affektes
- Der Affekt kann so stark werden, dass die rationale Persönlichkeit sich nicht dagegen durchzusetzen vermag

Bei Affekttaten können im Gegensatz zur »normalen« affektbeladenen Tat die Handlungen des Täters häufig nicht mehr in einen organisierten Handlungsablauf eingeordnet werden. Zielsetzung der Tat, Zielplanung, Handlungsplanung und Ausführung der Tat folgen normalerweise aufeinander, bei einer Affekttat ist diese chronologische Handlungsstruktur häufig gestört, auch treten widersprüchliche Verhaltensweisen auf. Nicht selten ist beim Täter eine geringe Frustrationstoleranz gegeben, mit fehlender Flexibilität der Reaktionsfähigkeit und Unterlegenheitsgefühlen, häufig bestand im Vorfeld bereits eine affektbeladene Beziehung mit z. B. Kränkungen und Demütigungen des (späteren) Täters.

> ❗ **Tötungsdelikte im Rahmen einer konfliktreichen Partnerbeziehung gelten als typische Affektdelikte.**

Am Ende findet sich ein abrupter, eruptiver Ausbruch von Affekten, nach der Tat nicht selten Erinnerungsverlust und ein »plötzliches Aufwachen in der Realität«. Der Gesetzgeber berücksichtigt Affekttaten als **minder schwere Form des Totschlags**.

In Kürze
- Forensisch-psychiatrisch bedeutsam ist die Beurteilung der (erheblich beeinträchtigten) Schuldfähigkeit (§§ 20,21 StGB) eines Beschuldigten/Angeklagten zum Zeitpunkt der Tat.
- Neben psychiatrischen Erkrankungen sind v. a. Alkohol- und Drogenintoxikationen Anlass für eine Beurteilung der Schuldfähigkeit.
- Bei Wiederholungstätern ist zu prüfen, ob die Unterbringung in einem psychiatrischen Krankenhaus oder in einer Entziehungsanstalt (§§ 63, 64 StGB) in Betracht kommt.
- Ganz unabhängig von psychiatrischen Erkrankungen und Intoxikationen ist im Einzelfall gerade bei Beziehungstaten eine sog. Affekttat zu prüfen.
- Weitere psychiatrisch-forensisch wichtige Fragestellungen sind u. a. die Begutachtung der Testierfähigkeit, der Gewahrsamstauglichkeit und der Haftfähigkeit.

5 Thanatologie

5.1 Tod und Leichenerscheinungen – 68
5.1.1 Sterben – 68
5.1.2 Scheintod – 69
5.1.3 Hirntod – 69
5.1.4 Leichenerscheinungen und supravitale Reaktionen
– Todeszeitbestimmung – 70

5.2 Leichenschau und Sektion – 79
5.2.1 Rechtsgrundlagen der Leichenschau – 79
5.2.2 Was ist eine menschliche Leiche? – 80
5.2.3 Veranlassung der Leichenschau – 80
5.2.4 Ort und Zeitpunkt der Leichenschau – 81
5.2.5 Pflichten des Leichenschauarztes – 81
5.2.6 Durchführung der Leichenschau – 81
5.2.7 Feststellung des Todes – 82
5.2.8 Feststellung der Todeszeit – 84
5.2.9 Feststellung der Todesursache – 85
5.2.10 Qualifikation der Todesart – 87
5.2.11 Verhalten bei fraglich iatrogenen Todesfällen – 87
5.2.12 Sektionsrecht – 88

5.3 Identifizierung – 89

5.4 Unerwartete und unklare Todesfälle – 92
5.4.1 Phänomenologie und Ereignisorte – 92
5.4.2 Einteilung nach Organsystemen – 95
5.4.3 Plötzlicher Kindstod – 100

5.1 Tod und Leichenerscheinungen

 Einleitung

Unter »Thanatologie« (griech. thanatos = Tod) versteht man die Wissenschaft von den Ursachen und Umständen des Todes. In der Bundesrepublik Deutschland ereignen sich etwa 850.000 Todesfälle pro Jahr, davon ca. 50% in Kliniken, ca. 20% in Heimen, ca. 30% zu Hause bzw. in der Öffentlichkeit. Bei 16.640.671 Krankenhausaufnahmen waren 2001 392.626 Sterbefälle in Krankenhäusern zu verzeichnen, der überwiegende Anteil in der Inneren Medizin (285.348). 4–6,5% der Sterbefälle entfallen nach Angaben des statistischen Bundesamtes auf nicht-natürliche Todesfälle, die allerdings in der amtlichen Todesursachenstatistik um 33–50% unterrepräsentiert sind. Bis zum 40. Lebensjahr stehen nicht-natürliche Todesfälle zahlenmäßig vor den anderen großen Todesursachengruppen (Erkrankungen des Kreislaufsystems, der Atmungsorgane, bösartige Neubildungen).

5.1.1 Sterben

Sterben und Tod sind Prozesse, die gekennzeichnet sind durch den Funktionsverlust der großen Systeme (Herz-Kreislauf-, Atem-, zentrales Nervensystem) und ihrer Koordination (◘ Abb. 5.1). Mit dem Verlust der Koordination setzt eine zunehmende Dissoziation der Organfunktionen ein.

> **Definition**
> **Agonie:** Phase des Sterbens. Ihre Dauer kann in Abhängigkeit vom schädigenden Agens und den verbleibenden Reaktionsmöglichkeiten stark variieren.

- **Lange Agonieformen** (im Stundenbereich): Endstadium vieler chronischer Erkrankungen (z. B. Tumorerkrankungen). Hier kündigt sich der Tod für Außenstehende erkennbar an. Bereits aus dem Altertum ist für derartige Todesfälle die »**Facies hippocratica**« bekannt (Gesichtsausdruck des Sterbenden mit blasser, spitzer Nase, eingesunkenen Augen und Wangen, grau-blasser Haut und kaltem Schweiß auf der Stirn).
- **Kurze Agonieformen** (im Minutenbereich): Sowohl bei gewaltsamen Todesfällen als auch solchen aus innerer krankhafter Ursache (Strangulation, Ertrinken, Verbluten bei Stichverletzungen, akuter Myokardinfarkt, fulminante Lungenthrombembolie).
- **Ultrakurze bzw. fehlende Agonieformen** (Bruchteile von Sekunden): Bei gewaltsamen Todesursachen, etwa vollständiger gröbster Zertrümmerung des Körpers bei einer Explosion.

Manche gewaltsamen Todesursachen (z. B. asphyktisches Ersticken) sind durch heftigste Reaktionen der Atmung und des Kreislaufs (Dyspnoe, Tachykardie, Blutdruckanstieg) und des ZNS (tonisch-klonische Krämpfe) charakterisiert. Auf diese Fälle trifft der Ausdruck Agonie (Todeskampf) zu, während bei vielen Sterbevorgängen aus krankhafter innerer Ursache aufgrund einer Hypoxie des Gehirns zumindest die terminale Sterbephase nicht mehr bewusst erlebt wird. »Todeseintrittspforten« (Atria mortis) sind i. d. R. Herz, Lunge und Gehirn.

> ❗ Der Tod eines Menschen als Mensch (Individualtod) wird festgestellt
> - anhand der sicheren Todeszeichen als Folge des irreversiblen Kreislauf- und Atemstillstandes (Totenflecke, Totenstarre, fortgeschrittene Leichenerscheinungen) oder
> - durch Nachweis des Hirntodes entsprechend den Richtlinien der Bundesärztekammer.

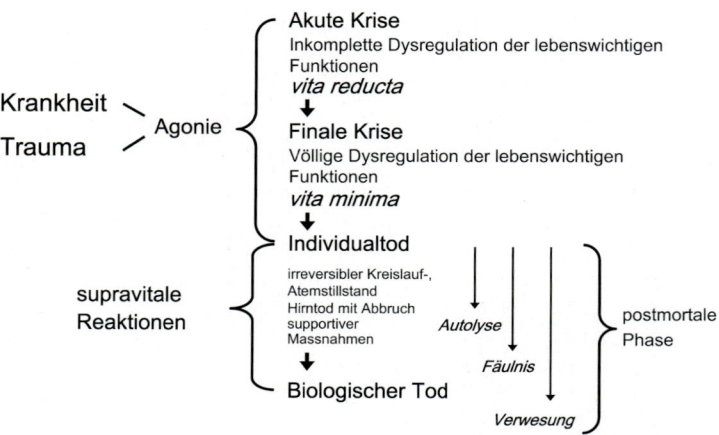

◘ **Abb. 5.1.** Schema der agonalen Abläufe. (Mod. nach Berg)

5.1 · Tod und Leichenerscheinungen

Als Folge des irreversiblen Kreislauf- und Atemstillstandes – der klassischen Kriterien des Individualtodes – bilden sich unmittelbar als frühe Leichenerscheinungen Totenflecke und Totenstarre aus. Postmortal sind in der Phase des intermediären Lebens jedoch noch Lebensäußerungen von Geweben und Zellen auf Reize auszulösen. Erst mit dem Absterben der letzten Körperzelle – einer für die Todesfeststellung völlig irrelevanten Zäsur – spricht man vom **biologischen Tod**.

5.1.2 Scheintod

Die Feststellung des eingetretenen Todes kann sich schwieriger gestalten in der Phase einer Vita minima und Vita reducta mit zunehmender Devitalisierung vor Eintreten sicherer Leichenerscheinungen als Folge des irreversiblen Herz-Kreislauf-Stillstandes. In der Phase der Vita minima und Vita reducta mit Dysregulation der großen Funktionssysteme und ihrer Koordination sowie zunehmender Devitalisierung können die Lebensäußerungen (Respiration, Zirkulation) so daniederliegen, dass sie bei oberflächlicher Untersuchung nicht wahrgenommen werden. Ursachen, die zu einer Vita minima oder Vita reducta führen können, wurden als **AEIOU-Regel** zusammengefasst (Tab. 5.1). Bei Verdacht auf entsprechende Umstände – fehlende Lebensäußerungen, aber keine sichere Todeszeichen – ist größte Vorsicht geboten. Eine Kombination von Medikamentenintoxikation mit allgemeiner Unterkühlung ist die häufigste Ursache für eine Vita minima mit fälschlicher Attestierung des Todes.

Fallbeispiel
Kältestarre als Totenstarre verwechselt
Eine 63 Jahre alt gewordene Frau wurde im Januar leblos am Flussufer außerhalb des Wassers in Rückenlage gefunden, die Bekleidung regelrecht, die unbeschuhten Füße am Wasserrand. Der sofort alarmierte Notarzt diagnostizierte einen Herz-Kreislauf-Stillstand und eine Apnoe. Epikritisch stellte er fest: Apnoe, Karotis-Puls nicht tastbar, beginnende Leichenstarre am Unterkiefer, eingeschränkte Beweglichkeit der oberen Extremitäten, weite, lichtstarre, entrundete Pupillen, Abbruch der Leichenschau wegen Verdacht auf nichtnatürliche Todesursache, Übergabe an Polizei. Bei der kriminalpolizeilichen Leichenschau in den Räumen eines Bestatters konnte Totenstarre weder im Kiefergelenk, noch in den Fingergelenken festgestellt werden, dagegen leichte, unregelmäßige Atembewegungen. Sofortige intensivmedizinische Maßnahmen waren erfolglos. Möglicherweise vorhandene Kältestarre war fälschlich als Totenstarre interpretiert worden, die differenzialdiagnostisch wichtige Prüfung auf das Vorhandensein von Totenflecken war vom Notarzt verpasst worden.

Cave
Keine Todesbescheinigung ohne sichere Todeszeichen. Im Zweifelsfall, insbesondere bei Unterkühlung, sofortige Krankenhauseinweisung veranlassen. Unsichere Todeszeichen (lichtstarre, weite Pupillen, Areflexie, fehlende Herztätigkeit, fehlende Atmung, Absinken der Körperkerntemperatur) sagen bei unsachgemäßer Prüfung wenig aus und dürfen nie Grundlage für die Feststellung des Todes sein.

Gegebenenfalls ist auf ein 30-minütiges Nulllinien-EKG nach ordnungsgemäßer Reanimation mit adäquater Herzmassage abzustellen (▶ Kap. 5.2.7). Ansonsten müssen bei unterkühlten Patienten, Beinahe-Ertrunkenen oder bei Fällen von Intoxikation Reanimationsmaßnahmen über den angegebenen Zeitpunkt hinaus bis zur Wiedererwärmung bzw. Detoxikation fortgeführt werden.

Die Ausstellung einer Todesbescheinigung für einen Lebenden ist immer eine ärztliche Fehlleistung, bei der der Arzt mit strafrechtlichen Ermittlungen wegen des Verdachts der fahrlässigen Tötung rechnen muss.

5.1.3 Hirntod

Definition
Hirntod: Zustand des irreversiblen Erloschenseins der Gesamtfunktion des Großhirns, des Kleinhirns und des Hirnstamms bei einer durch kontrollierte Beatmung noch aufrecht erhaltenen Herz-Kreislauf-Funktion. Der Hirntod ist der Tod des Menschen.

 Tab. 5.1. Ursachen für eine Vita minima/Vita reducta. (Nach Prokop 1976)

A	**A**lkohol, **A**nämie, **A**noxämie
E	**E**lektrizität/Blitzschlag
I	**I**njury (Schädel-Hirn-Trauma)
O	**O**pium, Betäubungsmittel, zentral wirksame Pharmaka
U	**U**rämie (andere metabolische Komata), Unterkühlung

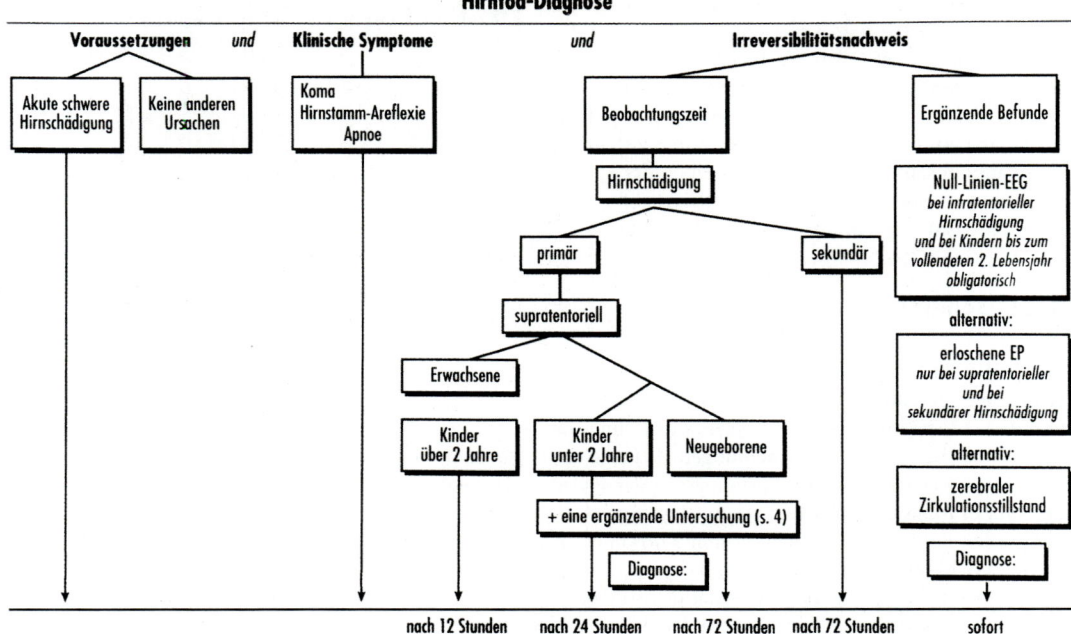

◘ **Abb. 5.2.** Hirntoddiagnose. (Aus Deutsches Ärzteblatt 1997)

Mit der Möglichkeit, Funktionsverluste von Atmung und Kreislauf maschinell zu ersetzen, bedurfte es für Fälle, in denen das Organ Gehirn nach primärer oder sekundärer Hirnschädigung seine integrative Funktion irreversibel eingestellt hat, unter dem Gesichtspunkt des normativen Lebensschutzes eines weiteren Todeskriteriums. Der irreversible Funktionsverlust des Gehirns als Eintrittspforte des Todes war bereits lange vorher bekannt und akzeptiert.

Voraussetzungen zur **Feststellung des Hirntodes** sind eine akute schwere primäre oder sekundäre Hirnschädigung sowie ein Ausschluss von Intoxikation, neuromuskulärer Blockade, Unterkühlung, Kreislaufschock, metabolischem oder endokrinem Koma. Die **klinische Symptomatik** des Hirntodes ist gekennzeichnet durch Bewusstlosigkeit, Lichtstarre beider mittel- bis maximal erweiterte Pupillen, wobei keine Wirkung eines Mydriatikums vorliegen darf, Fehlen der Hirnstammreflexe (Kornealreflex, okulozephaler Reflex, Schmerzreaktion im Trigeminusbereich, Pharyngealreflex) sowie Ausfall der Spontanatmung. Die **Beobachtungszeit** zur Feststellung des Hirntodes variiert in Abhängigkeit vom Lebensalter und der Art der Hirnschädigung (primär, sekundär). Die klinische Beobachtungszeit kann verkürzt werden durch ergänzende Befunde (Nulllinien-EEG, Erlöschen der evozierten Potenziale, zerebraler Zirkulationsstillstand).

Die Feststellung des Hirntodes spielt nur bei einer verschwindend kleinen Zahl von Patienten eine Rolle im Zusammenhang mit der Beendigung intensivmedizinischer Maßnahmen und der Explantation von Organen. Ganz überwiegend wird auf die sicheren Todeszeichen nach irreversiblem Funktionsverlust von Kreislauf und Atmung abgestellt. Nach den Richtlinien der Bundesärztekammer erfolgt die Hirntodfeststellung grundsätzlich durch zwei Ärzte, die bei einer geplanten Explantation für Transplantationszwecke unabhängig vom Transplantationsteam sein müssen. Ein Flussdiagramm zum Nachweis des Hirntodes entsprechend den Richtlinien der Bundesärztekammer zeigt ◘ Abb. 5.2.

5.1.4 Leichenerscheinungen und supravitale Reaktionen – Todeszeitbestimmung

Die Leichenerscheinungen sind nicht nur von Bedeutung für die Feststellung des Todes, sondern ihr Ausprägungsgrad erlaubt Rückschlüsse auf die seit Todeseintritt verflossene Zeit. Jeder Arzt muss mit der Prüfung der klassischen Todeszeichen Totenstarre und Totenflecke vertraut sein, während eine Todeszeitschätzung aus dem Abfall der Körperkerntemperatur und

5.1 · Tod und Leichenerscheinungen

supravitalen Reaktionen fachärztlich-rechtsmedizinisches Wissen vorausgesetzt.

Totenflecke (Livores)

Totenflecke sind das als Folge des irreversiblen Herz-Kreislauf-Stillstandes am frühesten auftretende sichere Todeszeichen. Bereits agonal kann es mit dem Nachlassen der Herzkraft zu lokalen Staseerscheinungen – etwa im Bereich der Wangen – kommen, die wegen ihrer ungünstigen Prognose als »**Kirchhofrosen**« bezeichnet werden. Mit dem Kreislaufstillstand senkt sich das Blut im Körper entsprechend dem hydrostatischen Druck. Die Hypostase betrifft alle Flüssigkeitskompartimente, nicht nur das Blut. Dieses senkt sich entsprechend der Schwerkraft in die »abhängigen«, zu unterst liegenden Körperpartien. Die Totenflecke bilden sich daher immer in diesen »abhängigen« Körperpartien aus, die im Einzelfall deskriptiv festzuhalten sind (◐ Abb. 5.3). Beispiel: Totenflecke der Körperrückseite mit Aussparung der Aufliegeflächen, Ausdehnung bis in die mittleren Axillarlinien, Totenflecke auf stumpfen Druck unvollständig wegdrückbar, nicht mehr verlagerbar, kräftige Ausdehnung und Intensität, blau-violette Farbgebung bzw. Totenflecke strumpfförmig und handschuhförmig in Armen und Beinen entsprechend einer Suspensionssituation.

> ❗ Bei der Leichenschau ist immer zu prüfen, ob die Totenflecke zur Auffindessituation korrespondieren. Ist dies nicht der Fall, weist dies auf eine postmortale Manipulation am Leichnam (Wenden, Sterbeort nicht Fundort etc.) hin.

Die nach außen sichtbaren Totenflecke entstehen durch **Senkungsblutfülle** in den Kapillaren der Lederhaut; zunächst bilden sich kleine hellrötliche Flecken, die mit zunehmender Todeszeit zu größeren Arealen konfluieren und aufgrund der Sauerstoffzehrung eine blau-violette Farbe annehmen. Im Bereich der Hypostase kann es aufgrund der Senkungsblutfülle, insbesondere wenn das Leichenblut flüssig bleibt, zu Kapillarrupturen mit kleinfleckigen Hauteinblutungen kommen, die als **Leichenfleckblutungen** bzw. Vibices bezeichnet werden (◐ Abb. 5.3b).

An **Aufliegestellen** kommt es zu einer Aussparung der Totenflecke, da der Aufliegedruck größer ist als der hydrostatische Druck. Bei Rückenlage des Leichnams betreffen die Aussparungen die Schulterblattregion, das Gesäß und die Fersen (◐ Abb. 5.3a). Weiterhin kommt es zu Aussparungen im Bereich von Hautfalten oder korrespondierend zu eng anliegenden Kleidungsstücken. Ggf. findet sich eine musterartige Ausprägung der Totenflecke entsprechend der Unterlage.

Verlager- und Wegdrückbarkeit. Frühpostmortal sind Totenflecke nach Wenden des Leichnams verlagerbar und auf leichten, stumpfen Druck wegdrückbar. Sie verschwinden am Ort ihrer ursprünglichen Ausprägung, um sich in der nun zuunterst liegenden Körperpartie neu auszubilden (◐ Abb. 4). Mit zunehmender Todeszeit nimmt die Verlagerbarkeit kontinuierlich ab. Dies ist im wesentlichen Folge der intravasalen Hämokonzentration; erst deutlich später kommt es zu einer Hämolyse und Hämoglobindiffusion. Eine vollständige Verlagerbarkeit findet sich bis 6 h, eine unvollständige bis 20 h nach Todeseintritt. Vollständig auf Daumendruck wegdrückbar sind Totenflecke bis ca. 20 h, unvollständig auf starken Druck (Messer, Pinzette) bis ca. 36 h.

Farbgebung. Die frühpostmortal noch hellroten Totenflecke nehmen rasch eine blau-livide Färbung an. Hellrote Totenflecke findet man bei CO-Intoxikation (Bildung von Carboxyhämoglobin) sowie bei Lagerung des Leichnams in der Kälte (Diffusion von Sauerstoff durch die Haut mit Linksverschiebung der Hb-O_2-Dissoziationskurve). Bei CO-Intoxikation zeigen sich die typischen kirschroten Flecken jedoch erst ab CO-Hb-Werten von mehr als 30%. Braunrote Totenflecke findet man bei Vergiftungen mit Methämoglobinbildnern (Nitrate, Nitrite; ◐ Abb. 5.3d), grünliche Totenflecke etwa bei Vergiftungen mit Schwefel (Sulfhämoglobinbildung).

Bei äußerem und innerem Verbluten sowie Anämie können Totenflecke u. U. sehr schwach ausgeprägt sein, während sie insbesondere bei plötzlichen Todesfällen aus innerer Ursache mit flüssig bleibendem Leichenblut sehr intensiv sein können.

Die Ausbildung der Totenflecke beginnt mit dem Kreislaufstillstand, nach 30 min können sie als hellrötliche Flecken erkennbar sein. In den folgenden Stunden konfluieren sie, um nach gut einem halben Tag ihre größte Ausdehnung und Intensität erreicht zu haben. Die Zeitzuordnungen zu den Ausprägungsgraden der Totenflecken unterliegen großen interindividuellen Schwankungen, so dass Rückschlüsse auf die seit Todeseintritt verflossene Zeit nur mit Zurückhaltung möglich sind. Hypostasebedingte Verfärbungen finden sich auch an den inneren Organen. So sind bei Rückenlage des Leichnams die rückwärtigen Anteile der Lungen livider verfärbt als die ventralen, bei Suspensionssituation zeigen sich die im kleinen Becken befindlichen Dünndarmschlingen düster livide verfärbt.

Totenstarre (Rigor mortis)

Die zweite sichere Leichenerscheinung, die bei normaler Umgebungstemperatur und normalem Kräfte- und

Kapitel 5 · Thanatologie

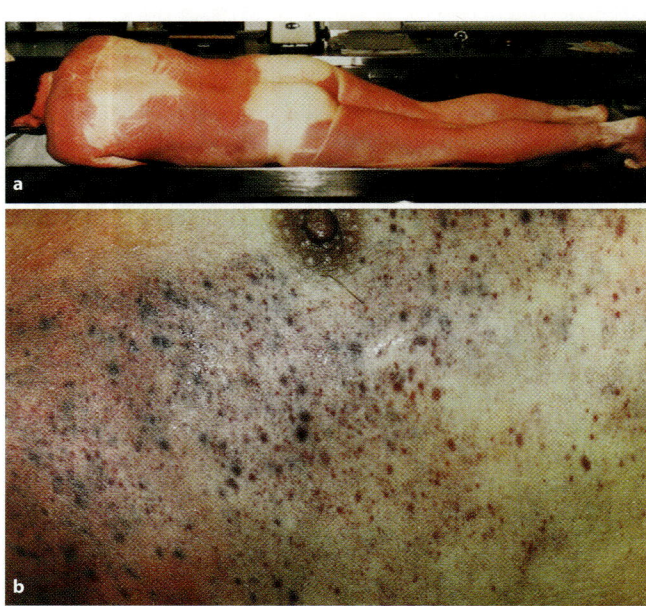
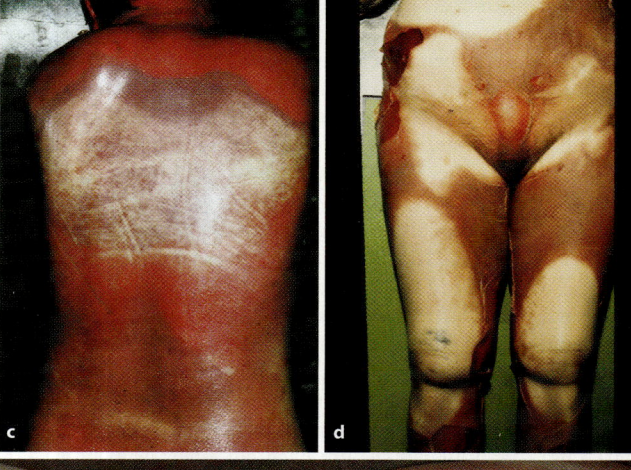
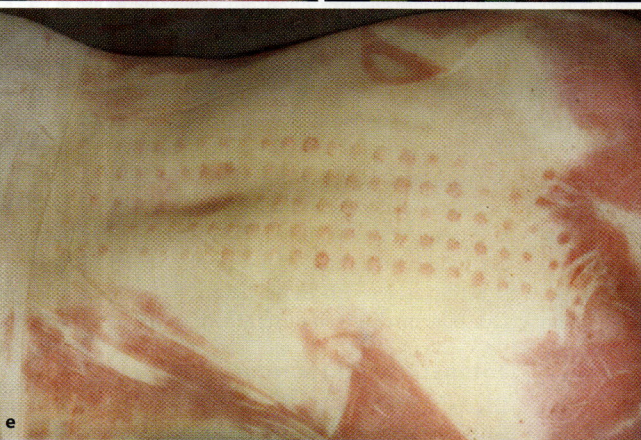
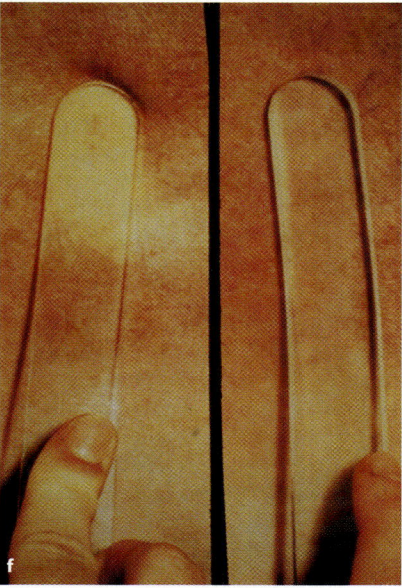

Abb. 5.3a–f. Totenflecke. **a** Konfluierte Totenflecke an der Körperrückseite mit Aussparungen über den Aufliegeflächen (Schulterblätter, Gesäß, Fersen) und den Hautfalten. **b** Leichenfleckblutungen (Vibices) der Brusthaut bei Bauchlage des Leichnams. **c** Zonale Gliederung der Totenflecke mit teilweise livider, teilweise rötlicher Farbgebung bei Lagerung des Leichnams in der Kühlkammer. Wird der Leichnam aus der Kühlkammer in normale Zimmertemperatur verbracht, nehmen die Totenflecke rasch wieder eine blau-livide Farbgebung an. **d** Schokoladenbraune Totenflecke bei Intoxikation mit Methhämoglobinbildnern. **e** Gemusterte Totenflecke korrespondierend zu ihrer Unterlage. **f** Totenflecke auf leichten stumpfen Druck noch vollständig wegdrückbar. (Aus Madea 2006)

Ernährungszustand im Mittel 3–4 h post mortem eintritt, ist die Totenstarre. Mit dem Todeseintritt kommt es zunächst zu einem Tonusverlust mit vollständiger Erschlaffung der Muskulatur. Letzte Empfindungen zu Lebzeiten sind dem Antlitz eines Verstorbenen daher nicht anzusehen. Über die Kreatinkinasereaktion und anaerobe Glykolyse kann zunächst in Abhängigkeit von den Glykogenreserven des Muskels ATP resynthetisiert werden. Erst mit dem Abfall des ATP-Spiegels unter 85% des Ausgangswertes kommt es zu irreversiblen Verbindungen zwischen Aktinfilamenten und Myosinköpfchen. Die Steifheit der Muskulatur nimmt zu, die Elastizität und Reißfestigkeit des Muskels nehmen ab.

Ausbildung und Ausprägungsgrad der Totenstarre werden in der Praxis rein subjektiv dadurch geprüft, ob bei Bewegungen in einem Gelenk die Beweglichkeit eingeschränkt und ein Widerstand spürbar ist. Der Ausprägungsgrad der Totenstarre darf nie nur in einem Gelenk geprüft werden, sondern ist in zahlreichen Gelenken zu prüfen (Kiefer-, Ellenbogen-, Finger-, Hüftgelenke), um sich einen Eindruck vom Fortschreitungsgrad bzw. der Lösung der Totenstarre zu verschaffen. Bei voll ausgeprägter Totenstarre in einem großen Gelenk ist auch ein kräftiger Untersucher nicht in der Lage, diese zu brechen.

Definition

Nysten-Regel: Die Totenstarre beginnt in der Reihenfolge: Kiefergelenk – Nacken – Gelenke der oberen Extremitäten – Rumpf – untere Extremitäten.

Diese Reihenfolge des Eintritts der Totenstarre trifft für die überwiegende Zahl der Todesfälle mit Todeseintritt aus innerer krankhafter Ursache zu. Werden agonal jedoch andere Muskelgruppen beansprucht (etwa die der unteren Extremitäten in Folge Laufens) wird hier aufgrund einer agonalen Glykogenverarmung die Totenstarre zuerst eintreten.

Totenstarre bildet sich nicht nur in verschiedenen Muskelgruppen zeitlich versetzt (in Abhängigkeit von Glykogenbestand, Anteil weißer und roter Muskelfasern, lokaler Temperatur), sondern auch in verschiedenen Fasern eines Muskels. Hat sie sich in einzelnen Fasern eines Muskels bereits ausgeprägt, kann subjektiv Starre wahrgenommen werden. Wird diese frühpostmortal gebrochen, kann sich die Totenstarre in den noch nicht erstarrten Fasern wieder ausbilden (◘ Abb. 5.4). Das Phänomen des **Wiedereintritts der Totenstarre nach Brechen** kann in einem Zeitraum von 6–8 h post mortem beobachtet werden.

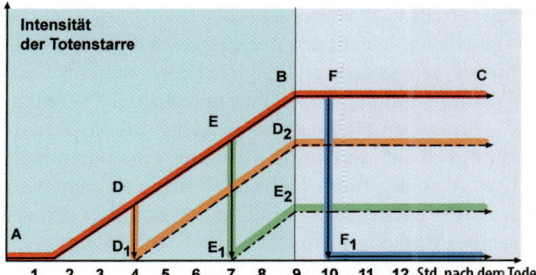

◘ **Abb. 5.4.** Wiedereintritt der Totenstarre nach Brechen zu unterschiedlichen postmortalen Zeitpunkten. Wird die Totenstarre zum Zeitpunkt D gebrochen, bildet sie sich bis zum Niveau D_2 wieder aus. Da zum Zeitpunkt D die Mehrzahl der Fasern noch nicht erstarrt war, bildet sich die Totenstarre sogar auf einem höheren Niveau als zuvor wieder aus. Wird die Totenstarre erst zum Zeitpunkt E gebrochen, kann sie sich nur noch bis zum Niveau E_2 ausprägen. Wird die Totenstarre erst nach voller Ausprägung gebrochen (F) bildet sich keine Totenstarre mehr aus (F_1). (Aus Madea 2006)

Lösung der Totenstarre. Die Lösung der Totenstarre ist stark temperaturabhängig, bei normaler Zimmertemperatur löst sie sich nach 2–3 Tagen. Bei tiefer Umgebungstemperatur kann Totenstarre durchaus 2–3 Wochen erhalten bleiben. Ursache der Lösung der Totenstarre ist eine Proteolyse, biochemisch ablesbar am Anstieg des Ammoniakspiegels, strukturell zeigt sich eine Lösung der Aktinfilamente aus den Z-Banden. Totenstarre ist i. d. R. nach 3–4 h wahrnehmbar. Ihre volle Ausprägung hat die Totenstarre nach ca. 8 h erreicht. In der Regel bleibt sie 2–3 Tage erhalten, eine vollständige Lösung ist bei Zimmertemperatur nach 4–5 Tagen erreicht. Totenstarre zeigt sich nicht nur an der quergestreiften, sondern auch an der glatten Muskulatur, etwa der Pupille oder den Musculi arrectores pilorum. Hier kann die Totenstarre zum Bild der »Gänsehaut« (Cutis anserina) führen.

Supravitale Reaktionen

Definition

Supravitale Reaktionen: über den Individualtod hinaus auslösbare »Lebensäußerungen« von Geweben auf Reize.

Grundlage supravitaler Reaktionen sind postmortal ablaufende Stoffwechselprozesse, v. a. die **anaerobe Glykolyse**. Die Supravitalphase ist gewebespezifisch, innerhalb des gleichen Gewebes abhängig von der topographischen Lokalisation im Körper. Hier wirkt sich die unterschiedliche postmortale Temperaturabfallcharakteristik in Abhängigkeit vom Durchmesser eines

Körperteils aus. Von praktischer Bedeutung sind die supravitalen Reaktionen der quergestreiften Muskulatur auf mechanische und elektrische Reizung sowie der glatten Irismuskulatur auf pharmakologische Reizung.

Frühpostmortal reagiert die quergestreifte Muskulatur noch auf mechanische Reizung, etwa durch kräftiges Anschlagen des M. biceps brachii; es kommt zu einer fortgeleiteten Kontraktion, die sich über den gesamten Muskel ausdehnt. Diese erste Phase ist synonym zu dem sog. **Zsako-Muskelphänomen**. Eine fortgeleitete Erregbarkeit kann 1,5–2,5 h post mortem beobachtet werden. In der zweiten Phase entwickelt sich auf mechanische Reizung ein kräftiger und typischer reversibler **idiomuskulärer Wulst**. Diese Phase dauert etwa 4–5 h post mortem. In der letzten Phase bildet sich nur noch ein schwacher idiomuskulärer Wulst aus, der allerdings über eine längere Zeitphase, nämlich bis zu 24 h persistieren kann. Ein schwacher idiomuskulärer Wulst kann im Intervall bis 8–12 h post mortem beobachtet werden.

Elektrische Erregbarkeit der Skelettmuskulatur

Zur Prüfung der elektrischen Erregbarkeit der Skelettmuskulatur bedient man sich kleiner, transportabler Reizgeräte mit definierten Reizimpulsen (z. B. 30 mA Stromstärke, Impulsfolgefrequenz von 50/s bei einer Impulsdauer von 10 ms). Bei Prüfung der elektrischen Erregbarkeit der **mimischen Muskulatur** und Elektrodeneinstich im medialen Anteil des Augenoberlides kann der Reizerfolg hinsichtlich der Ausbreitung auf elektrodenferne Areale in 6 Stufen graduiert werden (◘ Abb. 5.5): frühpostmortal reagiert die gesamte ipsilaterale Gesichtshälfte, mit zunehmender Todeszeit bleibt die Reaktion auf den Reizort beschränkt, schließlich reagiert nur noch das gesamte Oberlid bzw. $1/3$ bis $2/3$ des Oberlides bzw. der M. orbicularis oculi nur noch unmittelbar angrenzend an die Reizelektroden. Aus der Ausbreitung der Reaktion auf elektrodenferne Areale wird unmittelbar der Zeitbezug hergestellt. In gleicher Weise kann auch die elektrische Reagibilität des **M. orbicularis oris** bei Einstich der Elektroden beidseits der Mundwinkel geprüft werden.

Die Prüfung der supravitalen elektrischen Erregbarkeit der Skelettmuskulatur ist eine in der rechtsmedizinischen Praxis unverzichtbare Methode zur Schätzung der Liegezeit eines Leichnams. Die elektrische Erregbarkeit der mimischen Muskulatur kann in Einzelfällen bis 20 h post mortem erhalten bleiben. An der Thenar- oder Hypothenarmuskulatur erlischt die Erregbarkeit spätestens 10–12 h post mortem. Der M. orbicularis oris ist ebenfalls bis etwa 11 h post mortem reagibel. Auch die glatte Irismuskulatur ist postmortal reagibel, wobei die Reaktionsdauer der quergestreiften Skelettmuskulatur von der der glatten Irismukulatur auf pharmakologische Reizung deutlich übertroffen

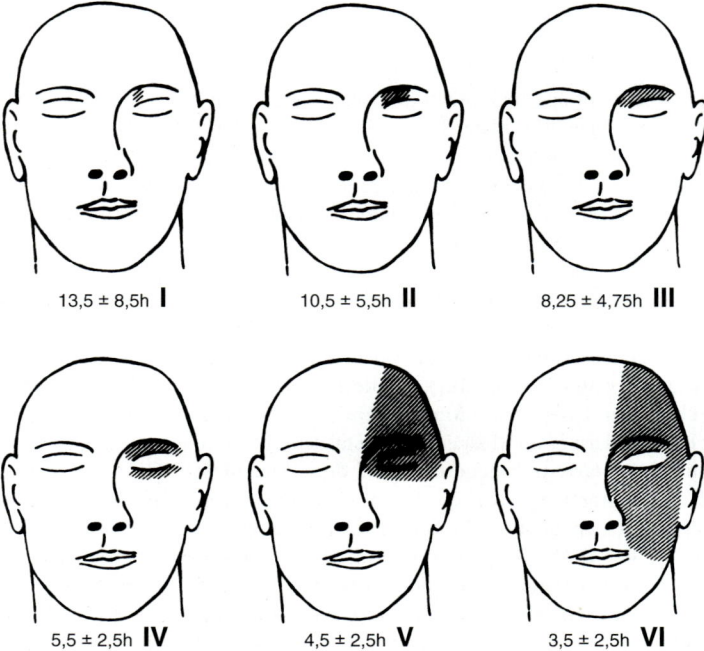

◘ **Abb. 5.5.** Ausbreitung der Erregung auf elektrodenferne Areale bei Prüfung der elektrischen Erregbarkeit der mimischen Muskulatur. Frühpostmortal Kontraktion der gesamten ipsilateralen Gesichtshälfte, mit zunehmender Todeszeit bleibt die Erregung auf den Reizort (M. orbicularis oculi) beschränkt. Elektrodeneinstich im medialen Anteil des Augenoberlides. (Aus Madea 2006)

5.1 · Tod und Leichenerscheinungen

wird: Reagibilität in Einzelfällen bis 50 h post mortem. So zeigt sich auf subkonjunktivale Injektion von Noradrenalin bzw. Acetylcholin in Einzelfällen bis 46 h post mortem eine Mydriasis bzw. Miosis. Andere Pupillomotorika weisen eine geringere Zeitdauer supravitaler Reagibilität auf.

Abkühlung

Nach Todeseintritt folgt die postmortale Angleichung der Körperkerntemperatur an die Umgebungstemperatur 4 Mechanismen:
- Konduktion
- Konvektion
- Strahlung
- Wasserverdunstung

Konvektion und Konduktion sind dabei die führenden Mechanismen. Die **Körperkerntemperatur** (z. B. Rektaltemperatur) fällt dabei nicht unmittelbar postmortal ab, es bildet sich zunächst ein postmortales Temperaturplateau von 2–3 h Dauer (◘ Abb. 5.6). Das postmortale Temperaturplateau findet seine Ursache darin, dass sich zunächst ein radiales Temperaturgefälle vom Körperkern zur Körperoberfläche aufbauen muss. An das postmortale Temperaturplateau schließt sich eine Abkühlung in Exponentialfunktion entsprechend dem Newtonschen Abkühlgesetz an, so dass der postmortale Temperaturverlauf insgesamt als sigmoidal bezeichnet werden kann. Die Abkühlgeschwindigkeit hängt von zahlreichen individuellen Faktoren ab (Körperproportionen, Fettreichtum, Körperhaltung, Kleidung, Bedeckung, Windverhältnisse, Lagerung in einem flüssigen Medium, Durchfeuchtung der Bekleidung usw.).

> ❗ Der Abfall der Körperkerntemperatur beträgt etwa 0,5–1,5°C/h.

Die Abkühlcharakteristik kann mathematisch mit einem 2-Exponenten-Modell beschrieben werden:

$$\frac{T - T_U}{T_O - T_U} = \frac{p}{p - Z} e^{-Zt} - \frac{Z}{p - Z} e^{-pt}$$

T_O = Temperatur bei Todeseintritt, T_U = Umgebungstemperatur, T = aktuell gemessene Körperkerntemperatur, Z = Exponent des ersten Ausdrucks, maßgeblich für die Abkühlgeschwindigkeit nach Abschluss des postmortalen Temperaturabfalls, p = Exponent des zweiten Ausdrucks, maßgeblich für die Ausprägung bzw. Dauer des postmortalen Temperaturabfalls.

Die mathematische Beschreibung des Abfalls der Körperkerntemperatur bei konstanter Umgebungstemperatur und empirische Anpassung der Exponenten Z und p führte zur Entwicklung eines Nomogramms

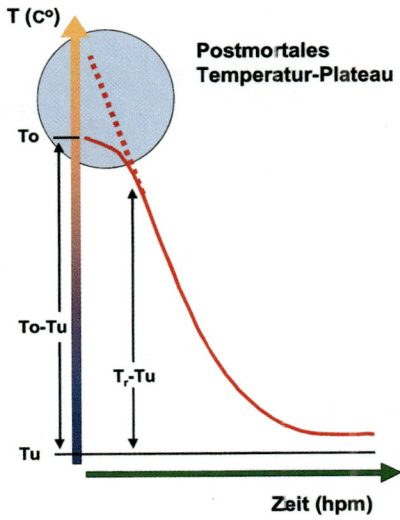

◘ **Abb. 5.6.** Sigmoidale Abkühlcharakteristik von Körperkerntemperaturen. Ein einfacher Exponentialausdruck entsprechend dem Newtonschen Abkühlgesetz beschreibt den postmortalen Temperaturabfall nicht hinreichend. Mit einem 2-Exponenten-Ausdruck ist die sigmoidale Abkühlcharakteristik mathematisch gut beschrieben. T_O Temperatur bei Todeseintritt (37,2°C); T_U Umgebungstemperatur; T_r Rektaltemperatur. (Aus Madea 2006)

(◘ Abb. 5.7), das aus einmaliger Messung von aktueller tiefer Rektaltemperatur und Umgebungstemperatur bei bekanntem Körpergewicht die Schätzung der Liegezeit eines Leichnams erlaubt. Zunächst wird die tiefe Rektaltemperatur mindestens 8 cm oberhalb des Sphincter ani gemessen, am besten mit einem von der Polizei vorgehaltenen geeichten digitalen Thermometer. Dann wird die Umgebungstemperatur des Leichnams gemessen. Beide Temperaturen werden in die entsprechende Skala des Nomogramms eingezeichnet und durch eine Gerade verbunden. Die Gerade schneidet eine im Nomogramm bereits eingezeichnete Diagonale. Vom Schnittpunkt des Fadenkreuzes wird eine Gerade durch den Schnittpunkt der Diagonalen mit der Geraden, die beide Temperaturskalen verbindet, gezogen und bis zum äußersten Kreisbogen mit Angabe der 95% Toleranzgrenzen durchgezogen. Beim Viertelkreisbogen des entsprechenden Körpergewichts wird die mittlere Todeszeit in Stunden abgelesen, im äußeren Viertelkreisbogen ergeben sich die entsprechenden 95%-Toleranzgrenzen.

Der abkühlungsverzögernde bzw. -beschleunigende Effekt von Bekleidung, Bedeckung, Durchfeuchtung, Wind, Lagerung in einem flüssigen Medium etc. kann durch empirisch ermittelte Körpergewichtskor-

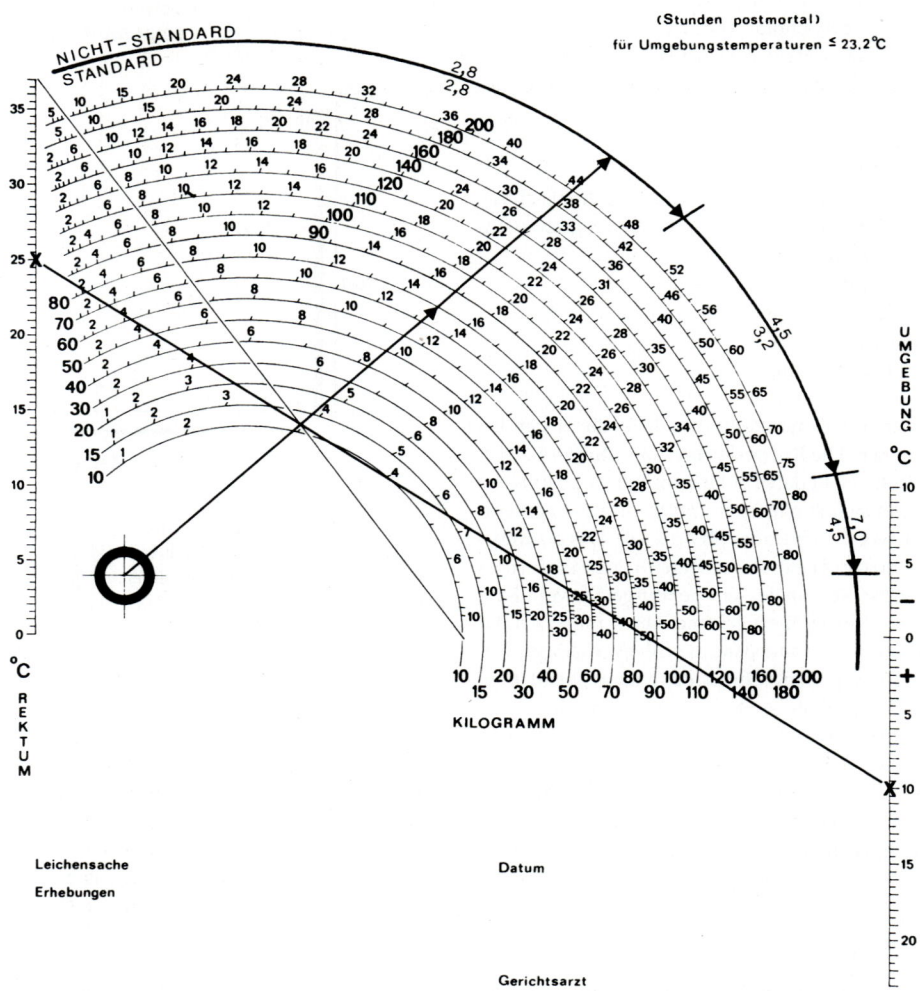

Abb. 5.7. Rektaltemperatur-Todeszeit-Bezugsnomogramm. Bei einer Rektaltemperatur von 25°C, einer Umgebungstemperatur von 10°C ergibt sich bei einem Körpergewicht von 80 kg eine mittlere Todeszeit von 15 h mit 95%-Toleranzgrenzen von +/−2,8 h. (Aus Madea 2006)

rekturfaktoren berücksichtigt werden, z. B. feuchte Kleidung und Wind = 0,7; dicke Bettdecke = 2,0.

Die Schätzung der Liegezeit aus der Körperkerntemperatur mit Auwahl des entsprechenden Korrekturfaktors sowie die Prüfung der Anwendbarkeit des Verfahrens setzt fachärztlich-rechtsmedizinisches Wissen voraus. Von jedem Arzt muss ggf. jedoch die Messung und Protokollierung der tiefen Rektaltemperatur verlangt werden.

> Bei der ersten Untersuchung des Leichnams müssen Körperhaltung, Sitz und Art der Bekleidung, eventuelle Durchfeuchtung der Bekleidung, Umgebungstemperatur, Wind und Lichteinfall, Sonneneinstrahlung, Veränderung der Temperaturverhältnisse durch Öffnen von Fenstern, An- und Abschalten einer Heizung, Anschalten von Scheinwerfern etc. genau protokolliert werden, da durch diese Maßnahmen die ursprünglichen Abkühlbedingungen verändert werden.

Vertrocknung der intakten Haut und sichtbaren Schleimhäute

Haut und Schleimhäute des Lebenden sind feucht und werden durch Transsudation und Schweißsekretion sowie mechanische Befeuchtung durch Lidschlag oder Zunge feucht gehalten. Diese Vorgänge sistieren mit Todeseintritt. In Abhängigkeit von Luftbewegung, Luftfeuchtigkeit und Wärme verdunstet die Oberflächenfeuchtigkeit unbedeckter Haut und Schleimhäute rasch. Insbesondere bei Säuglingen vertrocknen bald die Schleimhäute der Lippen, der Zunge, die Nasenspitze, das Skrotum und die großen Labien. Relativ rasch vertrocknet bei geöffneten Augen auch die Kornea, sie verliert ihren Glanz und wird trübe (Abb. 5.8).

Aufgrund der Hypostase der transzellulären Flüssigkeiten verliert der Augapfel seine Spannung. Bei geöffneten Augen kommt es zu dreieckigen oder auch bandförmigen Vertrocknungen der Augapfelbindehaut. Derartige Verfärbungen können bereits 1–2 h post mortem auftreten. Relativ rasch vertrocknen auch die Fingerbeeren und Akren, die Konsistenz wird derber, die Farbe rötlich-bräunlich. Vertrocknungen treten postmortal bald auch dort auf, wo durch Schweiß- oder Urinmazeration ein Epidermisverlust eingetreten ist. Von großer diagnostischer Bedeutung sind Vertrocknungen im Bereich von Hautabschürfungen. Überall dort, wo es durch vitale oder postmortale Kompression oder Schürfung der Epidermis zu einer leichten Flüssigkeitsabgabe kommt, treten in Abhängigkeit von Umgebungsbedingungen (Luftzufuhr, Wärme, Feuchtigkeit der Luft) Vertrocknungen auf. Derartige Vertrocknungen finden sich z. B. als Folge von Sturzverletzungen (Knie), Defibrillation, als Folge mechanischer Gewalteinwirkung (Drossel-, Würgemale) usw. Postmortal entstandene Hautabschürfungen vertrocknen freilich in gleicher Weise wie vitale zu braun-roten, lederartig harten Flächen. Diagnostisch und rekonstruktiv von besonderer Bedeutung sind geformte Vertrocknungen, die die Konfiguration eines einwirkenden Werkzeuges abformen.

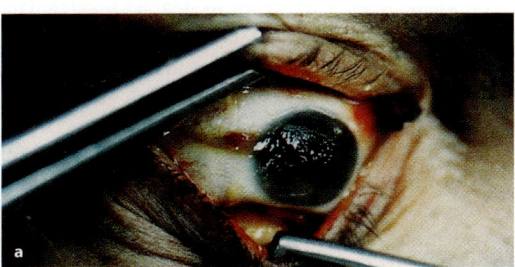

Abb. 5.8. Vertrocknung der Kornea mit honiggelber, streifenförmiger Vertrocknung der Augapfelbindehaut bei postmortal spaltförmig offenen Augen. (Aus Madea 2006)

Fortgeschrittene Leichenveränderungen

Die weitere Zerstörung eines Leichnams geschieht durch exogene und endogene Faktoren. Zu den exogenen Faktoren gehören etwa Tierfraß, Witterungseinflüsse und grob mechanische Insulte. Endogene Faktoren sind Autolyse, Fäulnis und Verwesung.

> **Definition**
> - **Autolyse:** Zersetzung organischer Strukturen durch körpereigene Fermente.
> - **Fäulnis:** anaerob bakterieller, alkalischer Zersetzungsprozess auf reduktiver Grundlage. Durch Gasbildung (H_2S, Kohlenwasserstoffe) und Abspaltung von Ammoniak entsteht die typisch ammoniakalische Geruchsbelästigung.
> - **Verwesung:** trockener, saurer Prozess auf oxidativer Grundlage. Durch die Abspaltung von Säuren (H_2CO_3, H_3PO_4, H_2SO_4) entsteht ein typischer, aromatisch-ranziger Geruch. Es kommt zu einer Vermoderung des Gewebes und einem typischen muffiger Gruftgeruch.

Autolyse. Relativ rasch kommt es postmortal zu einer Erweichung der Magenschleimhaut, die Magenwand kann vollständig brüchig werden und Mageninhalt sich in die Bauchhöhle ergießen. Das Pankreas daut sich postmortal selbst an, so dass die morphologische Diagnostik an diesem Organ erschwert ist. Mit dem Zusammenbruch der Membranfunktion kommt es zu einem Konzentrationsausgleich vital ungleich verteilter Stoffgrößen in verschiedenen Kompartimenten. So steigt die Kaliumkonzentration in der extrazellulären Flüssigkeit an, Natrium- und Chloridkonzentrationen fallen ab. Als Folge der anaeroben Glykolyse kommt es zu einem Abfall des pH- und einem Anstieg der Laktatkonzentration. Autolyse und postmortal-biochemische Prozesse sind die wesentlichen Gründe dafür, dass nach Todeseintritt eine klinisch-chemische Diagnostik nur noch sehr eingeschränkt möglich ist.

Fäulnis. Als erstes Zeichen zeigt sich eine Grünverfärbung der Haut, häufig zunächst im rechten Unterbauch, die sich auf die gesamte Körperoberfläche ausdehnen kann. Ursache ist eine Sulfhämoglobinbildung, zu der Sauerstoff notwendig ist. Daher zeigt sich die Fäulnis zunächst in oberflächlichen Körperpartien. Durch Hämolyse in subkutanen Venen kommt es zu einem **Durchschlagen der Venennetze** (Abb. 5.9).

Infolge der Gasbildung zeigt sich eine Gasdunsung, insbesondere an Körperpartien mit geringem Gewebsturgor (Augenlider, Mund). Durch Fäulnisgasdruck kann es zur Protrusion der Zunge, zum Kotaustritt aus

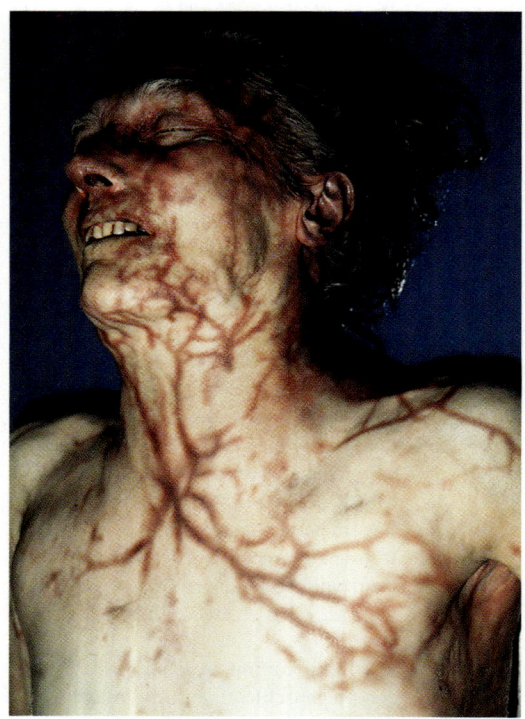

Abb. 5.9. Durchschlagen des Venennetzes. (Aus Madea 2006)

Die verschiedenen fortgeschrittenen Leichenerscheinungen können sich an einem Leichnam in zeitlicher Sukzession ablösen oder, sollten verschiedene Körperteile eines Leichnams verschiedenen Milieubedingungen ausgesetzt sein, gleichzeitig eintreten.

Tierfraß, Entomologie. Sowohl Haustiere (Hund, Katze) als auch Wildtiere, im Wasser auch Fische, können bald nach Todeseintritt Tierfraßverletzungen hervorrufen. Fliegen können schon agonal auf Sterbenden Eier ablegen, postmortal insbesondere in den Augenwinkeln, Mundwinkeln, Nasenöffnungen sowie penetrierenden Hautverletzungen. Der Entwicklungszyklus der Fliege dauert je nach Art und Temperatur 3–5 Wochen. Die Leichenbesiedelung kann unter Kenntnis der Milieubedingungen von forensischen Entomologen zur Liegezeitbestimmung genutzt werden. Dazu sollten von Maden, Puppen oder Käfern jeweils mehrere Exemplare in 70%-igem Alkohol aufbewahrt werden.

Außergewöhnliche Leichenveränderungen, Leichenkonservierung. Bei Lagerung über der Erde kann ein Leichnam durch Tierfraß und Madenbesiedelung innerhalb weniger Wochen vollständig skelettiert werden, im Erdgrab sollte eine Skelettierung – in Abhängigkeit vom Zustand des Bodens – nach 20–30 Jahren erfolgen. Konservierende Leichenerscheinungen führen dazu, dass auch Weichgewebe relativ gut erhalten bleiben:

- **Mumifikation**: Verdunstung bei Trockenheit und guter Luftzufuhr. Durch die Verdunstung kann ein starker Gewichtsverlust auftreten, es kommt zu einer Vertrocknung und Schrumpfung der Gewebe, die Haut ist lederartig vertrocknet, so dass die letzte Körperhaltung hierdurch fixiert sein kann.
- **Fettwachsbildung** (Leichenlipid, Adipocire): Lagerung des Leichnams in feuchtem Milieu unter gänzlichem oder partiellem Luftabschluss mit Umwandlung ungesättigter (Ölsäure) in gesättigte Fettsäuren (Palmitin-, Stearinsäure). Fettwachsbildung kann in der Haut bereits nach einigen Wochen beginnen, in der Muskulatur nach 3–4 Monaten. Die Umwandlung einer kompletten Leiche in Fettwachs erfordert mehrere Monate bis Jahre.
- **Moorleichen**: Konservierung durch Einwirkung von Huminsäuren unter Luftabschluss im Hochmoor. Es kommt zu einer Entkalkung der Knochen, Gerbung der Weichteile und typischer Rotfärbung der Haare.
- **Permafrostleichen**: Konservierung mittels Durchfrieren des Gewebes.

dem After, bei schwangeren Frauen zu einer Austreibung des Feten aus dem Uterus kommen (»Sarggeburt«). Der gesamte Körper ist aufgebläht und knisternd. Durch Fäulnistranssudation bilden sich Fäulnisblasen zwischen Ober- und Lederhaut, die einreißen und zu einer fetzigen Oberhautablösung führen können. Im Rahmen der Fäulnis kommt es zu einer Ablösung von Haaren und Nägeln. Weitere Begleiterscheinungen der Fäulnis sind eine Verflüssigung des Fettgewebes, eine Proteolyse mit Anfall von biogenen Aminen und Leichenalkaloiden (Ptomaine). Das Gehirn wird weich und zerfließlich, innere Organe werden von Fäulnisgasblasen durchsetzt (»Schaumorgane«). Der Fortschreitungsgrad der Fäulnis ist stark temperaturabhängig. Schätzungen der Leichenliegezeit können aus dem Fortschreitungsgrad der Fäulnis nur mit größter Zurückhaltung – wenn überhaupt – erfolgen.

> **Definition**
> **Casper-Regel:** Der Zersetzungszustand nach 1 Woche Luft entspricht dem in 2 Wochen Wasser bzw. 8 Wochen Erdgrab. Verlässliche Angaben zur Liegezeitschätzung sind daraus nicht ableitbar.

Prinzipien der rechtsmedizinischen Todeszeitbestimmung. Von allen Verfahren zur Bestimmung der Liege-

5.2 Leichenschau und Sektion

zeit eines Leichnams ist das nomographische Verfahren nach einmaliger Messung von Körperkern- und Rektaltemperatur am Leichenfundort unter Berücksichtigung abkühlungsbeschleunigender oder verzögernder Bedingungen, die über Körpergewichtskorrekturfaktoren quantitativ erfasst werden können, wissenschaftlich am besten untersucht und daher die Leitmethode. Im günstigsten Fall erhält man einen Todeszeitbereich von 5,6 h (Mittelwert +/−2,8 h), in dem der Tod sehr wahrscheinlich eingetreten ist. Dieses Todeszeitintervall wird man am Leichenfundort durch die Prüfung supravitaler Reaktionen (idiomuskulärer Wulst, elektrische Reagibilität der mimischen Muskulatur, Ausprägungsgrad von Totenstarre und Totenflecken) weiter einzugrenzen versuchen. Insbesondere im frühpostmortalen Intervall (innerhalb der ersten 24 h) kann dabei die Eingrenzung der Liegezeit auf 1−2 h gelingen.

> **In Kürze**
> - Der Hirntod wird festgestellt durch Bewusstlosigkeit, Lichtstarre beider erweiterter Pupillen, Fehlen der Hirnstammreflexe und Atemstillstand. Ergänzende Befunde sind Nulllinien-EEG, Erlöschen der evozierten Potenziale und zerebraler Zirkulationsstillstand.
> - Unter biologischem Tod versteht man das Absterben der letzten Körperzelle.
> - Eine Todesbescheinigung darf nur bei Vorliegen sicherer Todeszeichen (Totenflecke, Totenstarre, späte Leichenveränderungen) ausgestellt werden.
> - Die Liegezeit eines Leichnams kann am besten durch Messung von Körperkern- und Umgebungstemperatur anhand eines Bezugsnomogramms bestimmt werden.

5.2 Leichenschau und Sektion

Einleitung

Der behandelnde Arzt ist für die Durchführung der Leichenschau zunächst am besten geeignet, da er über die nötigen Kenntnisse zu Anamnese, Symptomatik und Umständen des Todeseintritts bei seinem ihm oftmals über Jahre bekannten Patienten verfügt. Allerdings darf nicht verkannt werden, dass durch unsorgfältige Leichenschauen ca. 11.000 nicht-natürliche Todesfälle, darunter ca. 1200 Tötungsdelikte pro Jahr nicht erfasst werden, da sie als natürliche Todesfälle deklariert werden. Derartige Fehlklassifikationen ereignen sich vorwiegend im Zuständigkeitsbereich niedergelassener Ärzte.

Die wichtigsten Aufgaben bei der ärztlichen Leichenschau sind in Tab. 5.2 genannt.

Im Folgenden sollen die Aufgabenkomplexe der ärztlichen Leichenschau sowie sich immer wieder ergebende Problembereiche und Fehler anhand der sachlichen Notwendigkeiten besprochen werden.

5.2.1 Rechtsgrundlagen der Leichenschau

In der Bundesrepublik Deutschland fällt die Regelung des Leichenschau- und Obduktionswesens – soweit nicht strafrechtlich relevante Bereiche betroffen sind – in die Gesetzgebungskompetenz der Bundesländer (Art. 70 Abs. 1 GG), die dies in speziellen Gesetzen über das Leichen-, Friedhofs- und Bestattungswesen regeln.

> ⚠ Jede Leiche ist zur Feststellung des Todes, des Todeszeitpunktes, der Todesart und der Todesursache ärztlich zu untersuchen (Leichenschau).

Tab. 5.2. Aufgaben und Bedeutung der Leichenschau

Feststellung des Todes, Sicherstellung der Identität	Allgemein gesellschaftliches und individuelles Interesse an einer sicheren Todesfeststellung, Beendigung des normativen Lebensschutzes, Personenstandsregister
Feststellung der Todesursache	Medizinische Aspekte, Todesursachenstatistik, Epidemiologie, Ressourcenverteilung im Gesundheitswesen
Todesart	Rechtssicherheit, Erkennen von Tötungsdelikten, Klassifikation der Todesumstände für zivil-, versicherungs- und versorgungsrechtliche Fragen
Feststellung der Todeszeit	Personenstandsregister, Erbrecht
Übertragbare Erkrankungen (nach Infektionsschutzgesetz)	Seuchenhygienische Aspekte im öffentlichen Interesse
Meldepflichten	Bei nicht-natürlicher/nicht geklärter Todesart, bei unbekannter Identität, gemäß Infektionsschutzgesetz

Jeder approbierte Arzt **darf** die Leichenschau durchführen, im Allgemeinen **muss** sie jeder Arzt auf Verlangen durchführen, insbesondere niedergelassene Ärzte, behandelnde Ärzte, Krankenhausärzte, Ärzte im Notfalldienst. Sollte kein anderer Arzt greifbar sein, sind Ärzte der unteren Gesundheitsbehörde zur Durchführung der Leichenschau verpflichtet. Sollte sich ergeben, dass die Leichenschau nicht ordnungsgemäß durchgeführt wurde, droht dem betroffenen Arzt ein Bußgeld (je nach Bundesland bis zu 25.000 €).

Die Pflichten der **Notärzte** beschränken sich i. d. R. auf die Feststellung des Todes und seiner Dokumentation in einer »vorläufigen Todesbescheinigung«. Bei Anhaltspunkten für einen nicht-natürlichen Tod hat der Notarzt sofort die Polizei zu informieren. Neben Angaben zur Person und zur Identifikation sind – neben der sorgfältigen Ausfüllung der Einsatzprotokolle – vom Notarzt die sicheren Todeszeichen sowie der Ort des Todes (ggf. Auffindeort) zu vermerken.

5.2.2 Was ist eine menschliche Leiche?

> **Definition**
> - Eine **menschliche Leiche** ist
>   - der Körper eines Verstorbenen, solange der gewebliche Zusammenhang infolge Fäulnis noch nicht aufgehoben ist,
>   - jede Lebendgeburt (unabhängig vom Körpergewicht) mit einem der Lebenszeichen (Herzschlag, Pulsation der Nabelschnur, Atmung),
>   - eine Totgeburt (Totgeborenes mit einem Körpergewicht von mindestens 500 g),
>   - jeder Körperteil, ohne den ein Weiterleben nicht möglich ist (Kopf oder Rumpf, nicht jedoch Extremitäten).
> - **Keine Leichen** sind
>   - Skelette oder Skelettteile,
>   - Fehlgeburten (Totgeburten mit einem Geburtsgewicht <500 g; keine Anzeigepflicht)

Die Grenze für anzeigepflichtige Totgeburten ist mit Änderung des Personenstandsgesetzes (PStG) vom 01.04.1994 von 1000 g auf 500 g gesenkt worden.

Regelungen zu Bestattungsfristen bzw. zur Überführung in eine öffentliche Leichenhalle finden sich in Tab. 5.3.

Tab. 5.3. Beim Tod eines Menschen zu beachtende Fristen

Maßnahme	Frist
Durchführung der Leichenschau	Unverzüglich nach Erhalt der Anzeige über den Todesfall
Überführung in eine Leichenhalle	Spätestens nach 36 h, jedoch nicht vor Durchführung der Leichenschau und Ausstellung der Todesbescheinigung
Anzeige beim Standesamt	Spätestens am ersten Werktage nach Todeseintritt
Bestattungsfristen	Frühestens nach 48 h, spätestens nach 8 Tagen

5.2.3 Veranlassung der Leichenschau

Die Leichenschau zu veranlassen haben:
- Sterbefälle zuhause: Angehörige und Personen, mit denen der Verstorbene in häuslicher Gemeinschaft gelebt hat, bzw. in deren Räumen oder auf deren Grundstück sich der Sterbefall ereignet hat
- Sterbefälle in Krankenhäusern, in Heimen, in Anstalten oder in Verkehrsmitteln: Leitungspersonen der Einrichtungen bzw. Fahrzeugführer
- Fundleichen: Die Person, die die Leiche gefunden hat
- Totgeborene: Arzt oder Hebamme, die bei der Geburt zugegeben war, bzw. jede andere Person, die bei der Geburt zugegen war, oder durch eigene Feststellung von der Geburt Kenntnis erlangt hat

Im Anschluss an die Leichenschau sind der nicht vertrauliche und vertrauliche Teil (im verschlossenen Umschlag) der Todesbescheinigung dem Veranlasser der Leichenschau zur Weiterleitung an das Standesamt zur Beurkundung des Todes auszuhändigen. Verzögert sich das Ausfüllen des vertraulichen Teils der Todesbescheinigung, da bei natürlicher Todesart z. B. noch ausstehende Laborbefunde für die Benennung der Todesursache abgewartet werden, muss der nicht vertrauliche Teil der Todesbescheinigung den Angehörigen zur Beurkundung des Todes ausgehändigt werden.

5.2.4 Ort und Zeitpunkt der Leichenschau

> ❗ Die Leichenschau soll an dem Ort stattfinden, an dem der Tod eingetreten ist oder an dem die Leiche aufgefunden wurde.

Lassen die Umstände eine hinreichend sorgfältige Leichenschau an diesem Ort nicht zu – etwa weil der Tod auf einem öffentlichen Platz mit viel Publikumsverkehr eingetreten ist – so kann sich der Arzt zunächst auf die Feststellung und Dokumentation des Todes beschränken und die Leichenschau später an einem geeigneteren Ort fortsetzen.

In den meisten Verordnungen findet sich die Formulierung, dass die Leichenschau »unverzüglich« nach Erhalt der Anzeige über einen Todesfall vorzunehmen sei. Der Begriff »unverzüglich« wird im Allgemeinen unter Heranziehung einer Legaldefinition aus dem Bürgerlichen Gesetzbuch verstanden als »ohne schuldhaftes Zögern«. Eine gerade durchgeführte Behandlung oder Operation muss daher nicht abgebrochen werden.

> ❗ Zur Durchführung der Leichenschau muss der Arzt den Sterbe- bzw. Fundort, an dem sich der Leichnam befindet, betreten. Dieses Betretungsrecht z. B. der Wohnung ist eine zulässige Durchbrechung der verfassungsrechtlich garantierten Unverletzlichkeit der Wohnung.

Weigert sich der Inhaber des Haus- bzw. Wohnrechtes, dem Leichenschauarzt Zutritt zu gewähren, so sollte in jedem Fall das Betreten der Wohnung erst durch herbeigerufene Polizeibeamte erzwungen werden.

Notfallärzte und Notärzte sind bei Todesfällen ihnen nicht bekannter Personen auf anamnestische Angaben vorbehandelnder Ärzte sowie Angaben der Angehörigen angewiesen. Der Leichenschauarzt kann daher von allen Personen Auskunft verlangen, die Kenntnisse von konkreten Umständen haben, unter denen der Sterbefall sich ereignet hat. Bei dieser gesetzlich normierten Auskunftspflicht handelt es sich um eine zulässige Durchbrechung der ärztlichen Schweigepflicht. Der leichenschauende Arzt darf die Angaben des vorbehandelnden Arztes unter Würdigung der Umstände des Todeseintritts für seine Eintragungen zu Grundleiden und Todesursache und zur Qualifikation der Todesart im Leichenschauschein verwenden.

Als Ausnahme von der Auskunftspflicht gelten die in der Strafprozessordnung festgelegten Zeugnisverweigerungsrechte (§§ 52ff StPO). Danach braucht dann keine Auskunft erteilt zu werden, wenn der Betroffene sich selbst oder einen der in § 52 Abs. 1 Nr. 1–3 StPO genannten Angehörigen durch die Beantwortung der Fragen des Leichenschauarztes der Gefahr einer strafrechtlichen Verfolgung oder eines Verfahrens nach dem Gesetz über die Ordnungswidrigkeiten aussetzen würde (§ 55 StPO). Die Verweigerung von Auskünften käme daher etwa bei Behandlungsfehlern in Betracht, die in Verbindung mit dem Todeseintritt stehen könnten.

5.2.5 Pflichten des Leichenschauarztes

Angabepflicht. Nach sorgfältiger Durchführung der Leichenschau hat der Leichenschauarzt unverzüglich und sorgfältig eine Todesbescheinigung auszufüllen, die einem von der zuständigen Behörde (i. d. R. Landesministerium) festgelegten Muster entsprechen muss. Dieses Muster verlangt Angaben, die u. a. zur Erfüllung anderweitig festgelegter Vorschriften notwendig sind (etwa des Personenstands- und Infektionsschutzgesetzes).

Meldepflicht. Bei Anhaltspunkten für einen nicht-natürlichen Tod, bei ungeklärter Todesart sowie bei nicht geklärter Identität hat der Leichenschauarzt die Polizei zu benachrichtigen. Bis zu deren Eintreffen hat der Arzt bei nicht-natürlichem Tod von der weiteren Durchführung der Leichenschau abzusehen und keine Veränderungen am Leichnam und am Leichenfundort vorzunehmen, damit keine Spuren verwischt oder gelegt werden. Weiterhin muss er dem Gesundheitsamt melden, wenn der Verstorbene an einer meldepflichtigen Krankheit gemäß dem Infektionsschutzgesetz oder einer anderen schweren übertragbaren Krankheit gelitten hat, die durch die Leiche verbreitet werden könnte. Weitere – wenn auch für Verstorbene nicht explizit normierte – Meldepflichten ergeben sich, wenn der begründete Verdacht besteht, eine Person könne an den Folgen einer Berufskrankheit verstorben sein oder die Berufskrankheit könne zumindest als Teilursache den Eintritt des Todes begünstigt haben.

5.2.6 Durchführung der Leichenschau

> ❗ Die Leichenschau ist an der vollständig entkleideten Leiche durchzuführen.

Unterschreitet der Arzt den geforderten Sorgfaltsmaßstab, begeht er bereits eine Ordnungswidrigkeit; es kommen bei unsorgfältiger Leichenschau mit daraus resultierender Schädigung Lebender grundsätzlich auch strafrechtliche Konsequenzen in Betracht (z. B.

Übersehen hellroter Totenflecke als Hinweis auf eine CO-Intoxikation, da die Verstorbenen nicht entkleidet wurden; Tod weiterer Personen durch die aufgrund der unsachgemäßen Leichenschau nicht entdeckte CO-Quelle).

Handelt es sich prima facie erkennbar um einen nicht-natürlichen Tod oder stellt der Arzt während der Leichenschau Anhaltspunkte für einen nicht-natürlichen Tod fest, ist die weitere Entkleidung zu unterlassen und die Polizei zu benachrichtigen. Wenn in einem solchen Fall die Leichenschau – zulässigerweise – an einer teilbekleideten Leiche durchgeführt wurde, ist dies im Leichenschauschein zu vermerken.

> **! Cave**
> Die Unterschreitung der geforderten Sorgfalt aus Bequemlichkeit oder falsch verstandener Rücksichtnahme auf Angehörige birgt Gefahren sowohl für die Aufdeckung von nicht-natürlichen Todesfällen (insbesondere Tötungsdelikte) als auch für den Arzt (zumindest Ordnungswidrigkeit).

Der **vertrauliche Teil** der Todesbescheinigung dient medizinalstatistischen Zwecken und enthält Angaben über den leichenschauenden Arzt, den zuletzt behandelnden Arzt, sichere Zeichen des Todes, Grundleiden, zum Tode führende Erkrankungen und letztendliche Todesursache sowie weitere Angaben zur Klassifikation der Todesursache. Der vertrauliche Teil wird an das Gesundheitsamt weitergeleitet. Im Regelfall sind nicht vertraulicher und vertraulicher Teil der Todesbescheinigung dem Veranlasser der Leichenschau unmittelbar nach Beendigung der Leichenschau und Ausfüllen der Todesbescheinigung zur Weiterleitung an das Standesamt auszuhändigen, da nach § 32 (Anzeige des Sterbefalls) des PStG dem Standesbeamten spätestens am folgenden Werktage nach Todeseintritt der Tod angezeigt werden muss.

Der **nicht vertrauliche Teil** ist für das zuständige Standesamt bestimmt und enthält Angaben zur Person des Verstorbenen – insbesondere die zur Eintragung in das Sterbebuch und für die Bestattung erforderlichen Angaben gemäß § 37 PStG –, zur Art der Identifikation, zur Feststellung des Todes, zur Todesart sowie Zusatzangaben bei Totgeborenen und Hinweise zum Infektionsschutzgesetz. Nur die Todesbescheinigung hat die in der jeweiligen Landesverordnung bzw. dem jeweiligen Landesgesetz festgelegten Rechtsfolgen, nicht jedoch der in einigen Bundesländern eingeführte **vorläufige Leichenschein**. Aufgrund des vorläufigen Leichenscheins kann also keine Beurkundung des Todes erfolgen.

Im nicht vertraulichen Teil der Todesbescheinigung sind zunächst Personalangaben zu machen, dann Angaben, wie die Identifikation sichergestellt wurde (aufgrund eigener Kenntnis, nach Einsicht in den Personalausweis, Reisepass, nach Angaben von Angehörigen/Dritten bzw. Identifikation nicht möglich). Dann finden sich Angaben zu den sicheren Zeichen des Todes sowie zu Ort und Zeitpunkt des Todes. Eine zusammenfassende Übersicht zur Durchführung der Leichenschau gibt die ◘ Abb. 5.10.

5.2.7 Feststellung des Todes

Die Feststellung des eingetretenen Todes ist unproblematisch, wenn sichere Todeszeichen (Totenstarre, Totenflecke, Fäulnis, mit dem Leben nicht zu vereinbarende Körperzerstörung) vorliegen. Unsicherheiten in der Feststellung des Todes treten v. a. in der Zeitphase zwischen scheinbar leblosem Zusammenbrechen und der Ausbildung sicherer Todeszeichen oder in einer Phase der Vita minima bzw. Vita reducta auf.

> **Unsichere Todeszeichen**
> - Bewusstlosigkeit, Koma
> - Ausfall der Spontanatmung
> - Keine Pulse tastbar
> - Keine Herztöne wahrnehmbar
> - Areflexie
> - Lichtstarre, weite Pupillen
> - Tonusverlust der Muskulatur

Vielmehr muss die Irreversibilität des Ausfalls der Vitalfunktionen (irreversibler Kreislauf-, Atemstillstand) sichergestellt werden durch:
- das Vorliegen sicherer Todeszeichen (Livores, Rigor, fortgeschrittene Leichenerscheinungen) bzw.
- vergebliche Reanimation von ca. 30 min Dauer, gesichert durch ein etwa 30-minütiges Nulllinien-EKG trotz adäquater Maßnahmen bei Ausschluss einer allgemeinen Unterkühlung bzw. Intoxikation mit zentral dämpfenden Medikamenten.

Bei der ambulant durchgeführten Leichenschau muss immer ein sicheres Todeszeichen vorliegen. Bei frustraner Reanimation über einen Zeitraum von mindestens 30 min, ohne dass eine suffiziente Herz-Kreislauf-Funktion zustande kam, dürften bald nach Beendigung der Reanimation auch die ersten Livores auftreten. Weitere sichere Todeszeichen sind:
- Hirntod (nur unter klinischen Bedingungen bei assistierter Beatmung feststellbar)

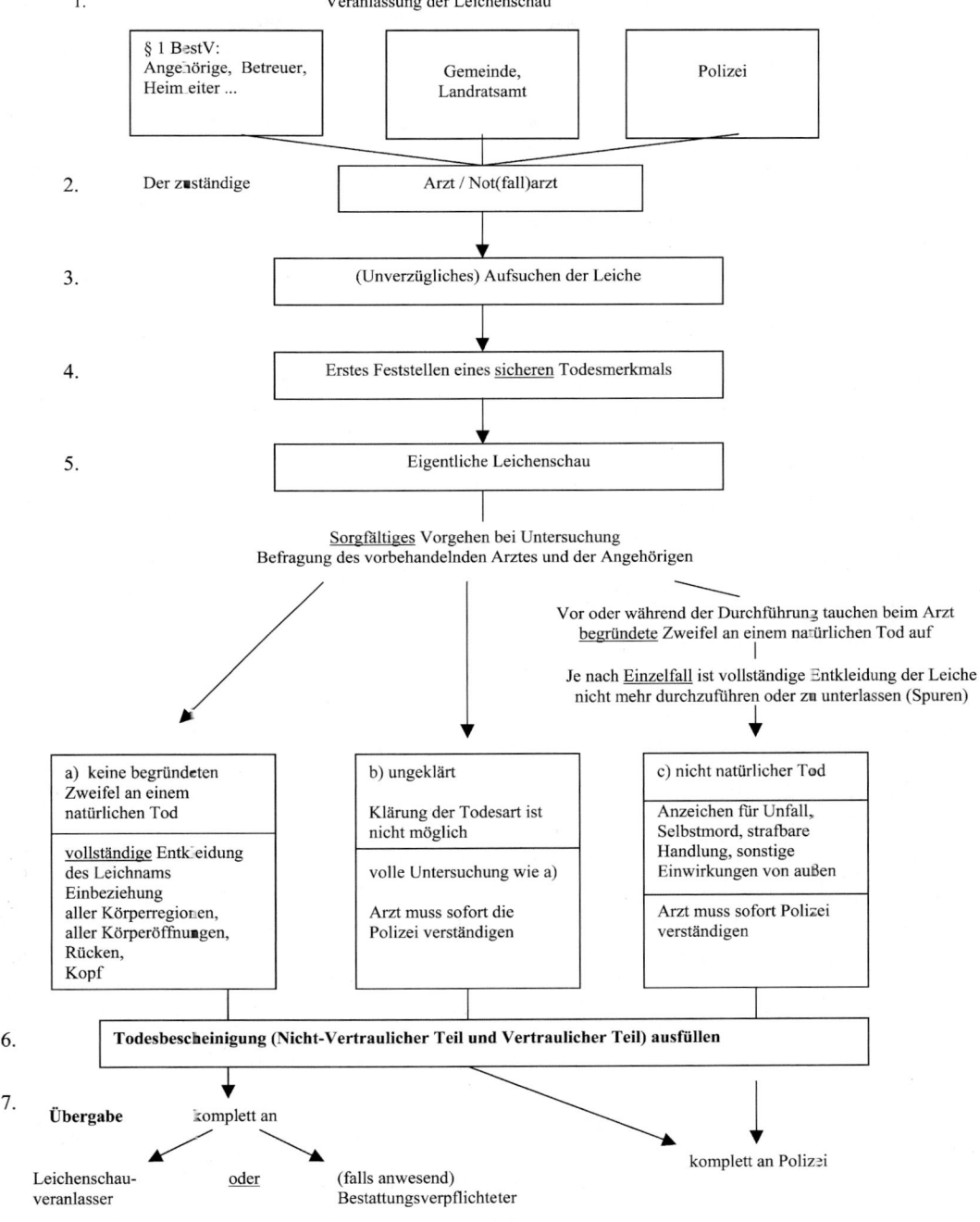

◘ Abb. 5.10. Ablaufschema zur Durchführung der Leichenschau. (Nach Hof 2001)

- Mit dem Leben nicht zu vereinbarende Körperzerstörungen (etwa Exenteration lebenswichtiger innerer Organe)

5.2.8 Feststellung der Todeszeit

Im Leichenschauformular werden dem Arzt Angaben zur Todeszeit gegliedert nach Tag, Monat, Jahr und Uhrzeit abverlangt. Bitten von Angehörigen, den Todeszeitpunkt um einige Stunden zu verschieben (z. B. damit der monatliche Unterhaltsanspruch oder die Rente noch einmal fällig wird) muss sich ein Arzt grundsätzlich verschließen, um sich nicht neben einer Ordnungswidrigkeit auch noch der Gefahr strafrechtlicher Konsequenzen wegen Beihilfe zum Betrug auszusetzen. Die Todeszeit kann bei quasi gleichzeitigem Tod von Angehörigen immense erbrechtliche Konsequenzen haben. Hier sind relativierende Angaben zur Todeszeit zu empfehlen.

Tritt der Tod unter ärztlicher Überwachung ein oder ist der Todeseintritt durch zuverlässige Zeugen beobachtet, kann der Zeitpunkt des irreversiblen Herz- oder Atemstillstandes als Todeszeitpunkt protokolliert werden. Bei Unglücksfällen mit ultrakurzer Agonie kann der Unglückszeitpunkt als Todeszeitpunkt verwertet werden. Liegt eine kurze Agonie vor, also etwa vom Unglückszeitpunkt bis zum Eintreffen des Arztes, so wird es sich empfehlen, diesen Zeitbereich als Todeszeitraum anzugeben. In gleicher Weise sollte der Arzt verfahren, wenn er von Angehörigen eines Verstorbenen zur Leichenschau gerufen wird. Zu empfehlen ist u. U. der Zusatz: »Nach Angaben der Angehörigen«, sollte sich dieser nicht bereits im Vordruck des Leichenschauformulars finden.

Meist stehen dem Arzt keine Zeugenaussagen über den Todeszeitpunkt zur Verfügung, sondern allenfalls Angaben über den Auffindezeitpunkt oder über den Zeitpunkt, zu dem der Verstorbene letztmals lebend gesehen wurde. In jedem Fall sollten diese Angaben protokolliert werden. Die Todeszeitbestimmung muss sich dann nahezu ausschließlich am Ausprägungsgrad der Leichenerscheinungen orientieren, insbesondere dem Ausbildungsgrad der Totenflecke, der Totenstarre und der Fäulnis (Tab. 5.4).

Der ungeübte Leichenschauarzt sollte eine zu weitgehende Eingrenzung des Sterbezeitpunktes vermeiden und relativierende Zusätze wie »etwa« wählen. Eine exakte Zeitschätzung aus der Abnahme der Körperkerntemperatur und der Prüfung supravitaler Reaktionen setzt fachärztlich-rechtsmedizinisches Instrumentarium und Wissen voraus. Sind in einem Todesfall am Ereignisort Erhebungen zur Todeszeit von kriminalistischer Relevanz, sind notfalls über die Polizei rechtsmedizinische Untersuchungen zu veranlassen. Jeder Arzt muss jedoch in der Lage sein, über den

Tab. 5.4. Schätzung der Liegezeit eines Leichnams aus dem Fortschreitungsgrad von Leichenerscheinungen und supravitalen Reaktionen

Körperkerntemperatur	- Zunächst Temperaturplateau von 2–3 h - Dann ca. 0,5–1,5°C/h (▶ Kap. 5.1.4)
Hornhauttrübung	- Bei geschlossenen Augen nach ca. 24 h - Bei offenen Augen nach 45 min
Totenflecke	- Beginn der Totenflecke am Hals nach 15–20 min - Konfluktion nach ca. 1–2 h - Volle Ausbildung der Totenflecke nach ca. 6–8 h - Wegdrückbarkeit auf Fingerdruck: ca. 10 h (10–20 hpm) - Umlagerbarkeit: ca. 10 h
Totenstarre	- Beginn der Totenstarre im Kiefergelenk nach 2–4 h - Vollständig ausgeprägte Starre nach ca. 6–8 h - Beginn der Lösung nach ca. 2–3 Tagen - Wiedereintritt der Starre nach Brechen bis ca. 8 hpm - Vollständige Lösung nach 3–4 Tagen, bei tiefer Umgebungstemperatur auch deutlich länger als 1 Woche
Mechanische Erregbarkeit der Skelettmuskulatur	- Fortgeleitete Kontraktion bis 1,5–2,5 hpm - Lokale Kontraktion bis ca. 8 hpm

hpm = Stunden postmortal

Ausprägungsgrad von Totenstarre (immer in mehreren Gelenken prüfen), Totenflecken (Konfluktion, Wegdrückbarkeit, Verlagerbarkeit) und Körpertemperatur (Leiche fühlt sich noch warm an oder erkaltet) grobe Einschätzungen zur Liegezeit des Leichnams vorzunehmen.

5.2.9 Feststellung der Todesursache

Im vertraulichen Teil der Leichenschauformulare ist unter der Rubrik »Todesursache« der Krankheitsverlauf in einer Kausalkette vom ausstellenden Arzt zu dokumentieren. Der entsprechende Teil der Todesbescheinigung richtet sich nach dem Muster der Weltgesundheitsorganisation (WHO) »International Form of Medical Certification of Cause of Death«. Dabei ist

- in Zeile Ia die unmittelbare Todesursache anzugeben,
- in den Zeilen Ib und Ic die vorangegangenen Ursachen-Krankheiten, die die unmittelbare Todesursache unter Ia herbeigeführt haben, mit der ursprünglichen Ursache (Grundleiden) an letzter Stelle.
- Schließlich sind in Zeile II andere wesentliche, mit zum Tode führende Krankheiten ohne Zusammenhang mit dem Grundleiden aufzuführen.

Beim Grundleiden handelt es sich um die zum Tode führende Erkrankung, bei der letztendlichen Todesursache (Ia) um die Art des Todeseintritts bei einem bestimmten Grundleiden. Ein an Diphtherie erkranktes Kind kann z. B. an einer Herzparalyse oder an einer Erstickung (durch Bildung von Pseudomembranen) versterben. Atria mortis (Todeseintrittspforten) wären also entweder Herzparalyse oder Ersticken, die Todeskrankheit, das zum Tode führende Grundleiden jedoch die Diphtherie.

Weiterhin ist jeweils die ungefähre Zeitspanne zwischen Beginn der Krankheit und dem Tod anzugeben. Diese Zeitspanne dient einer inneren Plausibilitätskontrolle für die Richtigkeit der Todesursachenkaskade vom Grundleiden zur Todesursache. Eine formal richtig gestaltete Todesursachenkaskade wäre z. B.:

- Ia – Ösophagusvarizenblutung als Folge von
- Ib – Pfortaderstauung als Folge von
- Ic – Leberzirrhose (Grundleiden)
- II – Diabetes mellitus

Die Rubrik Ia zur Todesursache muss in jedem Falle ausgefüllt werden. Anzugeben sind Krankheiten, Verletzungen oder Komplikationen, die den Tod unmittelbar verursachen. Wenn die Angaben unter Ia Folge einer anderen Bedingung (»Folge von«) waren, sind diese unter Ib anzugeben usw. Wenn die Todesursache unter Ia keine Folge weiterer Komplikationen oder anamnestisch bekannter Grundleiden ist, bedarf es keiner weiteren Eintragungen, z. B. Ia – Schädel-Hirn-Durchschuss.

Bleibt die Todesursache durch die Leichenschau unklar, ist dies entsprechend im Leichenschauschein zu vermerken, damit ggf. ein behördliches Todesermittlungsverfahren in Gang kommen kann. Letzte mittelbare Todesursachen können differenziert werden in organgebundene und nicht organgebundene (◘ Tab. 5.5).

> **❗ Cave**
> Nichtssagende »Diagnosen« wie Kreislaufstillstand, Herzversagen, Atemstillstand, Lebensalter usw. sind für die Todesursachenstatistik unbrauchbar und keine verlässliche Basis zur Qualifikation der Todesart.

Bei Würdigung von Befunden hinsichtlich ihrer todesursächlichen Dignität sind »harte« Todesursachen von »weichen« Todesursachen zu differenzieren. Ein typisches Beispiel wäre etwa der Myokardinfarkt, der innerhalb weniger Tage über eine Herzruptur zur tödlichen Herzbeuteltamponade führt. Schwieriger wird es, wenn das Grundleiden zwar klar zu definieren ist, das letztendlich todesursächliche Ereignis jedoch über verschiedene pathogenetische Endstrecken eintritt: etwa wenn eine chronisch-myeloische Leukämie über eine Soorsepsis und intestinale Blutung zum Kreislaufversagen führt. Zu bedenken ist schließlich, dass selbst vermeintlich »harte Diagnosen« wie Tod durch Erhängen nur über den Ausschluss konkurrierender Todesursachen zu stellen sind: Das Drosseln wird erst durch Ausschluss konkurrierender Todesursachen zum Erdrosseln, das Hängen zum Erhängen.

> **Definition**
> **»Harte« Todesursachen:** Grundleiden und unmittelbare Todesursache sind eng miteinander verbunden und in kurzer zeitlicher Folge eingetreten.
> **»Weiche« Todesursachen:** Es liegen mehrere Grunderkrankungen vor, von denen sich keine a priori als Todesursache anbietet; die Todesursache letztendlich multifaktoriell bleibt.

Bei der Bewertung objektiv erhobener Befunde hinsichtlich ihrer todesursächlichen Dignität empfiehlt sich gerade bei mehrfaktoriellen Sterbeprozessen eine Orientierung an eine Befundeinteilung in 3 Gruppen, wie sie in der Rechtsmedizin seit mehr als 90 Jahren üblich ist.

Tab. 5.5. Letzte mittelbare Todesursachen

Organgebundene Todesursachen	
Atmungsorgane	Pneumonie, Lungengangrän, Pleuritis, Empyema pleurale, Pneumothorax, Pyopneumothorax, Infarkt
Kreislauforgane	Koronarthrombose, Herzbeuteltamponade, Koronarinsuffizienz, Myokarditis Bei organischen Erkrankungen des Herzens: z. B. Endokarditis, Hypertonikerherz, Herzhypertrophie bei Mesaortitis, Cor pulmonale, Concretio cordis
ZNS: zerebraler Tod	Hirnblutung, Hirnerweichung, Hirnerschütterung, Hirnquetschung, Hirnschwellung, Hirnödem, Enzephalitis, Status epilepticus, Leptomeningitis, Pachymeningitis, subdurales Hämatom
Gastrointestinaltrakt	Ileus, Peritonitis. Kinder: Gastroenteritis, Enterokolitis, Intoxikation, Dyspepsie, Dystrophie, Atrophie
Leber	Coma hepaticum
Bauchspeicheldrüse	Coma diabeticum, hypoglykämisches Koma, hämorrhagische Pankreasnekrose
Nieren	Urämie, Urosepsis
Nicht organgebundene Todesursachen	
Tödliche Embolien	Thrombembolien, insbesondere Pulmonalembolie, Fettembolie, Luftembolie
Verblutung, innere und äußere, z. B.	Hämoptoe, Melaena, Hämothorax, Hämaskos
Sepsis	Infolge Phlegmone u ä., Pyämie, allgemeine Miliartuberkulose, Urosepsis, Urämie (s. oben)
Besondere letzte mittelbare Todesursachen	
Mit dem Leben unvereinbare Missbildungen	Zum Beispiel Aplasie des Gehirns, Anenzephalus
Besondere Todesursachen der Frucht und des Neugeborenen	Intrauterine Asphyxie mit/ohne Aspiration von Fruchtwasser, Chorioamnionitis, dystrophes Frühgeborenes

- **Gruppe 1:** Befunde, die aufgrund ihres Schweregrades und ihrer Lokalisation für sich allein und ohne Einschränkung den Tod eines Menschen erklären, z. B. rupturiertes Hirnbasisarterienaneurysma mit tödlicher Subarachnoidalblutung oder der rupturierte Myokardinfarkt.
- **Gruppe 2:** Organveränderungen, die den Tod erklären, aber nicht die Akuität des Todeseintritts. Ein Beispiel wäre die akute Koronarinsuffizienz. Das morphologische Substrat, die schwere Arteriosklerose, bestand zweifellos auch bereits am Tag zuvor, eine äußere Belastung wie körperliche Arbeit bei schwülem Wetter ist jedoch das hinzutretende äußere Ereignis für den Todeseintritt zum gegebenen Zeitpunkt.
- **Gruppe 3:** Todesfälle, bei denen trotz sorgsamster Untersuchungen keine Todesursache zu finden ist.

Sterbenstypen. Aus den morphologischen Befunden, den klinischen Daten, der Verfolgung der Krankheitsgeschichte und der Entwicklung von Krankheiten zum Tode wurden auf der Basis verschiedener Obduktionskollektive folgende Sterbenstypen abgegrenzt:
- **Linearer Sterbenstyp**: Grundleiden und Todesursache liegen in einem Organsystem.
- **Divergierender Sterbenstyp**: Organspezifisches Grundleiden, jedoch organunspezifische Todesursache.
- **Konvergierender Sterbenstyp**: In verschiedenen Organsystemen gelegene Grundleiden führen über eine gemeinsame pathogenetische Endstrecke zum Tod.
- **Komplexer Sterbenstyp**: In verschiedenen Organsystemen gelegene Grundleiden mit mehreren organspezifischen Todesursachen.

> Bei Eintragungen zu Grundleiden und Todesursache im Leichenschauschein sollte sich der Arzt die gesamte Krankheitsgeschichte seines Patienten nochmals vor Augen führen und sich insbesondere auch fragen, ob eine finale Morbidität vorlag, die das Ableben des Patienten zum gegebenen Zeitpunkt und unter den gegebenen Umständen erwarten ließ. Ergibt sich die Todesursache weder aus anamnestisch bekanntem Grundleiden noch den Umständen des Todeseintritts, ist dies im Leichenschauschein entsprechend zu vermerken.

Bekannt gewordene Tötungsserien in Krankenhäusern und Altenheimen belegen, dass sich die Leichenschauer die Frage nach einer finalen Morbidität bei ihren Patienten nicht gestellt haben. Auch wurden Tötungsserien in Krankenhäusern durch Luftembolie bzw. Clonidin bekannt mit reihenweiser Bescheinigung eines natürlichen Todes.

5.2.10 Qualifikation der Todesart

> **Definition**
> — **Natürlicher Tod:** Tod aus krankhafter Ursache, der völlig unabhängig von rechtlich bedeutsamen äußeren Faktoren eingetreten ist.
> — **Nicht-natürlicher Tod:** Todesfall, der auf ein von außen verursachtes, ausgelöstes oder beeinflusstes Geschehen zurückzuführen ist, unabhängig ob dieses selbst- oder fremdverschuldet ist.

Bei der Leichenschau hat der Arzt festzustellen, ob der Verstorbene eines natürlichen Todes infolge einer bestimmten Krankheit gestorben und wegen dieser Krankheit von einem Arzt behandelt worden ist, oder ob Anzeichen eines nicht-natürlichen Todes vorliegen.

> Eine natürliche Todesart kommt nur in Betracht, wenn anamnestisch ein schweres Krankheitsbild diagnostiziert wurde, die Prognose quoad vitam schlecht gewesen ist und Art und Umstände des Todes mit Anamnese und Prognose kompatibel sind.

Nicht-natürliche Todesfälle sind daher
— Gewalteinwirkungen, Unfälle, Tötungsdelikte
— Vergiftungen
— Suizide
— Behandlungsfehler
— Tödlich verlaufende Folgezustände der genannten Punkte

Dabei gibt es kein zeitliches Intervall, das die Kausalität zwischen einem am Anfang der zum Tode führenden Kausalkette stehenden äußeren Ereignis und dem Todeseintritt unterbricht. Der Tod an Pneumonie 4 Jahre nach einem während eines Narkosefehlers erlittenen hypoxischen Hirnschadens mit anschließendem apallischen Syndrom ist ebenso ein nicht-natürlicher Tod wie der Tod an einer Lungenembolie 3 Wochen nach einem Verkehrsunfall mit Unterschenkelfraktur, da jeweils am Anfang der zum Tode führenden Kausalkette ein von außen einwirkendes Ereignis steht.

Wird bei einem Tod einige Zeit nach einem Verkehrsunfall mit posttraumatischer Bettlägerigkeit der Kausalzusammenhang des Todeseintritts mit dem Unfall verkannt und der Todeseintritt fälschlich einem vermeintlich präexistenten Leiden zugeordnet, so wird den Angehörigen später unter Bezugnahme auf die Angaben im Leichenschauschein u. U. die Leistung aus einer Unfallversicherung versagt. Die Dunkelziffer nicht erkannter nicht-natürlicher Todesfälle ist am größten bei Durchführung der Leichenschau in der Wohnung durch niedergelassene Ärzte.

> Bleibt die Todesursache auch nach Befragen eines vorbehandelnden Arztes unklar, etwa weil keine finale Morbidität bekannt war, oder weil der Hausarzt den betroffenen Patienten seit längerer Zeit nicht mehr gesehen hat, sollte auch die Todesart als »ungeklärt« qualifiziert werden.

5.2.11 Verhalten bei fraglich iatrogenen Todesfällen

Todesfälle im Zusammenhang mit ärztlichen Maßnahmen, insbesondere fraglich iatrogene Todesfälle, stellen regelmäßig ein die behandelnden Ärzte belastendes Ereignis dar. Gemeint sind in diesem Zusammenhang nicht die intraoperativen Todesfälle schwer kranker und polytraumatisierter Patienten, die bei kunstgerecht durchgeführtem Eingriff ihrem Grundleiden bzw. Verletzungen erliegen, sondern Todesfälle von Patienten mit zum Zeitpunkt des Todes quoad vitam nicht unbedingt besorgniserregender Prognose oder gar von weitgehend gesunden Patienten. Oft ist in diesen Fällen den behandelnden Ärzten die Todesursache unklar bzw. die zum Tode beitragenden Geschehensabläufe können im Einzelnen nicht überblickt werden. In diesen Fällen empfiehlt sich eine Qualifikation der Todesart als unklar und die Meldung des Falles an die Ermittlungsbehörden, auch wenn der behandelnde Arzt sich dadurch selbst u. U. strafrechtlichen Ermittlungen aussetzt. Zwar gilt in unserer Rechtsordnung allgemein der

Grundsatz, dass sich niemand selbst strafrechtlichen Ermittlungen auszusetzen braucht, doch gilt gleichzeitig für den leichenschauenden Arzt, dass er seine Feststellungen bei der Leichenschau sorgfältig und nach bestem Wissen zu machen hat. Der in einem derartigen Interessenskonflikt stehende Arzt kann etwa einen Kollegen bitten, nach Information über die Todesumstände die Leichenschau durchzuführen. In Krankenhäusern sollte per Dienstanweisung geregelt sein, dass nicht der behandelnde Arzt die Leichenschau durchführt. In solchen Fällen dient gerade die Durchführung einer gerichtlichen Obduktion auch den Interessen des Arztes, da durch die Obduktion Grundleiden und Todesursache objektiv geklärt werden können und erst auf dieser Grundlage zur Frage eines Behandlungsfehlers und dessen Kausalität für den Todeseintritt Stellung genommen werden kann.

> **❗ Cave**
>
> Von einer Qualifikation der Todesart als natürlich mit der Zielsetzung, sich »Ärger zu ersparen«, ist abzuraten, da – sollten später Verdachtsmomente gegen den Arzt laut werden und der Todesfall zu behördlicher Kenntnis gelangen – der Arzt sich dem Argwohn ausgesetzt sieht, einen Behandlungsfehler vertuschen zu wollen.

5.2.12 Sektionsrecht

Obduktionen sind eines der wesentlichen Erkenntnismittel der Medizin. Sie dienen folgenden Zielen:
- Abklärung von Grundleiden und Todesursache
- Aus-, Fort- und Weiterbildung von Studenten und Ärzten
- Qualitätskontrolle der medizinischen Diagnostik und Therapie
- Beantwortung wissenschaftlicher Fragestellungen
- Aufdeckung unerkannter forensischer und versicherungsmedizinisch relevanter Aspekte
- Erkennung neuer Krankheitsbilder

Eine objektive Klärung der Todesursache stellt darüber hinaus eine wichtige Hilfe und Trost für die Angehörigen bei der Verarbeitung von Todesfällen dar.

Rechtsstellung des Leichnams. Der Leichnam als solcher wird nach nahezu einhelliger Ansicht vom postmortal fortwirkenden Persönlichkeitsschutz (Art. 2 Abs. 1 GG i.V.m. Art. 1 Abs. 1 GG) erfasst. Dieser verlangt die Respektierung der Würde des Menschen auch nach dem Tode, insbesondere sind religiöse Vorstellungen des Verstorbenen und ggf. seiner Hinterbliebenen

> **Sektionstypen**
> - Bundesgesetzlich geregelte Obduktionen
>   - Strafprozessuale bzw. gerichtliche Sektion (§§ 87ff. StPO i.V.m. § 152 Abs. 2)
>   - Feuerbestattungssektion (gemäß Landesrecht bzw. gemäß § 3 Abs. 2 Ziffer des Gesetzes über die Feuerbestattung)
>   - Sozialversicherungsrechtliche Sektion (gemäß §§ 103ff. SGB VII)
>   - Sektion gemäß Infektionsschutzgesetz (§ 26 Abs. 3 IfSG)
> - Teilweise landesgesetzlich geregelte Obduktionen
>   - Anatomische Sektion
>   - Klinisch wissenschaftliche Sektion
> - Sonstige Obduktionen
>   - Privatversicherungsrechtliche Obduktion
>   - Privatsektion

zu berücksichtigen, auch im Umgang mit dem Leichnam. Den Hinterbliebenen steht ein Totensorgerecht zu. Der Leichnam selbst gilt als nicht veräußerbare Sache im zivilrechtlichen Sinne, ein Leichnam oder auch Leichenteile dürfen nicht Gegenstand von Handelsgeschäften sein, sie gelten als »res extra commercium«. Dennoch kann der Leichnam als Ganzes oder Teile des Leichnams rechtlich als Sache angesehen werden, z. B. als beschlagnahmte Sache im Sinne der Strafprozessordnung, wenn die Staatsanwaltschaft eine gerichtlich angeordnete Obduktion anstrebt.

Gerichtliche Obduktion. Sie wird auf Antrag der Staatsanwaltschaft vom Amtsgericht angeordnet in Fällen, bei denen ein Fremdverschulden in Betracht kommt bzw. wenn »zureichende tatsächliche Anhaltspunkte« für eine Straftat vorliegen (§ 152 Abs. 2 StPO). Der Ermessensspielraum der Staatsanwaltschaft ist dabei sehr groß. Schätzungen gehen dahin, dass nur jeder 10. bis 20. unklare Todesfall einer gerichtlichen Obduktion zugeführt wird. Gerichtliche Obduktionen müssen grundsätzlich von zwei Ärzten vorgenommen werden. In der sorgfältig zu erstellenden Befundbeschreibung sind Auffälligkeiten an der Bekleidung (Beschädigungen, Verschmutzungen, Sekretanhaftungen) aufzunehmen. Spezielles Augenmerk gilt auch nicht behandlungsbedürftigen Verletzungen (z. B. Hautschürfungen), die rekonstruktiv von großer Bedeutung sein können.

Klinische Sektion. Sie ist zulässig, wenn sie dem Willen des Verstorbenen entspricht bzw. die nächsten Angehörigen zustimmen oder nicht widersprechen. Klinische Sektionen werden nahezu ausschließlich an in Krankenhäusern Verstorbenen vorgenommen, sie dienen der Klärung der Todesursache, der Überprüfung der Diagnose- und Therapieverfahren (Qualitätskontrolle), der Fürsorge der Hinterbliebenen sowie einem dem Fortschritt der Medizin dienenden wissenschaftlichen Interesse in Lehre, Forschung und Epidemiologie. Bei widerrechtlich durchgeführter klinischer Sektion (entgegen dem Willen des Verstorbenen bzw. der Totensorgeberechtigten) kommt auch eine strafrechtliche Verurteilung gemäß § 168 Abs. 1 StGB (Störung der Totenruhe) in Betracht.

Seuchensektion. Sie wird vom Gesundheitsamt angeordnet.

Feuerbestattungssektion. Sie wird vom Amtsarzt angeordnet, wenn sich bestehende Zweifel zur Todesursache auch nach Rücksprache mit dem behandelnden Arzt nicht ausräumen lassen.

Sozialrechtliche Sektion. Sie dient z. B. der Klärung des Kausalzusammenhangs zwischen Berufskrankheit und Tod.

Anatomische Sektion. Sie darf vorgenommen werden, sofern der Verstorbene zugestimmt und eine Leichenschau stattgefunden hat, ein natürlicher Tod vorliegt oder eine Freigabe des Leichnams durch die Staatsanwaltschaft erfolgt ist.

Privatversicherungsrechtliche Sektion. Von privaten Versicherungsträgern werden Obduktionen zur Frage eines Ursachenzusammenhangs zwischen dem eingetretenen Tod und der versicherten Tätigkeit in Auftrag gegeben. Rechtsgrundlage sind die privaten Versicherungsverträge. Die potenziell Begünstigten haben die Möglichkeit, der geplanten Obduktion zu widersprechen, jedoch mit nachteiligen Konsequenzen hinsichtlich der Beweislage.

Privatsektion. Obduktionen im Auftrage der Totensorgeberechtigten zur Klärung der Todesursache, zur Trauerbewältigung, bei Todesfällen von Kindern insbesondere auch zur Klärung der Frage, ob Missbildungen oder Stoffwechselstörungen vorliegen mit Auswirkungen für die weitere Familienplanung.

Exhumierung. Die Ausgrabung von Leichen ist nur unter bestimmten gesetzlichen Voraussetzungen möglich. Für strafprozessuale Zwecke ist sie geregelt in § 87 Abs. 4 S. 1 StPO. Sie wird angeordnet vom Richter, bei Dringlichkeit auch vom zuständigen Staatsanwalt. Außerhalb strafrechtlicher Ermittlungen kommen Exhumierungen auch zur Klärung versicherungs- bzw. privatrechtlicher Probleme (z. B. Abklärung der Paternität) in Betracht. Hierzu muss die Genehmigung der zuständigen Behörde, i. d. R. des Friedhofsamtes als Teil der Ordnungsbehörde, eingeholt werden. Typische Fragestellungen (die auch häufig geklärt werden können) sind:

- Kausalitätsfragen im Sozial- und Zivilrecht (Berufskrankheit, Arbeitsunfälle)
- Kausaler Zusammenhang einer Gewalteinwirkung mit dem Todeseintritt
- Übersehene Gewalt- und Tötungsdelikte
- Klärung eines Behandlungsfehlerverdachtes
- Klärung der Identifikation
- Klärung der Todesursache

> **In Kürze**
>
> - Die Leichenschau dient der Feststellung des Todes, der Todesursache, der Todesart und der Todeszeit; darüber hinaus der Sicherstellung der Identität.
> - Die Leichenschau soll an dem Ort stattfinden, an dem der Tod eingetreten ist oder an dem die Leiche aufgefunden wurde. Sie ist an der vollständig entkleideten Leiche durchzuführen.
> - Bleibt die Todesursache durch die Leichenschau unklar, ist dies entsprechend im Leichenschauschein zu vermerken.
> - Ein natürlicher Tod liegt nur vor, wenn er krankheitsbedingt und unabhängig von äußeren Faktoren eingetreten ist. Er setzt ein entsprechendes Krankheitsbild mit schlechter Prognose voraus.

5.3 Identifizierung

> **Definition**
> **Identifizierung:** dieselbe Person oder Sache als die gleiche zu erkennen bzw. das Wiedererkennen einer Person oder Sache aufgrund unverwechselbarer Merkmale.

In der Regel werden hierzu zwei Datensätze verglichen: An der nicht identifizierten Person erhobene Merkmale werden mit Angaben zu einer vermissten Person verglichen. Die Identifizierung lebender Personen ist ausschließlich Aufgabe der Polizei: hier kommt der Daktyloskopie, also der Identifizierung über den Fingerabdruck, herausragende Bedeutung zu.

Identifizierung am Leichnam

Im Rahmen der Leichenschau hat der Arzt immer auch die Identität festzustellen; ist dies nicht möglich, ist die Polizei einzuschalten, die Polizei- und Gemeindebehörden sind zur sofortigen Anzeige an die Staatsanwaltschaft verpflichtet (§ 159 StPO). Merkmale, die am Verstorbenen zur Identifizierung erhoben werden müssen sind:

- Geschlecht
- Körperlänge (Körperhöhe zu Lebzeiten u. U. einige cm geringer als die an der ausgestreckt liegenden Leiche gemessene Körperlänge)
- Körpergewicht (kann mit fortgeschrittenen Leichenerscheinungen erheblich abnehmen)
- Körperbau
- Ernährungszustand (cave: Faule Leichen sehen aufgrund der Gasdunsung wohlgenährt aus)
- Länge und Farbe der Kopfhaare (rötliche Verfärbung bei Moorleichen durch Huminsäureeinwirkung)
- Farbe der Iris (bei faulen Leichen unabhängig von der ursprünglichen Farbe oft braune bis rötliche Verfärbung)
- Alter
  - Falten und Runzelbildung der Haut
  - So genannte Krähenfüße an den äußeren Augenwinkeln ab etwa 30–35 Jahren
  - Vertiefung der Nasolabialfalte ab 35–40 Jahren
  - Falten vor dem Ohr ab etwa 30 Jahren
  - Falten auch unterhalb des Ohrläppchens ab etwa 40 Jahren
  - Tiefe Nackenfalten: über 60 Jahre. Dabei ist immer zu beachten, dass das biologische (aufgrund des physischen Entwicklungszustandes) vom kalendarischen (chronologischen) Alter abweichen kann.

Von besonderer Bedeutung sind darüber hinaus:
- Gegenstände, Schmuck, Geldbörse, Schlüssel
- Kleidungsstücke (Aufdruck, Wäschemarke, Größe, Namensschildchen)
- Tätowierungen, Piercing
- Naevi, Amputationen, Prothesen
- Narben: vorausgegangene Unfälle und Operationen (auch bei Oberhautablösung in der Lederhaut noch tast- und sichtbar)
- Implantate
- Krankenhausunterlagen: Insbesondere Operationsberichte und Befunde bildgebender Verfahren

Bei Frauen ist auf Virginität bzw. Hinweise auf erfolgte Geburt zu achten. Bei der Obduktion geben weitere orientierende Hinweise auf das Alter der Grad der Arteriosklerose der Körperhauptschlagader und ihrer großen Äste, Ausbildung von Osteophyten der Wirbelkörper, Schluss der Epiphysenfugen etc. Bei hochgradiger Verstümmelung oder Leichenzersetzung sind Maßnahmen im Sinne einer Leichentoilette (Nähen von Wunden, Schminken, Wiederaufbau von Weichteilen über Zellstoff etc.) die Voraussetzung zur Anfertigung erkennungdienstlicher Fotografien.

Identifizierung am Gebiss

Von allen Maßnahmen zur Identifizierung ist die Erhebung des Gebissbefundes (Zahnschema mit der Feststellung von Füllungen, Kronen, Brücken, Prothesen, Bissanomalien, Abschleifungsgrad der Schmelzkronen, Defekten, Karies) am bedeutsamsten, insbesondere bei Massenkatastrophen: hier hat die odontologische Identifikation nach wie vor die höchste Erfolgsquote. Die Dokumentation zahnärztlicher Befunde erfolgt international nach dem Two-Digit-System: dabei bezeichnet die erste Ziffer den Gebissquadranten (1 = rechter oberer Quadrant, 2 = linker oberer Quadrant, 3 = linker unterer Quadrant, 4 = rechter unterer Quadrant), die zweite Ziffer die Stellung des Zahnes in der Zahnreihe, wobei die Zählung beim medialen Incisivus beginnt. Beim Milchgebiss erhält der rechte obere Quadrant die Ziffer 5, der linke die Ziffer 6, der linke untere Quadrant die Ziffer 7, der rechte untere die Ziffer 8 (◘ Abb. 5.11).

Das vollständige menschliche Dauergebiss umfasst 32 Zähne mit 2 Schneidezähnen, 1 Eckzahn, 2 Prämolaren und 3 Molaren in jeder Kieferhälfte. Das vollständige Milchgebiss besteht aus 20 Zähnen mit 2 Schneidezähnen, 1 Eckzahn sowie 2 Mahlzähnen in jeder Kieferhälfte. Für die Altersschätzung am Gebiss von Bedeutung ist die **Reihenfolge des Zahndurchbruches** (◘ Abb. 5.12). Der Durchbruch der Milchzähne erfolgt vom 6. bis zum 30. Lebensmonat. Der Durchbruch des Permanentgebisses erstreckt sich über eine längere Zeit. Erst erscheint der erste Mahlzahn, der wegen seines Durchbruchtermins im 6. Lebensjahr auch als 6-Jahr-Molar bezeichnet wird.

Neben dem Zahndurchbruch des Permanentgebisses werden bei Erwachsenen auch **Gebrauchs- und Abnutzungserscheinungen** am Gebiss zur Altersschätzung herangezogen:
- Abnutzung/Abkauung (Abrasion)
- Ablagerung von Sekundärdentin in der Pulpahöhle
- Rückbildung des Zahnhalteapparates (Parodontium)
- Zementablagerungen
- Rückbildung von Zement und Wurzeldentin
- Wurzeltransparenz

5.3 · Identifizierung

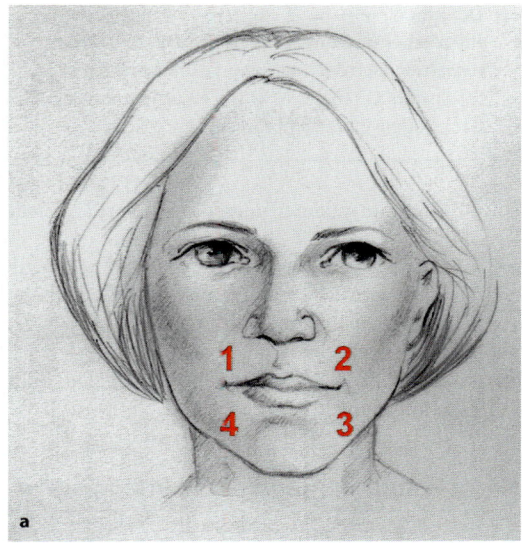

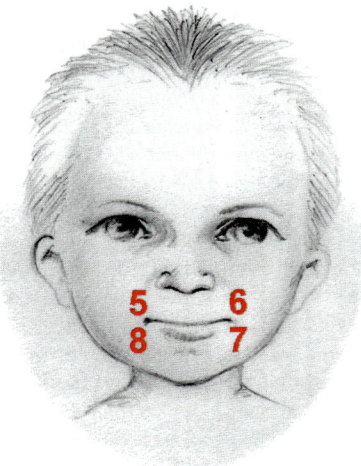

Abb. 5.11a, b. Quadranten des Permanent- (**a**) und Milchgebisses (**b**). (Aus Madea 2006)

Als biochemische Methode kann darüber hinaus die Bestimmung des Razemisierungsgrades von Asparaginsäure (Umwandlung der L- in die D-Form) im Dentin herangezogen werden.

Identifizierung am Skelett

Geschlechtsbestimmung. Allgemein ist das weibliche Skelett eher grazil, das männliche gröber und kompakter. Muskelansätze sind beim weiblichen Skelett geringer als beim männlichen ausgebildet. Beim Mann zeigt sich am Schädel häufig eine fliehende Stirn durch kräftige Augenbrauenwülste, während beim weiblichen

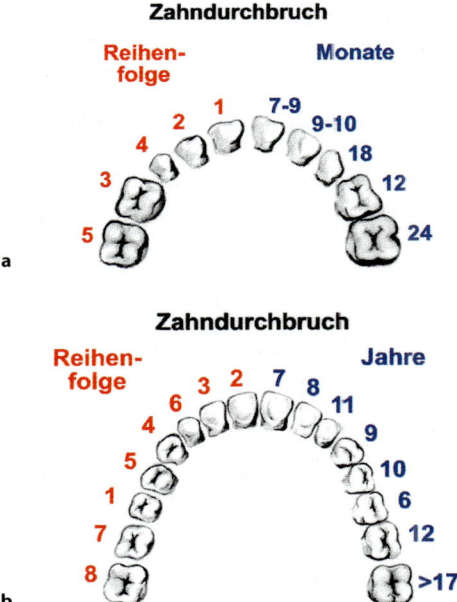

Abb. 5.12a, b. Zahndurchbruch im Milch- (**a**) und Permanentgebiss (**b**). (Aus Madea 2006)

Skelett die Stirn eher steil aufsteigend ist. Die Augenhöhlen sind beim Mann eher breit als hoch, das Mastoid ist groß. Für die Geschlechtsbestimmung besonders aussagekräftig ist das Becken, das bei der Frau breit ausladend, beim Mann eher schmal ist. Der weibliche Beckeneingang ist eher quer oval, der männliche kartenherzförmig, die Incisura ischiadica ist bei der Frau bogig, beim Mann spitzwinklig, das Foramen obturatum bei der Frau dreieckig, beim Mann oval.

Körpergrößenbestimmung. Aus den langen Röhrenknochen kann geschlechtsspezifisch die Körpergröße bestimmt werden. Vor der Körpergrößenbestimmung muss eine Geschlechtsbestimmung erfolgen. Geeignete Knochen sind Femur, Tibia und Humerus. Bei Männern ergibt sich aus dem Femur die Körpergröße folgendermaßen:

- Männer: Körpergröße (cm) = 48,8 + (2,63 × Länge des Oberschenkelknochens in cm) ± 4,4
- Frauen: Körpergröße (cm) = 55,5 + (2,43 × Länge des Oberschenkelknochens in cm) ± 4,1

Altersschätzung. Neben dem Entwicklungs- und Abnutzungszustand des Gebisses (s. oben) werden folgende Kriterien herangezogen:
- Mit 25 Jahren ist die letzte Epiphysenfuge am Darmbeinkamm verknöchert.

- Nach dem 25. Lebensjahr verschwindet die radiäre Streifung an den Wirbelkörperdeckplatten.
- Am frontalen Sägeschnitt von Femur und Humerus kommt es mit zunehmendem Lebensalter zu einem allmählichen Hinaufrücken des proximalen Markhöhlenendes.
- Mit zunehmendem Alter verknöchern die Schädelnähte (interindividuell hochvariabel).

Liegezeitschätzung. Bei den meisten Kapitaldelikten tritt nach 20–30 Jahren eine Verjährung ein; es erfolgen keine weiteren polizeilichen Ermittlungen. Lediglich Verbrechen nach § 211 (Mord) verjähren nicht. Es stehen jedoch keine Methoden zur Verfügung, die eine exakte Datierung der Liegezeit von Skeletten erlauben. Bei Lagerung der Leiche im Freien kann bei hochsommerlichen Temperaturen in Verbindung mit Tierfraß eine vollständige Skelettierung in wenigen Wochen eintreten. Abhängig von der Bodenbeschaffenheit (konservierende oder zehrende Böden) erfolgt die Skelettierung im Erdgrab nach Jahren bis Jahrzehnten. Zur Einschätzung der Liegezeit werden folgende Kriterien herangezogen:
- Vollständige Skelettierung oder noch Weichteilreste vorhanden
- Fettwachs der Markhöhle
- Knochen spröde oder noch feucht
- Geruch
- Identifizierung durch Schädelbildvergleiche

Identifizierung durch Schädelbildvergleiche. Der Schädel weist zahlreiche Individualmerkmale auf. Liegen Bilder eines Vermissten vor, kann der Schädel in eine Fotografie der vermissten Person projiziert werden. Heute bedient man sich dazu der computergestützten Superimpositionstechnik.

5.4 Unerwartete und unklare Todesfälle

 Einleitung

In das Aufgabengebiet der Rechtsmedizin fällt nicht nur die Bearbeitung gewaltsamer Todesfälle (Unfälle, Suizide, Tötungsdelikte), sondern auch die aller unerwarteten und unklaren Todesfälle. Regelmäßig sind mit derartigen Todesfällen auch niedergelassene Ärzte, Notärzte und Notdienstärzte befasst, die daher in der differenzialdiagnostischen Abgrenzung versiert sein müssen. Die Akuität des Todeseintritts ohne adäquate Anamnese erfordert bereits eine differenzialdiagnostische Abgrenzung gegenüber gewaltsamen Todesfällen.

> **Definition**
> **Plötzlicher und unerwarteter Tod im Erwachsenenalter:** nach der International Classification of Diseases (ICD-)10 der WHO Tod innerhalb von 24 h nach Beginn einer Symptomatik.

Unerwartete und unklare Todesfälle können dargestellt werden
- hinsichtlich der Umstände und Phänomenologie des Todeseintritts (am Arbeitsplatz, im Straßenverkehr, bei sexueller Betätigung etc.),
- organbezogen oder
- ätiologisch (z. B. als Folge eines Tumorleidens oder Alkoholismus).

5.4.1 Phänomenologie und Ereignisorte

Tod im Krankenhaus. Etwa 2–2,5% aller stationär aufgenommenen Patienten versterben im Krankenhaus, ganz überwiegend infolge einer schweren Grunderkrankung oder eines Unfalls, der zur Krankenhausaufnahme führte. Daneben ereignen sich auch in Kliniken unerwartete Todesfälle infolge akuter Koronarinsuffizienz oder Lungenthrombembolie. Von forensischem Interesse sind hierbei nicht-natürliche Todesfälle nach Stürzen, unter Fixierung, durch Verbrühung bei unbeaufsichtigten Patienten, Suizide, Tötung von Patienten.

Patiententötungen, begangen durch Pflegepersonal, können in einem Frühstadium nur aufgedeckt werden, wenn bei der Leichenschau sorgfältig geprüft wird, ob das Grundleiden das hic et nunc des Todeseintritts unter den gegebenen Umständen erklärt: Gehäufte Todesfälle auf Stationen oder in Pflegeheimen müssen zudem mit dem Dienstplan des Personals abgeglichen werden, um Häufungen während einer Schicht aufzudecken.

> ❗ Plötzliche und unerwartete Todesfälle im Krankenhaus, insbesondere wenn sie im Zusammenhang mit ärztlichen Maßnahmen stehen (Exitus in tabula, Narkosezwischenfälle, hämolytische Transfusionsreaktion etc.), sollten grundsätzlich durch eine Obduktion abgeklärt werden. Hierzu sollte die Todesart als ungeklärt qualifiziert und die Polizei informiert werden.

Tod im Polizeigewahrsam. Betroffen sind überwiegend Männer im 4. und 5. Lebensjahrzehnt. Das Todesursachenspektrum reicht von Herz-Kreislauf-Erkrankungen, Alkoholfolgekrankheiten, Lungenerkrankungen, Suiziden (vorwiegend Erhängen) bis zu diagnostisch verkannten Schädel-Hirn-Traumen und Alkohol-

5.4 · Unerwartete und unklare Todesfälle

vergiftungen (Gefahr der Aspiration). Bei derartigen Todesfällen wird regelmäßig überprüft, ob zu Recht Gewahrsamstauglichkeit bescheinigt wurde und die Differenzialdiagnose eines Rauschzustandes in Abgrenzung zu einem Schädel-Hirn-Trauma vertretbar vorgenommen wurde.

> **! Cave**
> Bei einem Alkoholisierten in somnolenten Bewusstseinszustand ist immer ein maßgebliches zusätzliches Schädel-Hirn-Trauma abzugrenzen. Gegebenenfalls müssen engmaschig die Vitalparameter überprüft werden.

Tod im Gefängnis. Besondere Bedeutung haben hier Suizide, v. a. durch Erhängen, seltener Pulsader- oder Halsschnitte, die v. a. von männlichen Gefangenen im dritten Lebensjahrzehnt zu Beginn der Haft in einer Einzelzelle begangen werden. Als Strangwerkzeug finden der Gürtel, Bettzeug und Elektrokabel Verwendung. Bei der Inhaftierung drogenabhängiger Straftäter darf eine ggf. notwendige Substitution nicht mit zu hohen Methadonkonzentrationen vorgenommen werden (Gefahr der Atemlähmung).

Tod im Badezimmer. Lediglich 10–30% der plötzlichen Todesfälle im Badezimmer bzw. in der Badewanne sind natürlich, wesentlich häufiger handelt es sich um Unfälle und Suizide (CO-, Medikamentenintoxikationen, Stromeinwirkungen; ◘ Abb. 5.13). In ca. 5% der Fälle liegt ein Tötungsdelikt bzw. die Ablage eines Homizidopfers in der Badewanne vor.

> **! Cave**
> Bei elektrischen Leitern und Gegenständen in der Badewanne zunächst immer den Stecker herausziehen.

Strommarken können beim Stromtod in der Badewanne fehlen. Zu achten ist auf die Wassertemperatur und den Stand des Wasserspiegels in Relation zu den Atemöffnungen, Schaumpilz vor den Atemöffnungen und Gegenstände in der Badewanne. Bei Suiziden durch Tabletteneinnahme in der wassergefüllten Badewanne (in der Vorstellung, nach Eintritt der Bewusstlosigkeit mit den Atemöffnungen unter die Wasseroberfläche zu gleiten, und den tödlichen Geschehensablauf durch Ertrinken zu sichern) begibt sich der Suizident teilweise bekleidet in die Badewanne (aus Scham, von fremden Personen nackt aufgefunden zu werden).

Tod in der psychiatrischen Klinik. Entsprechend der bei psychisch Kranken, insbesondere Depressiven und Schizophrenen, erhöhten Suizidrate prävalieren die Selbsttötungen, die hauptsächlich im 3. und 4. Lebensjahrzehnt begangen werden. Als Suizidmethode wird am häufigsten das Erhängen gewählt, gefolgt von Intoxikationen (u. a. heimliches Ansammeln der ärztlich verordneten Medikamente, die daher immer unter Aufsicht eingenommen werden sollten) sowie Sprung aus der Höhe.

Tod am Steuer. Beim Tod am Steuer kann es sich neben Verkehrsunfällen (► Kap. 7.3) um Suizide bzw. plötzliche natürliche Todesfälle handeln. Verdachtsmomente für einen Suizid ergeben sich, wenn sich keine rational nachvollziehbare Unfallursache ermitteln lässt, z. B. Abkommen von gerader Straße, Anprallen gegen einen Baum oder Brückenpfeiler mit hoher Geschwindigkeit bei nicht angelegtem Sicherheitsgurt.

Von einem plötzlichen natürlichen Tod am Steuer sind v. a. Männer im 6. und 7. Lebensjahrzehnt mit einer koronaren Herzkrankheit betroffen. Elektrophy-

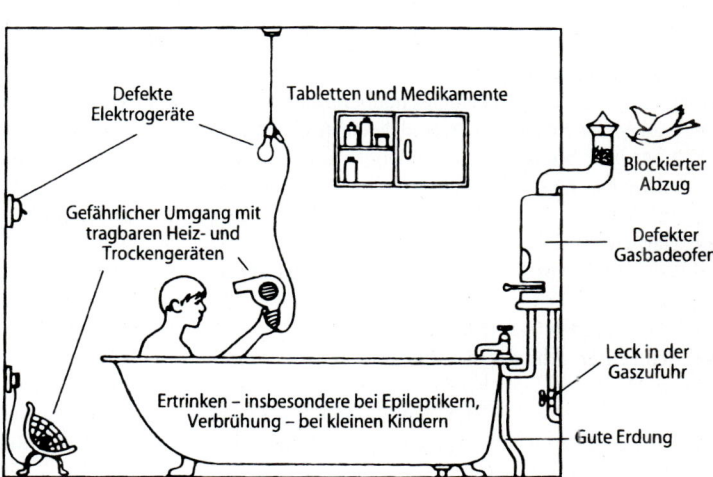

◘ **Abb. 5.13.** Gefahrenquellen im Badezimmer als Ursache nicht-natürlicher Todesfälle. (Aus Madea 2006)

siologisch entwickeln sich die letztlich tödlichen Herzrhythmusstörungen über einen Zeitraum von ca. 2 min und verursachen über eine Beeinträchtigung der zerebralen Zirkulation subjektiv wahrnehmbare Warnsymptome, so dass i. d. R. ein schwerer Unfall vermieden werden kann. Häufig wird von Zeugen eine unerklärliche Fahrweise geschildert (Streifen parkender Fahrzeuge, Kollision mit entgegenkommenden Fahrzeugen, Abkommen auf die Gegenfahrbahn oder Ausrollen am Fahrbahnrand). Bei der äußeren Leichenschau zeigen sich nur geringe oder fehlende Verletzungen. Zur Abgrenzung eines Unfalltodes bzw. natürlichen Todes ist auch aus versicherungsrechtlichen Gründen eine Obduktion notwendig.

Tod durch Gifteinwirkung. Bei jedem Todesfall, bei dem sich eine akute Zustandsverschlechterung oder der Todeseintritt nicht aus dem anamnestisch bekannten Grundleiden erklärt, ist auch an eine Vergiftung zu denken. Die Verdachtsdiagnose einer Vergiftung wird zu selten gestellt!

Drogentod. Von besonderer Bedeutung sind die akuten Drogenintoxikationen; die Hälfte der Verstorbenen wird in der eigenen Wohnung aufgefunden, daneben an bekannten Fixerschauplätzen (öffentliche Toiletten, Gebäude mit Publikumsverkehr, Bahnhöfe).

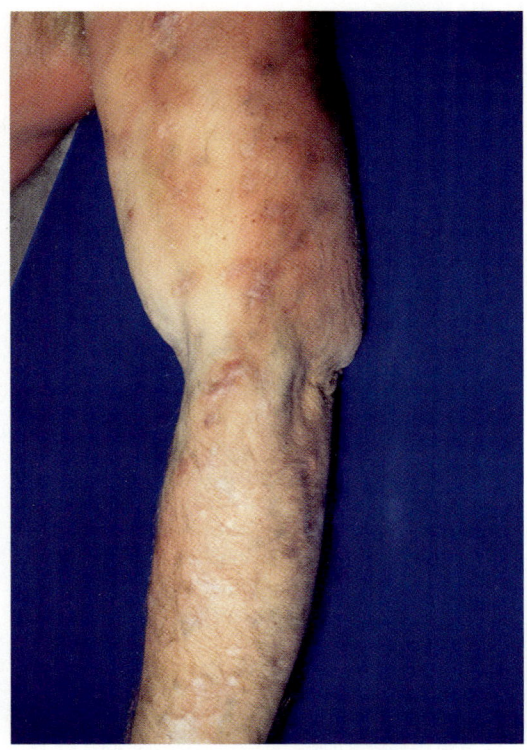

Abb. 5.14. Zahlreiche vernarbte Nadeleinstichstellen des linken Ober- und Unterarmes bei langjährigem intravenösen Drogenkonsum. (Aus Madea 2006)

> **Definition**
> **Drogentod:** Darunter werden alle Todesfälle zusammengefasst, die in einem kausalen Zusammenhang mit dem missbräuchlichen Konsum von Betäubungsmitteln oder als Ausweichmittel verwendeten Ersatzstoffen stehen, also auch Suizide und Unglücksfälle Drogenabhängiger.

Hinweise auf einen Drogentod ergeben sich aus der Auffindesituation (Fixerutensilien, Rauchgeräte) und den charakteristischen Leichenschaubefunden:
— Nadeleinstichstellen bzw. Nadelstichstraße (● Abb. 5.14), bei weitgehender Phlebothrombosierung auch zwischen Zehen, Fingern, im Zungengrund, am Penis
— Narbenstraßen
— Schaumpilz vor dem Mund (bei toxischem Lungenödem)
— Enge Pupillen (nur frühpostmortal)
— Schlechter Allgemein-, Pflege-, Ernährungszustand

Auch bei noch intravenös liegender Spritze ist nicht von einem sofortigen Todeseintritt auszugehen, sondern nur von sofortiger Bewusstlosigkeit (klinische Trias der Heroinintoxikation: Miosis, Koma, Atemdepression). Zum Todeseintritt kommt es häufig erst nach einer längeren Agoniephase. Für Mitkonsumenten kann sich hier die Frage nach einer unterlassenen Hilfeleistung ergeben. Sinnlose Aktionen wie intravenöse Kochsalzinjektionen deuten darauf hin, dass der lebensbedrohliche Zustand (schnarchende Atmung) wahrgenommen, aber aus Angst vor Entdeckung als Drogenkonsument keine ärztliche Hilfe veranlasst wurde. Aus ähnlichen Motiven werden Verstorbene manchmal von Mitkonsumenten andernorts abgelegt (»Dumping«).

Wohnungsleiche. Hierunter versteht man zufällig, häufig nach längerer Liegezeit tot aufgefundene Personen, teilweise mit fortgeschrittenen Leichenerscheinungen und oftmals ohne bekannte Krankheitsanamnese. Anlass für das Aufsuchen der Wohnung sind z. B. unangenehmer Geruch (Fäulnis), überquellender Briefkasten, nicht bezahlte Rechnungen. Ursache für eine soziale Isolation ist häufig Alkoholismus. Hinweisgebend kann hier bereits der Wohnungszustand sein (verwahrlost, verdreckt, unzählige leere Alkoholflaschen, beblutete Handtücher in der Wohnung – benutzt zur Kompression sturzbedingter blutender Platzwunden). Die Leichenschau ist mit äußerster Sorgfalt durchzuführen und wenn sich eine plausible Todesursache nicht ableiten lässt, ist in jedem Fall die Polizei beizuziehen, zumal eine zweifelsfreie Identifikation des Leichnams häufig nicht möglich ist.

Mehrleichenfund. Beim Auffinden von mehr als einer Leiche an einem Fundort (in einer Wohnung, einem Zimmer, außerhalb einer Wohnung), einer Leiche und einem Überlebenden oder einer Leiche und eines Tierkadavers ist bis zum Beweis des Gegenteils immer von einem nicht-natürlichen Tod auszugehen. Kriminalistisch kommen in Betracht: Tötung, Tötung mit Überlebenden, Tötung und Tätersuizid, Tötung und Suizidversuch, Suizid, erweiterter Suizid, Suizid mit Überlebendem, Unfall (Intoxikationen).

Tod am Arbeitsplatz. Bei unerwarteten Todesfällen am Arbeitsplatz ist abzuklären, ob der Tod im Zusammenhang mit einer versicherten Tätigkeit stand (Arbeitsunfall), differenzialdiagnostisch sind zuvor nicht erkannte Gefahrenquellen durch Strom, Fehlsteuerung technischer Systeme, Gefährdung durch toxische Substanzen etc. auszuschließen. Polizei und Berufsgenossenschaft sind zu benachrichtigen. Häufige Ursache eines plötzlichen Todes am Arbeitsplatz unter körperlicher Belastung sind Herz-Kreislauf-Erkrankungen. Hier können versicherungsmedizinische Fragestellungen von Bedeutung sein (gravierende Lebensverkürzung durch die äußere Einwirkung?). Im landwirtschaftlichen (Silos) oder chemischen Bereich ist immer auch an apoplektiform verlaufende Vergiftungen zu denken (CO, CO_2, H_2S, Chlorkohlenwasserstoffe).

Tod beim Sport. Es handelt sich zumeist um natürliche Todesfälle infolge (nicht diagnostizierter) koronarer Herzkrankheit, Myokarditis, Kardiomyopathien, Hypertonie mit dadurch bedingter Herzhypertrophie (Hochdruckherz), Herzklappenfehlern.

Tod während der Schwangerschaft. Zu denken ist v. a. an Komplikationen im Umfeld von Schwangerschaft und Geburt:
- Ruptur einer Extrauteringravidität (Tubar-, Ovarial-, Abdominalgravidität) mit der Gefahr eines hämorrhagischen Schocks
- Embolien (Thromb-, Fruchtwasserembolie)
- Blutungen infolge Früh- oder Spätabort, Placenta praevia oder vorzeitige Plazentalösung
- Hypertensive Erkrankungen während der Schwangerschaft (Gestose, Eklampsie)

Todesfälle währen sexueller Betätigung (mors in actu). Betroffen sind insbesondere Männer im 6. und 7. Lebensjahrzehnt. Häufigste Todesursache ist die koronare Herzkrankheit. Der Tod ereignet sich dabei häufig bei Sexualkontakten außerhalb der Ehe (mit Freundin, Prostituierter), so dass die Umstände der Auffindung (unbekleidet in Hotelzimmer, Bordell, PKW, abgelegenem Ort, im Freien, u. U. mit Fesselung bei sadomasochistischen Praktiken) zunächst alarmierend sind. Als Todesursache jüngerer Frauen beim Geschlechtsverkehr finden sich z. B. Subarachnoidalblutungen bei rupturierten Hirnbasisaneurysmen.

Tod des Alkoholikers. Tödliche Alkoholvergiftungen finden sich bei Blutalkoholkonzentrationen ab etwa 3,5‰. Es wurden jedoch auch (überlebte) Werte weit über 5‰ beobachtet. Bei Alkoholungewohnten kommen auch niedrigere Werte in Betracht, insbesondere bei schneller Alkoholanflutung (Kampf-, Wetttrinken). Todesursächlich können die Atem- und Kreislaufdepression durch den Alkohol selbst sein oder ein Ersticken an aspiriertem Erbrochenen, außerdem Ersticken in hilfloser Lage nach Stürzen, Unterkühlung, Bolustod (nach Aspiration grober Nahrungspartikel). Der Sektionsbefund bei tödlicher Alkoholvergiftung ist uncharakteristisch: Blutstauung innerer Organe, Hirn- und Lungenödem, als Folge des Alkoholmissbrauchs Fettleber bis zur Leberzirrhose.

Todesursächliche Alkoholfolgekrankheiten sind z. B.
- »Dekompensierte Leberzirrhose« (mit Ikterus, Aszites etc.)
- Ösophagusvarizenblutung
- Nekrotisierende Pankreatitis
- Lobärpneumonie (»ambulante Pneumonie des Alkoholikers«)
- Entzugsdelir
- Alkoholische Ketoazidose

5.4.2 Einteilung nach Organsystemen

Der Anteil der plötzlich und unerwartet Verstorbenen beläuft sich auf etwa 10–15%. Hieran haben kardiale Todesfälle mit gut 50% den größten Anteil. Nahezu alle Erkrankungen in allen Organsystemen können zu plötzlichen und unerwarteten Todesfällen führen, auch Erkrankungen, die eher chronisch progredient verlaufen, aber noch nicht klinisch symptomatisch geworden sind, oder deren klinische Manifestation bagatellisiert,

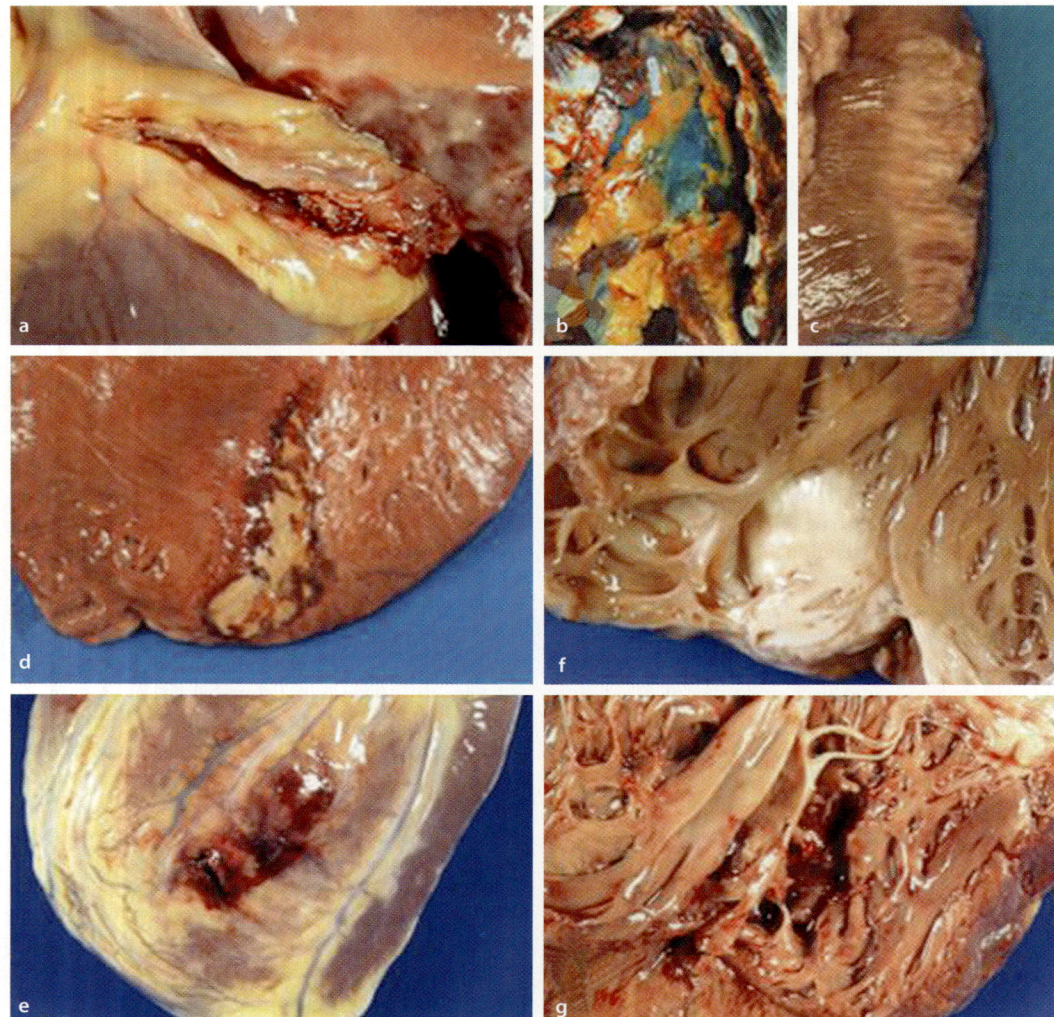

Abb. 5.15a–g. Typische Folgen einer Koronarsklerose. **a** Koronarthrombose in einem arteriosklerotisch veränderten Gefäß. **b** Herzbeuteltamponade mit durch den Herzbeutel livide schimmerndem Blut. **c** Ältere Myokardschwiele; den Randbezirken können sich frische Nekrosen aufpfropfen. **d** Typischer 1 Tag alter lehmgelber Infarkt mit hämorrhagischem Randsaum. **e** Myokardruptur. **f** Spitzennahes Herzwandaneurysma. **g** Myokardruptur mit Infarzierung der Stellmuskeln

verdrängt, dissimuliert oder schlicht nicht wahrgenommen wurde. Nachfolgend sollen die häufigsten Krankheiten vorgestellt werden.

Koronarsklerose. Bei gleichzeitiger Herzhypertrophie (arterielle Hypertonie) kann eine **koronare Herzkrankheit** (KHK) jederzeit – auch ohne außergewöhnliche körperliche Belastung – zum Tod führen. Die letztendliche Todesursache ist in diesen Fällen i. d. R. eine tödliche Rhythmusstörung (Kammerflimmern oder Asystolie). Die KHK stellt eine Ausschlussdiagnose dar, da zunächst andere Ursachen eines plötzlichen Todes ausgeschlossen werden müssen. Ein akuter Koronarverschluss auf dem Boden einer KHK findet sich in etwa der Hälfte der Koronartodesfälle. Morphologische Korrelate sind ödematöse Verquellung eines atheromatösen Plaques, Intimablutung und Koronarthrombus.

Myokardinfarkte auf dem Boden einer stenosierenden Koronarsklerose müssen eine Überlebenszeit von einigen Stunden (ca. 6–8 h) aufweisen, um makroskopisch als lehmgelber Infarkt sichtbar zu sein. Zuvor kommt es zu einer Abblassung des Nekroseareals mit hämorrhagischem Randsaum. Histologisch und immunhistochemisch sind Myokardinfarkte allerdings früher darstellbar (z. B. in der C5b-9-Färbung nach ca. 30–40 min). Morphologische Korrelate älterer Infarkte sind Infarktnarben bzw. – als Folge einer relativen Koronarinsuffizienz – disseminierte myokardiale Fibrosen (sog. Koronarinsuffizienzschwielen). In ca. 6–7% der Myokardinfarkte kommt es mit zunehmender Durchsetzung des Randbereichs des Infarktes durch Entzündungszellen zur Myokardruptur (ca. 3–5 Tage nach dem Infarkt). Die Herzwandruptur führt über ein Hämatoperikard – klinisch Herzbeuteltamponade – zum Tod. Die Ausbildung von Herzwandaneurysmen kann zu Abscheidungsthromben mit Emboliegefahr führen, große Herzwandaneurysmen zur Herzinsuffizienz. Schließlich kann sich eine Perikarditis mit Concretio pericardii entwickeln. Typische Folgen einer Koronarsklerose zeigt ◘ Abb. 5.15.

Nicht-arteriosklerotisch bedingte koronare Herzkrankheiten. Hierzu zählen Koronaranomalien, koronare Muskelbrücken, Dissektionen der Koronararterien, selten primäre Arteriitiden. Von größerer Bedeutung sind **Koronaranomalien**, etwa der Fehlabgang einer Koronararterie aus der Arteria pulmonalis (Bland-White-Garland-Syndrom). Viele Koronaranomalien, bei denen die linke Koronararterie aus dem rechtskoronartragenden Sinus entspringt, werden bei körperlicher Belastung im Jugendalter symptomatisch. Besonders risikobehaftet ist dabei ein schlitzförmiger Ursprung der linken Herzkranzarterie sowie ein intertrunkaler Verlauf, da hier durch Verschluss des Ostiums und intertrunkale Kompression die Gefahr einer mangelnden Perfusion, Bewusstseinsverlust und eines plötzlichen Todes gegeben ist.

Bei den **Herzklappenerkrankungen** disponieren zum plötzlichen Herztod v. a. eine valvuläre Aortenstenose, häufig mit erheblicher Herzhypertrophie, sowie ein Mitralklappenprolaps (plötzliche Todesfälle infolge Rhythmusstörung bei jungen Menschen). Die Mitralklappe ist hierbei vergrößert und sulzig verdickt, die Sehnenfäden häufig verklebt und verdickt.

Eine relativ häufige Ursache plötzlicher kardialer Todesfälle ist die **Myokarditis**, insbesondere viraler Genese. Akute Todesfälle an einer viralen Myokarditis können aus scheinbarer Gesundheit oder nach uncharakteristischen grippeähnlichen Symptomen auftreten.

> ❗ Jede zur Grundkrankheit hinzutretende Hypertrophie des Myokards disponiert zum plötzlichen Herztod, insbesondere wenn das kritische Herzgewicht von ca. 500 g überschritten wird und es damit zu einer relativen Koronarinsuffizienz kommt.

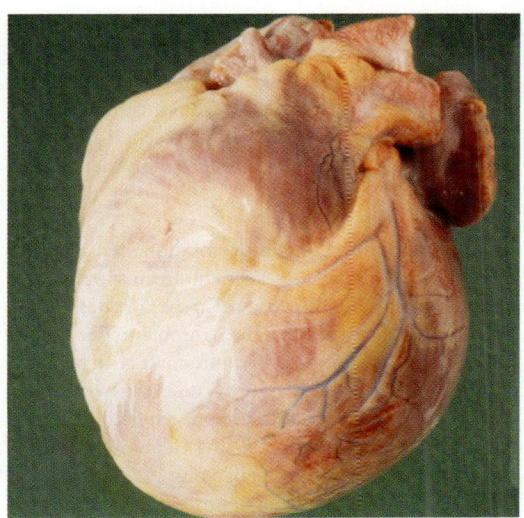

◘ **Abb. 5.16.** Kugelig dilatiertes und hypertrophiertes Herz

Kardiomyopathien. Kardiomyopathien (◘ Abb. 5.16) können über akute Rhythmusstörungen, häufig bei körperlicher Belastung, einen plötzlichen Tod auslösen. Mikroskopisch sind insbesondere bei den angeborenen Kardiomyopathien strukturelle Veränderungen im Myokard nachweisbar. Die hypertrophe Kardiomyopathie geht häufig mit einer asymmetrischen linksventrikulären Hypertrophie einher und kann als subvalvuläre Aortenstenose zu plötzlichen Todesfällen führen. Die arrhythmogene rechtsventrikuläre Dysplasie kann insbesondere bei Jugendlichen und jungen Erwachsenen zu plötzlichen rhythmogenen Todesfällen führen. Hypertensive Herzerkrankungen bei nicht bekannter/behandelter Hypertonie können im Erwachsenenalter zu plötzlichen kardialen Todesfällen führen. Auslöser sind häufig eine moderate körperliche Belastung (Sport). Auch die akute Rechtsherzbelastung (Cor pulmonale) kann zum akuten Herztod führen. Die häufigste Ursache eines chronischen Cor pulmonale ist ein Lungenemphysem, für ein akutes Cor pulmonale eine Lungenthrombembolie. Todesfälle bei chronischem Cor pulmonale – etwa durch eine Staublungenerkrankung (Silikose, Asbestose) – haben versicherungsrechtliche Bedeutung. Relativ selten führen Erkrankungen des Endokards zum plötzlichen Tod (infektiöse Endokarditis). Primäre Endokardfibroelastosen können im Kindesalter ohne vorherige klinische Manifestation zu akuten Todesfällen führen. Die Diagnose wird häufig erst autoptisch gestellt. Gelegentlich kommt es zu akuten Todesfällen bei bis dahin unerkannten Aortenisthmusstenosen.

Aortenrupturen. Rupturen der Aorta oder von Aneurysmen können Ursache eines plötzlichen Todes sein. Neben der Arteriosklerose können Texturstörungen der Aorta bei Bindegewebserkrankungen wie dem Marfan-Syndrom oder der idiopathischen Medianekrose Erdheim-Gsell zur Ausbildung von Aneurysmen disponieren.

Lungenembolien. Lungenthrombembolien können auch während alltäglicher Verrichtungen spontan auftreten. Der akute Verlust von mehr als 50% des Gefäßquerschnitts der terminalen Strombahn der Lunge führt infolge eines akuten Cor pulmonale auch bei nicht vorgeschädigtem Herzen zum Tode. Spontane Lungenthrombembolien manifestieren sich häufig als akut fulminante Lungenembolien, bei denen der Hauptstamm der Arteria pulmonalis vollständig durch fingerdicke Thrombemboli verstopft ist. Die posttraumatische Lungenembolie beim nicht-natürlichen Tod ist häufig die kausalitätsfüllende Klammer zwischen einem am Anfang der zum Tode führenden Kausalkette stehenden Trauma und dem Todeseintritt.

Respirationstrakt. Lungenerkrankungen, v. a. Lungenentzündungen, können zur Ursache eines plötzlichen Todes werden; oftmals sind soziale Randgruppen (Obdachlose, Alkoholiker) betroffen, die gegenüber Beschwerden indolent sind. Ursache letaler infektiöser Komplikationen sind darüber hinaus häufig Intoxikationen oder Immobilisierung aufgrund anderweitiger Organerkrankungen, die zu einer Immobilisierung geführt haben. So finden sich z. B. konfluierende Bronchopneumonien als Folge einer sturzbedingten Schenkelhalsfraktur älterer Menschen mit dadurch ausgelöster hilfloser Lage (hypostatische Pneumonie). Kommt es bei Intoxikation zu einer Aspiration, kann die Folge eine Aspirationspneumonie sein. Grippepneumonien sind primär hämorrhagische Pneumonien, die akut zum Tod führen können. Neben herdförmigen Blutungen und einem hämorrhagischen Ödem imponiert v. a. eine düsterrote Verfärbung der Tracheal- und Bronchialschleimhaut. So genannte Lobärpneumonien treten im rechtsmedizinischen Obduktionsgut vergleichsweise häufig auf, insbesondere bei abwehrgeschwächten Personen. Sie können sich auch als Retentionspneumonie bei einem obturierendem Bronchialkarzinom ausbilden. Die Tuberkulose ist zwar zahlenmäßig in Europa stark zurückgegangen, sie ist jedoch nach wie vor Ursache plötzlicher Todesfälle, i. d. R. durch Arrosion von Gefäßen mit massiver Hämoptoe. Ursache akuter Todesfälle kann ferner ein Asthma bronchiale sein (Asthmasprays in der Umgebung des Verstorbenen!). Schließlich können Bronchialkarzinome ebenfalls durch Arrosion von Lungengefäßen zu einer akuten Hämoptoe führen. Todesursächlich ist bei den Arrosionsblutungen das äußere Verbluten in Kombination mit Blutaspiration. Die Blutaspiration ist sowohl auf der Lungenober- als auch Schnittfläche aufgrund ihrer lobulären Begrenzung gut erkennbar.

Gastrointestinaltrakt. Ösophagusvarizen sowie Magen- und Duodenalulzera stellen häufige Blutungsquellen im Gastrointestinaltrakt dar. Zahlreiche Blutspuren in Umgebung des Leichnams schaffen zunächst eine verdächtige Auffindungssituation. In der Regel rupturieren subepitheliale Venen des unteren Ösophagus. Daher soll bei der Präparation der Ösophagus in Kontinuität mit dem Magen exenteriert werden. Gegebenenfalls lassen sich Rupturstellen durch Injektion von Flüssigkeit in Venen des Ösophagus darstellen. Peptische Ulzera des Magens und Duodenums können über Arrosionsblutungen von Gefäßen zu einer tödlichen oberen gastrointestinalen Blutung führen. Obere Gastrointestinalblutungen können mit kaffeesatzartigem Erbrechen und entsprechenden Antragungen im Gesicht einhergehen (Abb. 5.17).

Erkrankungen der Leber wie alkohologene Leberzirrhose können aufgrund der üblicherweise bei Zirrhosepatienten vorhandenen Gerinnungsstörungen zu zahlreichen am Leichnam sichtbaren Hämatomen geführt haben. Weitere Ursachen plötzlicher Todesfälle sind eine akut hämorrhagisch nekrotisierende Pankreatitis, häufig nach erneuter Alkoholexposition, eine Peritonitis als Folge einer perforierten Appendizitis oder Divertikulitis. Die Peritonitis kann innerhalb weniger Stunden zum Tode führen. Weiterhin zu nennen ist der mechanische und paralytische Ileus. Außerordentlich selten kann eine spontane Milzruptur bei vorbestehenden systemischen oder lokalen Erkrankungen mit Splenomegalie zu einem inneren Verbluten führen.

Krankheiten des ZNS. Spontane intrakranielle Blutungen sind eine häufige Ursache des plötzlichen Todes. Zu differenzieren sind die Hirnmassenblutungen von den Subarachnoidalblutungen der Hirnbasis. Die Hirnmassenblutung, der Schlaganfall, kann zu agonalen Sturzverletzungen führen, so dass neben einer Abgrenzung von krankheits- und verletzungsbedingten Befunden die Frage der Ursachen-Wirkungs-Beziehung zu klären ist (Schlaganfall Ursache für Sturz oder Sturz Ursache für Schlaganfall?).

Ca. 1–2% der Bevölkerung weisen **Aneurysmen der Hirnbasisarterien** auf, die häufig an Aufteilungsstellen des Circulus arteriosus Willisii lokalisiert sind.

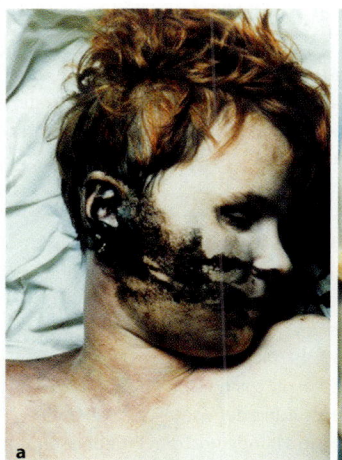
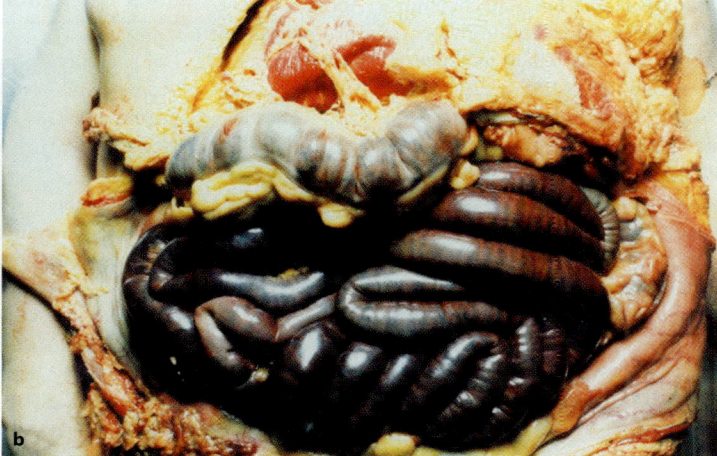

Abb. 5.17a, b. Gastrointestinalblutung. **a** Anhaftungen von hämatinisiertem, kaffeesatzartigen Blut im Gesicht. **b** Dünndarmschlingen mit hämatinisiertem Blut gefüllt, Blutungsquelle Magenulkus

Bei Aneurysmarupturen zeigen sich daher häufig basale Subarachnoidalblutungen. Relativ selten sind entzündliche Erkrankungen der Hirnhäute (eitrig bakterielle Leptomeningitis) sowie Hirntumoren Ursache eines plötzlichen Todes. Eine perakute Meningokokkensepsis mit Nebennierenblutung (Waterhouse-Friderichsen-Syndrom) kann v. a. im Kindes- und jungen Erwachsenenalter zu Todesfällen führen.

Anfallsleiden können ebenfalls akut zum Tode führen. Hinweisgebend bei der äußeren Leichenschau können Zungenbissverletzungen sein. Es sind jedoch auch plötzliche Todesfälle bei Anfallskranken ohne krampfbedingte Verletzungen bekannt. Mögliche Pathomechanismen des plötzlichen Todes sind herbei iktogen induzierte kardiale Arrhythmien sowie eine zentrale Apnoe im Status epilepticus. Die Diagnose SUDEP (»sudden unexpexted death of epileptics«) ist eine Ausschlussdiagnose nach Durchführung umfangreicher morphologischer und toxikologischer Anschlussuntersuchungen.

Infektionskrankheiten und Sepsis. Zahlreiche Infektionskrankheiten können zu einer foudroyant verlaufenden Sepsis führen. Neben bilateralen Nebennierenblutungen zeigen sich als Zeichen der Verbrauchskoagulopathie Petechien von Haut, Schleimhäuten und serösen Häuten (Abb. 5.18). Bei Verdacht auf Infektionskrankheiten sind zum Erregernachweis umfassende mikrobiologische und virologische Untersuchungen erforderlich.

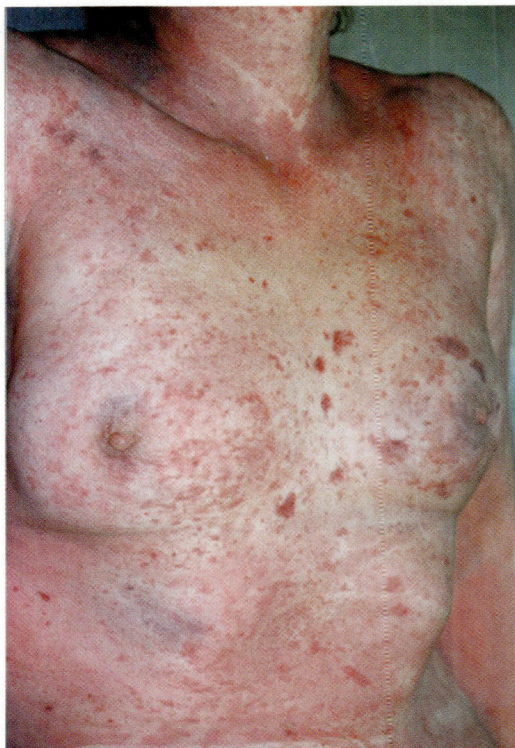

Abb. 5.18. Zahlreiche Hautpetechien bei perakuter Sepsis einer jungen Frau nach banalen Grippesymptomen

Endokrines System. Katecholamine (Adrenalin, Noradrenalin) produzierende Phäochromozytome können eine Ursache für einen plötzlichen unerwarteten Tod darstellen kann. Wenn die Ursache trotz hinweisgebender Symptomatik nicht erkannt wurde, drohen u. a. arztstrafrechtliche Konsequenzen. Dies gilt in gleicher Weise bei nicht erkanntem Coma diabeticum. Hinweise auf einen Diabetes und ein sich entwickelndes Koma können – insbesondere bei Kindern – Bauchschmerzen sein. Autoptische Hinweise auf ein diabetisches Koma sind Hirnödem, Zeichen des zentralen Todes und beginnende hypostatische Pneumonie.

Als Zeichen eines längere Zeit bestehenden Diabetes können sich eine Xanthochromie der Schädelkalotte und des Unterhautfettgewebes sowie eine Kimmelstiel-Wilson-Glomerulosklerose (fein granulierte, rote, feste Nieren) zeigen. Ausdruck der prämortalen Hyperglykämie sind histologisch sog. Armanni-Ebstein-Zellen (lichtoptisch leer erscheinende Tubulusepithelien an der Mark-Rinden-Grenze, bei konventioneller Aufarbeitung wird das dort gelagerte Glykogen herausgelöst). Zur Sicherung der Diagnose Coma diabeticum sind postmortal biochemische Untersuchungen notwendig. Beim diabetischen Koma finden sich im Liquor Summenwerte aus Glukose und Laktat von 500–600 mg/dl sowie erhöhte HbA1c Werte (über 12,1‰).

> **Fallbeispiel**
> **Coma diabeticum nach Virusinfektion**
> Ein 11-jähriges Mädchen wurde bewusstlos von seinen Eltern in die Kinder-Notfallambulanz des Krankenhauses gebracht. Nach akut auftretender Reanimationspflichtigkeit wurde innerhalb von 5 h zweimal, zuletzt erfolglos reanimiert. Die Eltern teilten mit, das Kind habe sich seit mehr als einer Woche matt und schlapp gefühlt. Zwei Tage zuvor habe man die Tochter wegen Unwohlsein in der Schule abholen müssen und sei zur Krankenhausambulanz gefahren. Dort habe man eine Magen-Darm-Infektion infolge einer Virusinfektion diagnostiziert, das Kind aber nicht stationär aufgenommen. Jetzt sei ihre Tochter bewusstlos geworden. Im Krankenhaus wurde nach zunächst erfolgreicher Reanimation ein Blutzuckerwert von 1050 mg/dl festgestellt. Bei der Obduktion makroskopisch ödematöses Pankreas mit zahlreichen kleinfleckigen Hämorrhagien. Histologisch akute, hämorrhagisch nekrotisierende Pankreatitis, in der Leber ausgeprägt feintropfige Leberzellverfettung vom nutritiv-toxischen Typ. Der Summenwert aus Glukose und Laktat in der Glaskörperflüssigkeit sowie der HbA1c-Wert waren im Blut massiv erhöht, so dass sich die Diagnose eines hyperosmolaren Coma diabeticum ergibt.

5.4.3 Plötzlicher Kindstod

Der plötzliche Kindstod (»sudden infant death syndrome«, SIDS) ist die häufigste Todesursache im ersten Lebensjahr. Das Häufigkeitsmaximum liegt zwischen dem 2. und 6. Lebensmonat.

> **Definition**
> **Plötzlicher Kindstod:** Plötzlicher Tod jedes Säuglings oder Kleinkindes, der unerwartet eintritt und bei dem sich durch eine sorgfältige postmortale Untersuchung keine adäquate Todesursache nachweisen lässt (Beckwith 1970). Die Stavanger Definition von 1994 präzisierte: plötzlicher Tod im Säuglingsalter, der nach Überprüfung der Vorgeschichte, Untersuchung der Todesumstände und den Ergebnissen der Obduktion ungeklärt bleibt. Die International Society for the Prevention of Infant Death (ISPID) differenziert darüber hinaus:
> - SIDS im engeren Sinne: Obduktion und klinische Befunde lassen keine Todesursache erkennen.
> - Borderline-SIDS: Vorbestehende angeborene Krankheiten oder klinische Symptome und/oder Obduktion ergeben keine hinreichende Erklärung für die Todesursache.
> - Non-SIDS: Todesursache durch klinische Informationen und durch das Ergebnis der Obduktion hinreichend geklärt.
> - Verdacht auf SIDS: Fälle, bei denen keine Obduktion durchgeführt wurde.

Die Ätiologie des plötzlichen Kindstodes ist bis heute ungeklärt. Die Inzidenz liegt in Deutschland derzeit bei 0,5‰ (vor ca. 30 Jahren bei 1,2–1,8‰).

> **Risikofaktoren für SIDS**
> - Auf Seiten der Mutter
>   - Alter (<19 und >40 Jahre)
>   - Vielgebärende
>   - Hoher Alkohol-, Nikotin-, Koffein- und Teeabusus
>   - Drogenabhängigkeit
> - Pränatale Entwicklung
>   - Plazentafunktionsstörung
>   - Frühgeburtlichkeit
>   - Geburtsgewicht <2000 g
>   - »small for date«
>   - Atemnotsyndrom oder bronchopulmonale Dysplasie
> ▼

- Störung der Atemregulation beim Neugeborenen
  - Obstruktive Apnoen
  - Zentrale Apnoen
  - Infekte
  - Passagere Hypoxie
- Umweltfaktoren
  - Schlaflage (insbesondere Bauchlage)
  - Wärmebelastung/-stau

In der Mehrzahl der Fälle wird der Säugling morgens im Bett oder Kinderwagen leblos vorgefunden, vorwiegend während der kalten Jahreszeit. Teilweise sind die Atemöffnungen der Säuglinge vom Kopfkissen bzw. Oberbett bedeckt. Manche Säuglinge sind verschwitzt. Die typischen Obduktionsbefunde, die aber den Todeseintritt zum gegebenen Zeitpunkt nicht erklären können sind:

- Bei Auffindung in Bauchlage Totenfleckverteilung entsprechend einer Bauchlage
- Lippen- und Fingerzyanose
- Partiell hämorrhagisches Lungenödem
- Schaumiges Sekret im oberen Respirationstrakt und den Atemöffnungen
- Subseröse intrathorakale Petechien, insbesondere unter der Thymuskapsel (□ Abb. 5.19), subpleural, subepikardial
- Zuweilen mukopurulente Otitis media
- Keine Missbildungen der inneren Organe

Spezielle Präparationsmethoden weisen häufig Infektionen der Nasen- und Rachenschleimhaut nach. Immunhistochemische und molekularpathologische Untersuchungen am Myokard erlauben den Rückschluss, dass sich hinter einem Teil der SIDS-Fälle eine konventionell-histologisch nicht fassbare Myokarditis verbirgt.

> ❗ Die Diagnose »plötzlicher Kindstod« ist keine Leichenschaudiagnose, sondern darf abschließend erst nach der Obduktion (leerer Sektionsbefund) und weiterführenden morphologischen, toxikologischen, molekularpathologischen und postmortal biochemischen Untersuchungen gestellt werden, wenn diese Untersuchungen keinen todesursächlichen Befund ergeben haben. Immer ist die Abgrenzung gegenüber spurenarmen gewaltsamen Todesfällen (Erstickung durch weiche Bedeckung, durch Verschluss der Atemöffnungen, Schütteltrauma) zu stellen. Manche SIDS-Wiederholungsfälle in einer Familie stellten sich nachträglich als Mehrfachtötungen von Säuglingen heraus.

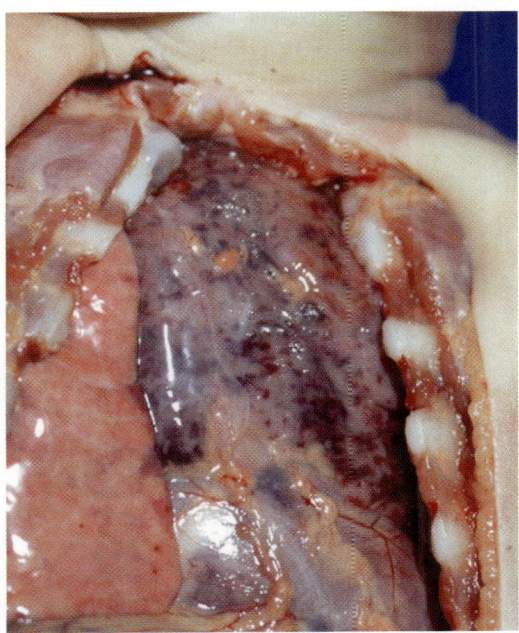

□ **Abb. 5.19.** Zahlreiche subpleurale Unterblutungen

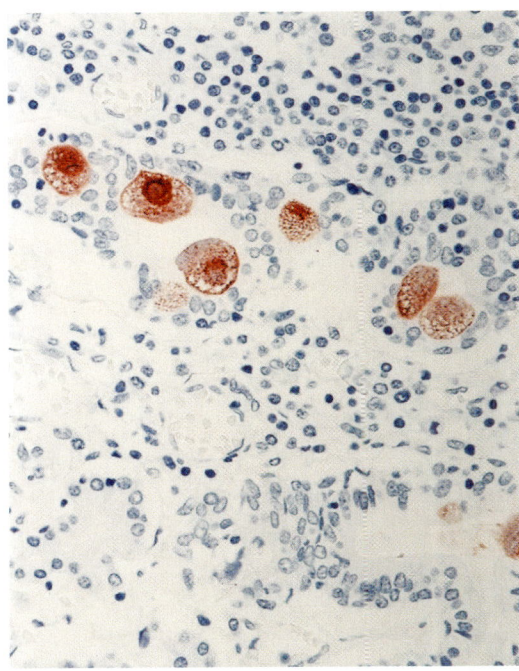

□ **Abb. 5.20.** 4 Monate alt gewordener männlicher Säugling, bei der Obduktion keine fassbare Todesursache. Histologisch zahlreiche sog. Eulenaugenzellen, die eine Zytomegalievirusinfektion nachwiesen

Auf diese Weise können auch durch umfangreiche, technisch aufwendige Untersuchungen aus ursprünglich dem SIDS-Phänomen zugeordneten Todesfällen Fälle mit morphologisch eindeutiger Todesursache herauskristallisiert werden (z. B. primär Zytomegalievirus-induzierte, sekundär eitrige Pneumonie; ◘ Abb. 5.20).

> **In Kürze**
>
> - 10–15% aller Todesfälle sind nicht-natürlich und plötzlich. Ursächlich dafür verantwortlich sind:
>   - Kardiale Erkrankungen (ca. 50%). Eine gleichzeitige Herzhypertrophie disponiert zusätzlich für den plötzlichen Herztod.
>   - Erkrankungen der Atmungsorgane (ca. 15%), insbesondere Lungenembolien und Lungenentzündungen.
>   - Gastrointestinale Erkrankungen (ca. 10%), v. a. Ösophagusvarizenblutungen und Arrosionsblutungen.
>   - Krankheiten des ZNS (ca. 10%): intrakranielle Blutungen, Aneurysmarupturen und Epilepsie.
>   - Außerdem kommen zahlreiche Infektionskrankheiten in Betracht.
> - Der plötzliche Kindstod ist die häufigste Todesursache im ersten Lebensjahr. Es handelt sich um eine Ausschlussdiagnose. An die Möglichkeit von Kindstötung oder Schütteltrauma muss immer gedacht werden. Spezifische Obduktionsbefunde gibt es nicht, häufig sind aber Petechien unter Pleura, Thymuskapsel und Epikard sowie Infektionen des Respirationstraktes festzustellen.

6 Traumatologie und gewaltsamer Tod

6.1 Rechtsgrundlagen – 105
6.1.1 Tatbestandsmäßigkeit – 105
6.1.2 Rechtswidrigkeit – 106
6.1.3 Schuldhaftigkeit – 107

6.2 Einteilung der Gewalteinwirkungen – 108

6.3 Sekundärfolgen mechanischer Gewalteinwirkungen/Todesursachen – 109
6.3.1 Primäre Todesursachen – 109
6.3.2 Sekundäre Todesursachen – 109

6.4 Vitale Reaktionen und Zeitschätzungen – 110
6.4.1 Blutungen – 111
6.4.2 Embolien – 112
6.4.3 Respiration – 113
6.4.4 Verdauung – 115
6.4.5 Haut – 115
6.4.6 Wundheilung – 115
6.4.7 Fett- und Muskelgewebe – 116
6.4.8 Biochemische vitale Reaktionen – 116
6.4.9 Hämatomalter bei Lebenden – 116

6.5 Handlungsfähigkeit – 117

6.6 Kriminologie – 118
6.6.1 Unfälle – 118
6.6.2 Suizid – 118
6.6.3 Vorsätzliche Tötungsdelikte – 120

6.7 Tod durch mechanische Gewalt – 120
6.7.1 Stumpfe Gewalt – 120
6.7.2 Scharfe Gewalt – 131

6.8 Schussverletzungen – 135
6.8.1 Gesetzliche Regelungen – 135
6.8.2 Waffentypen und Munition – 136
6.8.3 Einschuss – 137
6.8.4 Ausschuss – 139

6.8.5   Schussentfernung – 139
6.8.6   Schussrichtung – 141
6.8.7   Kriminologie – 142
6.8.8   Bolzenschusswerkzeuge – 142
6.8.9   Explosionsverletzungen – 143
6.8.10 Schreckschusswaffen – 143

6.9   Gewaltsame Erstickung – 145
6.9.1   Pathophysiologie – 145
6.9.2   Erhängen – 150
6.9.3   Erdrosseln – 152
6.9.4   Erwürgen – 153
6.9.5   Tod durch Verschluss der Atemöffnungen – 154
6.9.6   Tod durch Behinderung der Atemexkursionen – 154
6.9.7   Tod in Kopftieflage – 156
6.9.8   Ertrinken – 156
6.9.9   Höhentod und Barotrauma – 157

6.10   Schädigung durch thermische Energie – 159
6.10.1 Hitze – 159
6.10.2 Kälte – Unterkühlung – 164

6.11   Elektrotraumen und Blitzschlag – 169
6.11.1 Elektrotodesfälle – 169
6.11.2 Blitzschlag – 170

6.12   Verhungern – 172

6.13   Kindstötung – 173
6.13.1 Untersuchung der Kindsmutter – 173
6.13.2 Untersuchungen des Neugeborenen – 174

6.14   Illegaler Schwangerschaftsabbruch – 176

6.15   Unfälle bei auterotischer Betätigung – 176

6.16   Tod in abnormer Körperposition – 177

6.17   Schädigung durch Strahlung – 177

6.18   Konkurrenz und Koinzidenz von Todesursachen, Priorität von Verletzungen – 177
6.18.1 Kombinierte Suizide – 178
6.18.2 Reihenfolge der Verletzungen – 178
6.18.3 Leichenzerstückelung – 178

6.1 Rechtsgrundlagen

  Einleitung

Bei rechtserheblichen Körperverletzungen kann der medizinischen Befunderhebung von Verletzungen und ihrer Dokumentation entscheidende Bedeutung für die juristische Würdigung zukommen. Auch wenn sich ein Patient nach einer Körperverletzung primär nur zur Befunderhebung und Therapie in ärztliche Behandlung begeben hat, können die ärztlichen Unterlagen später im rechtlichen Kontext von Bedeutung sein. Daher ist die Befunderhebung und Dokumentation grundsätzlich so auszurichten, dass sie sich für eine spätere juristische Würdigung als tragfähig erweist (▶ Kap. 3).

 Fallbeispiel

Ungenügende Dokumentation – genaue Todesursache nicht zu klären

Eine junge drogenabhängige Frau wurde von ihrem ebenfalls drogenabhängigen Freund misshandelt. Dabei zog sie sich Schädel-Hirn-Verletzungen zu, an deren Folgen sie 3 Monate später verstarb. Bei der gerichtlichen Obduktion waren die Hautverletzungen an Hirn und Gesichtsschädel bereits abgeheilt, so dass zur Frage Sturz- oder Schlageinwirkung nicht mehr Stellung genommen werden konnte. Die primär behandelnden Chirurgen hatten die Schädelverletzungen summarisch lediglich mit »multiple Prellungen und Hämatome« beschrieben.

Wesentliche Aufgabe der ärztlichen Untersuchung bei Körperverletzungsdelikten ist die detaillierte Befunderhebung, die Befunddokumentation sowie ggf. die Asservierung von Spuren für weiterführende (kriminaltechnische) Untersuchungen. In der Mehrzahl der Fälle werden die primär behandelnden Ärzte später als sachverständige Zeugen bei Gericht gehört. Primäre Defizienzen der Befunderhebung sind dann auch durch Beiziehung eines Rechtsmediziners nicht mehr zu beheben. In der Interaktion zwischen Sachverständigem bzw. sachverständigen Zeugen und Gericht werden verschiedene Ebenen unterschieden:
- Die Ebene der Befunderhebung fällt in die Kompetenz der Sachverständigen, da das Gericht über eigene Sachkunde gerade nicht verfügt.
- Die Ebene der rechtlichen Würdigung fällt demgegenüber ausschließlich in die Kompetenz des Gerichtes.
- Auf der Ebene der Befundinterpretation findet ein Diskurs zwischen Sachverständigem und Gericht statt.

Die Begutachtung rechtserheblicher Körperverletzungen ist v. a. im Strafrecht und im Zivilrecht, weniger im Sozialrecht von Bedeutung. Das materielle Strafrecht hat zum Ziel, sozialschädliches Verhalten durch Androhung von Strafe zu verhindern. Es basiert auf der strafrechtlichen Norm eines **Tatbestandes** und einer Strafandrohung.

Nach Art bzw. Maß der angedrohten Strafe werden 2 Kategorien von Straftaten unterschieden:
- Verbrechen mit einer Mindestfreiheitsstrafe ≥1 Jahr
- Vergehen mit einer Mindestfreiheitsstrafe <1 Jahr oder Geldstrafe

Die ebenfalls rechtswidrigen Ordnungswidrigkeiten sind nur mit einer Geldbuße bedroht. Eine **Straftat** ist durch 3 Merkmale charakterisiert.
- **Tatbestandsmäßigkeit**: Tun oder Unterlassen des Täters erfüllt den gesetzlich festgelegten Straftatbestand. Zwischen dem Tun/Unterlassen des Täters und der Vollendung der Straftat (Eintritt des Todes, der Körperverletzung etc.) besteht ein kausaler Zusammenhang (im Grundsatz nach der Äquivalenztheorie mit an Sicherheit grenzender Wahrscheinlichkeit).
- **Rechtswidrigkeit**: Die Tat ist rechtswidrig, wenn keine Rechtfertigungsgründe vorliegen; solche sind: Einwilligung nach Aufklärung und kein Verstoß gegen die guten Sitten, Notwehr/Nothilfe, rechtfertigender Notstand.
- **Schuldhaftigkeit**: Täter handelt mit Vorsatz (Wissen und Wollen des Tatbestandes) oder Fahrlässigkeit (Außerachtlassung der erforderlichen Sorgfalt). Die Strafmündigkeit beginnt erst ab 14 Jahren. Minderung/Aufhebung der Schuldfähigkeit gemäß §§ 20, 21 StGB: bei krankhafter seelischer Störung, tiefgreifender Bewusstseinsstörung, Schwachsinn, schwerer anderer seelischer Abartigkeit, wenn hierdurch die Fähigkeit, das Unrecht der Tat einzusehen (Einsichtsfähigkeit) oder nach dieser Einsicht zu handeln (Steuerungsfähigkeit) erheblich gemindert oder aufgehoben war (▶ Kap. 4).

6.1.1 Tatbestandsmäßigkeit

Gesetzlich festgelegte Straftatbestände sind z. B.:

§ 222 StGB [Fahrlässige Tötung]
Wer durch Fahrlässigkeit den Tod eines Menschen verursacht, wird mit Freiheitsstrafe bis zu 15 Jahren oder mit Geldstrafe bestraft.

Dabei kann der Tatbestand nicht nur durch aktives Tun erfüllt werden, sondern auch durch Unterlassen.

> **§ 13 Abs. 1 StGB [Begehen durch Unterlassen]**
> (1) Wer es unterlässt, einen Erfolg abzuwenden, der zum Tatbestand eines Strafgesetzes gehört, ist nach diesem Gesetz nur dann strafbar, wenn er rechtlich dafür einzustehen hat, dass der Erfolg nicht eintritt, und wenn das Unterlassen der Verwirklichung des gesetzlichen Tatbestandes durch ein Tun entspricht.

Die Begehung einer fahrlässigen Körperverletzung durch Unterlassen ist v. a. im Arztrecht relevant, da sich der Arzt in einer Garantenstellung für den Patienten befindet. Er kann sich gerade nicht darauf berufen, nichts getan zu haben, da das Unterlassen geeigneter Maßnahmen bereits zu Vorwürfen führen kann.

Fallbeispiel
Fahrlässige Tötung durch Unterlassen
Ein Patient mit retrosternalen Schmerzen, ausstrahlend in den linken Arm, kommt zum Hausarzt. Dieser unterlässt trotz wegweisender Symptomatik die Anfertigung eines EKG sowie klinisch-chemischer Untersuchungen des Blutes. Drei Tage später stirbt der Patient an einem rupturierten Myokardinfarkt. Der Arzt kann sich zu seiner Entlastung nicht darauf berufen, nichts getan zu haben, da er dem Patienten eine Behandlung nach dem Stand der Wissenschaft schuldet.

Der eingetretene Schaden muss ursächlich (kausal) auf das Tun oder Unterlassen des Täters zurückzuführen sein. Ursächlichkeit – Kausalität – wird im Strafrecht, Zivilrecht und Sozialrecht nach unterschiedlichen Theorien geprüft:
- Strafrecht: Äquivalenztheorie
- Zivilrecht: Adäquanztheorie
- Sozialrecht: Theorie der wesentlichen Bedingung (▶ Kap. 3)

Äquivalenztheorie der Kausalität. Jede Bedingung ist für den Erfolg äquivalent (gleichwertig). Es wird nicht geprüft, ob die vorgeworfene Bedingung die wesentliche Bedingung für den Erfolg war oder ob sie nur unwesentliche Bedingung war; es wird nur geprüft, ob die vorgeworfene Bedingung für den Erfolg zum gegebenen Zeitpunkt wegdenkbar war, oder nicht (conditio sine qua non). Wenn das vorgeworfene Ereignis nicht wegdenkbar für den Erfolg war, ist die Kausalität äquivalent begründet. Der Nachweis des Kausalzusammenhanges muss darüber hinaus mit an Sicherheit grenzender Wahrscheinlichkeit geführt werden. Die Äquivalenztheorie umfasst auch Bedingungen, deren Einbeziehung ersichtlich nicht gewollt sein kann. So sind die Eltern eines Täters immer conditio sine qua non, denn ohne sie würde es den Täter und also auch die Tat nicht geben. Diese uferlose Weite der Äquivalenztheorie wird durch die Lehre von den Voraussetzungen der objektiven Zurechnung begrenzt: der Handelnde muss den Tatbestand zumindest mitverursacht haben, die Verwirklichung des Tatbestandes muss objektiv voraussehbar und vermeidbar gewesen sein und es muss sich um einen tatbestandsadäquaten Kausalverlauf handeln.

Adäquanztheorie der Kausalität. Die vorgeworfene Bedingung muss nach der allgemeinen Lebenserfahrung normalerweise geeignet – adäquat – sein, den Schaden herbeizuführen. Ein ganz ungewöhnlicher, nicht vorhersehbarer Ablauf begründet noch keine Haftung.

Kausalitätstheorie der wesentlichen Bedingung unter konkurrierenden Bedingungen. Das Ereignis muss unter den zum Erfolg beitragenden Bedingungen die wesentliche Bedingung sein. Es müssen mehr Argumente für als gegen den Kausalzusammenhang sprechen. Unter konkurrierenden möglichen Bedingungen ist die Wesentliche auszuwählen, die bloße Möglichkeit genügt nicht.

> **Definition**
> - **An Sicherheit grenzende Wahrscheinlichkeit:** Wahrscheinlichkeit, die der dreifachen Standardabweichung entspricht (ca. 98%)
> - **Hohe bzw. sehr hohe Wahrscheinlichkeit:** Wahrscheinlichkeiten >90% (bzw. 95%)
> - **Einfache Wahrscheinlichkeit:** Wahrscheinlichkeiten >50% (▶ Kap. 2)

6.1.2 Rechtswidrigkeit

Neben der Tatbestandsmäßigkeit muss als 2. Merkmal einer Straftat Rechtswidrigkeit vorliegen. Rechtswidrigkeit liegt nicht vor, wenn der Täter einen **Rechtfertigungsgrund** hatte. Rechtfertigungsgründe sind z. B. Notwehr und Nothilfe (§ 32 StGB) oder der rechtfertigende Notstand (§ 34 StGB).

> **§ 32 StGB [Notwehr]**
> 1. Wer eine Tat begeht, die durch Notwehr geboten ist, handelt nicht rechtswidrig.
> 2. Notwehr ist die Verteidigung, die erforderlich ist, um einen gegenwärtigen rechtswidrigen Angriff von sich oder einem anderen abzuwenden.

6.1 · Rechtsgrundlagen

Gerade am Beispiel der **Notwehr** lässt sich der entscheidende Stellenwert der medizinischen Befunderhebung und Dokumentation an Opfer und Täter für die Beweiswürdigung durch das Gericht deutlich machen.

Fallbeispiel
Notwehr und Notwehrexzess
Das Opfer hat 3 tödliche Messerstiche erlitten, der Täter behauptet, zuvor vom Opfer gewürgt worden zu sein. Objektiv bestanden minimale Würgemale am Hals sowie geringe Stauungsblutungen (Petechien) der Augenlider und Augenlidbindehäute. Diese sind vom erstuntersuchenden Arzt nicht gesehen und dokumentiert worden, als sachverständiger Zeuge sagt er bei Gericht aus, dass keine Verletzungen vorgelegen haben. Damit kommt eine Verurteilung wegen eines vorsätzlichen Tötungsdeliktes (§ 212 StGB Totschlag, § 211 StGB Mord) in Betracht. Wären die Würgemale und Petechien dokumentiert worden, wäre die Notwehrsituation durch objektive Befunde substantiiert, da ein hämodynamisch wirksamer Angriff auf den Hals in Form von Würgen eine das Leben gefährdende Behandlung darstellt. Die Messerstiche wären dann in einer Notwehrsituation erfolgt.

Das Fallbeispiel soll etwas variiert werden, um die Grenze zur extensiven Überschreitung der Notwehr (sog. Notwehrexzess) zu verdeutlichen:

Das Opfer hat 3 tödliche Messerstiche erlitten, das Ermittlungsverfahren wurde jedoch eingestellt. Erst über ein Klageerzwingungsverfahren der Angehörigen des Getöteten kommt es zur Eröffnung eines Hauptverfahrens vor Gericht. Dort kann die Reihenfolge der Stichverletzungen eindeutig bestimmt werden: der 1. Stich traf die Herzspitze vorne links, der 2. Stich traf das Opfer rechts subklavikulär, dieses wandte sich nun bereits schwer getroffen vom Täter ab, der 3. Stich traf das Opfer von hinten oben in den Rücken. Zudem bestanden 5 aktive bzw. passive Abwehrverletzungen an Hand und Unterarmen. Bereits nach dem 1. Stich war das Opfer schwer getroffen, so dass hier eine extensive Notwehrüberschreitung vorlag, der Täter wurde verurteilt.

> Einer genauen und vollständigen Untersuchung von Tatverdächtigem und Opfer sowie einer vollständigen Dokumentation insbesondere auch der nicht behandlungsbedürftigen Verletzungen, Neben- bzw. Bagatellverletzungen kann prozessentscheidende Bedeutung zukommen.

Rechtswidrigkeit liegt auch dann nicht vor, wenn ein **rechtfertigender Notstand** vorliegt. Der rechtfertigende Notstand hat im Arztrecht große Bedeutung.

§ 34 StGB [Rechtfertigender Notstand]
Wer in einer gegenwärtigen, nicht anders abwendbaren Gefahr für Leben, Leib, Freiheit, Ehre, Eigentum oder ein anderes Rechtsgut eine Tat begeht, um die Gefahr von sich oder einem anderen abzuwenden, handelt nicht rechtswidrig, wenn bei Abwägung der widerstreitenden Interessen, namentlich der betroffenen Rechtsgüter oder des Grades der ihnen drohenden Gefahren, das geschützte Interesse das beeinträchtigte wesentlich überwiegt. Dies gilt jedoch nur, soweit die Tat ein angemessenes Mittel ist, die Gefahr abzuwenden.

Der Arzt muss eine Rechtsgüterabwägung vornehmen. Typische Beispiele sind z. B. Bruch der Schweigepflicht, um den Patienten selbst, Angehörige und/oder die Allgemeinheit zu schützen – hierbei muss der Arzt jedoch zuvor versucht haben, ohne Rechtsgutverletzung auf den Patienten einzuwirken (▶ Kap. 2).

Jeder Eingriff in die körperliche Integrität des Patienten stellt a priori eine Körperverletzung auch im Sinne des Strafrechts dar. Die Rechtswidrigkeit des Eingriffes wird beseitigt durch das Einverständnis des Patienten nach ordnungsgemäßer Aufklärung und Einwilligung, es sei denn der Eingriff wäre sittenwidrig (§ 228 StGB). Ein sittenwidriger Eingriff wäre etwa die Amputation des Daumens in Leitungsanästhesie, um einen Arbeitsunfall beim Holzspalten (traumatische Amputation des Daumens durch einen Axthieb) vorzutäuschen, zugleich läge eine Beihilfe zum Versicherungsbetrug vor.

6.1.3 Schuldhaftigkeit

Das rechtswidrige Tun oder Unterlassen des Täters muss ihm persönlich »vorwerfbar« sein, es muss schuldhaft sein. Als Schuldform werden Vorsatz und Fahrlässigkeit unterschieden. **Vorsatz** ist das Wissen und Wollen des Tatbestandes, wobei verschiedene Vorsatzformen unterschieden werden (direkter, indirekter, bedingter Vorsatz). Das gegenwärtige Wissen um die Folgen des Tuns oder Unterlassens gehört zu allen 3 Formen des Vorsatzes.

Die Schuldform **Fahrlässigkeit** richtet sich demgegenüber gegen einen Täter »mit gutem Gewissen«, »ohne Unrechtsbewusstsein«, der aber bei Anwendung pflichtgemäßer und zumutbarer Sorgfalt hätte erkennen können, dass sein Tun oder Unterlassen Unrecht war. Fahrlässigkeit wird im Zivilrecht definiert als Außerachtlassung der im Verkehr erforderlichen Sorgfalt (objektiver Sorgfaltsmaßstab). Im Strafrecht werden individuelle Aspekte berücksichtigt: Außerachtlassung der Sorgfalt, zu der der Täter nach seinen persönlichen Fähigkeiten und Kenntnissen sowie den Umständen verpflichtet gewesen wäre.

Rechtsmedizinisch relevant sind die Straftatbestände gegen das Leben und die Gesundheit. Die vorsätzliche Tötung eines Menschen wird als **Totschlag** bezeichnet.

§ 212 Abs. 1 StGB [Totschlag]
(1) Wer einen Menschen tötet, ohne Mörder zu sein, wird als Totschläger mit Freiheitsstrafe nicht unter 5 Jahren bestraft.

Die besonders verwerfliche Tötung eines Menschen wird als Mord bezeichnet. § 211 StGB listet sog. Mordmerkmale auf, für deren Vorliegen ebenfalls medizinische Befunde sprechen können:

§ 211 StGB [Mord]
(1) Der Mörder wird mit lebenslanger Freiheitsstrafe bestraft.
(2) Mörder ist, wer aus Mordlust, zur Befriedigung des Geschlechtstriebes, aus Habgier oder sonst aus niedrigen Beweggründen heimtückisch oder grausam oder mit gemeingefährlichen Mitteln oder um eine andere Straftat zu ermöglichen oder zu verdecken einen Menschen tötet.

Für Heimtücke (Ausnutzung der Arg- und Wehrlosigkeit des Opfers) können z. B. Begehensweisen von Tötungsdelikten sprechen (primäre Stiche in den Rücken, Kopfschuss bei schlafendem Opfer, Giftbeibringung, Strombeibringung). Tötungsdelikte zur Befriedigung des Geschlechtstriebes können sich aus sexuell getönten Verletzungen und extragenitalen Begleitverletzungen ergeben.

Bei den Körperverletzungsparagraphen ist geschütztes Rechtsgut die körperliche Unversehrtheit, verstanden als jede nicht unerhebliche Beeinträchtigung des körperlichen Wohlbefindens. Die Rechtsfolgen orientieren sich u. a. an Verletzungsfolgen sowie der Art der Begehung der Körperverletzung (das Leben gefährdende Behandlung, gefährliches Werkzeug). Tritt im Zusammenhang mit einer Körperverletzung der Tod ein, ist u. a. zu prüfen, ob der Todeseintritt kausal auf die Körperverletzung zurückzuführen ist (§ 227 StGB – Körperverletzung mit Todesfolge).

> **In Kürze**
>
> Straftaten sind durch 3 Merkmale charakterisiert:
> - Tatbestandsmäßigkeit
> - Rechtswidrigkeit (nicht bei Notwehr, Nothilfe oder rechtfertigendem Notstand)
> - Schuldhaftigkeit (mit der Differenzierung zwischen Vorsatz und Fahrlässigkeit)

6.2 Einteilung der Gewalteinwirkungen

 Einleitung

In der Rechtsmedizin werden verschiedene Formen der Gewalteinwirkung differenziert (Tab. 6.1). Anamnese und Verletzungsentstehung müssen aus dem Wundbefund rekonstruiert werden, zumal die Angaben des Patienten nicht immer zutreffend sind (z. B. um unangenehme Rechtsfolgen zu vermeiden).

Zu einer differenzierten Verletzungsbeschreibung als Grundlage einer Rekonstruktion gehören:
- Genaue Lokalisation der Verletzung (nicht »am Schädel«, sondern oberhalb/unterhalb der Hutkrempenlinie, in Scheitelhöhe, am Stirnhöcker etc.)
- Genaue Beschreibung der Verletzung hinsichtlich
  - Länge, Größe, Durchmesser
  - Wundmorphologie (Wundränder, -grund, -winkel, Wunde adaptierbar oder Hautdefekt)
  - Verfärbungen (Hämatome: Farbe, Abgrenzung gegenüber der Umgebung)

Tab. 6.1. Verschiedene Arten von Traumata als nichtnatürliche Todesursache

Tod durch	Unterteilung in
Mechanisches Trauma	Stumpfe/scharfe Gewalt: Hieb, Stich, Schnitt/Schuss
Ersticken	Strangulation (Erhängen, Erdrosseln, Erwürgen) Verschluss der Atemöffnungen/Atemwege Behinderung der Atembewegungen Sauerstoffmangel in der Atemluft Ertrinken/Ertränken
Entzug von Nahrung und Flüssigkeit	Verhungern/Verdursten
Abnorme Temperaturen	Hitze (Verbrennen, Verbrühen, Hitzschlag, Sonnenstich) Kälte (Unterkühlung, Erfrieren)
Abnorme Luftdruckverhältnisse	Überdruck (Taucher-Caisson-Krankheit) Unterdruck (Höhenkrankheit)
Elektrische Energie	Natürliche Elektrizität (Blitzschlag) Technische Elektrizität (Stromtod)
Strahlende Energie	Elektromagnetische und korpuskuläre Strahlung
Gift	

Darüber hinaus sind anamnestische Angaben zum Unfall- bzw. Tathergang und zur Auffindesituation notwendig, um zu überprüfen, ob Verletzungsbefunde und geschilderter Tathergang kompatibel sind.

6.3 Sekundärfolgen mechanischer Gewalteinwirkungen/Todesursachen

6.3.1 Primäre Todesursachen

Primäre oder unmittelbare Todesursachen nach mechanischer Gewalteinwirkung sind z. B.:

- **Zertrümmerung lebenswichtiger Organe** (Gehirn, Rückenmark, Lunge, Herz), einzeln oder in Kombination, z. B. Polytrauma nach Verkehrsunfällen, Stürze aus der Höhe, Eisenbahnüberfahrungen.
- **Mechanische Behinderung der Funktionstätigkeit lebenswichtiger Organe**: bei intrakraniellen Raumforderungen (epi-/subdurales Hämatom), einem beidseitigen Pneumothorax (z. B. beidseitige Rippenserienfrakturen mit Anspießungsverletzungen der Lungen), Thoraxkompression bei Verschüttung (Perthes-Druckstauung), Herzbeuteltamponade.
- **Verbluten** nach Innen oder Außen: Ein tödliches Verbluten kann auch bei isolierten Kopfschwartenverletzungen bzw. rupturierten Varizen eintreten. Der für den Todeseintritt notwendige Blutverlust ist umso geringer, je vorgeschädigter der Organismus bereits war. Bei einem Tod durch Verbluten müssen größere Arterien nicht durchtrennt sein, es reichen größerkalibrige Venen.
- **Embolien** (Luftembolie, Fettembolie): z. B. bei Eröffnung großer herznaher Venen und Eindringen von >70 ml Luft oder bei Zerreißung des Sinus sagittalis superior im Rahmen eines Schädel-Hirn-Traumas. Schädel-Hirn-Traumen mit Beteiligung der Nasennebenhöhlen sind die häufigste Ursache einer venösen Luftembolie.
- **Gewaltsames Ersticken**: bei komprimierender Gewalt gegen den Hals oder Kompression des Thorax (Verschütten mit sog. Perthes-Druckstauung).

Zu den primären oder unmittelbaren Todesursachen werden schließlich noch **reflektorische Todesfälle** gezählt, deren Existenz bzw. Genese nicht unumstritten ist und die erst per Ausschluss anderweitiger Todesursachen diagnostiziert werden können. Reflektorische Todesfälle sind z. B. der Bolustod, der Karotissinusreflex und/oder die Reizung von Vagusbahnen bei Gewalteinwirkung gegen den Hals, schließlich die Reizung des Plexus solaris beim Schlag gegen den Bauch. Bei der Contusio cordis (stumpfe Gewalt gegen den Brustkorb mit Prellung des Herzens) werden Rhythmusstörungen als Todesursache vermutet. Die stumpfe Gewalt gegen den Thorax bis zum Herzen muss jedoch durch Hautverletzungen am Ort der Gewalteinwirkung, subkutane Einblutungen sowie Mikrohämorrhagien im Myokard nachvollziehbar sein. Auch die Contusio cordis ist eine Ausschlussdiagnose.

6.3.2 Sekundäre Todesursachen

> **Typische sekundäre Todesursachen**
> - Infektionen (Wundinfektionen), Sepsis
> - Embolien
> - Kreislaufschock (hämorrhagischer bzw. traumatischer Schock)
> - Verbrennungskrankheit

Infektionen. Als Folge einer lokalen Infektion kann sich eine allgemeine Infektion bis zur Sepsis entwickeln. Auslöser sind Erreger, Erregerbestandteile bzw. bakterielle Endo- und/oder Exotoxine. Mit dem Ausdruck **SIRS** (»systemic inflammatory response syndrome«) wird die Abwehrreaktion des Organismus auf einen infektiösen Stimulus bezeichnet. Ein SIRS liegt vor, wenn mindestens 2 der 5 folgenden Bedingungen erfüllt sind:

- Körpertemperatur >38°C oder <36°C
- Herzfrequenz >90/min
- Atemfrequenz >20/min
- Leukozytenzahl >12.000/µl oder <4000/µl
- Stabkernige neutrophile Granulozyten >10%

Sepsis. Von Sepsis spricht man bei einer Allgemeininfektion mit Krankheitssymptomen, die infolge Streuung von Mikroorganismen (Bakterien, Pilze) von einem Herd aus in die Blutbahn entstehen. Bei einer schweren Sepsis treten Dysfunktionen von Organsystemen auf, wobei alle Organsysteme betroffen sind (insbesondere Lungen und Nieren). Der septische Schock stellt sich klinisch dar als Kreislaufdysregulation durch Entzündungsreaktion auf bakterielle Toxine.

Anaphylaktischer Schock. Der anaphylaktische Schock wird ausgelöst durch eine Immunreaktion, wobei Immunogene (Proteine, Insektenstich, Fremdserum) oder Haptene (Arzneimittel wie Penicillin, Analgetika, Röntgenkontrastmittel) mit spezifischen oder kreuzreagierenden Antikörpern reagieren. Die Symptomatik entwickelt sich kurz (innerhalb von Minuten) nach der Exposition. Klinisch zeigen sich Pruritus, Erythem, Asthmaanfälle, Schüttelfrost. Durch Flüssigkeitsverlust ins Gewebe entstehen Quaddeln, Gewebsödeme (z. B. Glottis-, Quincke-Ödem), durch Konstriktion glatter Muskeln ein Bronchospasmus und pulmonale Vasokonstriktion, die zum akuten Cor pulmonale führen können.

Hämorrhagischer Schock. Der Patient weist blasse, kalte, feuchte Haut und Extremitäten auf; es bestehen Durst, Übelkeit, Schwindel, Lufthunger, ggf. Verwirrtheit; der Schockindex ist erhöht (▶ Kap. 6.7.2).

Allergietodesfälle. Allergietodesfälle sind in der rechtsmedizinischen Praxis relativ selten (Insektenstiche, Gabe kontraindizierter Medikamente bei Arzneimittelallergie). Neben den makroskopischen Befunden (Ödeme, Glottisödem) führt der mikroskopische Nachweis von Mastzellen und eosinophilen Granulozyten sowie von Antikörpern im Serum weiter.

Lungenthrombembolie. Sie steht häufig zwischen einem am Anfang der zum Tode führenden Kausalkette stehenden äußeren Ereignis und dem späteren Todeseintritt. Begünstigend für die Entstehung einer Thrombose ist v. a. die posttraumatische Immobilisation (Virchow-Trias: Verlangsamung der Blutfließgeschwindigkeit, Schädigung der Gefäßwand, gesteigerte Gerinnungsbereitschaft des Blutes). **Fettembolien** entstehen entweder als direkte Traumafolge aus zertrümmertem subkutanem Fettgewebe oder posttraumatisch durch Emulgation von Blutfetten. Eine letale Fettembolie der Lungen darf angenommen werden bei Verlegung von 1/3 bis 3/4 aller Lungenkapillaren (in Abhängigkeit von der Kompensationsfähigkeit bzw. Vorschädigung des Herzens).

6.4 Vitale Reaktionen und Zeitschätzungen

 Einleitung

Bei Todesfällen nach einer Gewalteinwirkung ist eine entscheidende Frage, ob das Trauma auf einen lebenden Organismus traf oder postmortal (postmortale Verletzung, Leichenzerstückelung etc.) erfolgt ist. Zur Beurteilung dieser Frage orientiert man sich an den vitalen Reaktionen.

> **Definition**
> - **Vitale Reaktionen:** Nach Schädigung auftretende örtliche Veränderungen, Anzeichen der Gegenwirkung (Reaktion) des lebenden (vitalen) Gewebes.
> - **Vitale Prozesse:** zusammengesetzte physiologische Vorgänge, deren Vorbedingung das Bestehen der Funktion des Nervensystems, des Atmungsapparates, des Gefäß- und Lymphsystems, der Darmbewegung und Harnausscheidung ist. Funktionieren des gesamten Organismus, nicht nur von Zellen und Geweben.
> - **Vitale Zeichen:** Zustandsbilder, von denen auf vitale Entstehung geschlossen werden kann (arterielle Spritzspur, Blutaspiration, Blutverschlucken).

Vitale Reaktionen sind aber auch für die Feststellung der Reihenfolge verschiedener Gewalteinwirkungen sowie für die Bestimmung der Überlebenszeit von Bedeutung. Vitale Reaktionen sind weiterhin zu differenzieren von agonalen, intermediären und supravitalen Reaktionen, die zum Zeitpunkt des Todes entstanden sein können sowie von postmortalen Veränderungen. Zu differenzieren sind allgemeine vitale Reaktionen, die durch die großen Funktionssysteme vermittelt werden (◘ Tab. 6.2), sowie lokale Vitalreaktionen am Ort der Gewalteinwirkung (Blutung, Entzündung etc.).

Die kreislauf- und respirationsvermittelten allgemeinen Vitalreaktionen bilden sich sehr rasch aus, während die lokalen Vitalreaktionen zu ihrer Manifestation Überlebensintervalle von mindestens 20–30 min, teilweise deutlich länger, benötigen.

Ereignisort und Spurenbild. Finden sich am Fundort/Ereignisort charakteristische Blutspuren, lassen diese eventuell Rückschlüsse auf die Handlungsfähigkeit bzw. Position des Opfers zu:
- Trittspuren des Opfers in Blutlachen beweisen eine erhaltene Handlungsfähigkeit. Daher ist auf Blutantragungen an Schuhsohlen, Strumpfsohlen bzw. Fußsohlen zu achten. Unter Umständen finden sich auch charakteristische Fußabdruckspuren in Blutlachen, die dem Opfer zuzuordnen sind.
- Arterielle Spritzspuren beweisen einen funktionsfähigen Kreislauf bei Verletzungsentstehung; gelegentlich wird die Pulswelle sogar im Ausspritzmuster an einer Wand sichtbar. Blutspritzspuren müssen jedoch differenzialdiagnostisch gegen Abschleuderspuren bzw. Schlag-Spritz-Spuren bei Hineinschlagen in eine Blutlache bzw. stark blutende Wunden abgegrenzt werden.

6.4 · Vitale Reaktionen und Zeitschätzungen

Tab. 6.2. Vitale Reaktionen unterschiedlicher Organsysteme

Organsystem	Vitale Reaktionen
Herz-Kreislauf-System	– Verbluten/petechiale Blutungen/Embolien: Luft, Fett, Gewebe, Knochenmark, Fremdkörper (z. B. Geschossfragmente)
Respirationstrakt	– Aspiration (Speisebrei, Fremdkörper, Blut, Hirngewebe, Ruß, Wasser oder andere Flüssigkeiten) – Alveolar-kapilläre Diffusion (Gas) (mit Nachweis des Gases im großen Kreislauf) – Emphysema acuta (z. B. Emphysema aquosum beim Ertrinken) – Hautemphysem
Gastrointestinaltrakt	– Erbrechen/Verschlucken – Peristaltischer Transport von Mageninhalt – Absorption/Resorption von nachweisbaren Substanzen – Magenschleimhauterosionen (z. B. Wischnewsky-Flecken bei Hypothermie)
Endokrine Drüsen	– Agonochemische Stressreaktion mit Erhöhung des Katecholaminspiegels – Entspeicherung der Schilddrüse, Nebenniere
Nervensystem	– »Krähenfußähnliche« Muster in den Augenwinkeln – Sekretion von Speichel und Schleim

- Abrinnspuren am Leichnam, Wänden bzw. Gegenständen können Informationen über die Haltung des Opfers (senkrecht stehend, sitzend oder liegend usw.) geben.
- Abwehrverletzungen weisen auf eine Auseinandersetzung mit dem Täter hin und belegen erhaltene Handlungsfähigkeit.
- Krähenfüße: krähenfußähnliche Aussparungen der Berußung der Falten der Augenwinkel durch unwillkürliches Zusammenkneifen der Augen bei Brandeinwirkung.

6.4.1 Blutungen

Blutungen nach Innen und Außen finden sich bei gewaltsamen Todesfällen überwiegend als Rhexisblutungen bei Kontinuitätsdurchtrennungen von Arterien, Venen und Kapillaren. Diapedetische Blutungen oder Blutungen bei Gerinnungsstörungen sind demgegenüber seltener (z. B. bei Verbrauchskoagulopathie, bei hämorrhagischem Schock, Sepsis, Marcumar-Blutungen).

> ❗ Für das Ausmaß der Einblutung in das Gewebe bzw. nach außen ist die Druckdifferenz zwischen Gefäßinnerem und Umgebung entscheidend. Daher kann es bei einer ausreichenden Druckdifferenz auch postmortal zu Blutaustritten kommen.

Bei Durchtrennung von Arterien und Venen treten i. d. R. Blutungen am Ort der Kontinuitätsdurchtrennung auf, demgegenüber sind kapilläre Blutungen – Petechien in der Haut bzw. Ekchymosen in den Schleimhäuten – durch multiples Auftreten auch jenseits des Ortes der Gewalteinwirkung gekennzeichnet. Petechien und Ekchymosen der Haut und Gesichtsschleimhäute sind überwiegend Folgen eines intrakapillären Druckanstieges mit Zunahme des transvaskulären Druckgradienten (von innen nach außen). Je höher der Stauungsdruck (Gefäßbinnendruck), desto kürzer die Manifestationszeit bis zum Auftreten von Stauungsblutungen.

Stauungsblutungen sind forensisch bedeutsam zur:
- Differenzierung zwischen Reflextodesfällen bei Griff an den Hals und Todesfällen durch Drosseln und Würgen
- Beurteilung der Priorität unterschiedlicher Gewalteinwirkungen (Halskompression vor Stich)
- Beurteilung der Lebensgefährlichkeit einer Halskompression
- Beurteilung der Vitalität der Gewalteinwirkung

> ❗ Stauungsblutungen können prinzipiell auch postmortal entstehen (z. B. bei Kopftieflage). Beweiswert als vitales Zeichen kommt ihnen nur in nicht hypostatischen Körperarealen zu.

Auch bei postmortaler Traumatisierung kann es noch zu Einblutungen in das Unterhautfettgewebe kommen, u. U. kann auch postmortal aus Wunden noch eine nicht unbeträchtliche Blutmenge abfließen (**Tab. 6.3**);

Tab. 6.3. Vitale Reaktionen – Blutungen

Phänomen	Mechanismus	Nachweis	Postmortale Entstehung
Blutung arteriell/venös	Bei Kontinuitätsdurchtrennungen der Gefäße Extravasation entsprechend dem Druckgefälle intravasal/extravasal	Makroskopisch	Ja
Blutung kapillär	Stauungsbedingter intrakapillärer Druckanstieg mit Zunahme des transvaskulären Druckgradienten	Makroskopisch	Ja

Das Ausmaß der Blutung ist abhängig vom Kaliber des verletzten Gefäßes, Blutdruck und dem Widerstand gegen das ausströmende Blut

Tab. 6.4. Organveränderungen bei protrahiertem Schock

Organ	Makroskopische Befunde	Mikroskopische Befunde
Herz	Erweichung des Myokards	Disseminierte Myokardnekrosen
Lunge	Lungenödem, Dystelektasen, Verfestigung der Konsistenz	Interstitielles oder alveoläres Lungenödem, Atelektasen, intraalveoläre Hämorrhagien, hyaline Membranen, Megakaryozytenemboli in der kapillären Strombahn
Leber (sog. Schockleber)	Teigige Konsistenz	Disseminierte Einzel- und Gruppennekrosen Zentrale Läppchennekrosen, Konfluenz durch interlobuläre Brückenbildungen
Niere (sog. Schockniere)	Sog. trübe Schwellung; blasse Nierenrinde, betonte Markkegel	Tubulusektasie, Epitheldegeneration, intravasale Zellansammlungen in den Vasa recta; Tubulusnekrosen
Magen und Dünndarm	Akute Ulzera oder hämorrhagische Erosionen	–

eine Anämie (des Leichnams, von Organen) tritt jedoch nicht mehr ein.

Bei typischem Erhängen weisen Simon-Blutungen, bei lang dauerndem Drosseln und Würgen Zungeneinblutungen, bei extraduralem Halssteckschuss eine Halsmarkkontusion durch die temporäre Wundhöhle (▶ Kap. 6.8) immer auf vitale Entstehung hin und sind wesentliche Elemente der Todesursachendiagnostik. In gleicher Weise sind Befunde von Dunsung, Zyanose und massiven Stauungsblutungen oberhalb der Strangmarke bei atypischem Erhängen einer vitalen Entstehung zuzuordnen.

Das **Ausbluten des Leichnams**, die Anämie als Blutungsfolge, ist im Regelfall eine sicher vitale Reaktion. Geringe Ausdehnung und Intensität der Totenflecke, Anämie des Leichnams, der Haut und der Schleimhäute sowie Hervortreten der Organeigenfarbe innerer Organe im Zusammenhang mit den auch bei akuten Todesfällen zumindest in dezenter Ausprägung häufig vorhandenen subendokardialen Blutungen beweisen ein intravitales Verbluten. Verbluten tritt i. d. R. nach einem akuten Verlust von 40% des Blutvolumens ein. Wird der hämorrhagische Schock durch Volumensubstitution und Intensivbehandlung noch einige Zeit überlebt, stehen die spezifischen Organveränderungen bei Schock als sichere Vitalitätszeichen morphologisch im Vordergrund (◘ Tab. 6.4).

6.4.2 Embolien

> **Definition**
> **Embolie:** Verschleppung körpereigenen und körperfremden Materials mit dem Blutkreislauf.

Embolien setzen einen funktionierenden Kreislauf voraus. Bei den verschleppten körpereigenen oder körperfremden flüssigen oder festen Stoffen kann es sich um Fett, Zellen, Gewebeteile, Luft, Öle, Salben, Projektile bzw. Geschossfragmente handeln (◘ Tab. 6.5).

6.4 · Vitale Reaktionen und Zeitschätzungen

Tab. 6.5. Vitale Reaktionen – Embolien

Phänomen	Mechanismus	Nachweis	Postmortale Entstehung
Embolie	Intakte Zirkulation		
Thrombembolie	Gerinnung, intakte Zirkulation	Makroskopisch/histologisch	Nein
Geschossembolie	Eintritt eine Projektils in das Gefäßsystem, intakte Zirkulation	Makroskopisch	Nein bzw. Verschleppung bedingt durch Reanimation
Fettembolie	Traumatische Einschwemmung von Fett bzw. Fettmark in das Kreislaufsystem, intakte Zirkulation	Histologisch	Nein, Differenzialdiagnose nichttraumatische Fettembolie bei akuter Leberdystrophie
Luftembolie	Ansaugen von Luft/Injektion von Luft in das Gefäßsystem, intakte Zirkulation	Radiologisch, Luftembolieprobe nach Richter, Gasanalyse	Fäulnisgas
Fruchtwasserembolie	Eintritt von Fruchtwasser in das venöse Gefäßsystem, intakte Zirkulation	Histologisch	Nein
Gewebsembolie	Traumatisierung von Gewebe mit Einbruch ins Gefäßsystem, intakte Zirkulation	Makroskopisch/histologisch	Nein
Knochenmarksembolie	Verschleppung von Knochenmark, intakte Zirkulation	Histologisch	Reanimation

Rechtsmedizinisch relevant sind die **Fett- und Thrombembolien**, da sie über das Vitalitätszeichen hinaus oft die kausalitätsfüllende Klammer zwischen einem am Anfang der zum Tode führenden Kausalkette stehenden äußeren Ereignis und dem Todeseintritt darstellen. 20–30 g Fett sind für eine letale Fettembolie erforderlich. Todesursächlich sind entweder ein Rechtsherzversagen bei Verlegung der Lungenstrombahn bzw. eine Fettembolie des Gehirns (entweder direkt bei offenem Foramen ovale im Sinne einer sog. gekreuzten Embolie oder verzögert durch Herauslösung des Fettes aus der Lungenstrombahn einige Stunden bis Tage nach dem Ereignis).

Zell- und Gewebsembolien finden sich nach Traumatisierung innerer Organe mit Verschleppung von Organ- und Gewebsfragmenten mit dem Blutstrom in die Lunge (Knochenmarks-, Lebergewebsembolie).

Fruchtwasserembolien sind seltene, aber u. U. letale Komplikationen während der Spätschwangerschaft und Geburt. Sie kommen durch direkte Kommunikation zwischen Amnionhöhle und mütterlichem Venensystem zustande. Der histologische Nachweis der Fruchtwasserembolie erfolgt über die Darstellung der Fruchtwasserbestandteile wie Hornschüppchen, Mekonium, Lanugohaare und Schleim in peripheren Lungengefäßen. Häufig zeigen sich zusätzlich frühe Schockveränderungen wie Thrombozytenaggregate und Mikrothromben.

Bei der **Luftembolie** führen Luftvolumina ab 70 ml nach Eröffnung großer herznaher Venen zum sofortigen Tod. Der typische Sektionsbefund bei pulmonaler Luftembolie ist die akut dilatierte rechte Herzkammer, die weitgehend blutleer ist oder nur wenig schaumiges Blut enthält. Als vitales Zeichen finden sich in Blutgerinnseln der rechten Herzkammer histologisch nachweisbare rundliche Aussparungen mit umgebenden Leuko- und Thrombozytenaggregaten. Zur Differenzierung einer Luftembolie von Fäulnisgas muss u. U. das Gas asserviert und gaschromatographisch analysiert werden. Typische Fäulnisgasbestandteile sind z. B. Kohlendioxid sowie Wasserstoff, darüber hinaus Methan und Schwefelwasserstoff.

6.4.3 Respiration

Rechtsmedizinisch relevante Todesursachen wie die Halskompression führen über ihre pathophysiologischen Auswirkungen auch zu morphologischen Befunden, die die Vitalität einer Gewalteinwirkung auf den Hals sichern können. Bei der Halskompression handelt es sich um eine extrathorakale Zunahme der

Resistance, eine Erhöhung des Strömungswiderstandes der Atemwege. Gekennzeichnet ist dies durch einen inspiratorischen Stridor. Folgen des pCO$_2$-Anstiegs sind schließlich Beschleunigung und Vertiefung der Atmung (Hyperpnoe und Tachypnoe), die zu einer akuten Lungenblähung, u. U. einem interstitiellen Emphysem führen. Die Zunahme der Atemarbeit kann darüber hinaus zu morphologischen Veränderungen in der Atemmuskulatur (z. B. in Form subfaszialer Blutungen) führen.

Lungenemphysem. Das akute Lungenemphysem bei Tod durch Halskompression oder Ertrinken ist ein einfach fassbares vitales Zeichen, das seinen diagnostischen Stellenwert jedoch bei Reanimationsbehandlung mit Beatmung sowie Fäulnis verliert. Bei Neugeborenen ist die Entfaltung des Lungengewebes das wesentliche Kriterium für das Gelebthaben (positive Lungenschwimmprobe).

Nachweis aspirierter Flüssigkeiten und Bestandteile.
Aspirationsbefunde spielen als Vitalitätszeichen eine Rolle bei Einatmung von Blut, Ruß (bei Brandleichen), Mageninhalt sowie des Verschüttungsmediums bei Verschütteten und beim Ertrinken. Beweisend für Vitalität sind nur Aspirationen bis in die tieferen Luftröhrenverzweigungen innerhalb der Lungen und bis in die Bronchiolen. Postmortal können Flüssigkeiten auch noch passiv bis in die Trachea und Hauptbronchien gelangen (Tab. 6.6).

Die **Blutaspiration** ist bereits makroskopisch durch die leopardenfellähnliche Zeichnung des Lungengewebes sowohl subpleural als auch auf der Schnittfläche zu diagnostizieren. Die Blutaspiration ist durch die lobuläre Begrenzung der Einatmungsherde eindeutig von der Lungenkontusion zu differenzieren. Blut ausschließlich in den großen Luftröhrenverzweigungen beweist kein vitales Geschehen, da es während des Leichentransportes zu passiven Verlagerungen gekommen sein kann.

Aspiriertes Blut sowie anderweitig aspirierte Flüssigkeit vermischen sich während der Ventilation mit der Luft; in den Luftwegen, aber auch in der Mundhöhle, entsteht blutfarbener Schaum bzw. schaumige Flüssigkeit. Bei der Wasserleiche tritt die schaumige Flüssigkeit zumindest dann, wenn die Atemöffnungen nicht

Tab. 6.6. Vitale Reaktionen – Aspiration

Phänomen	Mechanismus	Nachweis	Postmortale Entstehung
Ansaugen von Gasen/Flüssigkeiten, Eindringen flüssiger oder fester Stoffe in die Atemwege während der Inspiration			Bei Atemstillstand nur durch Insufflation
Blutaspiration	– Blutung mit Eintritt in das Tracheobronchialsystem – Ventilation	Makroskopisch/histologisch	Bei Atemstillstand nur durch Insufflation; künstliche Beatmung
Hirngewebsaspiration	– Schädel-Hirn-Trauma mit Schädelbasisfraktur – Ventilation	Makroskopisch/histologisch	Spontan Ø
Rußaspiration	– Rußentstehung bei Brand/Schwelbrand – Ventilation	Makroskopisch/histologisch	Bei weitgehender Verkohlung mit Ankohlung von Trachea und Lungen artefizielle Befunde möglich
Heißluftinhalation	– Inhalation heißer Luft/Dämpfe – Thermische Schleimhautschäden	Mikroskopisch	Bei Atemstillstand nur durch Insufflation; Schleimhautschäden zumindest z. T. auch postmortal möglich
Flüssigkeit (Ertrinken)	– Submersion, entstanden in Wasser – Ventilation	Makroskopisch	Postmortales Eindringen auch korpuskulärer Elemente durch hydrostatischen Druck (abhängig von der Wassertiefe) möglich

6.4 · Vitale Reaktionen und Zeitschätzungen

mehr unter der Wasseroberfläche, sondern an bzw. oberhalb der Wasseroberfläche liegen, als Schaumpilz hervor. Der Schaumpilz ebenso wie ein blutfarbener Schaum sind Folge einer Vermischung von aspirierter Flüssigkeit, Luft und Bronchialsekret.

6.4.4 Verdauung

Intravital erfolgt das Verschlucken von Blut, Fremdkörpern, Gewebebestandteilen, ausgeschlagenen Zähnnen, Gebissteilen, Ertrinkungsflüssigkeit und Ruß. Beim Verschlucken handelt es sich um einen willkürlich eingeleiteten, dann reflektorisch peristaltischen Transport von Nahrung/Flüssigkeit in den Magen. Postmortal können feste Bestandteile nicht in den Magen gelangen, insbesondere kommt es zu keinem postmortalen peristaltischen Transport von Mageninhalt in das Duodenum. Ein isolierter Nachweis von Ertrinkungsflüssigkeit nur im Magen gilt jedoch nicht als beweisend für ein Ertrinken (► Kap. 6.9.8).

6.4.5 Haut

Typische Zeichen an der Haut sind anämische Aufschlagspuren beim Sprung aus der Höhe (► Kap. 6.7.1). Hitzeschädigungen der Haut wie Brandblasen, hyperämische Randsäume und Strommarken können grundsätzlich auch postmortal erzeugt werden.

6.4.6 Wundheilung

Nach Schädigung von Organen und Geweben setzen regelhaft ablaufende Reparaturprozesse ein (Abb. 6.1). Diese Reparaturprozesse dienen neben der Blutstillung dem Um- und Wiederaufbau des geschädigten Gewebes. Die Reaktionen verschiedener Gewebe auf Schädigungen durch direkte mechanische Gewalteinwirkungen verlaufen dabei für alle Gewebe relativ gleichartig und in Phasen ab, wobei sich die einzelnen Phasen überlappen können.

Die relative Konstanz dieses phasenhaften Ablaufs erlaubt daher eine **Altersbestimmung der Verletzung**, d. h. eine Einschätzung des Intervalls zwischen Zeitpunkt des Traumas und Todeseintritt. Bereits in der Routinehistologie (HE-Färbung) gut darstellbar sind das zeitabhängige Auftreten verschiedener zellulärer Elemente innerhalb des Wundgebietes (Granulozyten, Makrophagen, Lipophagen, Erythrophagen, Siderophagen, Lymphozyten, Fibroblasten). Eine granulozytäre Infiltration kann zwar schon nach deutlich weniger als einer Stunde einsetzen, im Allgemeinen werden die verschiedenen Entzündungszellen jedoch erst nach einer Überlebenszeit von mindestens mehreren Stunden bis zu mehr als einem Tag deutlich beobachtbar sein. Mittels immunhistochemischer Verfahren können eine Reihe weiterer Wundheilungsvorgänge visualisiert werden, insbesondere zum Nachweis von Zytokinen und Adhäsionsmolekülen. Diverse proinflammatorische Zytokine (Interleukine, transformierende Wachstumsfaktoren)

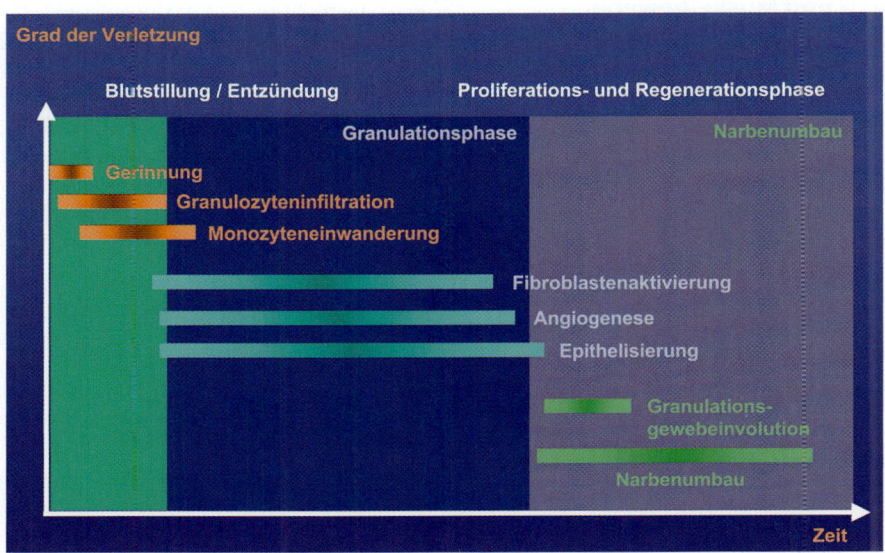

 Abb. 6.1. Phasen der Wundheilung. (Aus Madea 2006)

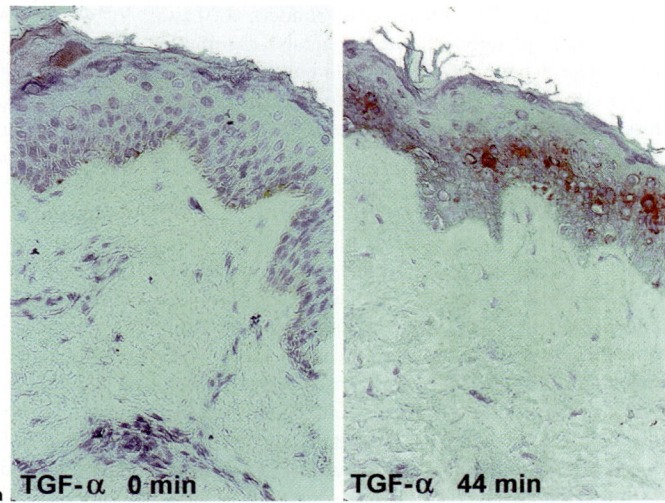

Abb. 6.2a, b. Immunhistochemische Darstellung von TGF-α: Deutlicher Reaktionsanstieg in der mittleren Epidermis. **a** Vergleichshaut. **b** Schnittwunde nach 44 min Überlebenszeit (×400)

übernehmen als Peptidmediatoren im Rahmen eines Netzwerkes wesentliche Aufgaben bei der Initiierung von sehr frühen Entzündungsvorgängen (Abb. 6.2). Die Zytokinkaskade induziert u. a. auch die Expression der Adhäsionsmoleküle (ICAM-1, VCAM-1) und Selektine auf aktivierten Endothelzellen, die an der Bindung und Emigration von Leukozyten aus einem Gefäß nach einem traumatischen Ereignis mitwirken und somit ebenfalls einer manifesten leukozytären Reaktion vorausgehen.

6.4.7 Fett- und Muskelgewebe

Jede Durchtrennung eines Gewebes zu Lebzeiten wird mit einer Retraktion beantwortet; hierbei ist die Retraktionsfähigkeit der Organe und Gewebe unterschiedlich (Haut, Bindegewebe, Muskulatur, arterielle oder venöse Gefäßstümpfe). Die Retraktion ist jedoch nicht immer eine sichere vitale Reaktion, insbesondere in der Supravitalphase kann Gewebe nach Durchtrennung noch retrahieren. Bei weitgehender Körperzertrümmerung (etwa Bahnleichen) sprechen Blutungen fern vom Ort der einwirkenden Gewalt an Ansatzstellen von Muskeln für ein intravitales Geschehen (Zerrungsblutungen).

6.4.8 Biochemische vitale Reaktionen

Seit Jahrzehnten werden auch biochemische Funktionsvorgänge als Antwort auf spezifische Formen äußerer Gewalteinwirkung auf ihre Eignung als vitale Reaktionen untersucht. Zu nennen ist insbesondere die **agonochemische Stressreaktion**. Danach korrelieren Katecholaminwerte mit der Agoniedauer und sind z. B. von Bedeutung bei der Abgrenzung gewaltsamer Strangulationstodesfälle (hohe Katecholaminwerte) gegen Reflextodesfälle.

6.4.9 Hämatomalter bei Lebenden

Häufige Folgen stumpfer Gewalteinwirkung sind Hämatome, die auch in der Begutachtung (Hämatomalter) von Bedeutung sind. Anhand der Verfärbung des Hämatoms ist nur eine ungefähre Altersschätzung möglich. Bereits die primäre Färbung des Hämatoms hängt von zahlreichen Faktoren ab: Stärke, Tiefe und Lokalisation der Blutung. Der typische Farbverlauf und die Altersschätzungen sind in Tab. 6.7 angegeben. Abb. 6.3 zeigt beispielhaft den zeitlichen Farbverlauf an künstlich gesetzten Hämatomen. Kleine

Tab. 6.7. Farbverlauf bei Hämatomen

Farbe	Hämatomalter
Graublau	Frisch
Blauviolett	Maximal wenige Tage
Grünlich	Mindestens 4–5 Tage; i. d. R. 6–8 Tage
Gelblich	Circa 8 Tage
Braunrot	Keine Einschätzung möglich

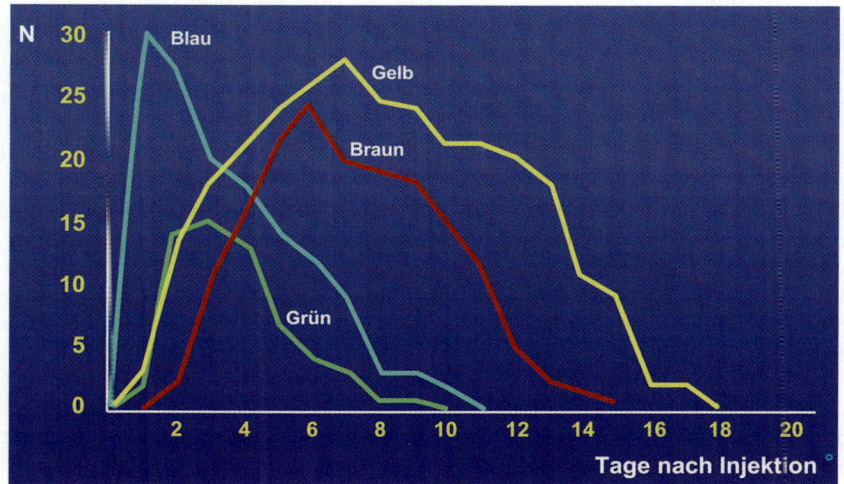

Abb. 6.3. Zeitverlauf der Farbveränderungen an künstlich gesetzten Hämatomen. (Aus Madea 2006)

Hämatome werden selbstverständlich schneller vollständig resorbiert als große Hämatome, die teilweise erst Stunden nach der Gewalteinwirkung ihre volle Ausprägung zeigen und in den inneren Anteilen noch »frisch« wirken können, während in der Peripherie bereits grünliche oder gelbliche Verfärbungen erkennbar sind.

> ⚠ Bei der Beurteilung von Hämatomen ist große Zurückhaltung geboten. Wichtiger ist eine genaue Beschreibung der Farbskala von Hämatomen, ihrer Größe, der Abgrenzung gegenüber der Umgebung, nach Möglichkeit fotografische Dokumentation bei Benutzung einer Farbskala.

In Kürze

Vitale Reaktionen sind Reaktionen auf Gewalteinwirkungen zu Lebzeiten des Opfers; sie sind Anzeichen der Gegenwirkung des lebenden (vitalen) Gewebes. Dazu gehören insbesondere:
— Blutungen
— Embolien
— Aspiration
— Verschlucken
— Lokale Gewebereaktion (z. B. Wundheilung)

6.5 Handlungsfähigkeit

Definition
Handlungsfähigkeit: Fähigkeit zu schwierigen, vom Bewusstsein getragenen Handlungen bzw. situationsentsprechenden Handlungen.

Die Frage nach einer posttraumatischen Handlungsfähigkeit, insbesondere bei Stich- und Schnittverletzungen sowie Schussverletzungen des Schädels, spielt in folgenden Fällen häufig eine Rolle:
— Tatort entspricht nicht dem Fundort.
— Sind die Verletzungen mit einer Selbstbeibringung vereinbar (mehrere Schussverletzungen des Schädels, mehrere Stichverletzungen des Herzens)?
— Diskrepanz zwischen Aussagen von Täter und Opfer zum Handlungsablauf.

Die Handlungsfähigkeit lässt sich dabei folgendermaßen differenzieren:
— Fähigkeit zu schwierigen, zielgerichteten und vom Bewusstsein getragenen Handlungen
— Instinktive und situationsentsprechende Handlung (z. B. Abwehrverletzung)
— Bei Bewusstlosen ablaufende, zusammenhängende und gleichförmige Bewegungsabläufe (z. B. Automatismen, Reflexabläufe)
— Unzusammenhängende und schnell erschöpfbare Bewegungsabläufe (z. B. Streckkrämpfe)

Als handlungsfähig wird man nur Personen mit vom Bewusstsein getragenen Handlungen entsprechend der ersten 2 Kategorien einstufen können. Wesentliches Kriterium für die Beurteilung der Handlungsfähigkeit ist die Verletzungslokalisation und Verletzungsschwere. Personen, die an ihren Verletzungen noch am Ort des Geschehens versterben, werden i. d. R. schnell handlungsunfähig gewesen sein.

Bei **Schussverletzungen des Schädels** beruht die Handlungsunfähigkeit entweder auf einer sofortigen traumatischen Funktionsstörung des ZNS, z. B. durch die temporäre Wundhöhle, oder sekundär auf einer Sauerstoffmangelschädigung im Rahmen des hämorrhagischen Schocks. Sofortige Handlungsunfähigkeit liegt vor bei **Schuss- oder Stichverletzungen von Halsmark**, Hirnstamm sowie Teilen des Zwischen- und Mittelhirns. Insbesondere bei Schussverletzungen frontaler Hirnanteile mit kleinkalibrigen Geschossen kann die Handlungsfähigkeit erhalten bleiben.

Auch bei **Verletzungen von Herz oder Aorta** muss nicht unmittelbare Handlungsunfähigkeit gegeben sein. Auf Stichverletzungen des Abdomens mit Eröffnung der Bauchhöhle reagieren viele Verletzte zunächst besonnen, Handlungsunfähigkeit tritt häufig erst im Rahmen des sich entwickelnden hämorrhagischen Schocks ein. Bedeutsam ist hier die Geschwindigkeit des Blutverlustes. Relativ rasch setzt Handlungsunfähigkeit bei breiter Eröffnung einer Herzkammer, der Aorta und A. pulmonalis sowie Durchtrennung der Koronararterien ein.

Bei stumpfer Gewalteinwirkung kann auch nach ausgedehnten Hiebverletzungen und anderen **Impressionstraumata des Schädels** und Gehirns noch Handlungsfähigkeit erhalten sein. Nervenverletzungen oder topographisch begrenzte **Verletzungen des Halsmarks** führen nicht zu sofortiger Handlungsunfähigkeit, sondern zu weitgehender Bewegungsunfähigkeit.

Beim **Erhängen** mit freier Suspension kommt Handlungsfähigkeit nicht mehr in Betracht. Kommt es unmittelbar mit Beginn der Suspension zu einem Reißen des Strangwerkzeuges, kehrt die Handlungsfähigkeit rasch zurück bzw. bleibt primär erhalten.

6.6 Kriminologie

> **Definition**
> — **Kriminologie:** Lehre von den Ursachen des Verbrechens. Sie macht sich als eigenständige empirische Wissenschaft Erkenntnisse der Strafrechtswissenschaften, Soziologie, Psychologie, Psychiatrie und Rechtsmedizin zu Nutze.
> ▼

> — **Kriminalistik:** Lehre von der Bekämpfung der Kriminalität. Der Kriminalist befasst sich mit der Aufdeckung der Tat und der Überführung des Täters.

Bis zum 35. Lebensjahr stehen gewaltsame Todesfälle statistisch hinsichtlich ihrer Häufigkeit vor den Todesfällen aus innerer, krankhafter Ursache, erst jenseits des 35. Lebensjahres treten die bösartigen Neubildungen sowie die Krankheiten des Kreislaufsystems zahlenmäßig deutlich hervor (◘ Abb. 6.4).

Insgesamt rangieren die nicht natürlichen, gewaltsamen Todesfälle an Platz 5 der Todesursachenstatistik, wobei sie dort sicherlich unterrepräsentiert sind. Ursache hierfür ist unter anderem eine falsche Todesartqualifikation bei der ärztlichen Leichenschau.

6.6.1 Unfälle

Bei den durch äußere Einflüsse verursachten Todesfällen führen die Unfälle vor den Suiziden und den Tötungsdelikten. Unfälle sind entsprechend den Allgemeinen Unfallversicherungsbedingungen (AUB 2000) folgendermaßen definiert:

> **§ 1 Versicherte Gefahren, Geltungsbereich**
> Ein Unfall liegt vor, wenn der Versicherte durch ein plötzlich von außen auf seinen Körper wirkendes Ereignis (Unfallereignis) eine Gesundheitsbeschädigung erleidet (…).

Unter den Unfällen stehen neben den häuslichen Unfällen die Verkehrsunfälle ganz im Vordergrund, die einen Anteil von gut 30% an den tödlichen Unfällen insgesamt ausmachen.

6.6.2 Suizid

> **Definition**
> **Suizid** (Selbsttötung, Selbstmord): die selbst herbeigeführte Beendigung des eigenen Lebens.

An zweiter Stelle der nicht natürlichen Todesfälle stehen mit über 11.000 Fällen pro Jahr die Suizide. Die Suizidrate (Suizide je 100.000 Einwohner im Jahr) ist in den einzelnen Ländern unterschiedlich, weist in Deutschland in den letzten Jahren eine leicht sinkende Tendenz auf und liegt mit 15 Personen je 100.000 Ein-

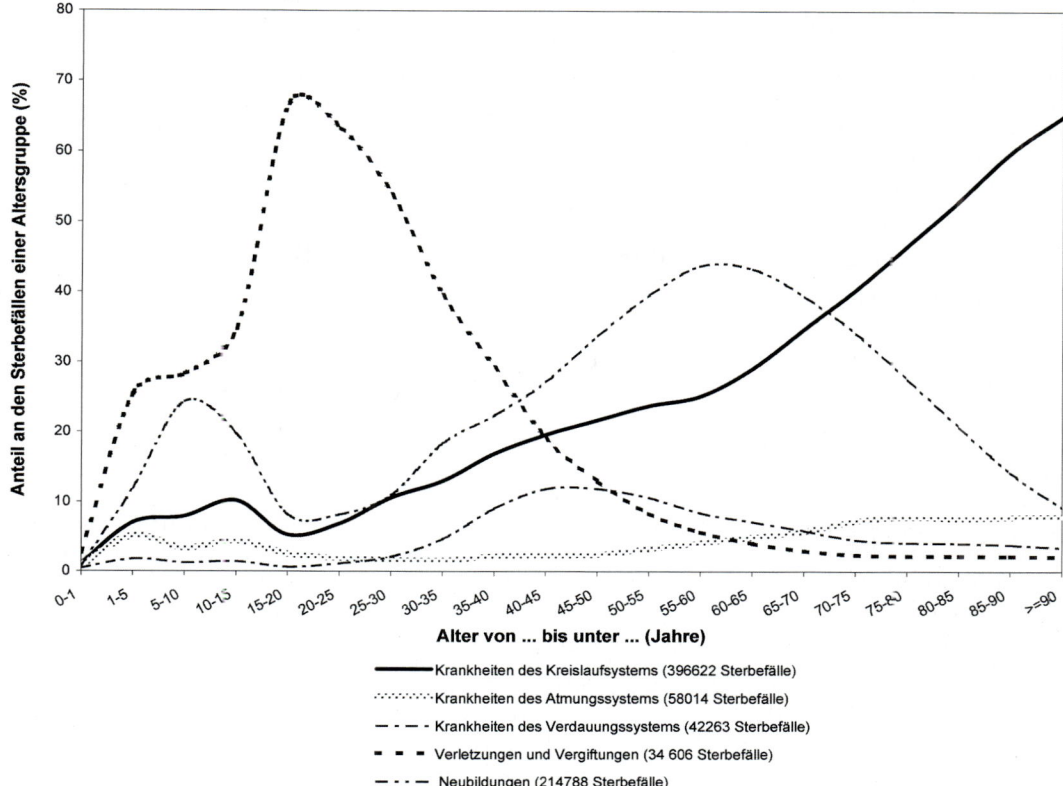

Abb. 6.4. Sterbefälle in den großen Krankheitsgruppen in Abhängigkeit vom Sterbealter laut Todesursachenstatistik 2003. (Aus Madea 2006)

wohner etwas unter dem europäischen Durchschnitt (18 pro 100.000). Männer weisen eine deutlich höhere Suizidrate auf als Frauen (Männer 22; Frauen 8 pro 100.000). Bei den Suizidmethoden überwiegt sowohl bei Frauen als auch bei Männern das Erhängen, gefolgt von Vergiftungen. An dritter Stelle steht bei Männern die Selbsttötung mit Schusswaffen, bei Frauen der Sturz aus der Höhe.

Die Zahl der Suizidversuche liegt bei Männern etwa 5-mal, bei Frauen ca. 18-mal so hoch wie die der vollendeten Suizide. Bei den Suizidversuchen stehen Vergiftungen an erster Stelle, gefolgt von Schnittverletzungen (Pulsaderschnitte), Sturz aus der Höhe und Erhängen.

Suizide nehmen mit dem Alter zu, werden jedoch auch bei Kindern ab ca. 10 Jahren als unmittelbare Reaktion auf als kränkend empfundene Ereignisse (nach körperlicher Züchtigung, Demütigung, Schulversagen) beobachtet. Zu den Risikogruppen für Suizide gehören:
- Patienten mit Depressionen
- Alkohol-, Medikamenten-, Drogenabhängige
- Personen mit schweren, unheilbaren Erkrankungen
- Menschen, die einen Suizid ankündigen bzw. bereits einen Suizidversuch unternommen haben

Bestimmte, auch seltene Suizidmethoden können – etwa nach Berichterstattung in den Medien – regional und zeitlich gehäuft auftreten (sog. **Werther-Effekt**).

Als **erweiterter Suizid** wird eine Selbsttötung bezeichnet, der die Tötung meist naher Familienangehöriger vorangeht. Die Bezeichnung erweiterter Suizid ist nur dann zutreffend, wenn die Tötung der Angehörigen einvernehmlich geschah, ansonsten ist sie als vorsätzliches Tötungsdelikt zu werten.

Ein Suizid sollte sich immer aus der Lebensgeschichte des Verstorbenen erklären. Hilfreich kann die Feststellung von Vorbereitungs- und Nebenhandlungen sein. Unter Vorbereitungshandlungen versteht man Vorkehrungen des Suizidenten, die den letalen Geschehensablauf sichern sollen (Wahl eines einsamen Ortes oder einer Tageszeit, an der nicht mit vorzeitigem Auffinden zu rechnen ist; Selbstfesselung; Beibringung suizidaler Schnittverletzungen vor einem Spiegel). Die Nebenhandlungen geben Einblick in die psychische Verfassung des Suizidenten (etwa Aufstellen von Bildern nahe stehender Personen, Schreiben von Abschiedsbriefen, Warnhinweise an Mitbewohner z. B. bei suizidalen Vergiftungen der Hinweis: Vorsicht, nicht trinken, Gift!).

6.6.3 Vorsätzliche Tötungsdelikte

Die Zahl der vorsätzlichen Tötungsdelikte (Mord, Totschlag im Sinne von §§ 211, 212 StGB) blieb in den letzten Jahren laut polizeilicher Kriminalstatistik mit 800–1000 Fällen pro Jahr relativ konstant, wobei von einer hohen Dunkelziffer nicht entdeckter Tötungsdelikte auszugehen ist (etwa die gleiche Anzahl wie entdeckte Tötungsdelikte). Opfer von Tötungsdelikten sind überwiegend 21- bis 60-jährige Personen. Für den leichenschauenden Arzt ist dabei von besonderer Bedeutung, dass sich der Täterkreis zu etwa 60% aus dem persönlichen Umfeld des Opfers rekrutiert. Männer und Frauen sind etwa gleich häufig betroffen, bei den Tötungen in Zusammenhang mit Sexualdelikten stehen Frauen als Opfer ganz im Vordergrund.

> **!** Durch eine sorgfältige Leichenschau können Ärzte maßgeblich zur Aufdeckung von Tötungsdelikten beitragen.

6.7 Tod durch mechanische Gewalt

6.7.1 Stumpfe Gewalt

Stumpfe Gewalt ist definiert als die Einwirkung flächenhafter oder kantiger Gewalt auf den Körper. Sie ist die häufigste Form der Gewalteinwirkung und kann mit körpereigener Kraft (Schlagen, Treten, Stoßen) sowie unter Zuhilfenahme von Werkzeugen (Stöcke, Latten, Prügel etc.) ausgeübt werden. Zur stumpfen Gewalt zählen auch Stürze (Kollision eines frei beweglichen Körpers mit einer fixierten Unterlage).

> **!** Alle Folgen stumpfer Gewalteinwirkung sind sorgfältig zu dokumentieren, da gerade die nicht behandlungsbedürftigen Folgen rekonstruktiv von großer Bedeutung sind. Befunddokumentationen wie multiple Prellungen des Schädels sind wertlos, da aus ihnen weder die Lokalisation noch Charakteristika der Verletzung hervorgehen.

Folgen stumpfer Gewalteinwirkung
- Schürfungen (Exkoriationen)
- Blutungen (intrakutane Blutungen; subkutane Blutungen = Suffusionen)
- Anämische Aufschlagspuren
- Dehnungsrisse
- Kontinuitätsdurchtrennungen der Haut (Riss-, Quetsch-, Platzwunden)
- Décollement
- Verletzungen innerer Organe bis zur Organruptur
- Knochenbrüche
- Schädel-Hirn-Traumen (Schädelfrakturen, Hirnhautblutungen, Hirnblutungen)

Schürfungen

Hautabschürfungen oder Exkoriationen entstehen durch tangentiale, schürfende Gewalteinwirkung auf die Haut. In Richtung der Gewalteinwirkung können Epithelschüppchen abgehoben sein. Postmortal vertrocknen Exkoriationen lederartig fest. Gleichartige Vertrocknungen als Folge einer Epidermiszerstörung findet man jedoch auch bei senkrechter Gewalteinwirkung auf die Haut, etwa im Rahmen eines Verkehrsunfalls (PKW-Fußgängerunfall mit Kollision der Stoßstange mit der Außenseite des Unterschenkels 40 cm oberhalb der Sohlenebene). Typischerweise fände sich hier postmortal eine Hautvertrocknung mit subkutaner Einblutung. Auch postmortale Epidermiszerstörungen führen in gleicher Weise zu Vertrocknungen.

Geformte Vertrocknungen müssen genau dokumentiert werden, da sie Hinweise auf die Abmessungen eines verursachenden Werkzeuges geben (Abb. 6.5).

Blutungen

Blutungen entstehen durch Dehnung und Zerreißung von Blutgefäßen am Ort einer Gewalteinwirkung bzw. Infiltration des Gewebes von entfernter gelegenen Rhexisblutungen. Hinsichtlich ihrer Lokalisation sind intrakutane von subkutanen Blutungen zu unterscheiden.

Intrakutane Blutungen. In der Haut gelegene Blutungen stellen sich meist als gruppierte, teilweise musterförmig angeordnete, punktförmige, dermale Einblutungen dar (Abb. 6.6). Man findet sie auch als Kompressionsblutungen der Haut bei Druck auf bekleidete Körperareale mit Einblutungen korrespondierend zur Textur des Bekleidungsstückes.

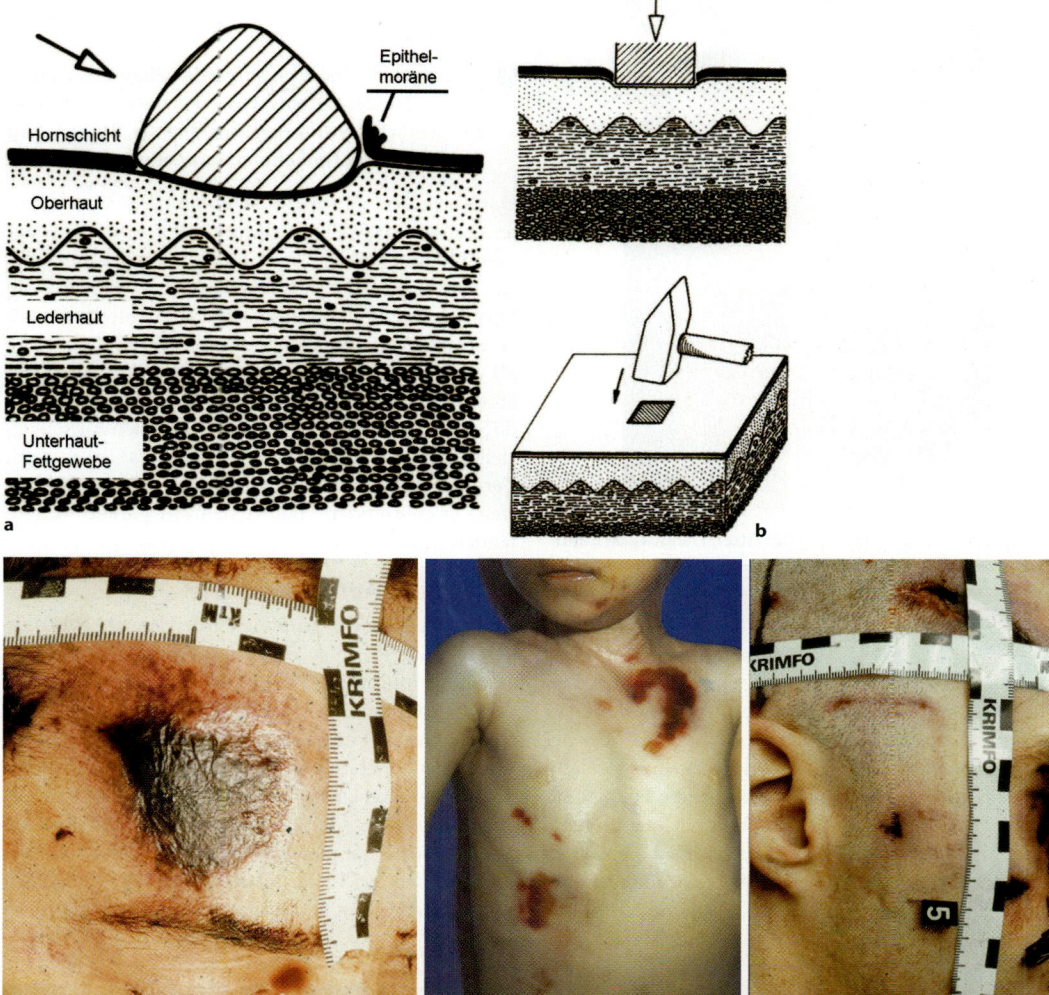

Abb. 6.5a–e. Hautschürfung/Hautvertrocknung. **a** Schürfung mit in Schürfrichtung abgehobenen Oberhautschüppchen. **b** Geformte Vertrocknung durch Kompression der Epidermis. **c** Lederartig vertrocknete Hautschürfung bei Sturz auf Straßenpflaster mit Schürfrichtung zwischen links oben und rechts unten. **d** Hufeisenförmige Hautvertrocknung der linken Subklavikularregion bei Huftritt. **e** Rechteckförmige Hautvertrocknung vor dem rechten Ohr bei Zuschlagen mit der Rückseite eines Hammers

> **!** Musterartige Einblutungen sollten immer fotografisch dokumentiert werden, da über die Zuordnung eines verursachenden Werkzeuges ein Tatverdächtiger ermittelt werden kann.

Subkutane Blutungen. Subkutane Hämatome (Suffusionen) finden sich einerseits als direkte Folgen einer Gewalteinwirkung mit Gefäßzerreißungen, andererseits auch als indirekte Blutungen, ausgehend von inneren Verletzungen (Knochenbrüchen) oder als abgesacktes Hämatom (vom Ort der Gewalteinwirkung entsprechend der Schwerkraft innerhalb der Faszienlogen). Typische indirekte Blutungen wären Einblutungen in das Augenoberlid bei Sturz auf das Hinterhaupt mit knöchernen Contre-coup-Verletzungen des Orbitadaches. Subkutane Hämatome müssen nicht sofort nach ihrer Entstehung sichtbar sein, je nach Dicke des Unterhautfettgewebes muss die Blutung erst eine hin-

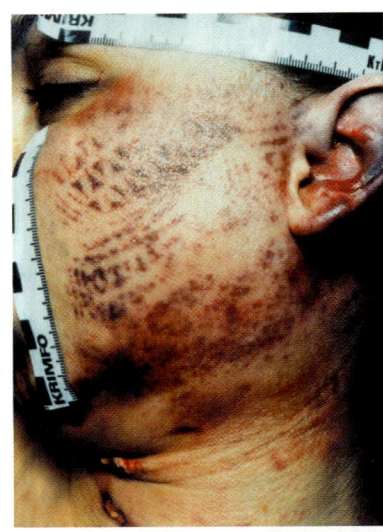

Abb. 6.6. Intrakutanblutung der linken Wange nach Zutreten mit beschuhtem Fuß mit profilierter Schuhsohle, musterartige scharf begrenzte Einblutungen der Haut

und Bräunliche, die Abgrenzung gegenüber der Umgebung wird unscharf (Abb. 6.7).

> Wichtiger als eine allzu ehrgeizige Eingrenzung des Alters eines Hämatoms ist die genaue Beschreibung hinsichtlich der Kriterien Durchmesser, Abgrenzung gegenüber der Umgebung, Farbgebung.

Das Ausmaß einer subkutanen Blutung ist von der Intensität der Gewalteinwirkung, aber auch von der Durchblutung sowie vom Gewebsturgor abhängig. Ausnahmsweise kann ein subkutanes Hämatom in Form eines Doppelstriemens die Konfiguration eines verursachenden Werkzeuges wiedergeben (Abb. 6.8). So findet man typischerweise Doppelstriemen bei Stockschlägen. Dabei entsprechen 2 parallel verlaufende Striemen einem Schlag: an der zentralen Aufschlagstelle kommt es zu einer Kompression des Gewebes mit Verdrängung des Blutes in an die primäre Aufschlagstelle angrenzenden Hautpartien mit parallel verlaufenden Rhexisblutungen.

reichende Intensität erreicht haben, um nach außen durchzuscheinen. Frische subkutane Einblutungen stellen sich bei der Präparation (intraoperativ oder bei der Sektion) als feucht glänzende, blau-livide, relativ gut demarkierte Verfärbungen dar. Ältere Hämatome sind bei Einschnitt eher trocken, bräunlich, matt-glänzend, mit verwaschenen Grenzen. Mit den Abbau des Hämoglobins und Diffusion der Abbauprodukte in die Umgebung wechselt die Farbe ins Gelbliche, Grünliche

Anämische Aufschlagspuren

Anämische Aufschlagspuren wurden zuerst bei Frauen beschrieben, die in suizidaler Absicht von Donaubrücken gesprungen waren. Bei der klinischen Untersuchung fielen anämische Bezirke an Oberschenkeln (in Beinlängsachse) und Gesäß auf. Die Längsstreifen am Oberschenkel erschienen wie eine Projektion des Femur, die runden Flecke fanden sich immer in Höhe des Foramen obturatum. Die Entstehung der anämischen Streifen wird einer plötzlichen Kompression beim Aufschlagen der Weichteile auf die Wasserfläche zugeordnet, wobei das Blut in die Umgebung gepresst wird, so

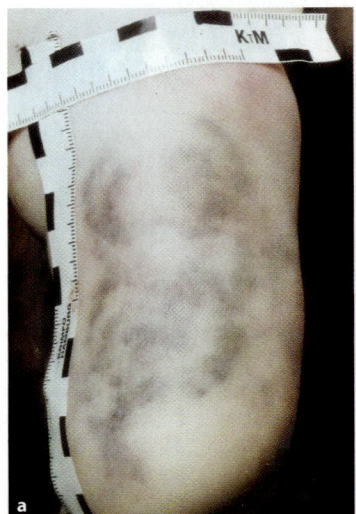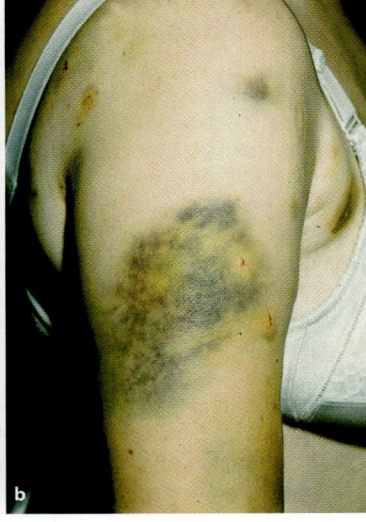

Abb. 6.7a, b. Subkutane Hämatome. **a** Ältere geformte Hämatome des linken Oberschenkels bei Schlag mit einem Gegenstand. **b** Älteres, livides bis gelbliches, unscharf gegenüber der Umgebung abgegrenztes Hämatom des rechten Oberarms

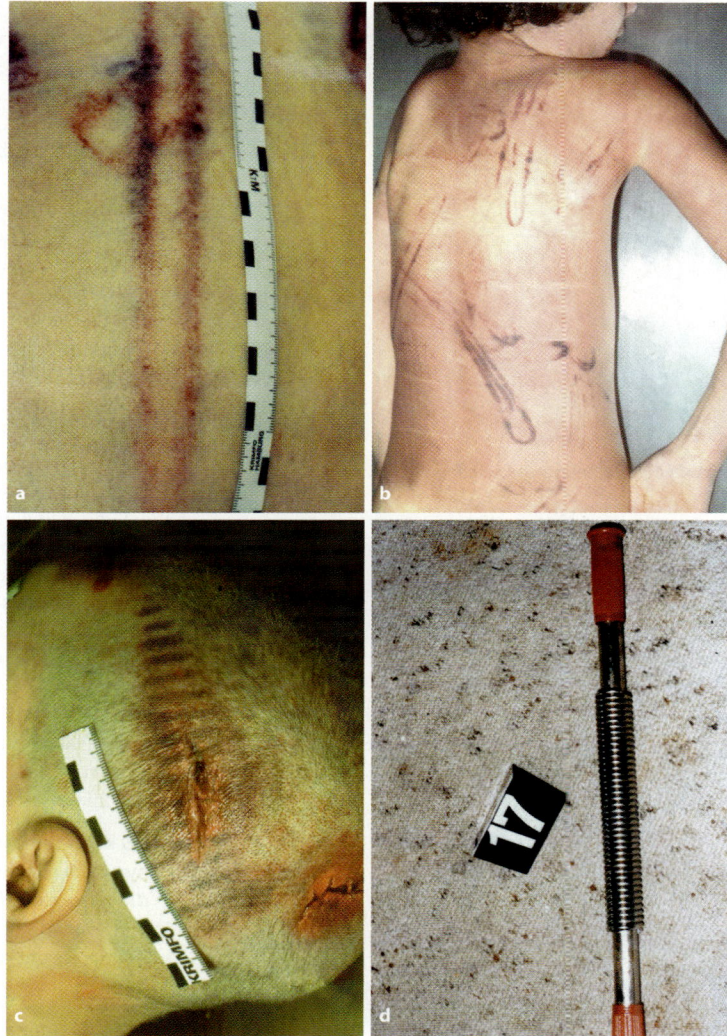

Abb. 6.8a–d. Konturierte Hämatome. **a** Typisches doppelt konturiertes Hämatom der Haut des Rückens nach Schlag mit einer Stange. **b** Schlaufenförmig doppelt konturierte Hämatome des Rückens bei Schlag mit einem Gürtel. **c** Leitersprossenartig parallel zueinander angeordnete Einblutungen der Kopfschwarte nach Zuschlagen mit einem Expander. **d** Tatwerkzeug zu **c**. (Aus Madea 2006)

dass dort eventuell auch Blutungen entstehen. Anämische Aufschlagspuren finden sich nicht nur an Lebenden, sondern auch als vitale bzw. agonale Reaktionen an der Leiche.

Dehnungsrisse

Dehnungsrisse der Haut finden sich beim Überrollen des Körpers durch ein Kraftfahrzeug, durch Dehnung bzw. Zerrung der Haut über prominenten Knochenvorsprüngen auch fernab der eigentlichen Traumastelle. Es handelt sich hierbei zumeist um gruppierte, seichte Zusammenhangstrennungen der Epidermis, die bis ins Korium reichen können (◘ Abb. 6.9), meist aber bereits im Stratum papillare enden.

Dehnungsrisse finden sich jedoch auch bei Verkehrsunfallopfern, die als Fußgänger in aufrechter Körperhaltung mit einem Fahrzeug kollidierten. Prädilektionsstellen sind hierbei die Leistengegend sowie der Halsbereich. Inguinale Dehnungsrisse finden sich nicht nur bei Dorsalkollisionen, sondern sogar bei Frontalkollisionen: beim Anprall abrupte Beschleunigung der unteren Hälfte des Körpers, während der Oberkörper trägheitsbedingt zurückbleibt.

Décollement

Durch tangentiale Gewebeverschiebungen zwischen Haut und Unterhautfettgewebe, etwa beim Überfahren, kann es zu massiven Gewebezerquetschungen, insbe-

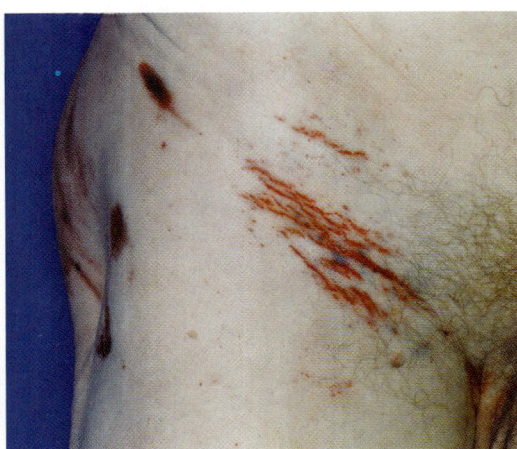

Abb. 6.9. Dehnungsrisse der Inguinalhaut

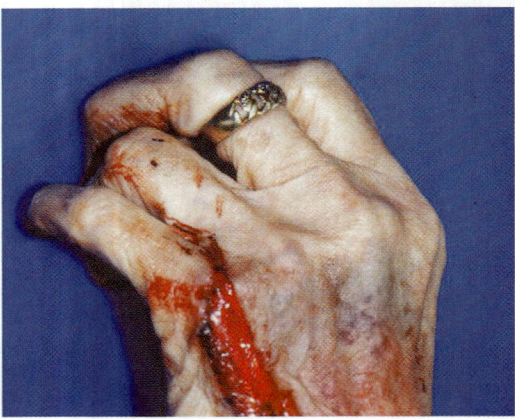

Abb. 6.10. Décollement (Ablederung) der Haut des linken Handrückens durch Treten und Rotation auf der auf dem Fußboden fixierten Hand

sondere des Unterhautfettgewebes mit Höhlenbildung und Einblutung kommen (Décollement, Ablederung). Auch bei äußerlich weitgehend intakter Haut kann es zu massiven Blutverlusten in Wundtaschen kommen (Abb. 6.10).

Penetrierende Hautverletzungen

Bei den penetrierenden Hautverletzungen durch stumpfe Gewalt unterscheidet man nach ihrer Pathomechanik Risswunden, Quetschwunden und Platzwunden.

Risswunden. Risswunden entstehen durch starken Zug und Überdehnung der Haut. Reißt die Haut nicht voll-ständig ein, finden sich als Minimalvariante sog. Dehnungsstreifen (z. B. in den Inguinalfalten bei Überstreckung nach Anfahren eines Fußgängers von hinten).

Quetschwunden. Quetschwunden entstehen durch starken Druck auf die Haut.

Platzwunden. Platzwunden entstehen, wenn die Haut über platten Knochen zum Platzen gebracht wird, besonders am Schädel bei direkt über dem Knochen verlaufender Haut (Jochbogen, Arcus superciliaris). Sie können hier etwa durch Faustschläge verursacht worden sein; am Schädeldach setzt die Entstehung einer Platzwunde i. d. R. Schläge mit einem Gegenstand bzw. einen Sturz voraus.

Bei den durch stumpfe Gewalt verursachten Kontinuitätsdurchtrennungen der Haut finden sich i. d. R. unregelmäßige, geschürfte Wundränder, bei flächenhafter Gewalteinwirkung Quetschungen der Wundränder sowie Gewebsbrücken im Wundgrund. Wird die Elastizitätsgrenze der Haut überschritten mit der Folge einer Kontinuitätsdurchtrennung, finden sich im Wundgrund Gewebsbrücken, da Gefäß- und Nervenäste eine größere Elastizität aufweisen als die Haut und nicht einreißen. Bei kantiger Gewalteinwirkung auf den Schädel kann die Kontinuitätsdurchtrennung relativ gradlinig glattrandig sein, bei fehlenden Gewebsbrücken im Wundgrund sind sie in den seicht auslaufenden Wundwinkeln jedoch nachweisbar.

> Bei Kontinuitätsdurchtrennungen der Haut ist immer auch auf Fremdkörper in der Wunde zu achten, die Hinweise auf ein verursachendes Werkzeug geben können (Glas, Lacksplitter, Holzpartikel, Metallfragmente etc.).

Trifft eine Gewalt nicht senkrecht, sondern schräg auf, ist der Wundrand in Richtung der Gewalteinwirkung unterminiert, derjenige, aus der die Gewalt erfolgte, abgeschrägt. Bei Platzwunden am Hinterhaupt kann so eine Differenzierung sturz- bzw. schlagbedingter Platzwunden gelingen (bei Schlag von oben oberer Wundrand abgeschrägt, der untere unterminiert; bei Sturz unterer Wundrand abgeschrägt, der nach oben weisende unterminiert; Abb. 6.11).

Verletzungen innerer Organe

Je nach Intensität der Gewalteinwirkung resultieren knöcherne Verletzungen, Kontusionen sowie Rupturen innerer Organe (Abb. 6.12).

Schwergradige Verletzungen innerer Organe finden sich v. a. als Folge von Verkehrsunfällen, Stürzen aus der Höhe oder umschriebener lokaler Gewalteinwirkung wie Treten. **Lungenquetschungen oder -rup-**

6.7 · Tod durch mechanische Gewalt

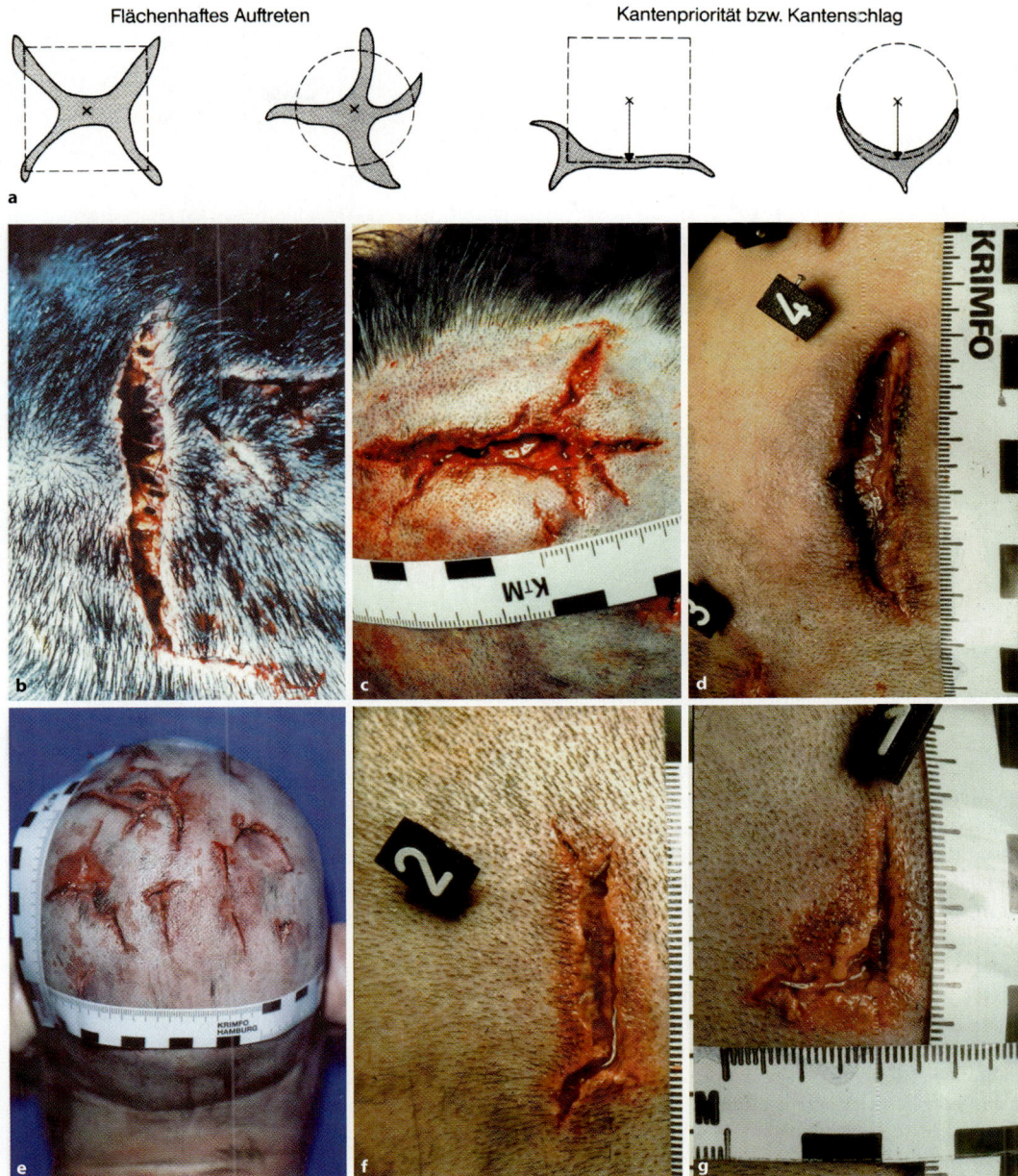

□ **Abb. 6.11a–g.** Platzwunden der Haut. **a** Bei flächenhaftem Auftreffen von quadratischer oder runder Schlagfläche mehrstrahlige Platzwunden, bei Auftreffen zunächst einer Kante Kontinuitätsdurchtrennung entsprechend der primär auftreffenden Kante. **b** Platzwunde der behaarten Kopfhaut, unregelmäßige Wundränder, im Wundgrund Gewebsbrücken. **c** Mehrstrahlige Platzwunde der behaarten Kopfhaut mit unregelmäßigen Wundrändern sowie Quetschung des Gewebes, verursachendes Werkzeug: Eisenstange. **d** Abgeschrägter (rechts) bzw. unterminierter (links) Wundrand bei schrägem Auftreffen eines Werkzeuges. Die Kontinuitätsdurchtrennung ist in Richtung der Gewalteinwirkung unterminiert. **e** Zahlreiche Platzwunden des Hinterkopfes bei Tötungsdelikt mit primärem Angriff von hinten. **f** Schlag mit der Kante eines Hammers, Quetschung der unregelmäßigen Wundränder, Wundwinkel schwalbenschwanzförmig eingerissen. **g** Rechteckförmige Platzwunde mit gequetschten, etwas unregelmäßigen Wundrändern sowie radiären Einrissen der Haut, verursachendes Werkzeug: zwei Kanten eines Hammers

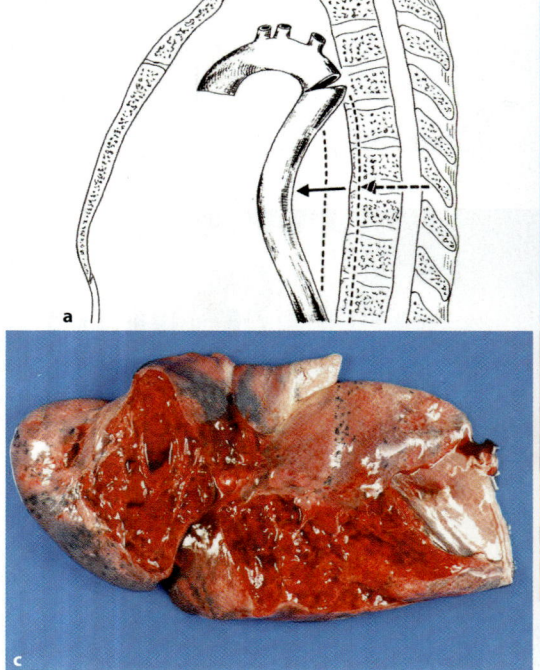
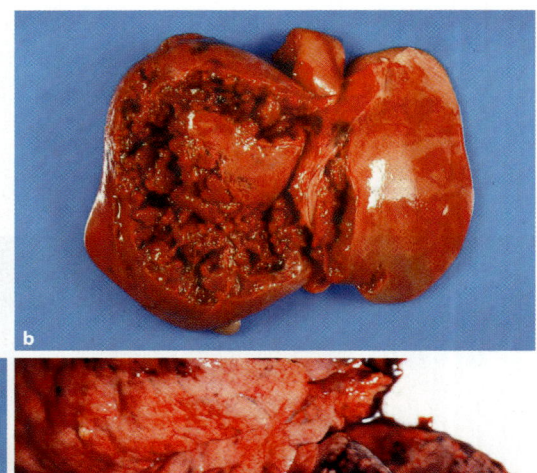

Abb. 6.12a–d. Verletzungen innerer Organe. **a** Aortenruptur bei Dezelerationstrauma, typischerweise am Ende des Aortenbogens. **b** Leberruptur. **c** Lungenzerreißung. **d** Lungenkontusion

turen werden i. d. R. in Verbindung mit Rippenserienfrakturen bei Kompression des Brustkorbes beobachtet. Vitale Rippenfrakturen sind deutlich unterblutet, bei Durchspießung der Pleura parietalis kann es sekundär zu Anspießverletzungen der Lunge kommen.

Als Dezelerationsfolge finden sich häufig intensive Einblutungen der Lungenhili, u. U. inkomplete oder komplete Abrisse. **Lungenkontusionen** müssen abgegrenzt werden von Blutaspirationsherden. Dies gelingt i. d. R. durch Nachweis der Aspirationsquelle, des intrabronchialen Blutes und der lobulären Verteilung der Aspirationsherde. **Herzrupturen** entstehen entweder durch direkte Gewalteinwirkung (Quetschung zwischen Brustbein und Wirbelsäule) oder als Dezelerationsfolge. Die **Aortenruptur** im Bereich des Aortenbogens ist ebenfalls i. d. R. eine Dezelerationsverletzung, sie kann zunächst gedeckt verlaufen.

Sowohl **Milz- als auch Leberrupturen** können zweizeitig verlaufen. Insbesondere die postintervalläre zweizeitige Milzruptur kann, wenn sie zu spät oder nicht erkannt wird, den Vorwurf eines Behandlungsfehlers auslösen. **Darmrupturen**, Zerreißungen des Mesenteriums und des großen Netzes finden sich insbesondere auch als Folge von Tritten in den Bauch eines am Boden liegenden Opfers. Bei fehlenden oder nur dezenten äußeren Hinweisen einer Gewalteinwirkung auf die Abdominalregion kontrastieren hierzu schwerste innere Verletzungen. Blutverluste in Weichteile können bei Frakturen beträchtliche Ausmaße erreichen (Abb. 6.13).

Schädel-Hirn-Trauma

Unterblutungen der Kopfschwarte finden sich vielfältig als Folge unterschiedlichster Formen der Gewalteinwirkung: Schläge gegen den Kopf, Stoß des Kopfes an einen Gegenstand, Stürze. Aufgrund des Gefäßreichtums der Kopfschwarte kommen sogar letale Verblutungen aus isolierten Kopfschwartenverletzungen vor. Zu unterscheiden sind die subkutanen Einblutungen, die den Ort der Gewalteinwirkung anzeigen, von subaponeurotischen Blutungen, die sich unter der Galea aponeurotica ausbreiten, meist frakturassoziiert sind und nicht den Ort einer direkten Gewalteinwirkung anzeigen (Abb. 6.14).

Schädelbrüche

Biegungsbrüche. Biegungsbrüche entstehen durch lokale Verformung des Schädels am Ort der Gewaltein-

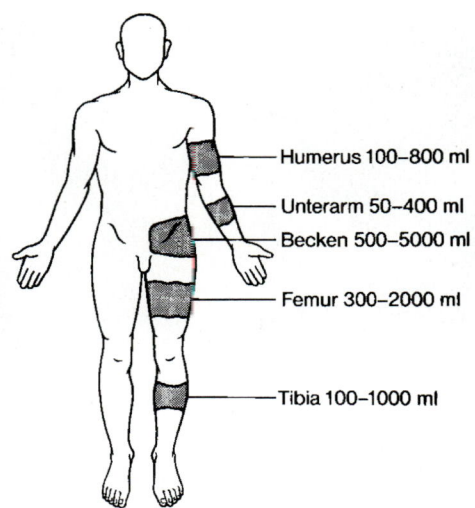

◘ **Abb. 6.13.** Blutverluste bei Frakturen

wirkung und verlaufen äquatorial zur Stelle der Gewalteinwirkung als bogenförmige Fissuren. Als Sonderformen der Biegungsbrüche entstehen geformte Brüche bei Werkzeugen mit umschriebener Angriffsfläche mit Abmessungen bis zu ca. 4×4 cm.

❗ Geformte Brüche können die Abmessungen eines verursachenden Werkzeuges (z. B. Rückseite eines Hammers, eines Beils) annähernd wiedergeben.

Man unterscheidet bei den Biegungsbrüchen:
— **Lochbruch** mit Impression von Tabula externa und interna des Schädeldaches nach innen.
— **Terrassenbruch**, bei der die Gewalt nicht senkrecht, sondern etwas schräg bzw. verkantet auftrifft und daher einzelne Anteile des Schädeldaches tiefer in Richtung Schädelinneres imprimiert werden als andere.
— **Globusbruch**, charakterisiert durch äquatorial das Bruchzentrum in unterschiedlichem Durchmesser umkreisende Bruchlinien sowie radiär vom Bruchzentrum ausgehende Bruchlinien.

Berstungsbrüche. Berstungsbrüche kommen durch allgemeine Verformung des Schädels zustande, sie gehen meridional vom Zentrum der Gewalteinwirkung aus. Berstungsbrüche sind insbesondere an der Schädelbasis von rekonstruktiver Bedeutung, da sie die Richtung der Gewalteinwirkung angeben. Bei Längsdruck auf die Schädelbasis kommt es zu einer Verkürzung des Längsdurchmessers und einer Verlängerung des Querdurchmessers. Da die Druckfestigkeit des Knochens größer ist als die Zugfestigkeit, reißt der

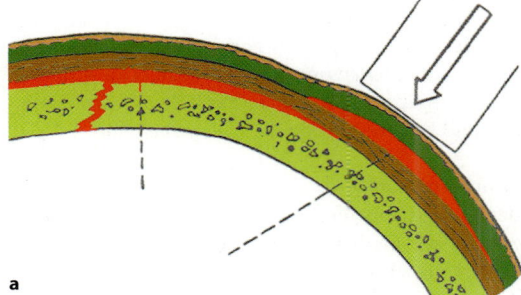

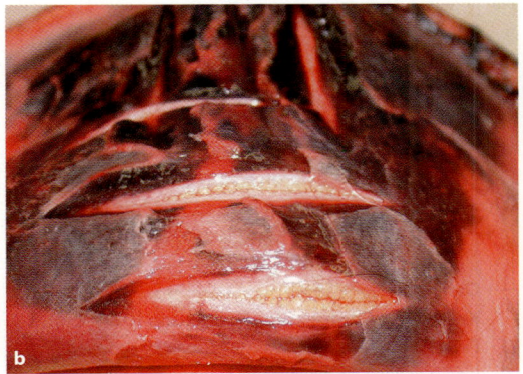

◘ **Abb. 6.14a, b.** Schädel-Hirn-Trauma. **a** Subkutane Blutung am Ort der Gewalteinwirkung (Pfeil), subaponeurotische Blutung ausgehend von einer Fraktur. **b** Durch Einschnitt von innen nach außen ist im Einzelfall zu differenzieren, ob es sich um eine direkte oder indirekte Blutung handelt; hier subaponeurotische Blutung, keine Einblutung in das Unterhautfettgewebe

Knochen quer zur Zugbeanspruchung ein und es resultiert eine Längsfraktur. Bei Querdruck (etwa Überfahren des am Boden fixierten Schädels) kommt es zu einer Verkürzung des Querdurchmessers und Verlängerung des Längsdurchmessers. Quer zur Zugbeanspruchung reißt die Schädelbasis ein mit der Folge einer Querfraktur. Längsbrüche der Schädelbasis findet man insbesondere beim Sturz auf das Hinterhaupt, Querfrakturen etwa beim Überfahren des Kopfes.

Schädelbasisringfrakturen – ringförmige Frakturen um das Foramen occipitale in der hinteren Schädelbasisgrube – kommen entweder durch einen Stauchungs- oder Traktionsmechanismus zustande: Stauchung der Schädelbasis gegen die Wirbelsäule bei Sturz auf den Schädel bzw. beim Sprung aus der Höhe mit Aufkommen auf den Fersen, mit über die Fersen und Röhrenknochen der unteren Extremitäten und Wirbelsäule fortgeleiteter Gewalteinwirkung auf die Schädelbasis. In beiden Fällen resultiert eine Einstauchung in die hintere Schädelbasisgrube.

Ein ringförmiger Ausriss eines Anteils der hinteren Schädelbasisgrube um das Foramen occipitale kommt bei Traktionsverletzungen in Betracht, etwa Anfahren eines Fußgängers von hinten mit hoher Geschwindigkeit und Hyperextension der Halswirbelsäule.

Knöcherne Contre-coup-Verletzungen. Beim Sturz auf das Hinterhaupt kommt es zu Contre-coup-Verletzungen der medialen Orbitawand sowie der Orbitadächer, die zur Differenzialdiagnose Sturz oder Schlag neben anderen Befunden (Schädelbasislängsfraktur, Contre-coup-Verletzung des Gehirns) von essenzieller Bedeutung sind. Korrespondierend zu diesen Frakturen finden sich bei sehr vielen Stürzen auf das Hinterhaupt Einblutungen der Augenober- und Unterlider, ohne dass hier eine direkte Gewalteinwirkung vorliegt (◘ Abb. 6.15). Das Orbitazeichen ist nicht nur bei der Differenzialdiagnose Schlag/Sturz bei Verstorbenen von Bedeutung, sondern auch bei der klinischen und radiologischen Untersuchung Lebender.

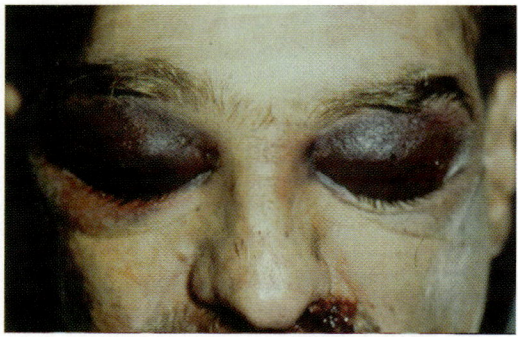

◘ **Abb. 6.15.** Massive Einblutung in beide Augenoberlider

> **Definition**
> **Knöcherne Contre-coup-Verletzung (Orbita- und Felsenbeinzeichen):** Frakturen in der medialen und basalen Orbitawand als Contre-coup-Zeichen bei Sturz auf den Hinterkopf.

❗ **Puppe-Regel:** Haben mehrere nacheinander folgende Gewalteinwirkungen zu Schädelbrüchen geführt, enden Bruchlinien einer späteren Gewalteinwirkung an denen einer vorausgehenden. Aus diesem Abbruch der Bruchlinien an der vorausgegangenen Einwirkungsstelle kann auf die Reihenfolge der Gewalteinwirkungen geschlossen werden.

Einteilung der Schädel-Hirn-Verletzungen

- **Kopfprellungen:** Leichte Gewalteinwirkungen gegen den Kopf. An der Stelle der Gewalteinwirkung kann eine Unterblutung der Kopfschwarte oder Platzwunde resultieren.
- **Gehirnerschütterung** (Commotio cerebri): Mit deutlicher neurologischer und vegetativer Symptomatik, gekennzeichnet durch Bewusstlosigkeit, die sich u. a. auch noch auf eine Zeitphase kurz vor der Gewalteinwirkung erstreckt (retrograde Amnesie), und vegetativen Erscheinungen in Form von Übelkeit, Brechreiz, Erbrechen. In seltenen Fällen posttraumatischer Dämmerzustand. Die Commotio cerebri hat kein morphologisches Substrat.
- **Hirnprellung** (Contusio cerebri): Morphologische Folgeschäden am Gehirn in Form von Hirnrindenprellungsherden oder subarachnoidalen Blutungen am Ort der Gewalteinwirkung.
- **Compressio cerebri:** Durch Blutungen im Schädelinneren und Hirnödem intrakranielle Volumenzunahme mit Einklemmung des Hirnstamms im Tentoriumschlitz bzw. der Medulla oblongata im Foramen occipitale magnum und Versagen der zentralen Regulation (Atmung, Pupillomotorik, Schmerzreaktion).

Klinisch wird der neurologische Zustand nach einem Schädel-Hirn-Trauma (SHT) mit der **Glasgow-Koma-Skala** erfasst. Beschleunigungstraumen am Schädel treten als Translationstrauma (lineare Beschleunigung oder Verzögerung des Kopfes), Rotationstrauma (Winkelbeschleunigung) bzw. einer Kombination von Translations- und Rotationsbeschleunigung auf. Beim **Translationstrauma**, etwa Faustschlag auf das Kinn mit Aufschlag auf das Hinterhaupt (Verzögerungstrauma), sind Kavitationskräfte wirksam, die die primär traumatischen Gewebeschäden erklären. Beim **Rotationstrauma** entstehen Scherkräfte sowohl zwischen Schädel und Gehirn als auch im Gehirn selbst.

Hirnhautblutungen und Hirnkontusionen

Epidurale Blutungen. Sie sind zwischen Tabula interna des Schädeldaches und harter Hirnhaut gelegen. Sie sind meist arteriellen Ursprungs und kommen bei Verletzungen der A. meningea media, etwa bei Schädelbrüchen im Parietalbereich in Betracht. Es muss jedoch nicht zwingend eine Schädelfraktur vorliegen, sondern es reicht eine Zerrung des Gefäßes im Gefäßsulkus. Da die Dura mater gleichzeitig das Endost bildet und fest mit dem Knochen verwachsen ist, muss die Blutung erst ein hinreichendes Volumen erreicht haben, um über Raumverdrängung im Schädelinneren (Mittellinienverlagerung) klinisch auffällig zu werden. Daher

6.7 · Tod durch mechanische Gewalt

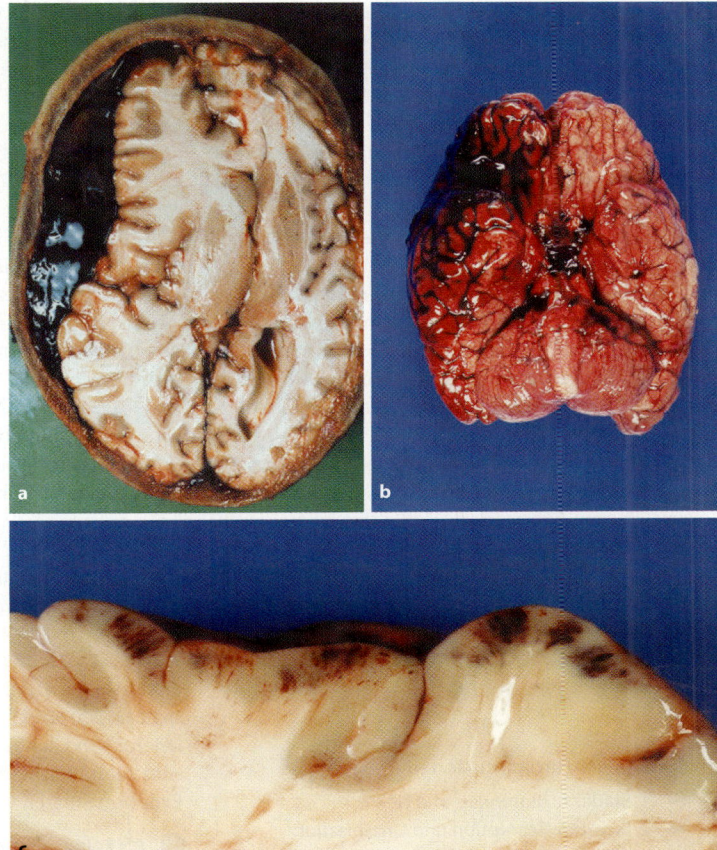

Abb. 6.16a–c. Hirnhautblutungen. **a** Raumverdrängendes subdurales Hämatom rechts parietal mit deutlicher Mittellinienverlagerung. **b** Subarachnoidalblutung frontobasal und parietal rechts. **c** Hirnrindenprellungsherde, Einblutungen der Hirnrinde auf den Windungskuppen

ist bei epiduralen Blutungen häufig ein freies Intervall zwischen Gewalteinwirkung und Einsetzen klinischer Symptome (Hirndrucksymptomatik bis zur Atemlähmung bei Compressio cerebri) von mehreren Stunden zu beobachten. Klinische Symptome einer sich entwickelnden Hirndrucksymptomatik bei intrakraniellen Blutungen mit progredierter Bewusstlosigkeit und Störung der Atmung müssen differenzialdiagnostisch immer von einem Alkoholrausch abgegrenzt werden, da sich viele Stürze unter Alkoholeinfluss ereignen. Werden neurologische Defizite mit Somnolenz, Artikulationsstörungen etc. nach einem Schädel-Hirn-Trauma ausschließlich der Alkoholisierung zugeschrieben und bei Hinweisen auf ein Schädel-Hirn-Trauma keine engmaschige klinische Überwachung veranlasst, kommt im Todesfall des Patienten eine Bestrafung des Arztes wegen fahrlässiger Tötung in Betracht.

Subdurale Blutungen. Sie sind überwiegend venösen Ursprungs und kommen durch Abriss von Brückenvenen als Folge eines Rotations- oder Translationstraumas zustande. Eine Sonderform ist das **Schütteltrauma** des Säuglings. Subdurale Hämatome sind i. d. R. über der Konvexität oder parietal gelegen (Abb. 6.16).

Subarachnoidale Blutungen. Sie zeigen sich häufig am Ort einer Gewalteinwirkung bzw. bei Translationstraumen auch in Contre-coup-Lokalisation. Häufig treten sie zusammen mit Hirnrindenprellungsherden auf. Rindenprellungsherde (Einblutungen in die Hirnrinde, v. a. auf den Windungskuppen) können am Ort der Gewalteinwirkung (in Coup-Lokalisation), insbesondere beim Aufschlag auf das Hinterhaupt auch in Gegenstoßlokalisation (in Contre-coup-Lokalisation) an den Stirnhirnpolen, der Basis der Frontallappen oder dem Temporalpol auftreten. Ursache deutlich ausgeprägterer Rindenprellungsherde in Gegenstoßlokalisation sind die beim Verzögerungstrauma im Schädelinneren auftretenden Kavitationskräfte. Da sich beim Aufschlagen des Hinterhauptes auf einem Widerlager das Gehirn noch in Sturzrichtung fortbewegt, kommt es an der Stoßstelle zu einem Überdruck, an der dem Stoß gegenüber liegenden Seite zu einem negativen oder reduzierten Druck. Da Gefäße gegen Sog vulnerabler als gegen Druck sind, sind die Contre-Coup-Läsionen deutlich ausgeprägter als die Stoßherde. Coup- und Contre-coup-Läsionen liegen immer auf der Windungskuppe. Contre-coup-Herde finden sich bei Sturz auf das Hinterhaupt häufig fronto- sowie temporobasal.

Ausgehend von Rindenprellungsherden kann es zu Einblutungen in das Marklager kommen (»wachsende Kontusionen« mit Durchbruch in das Marklager, die heute als **delayed traumatic intracerebral hematoma**, DTICH, bezeichnet werden). Derartige postintervalläre Blutungen, die im Bereich von Stunden bis wenigen Tagen auftreten können, werfen u. U. gutachterliche Probleme auf und können auch Anlass für Vorwürfe gegen behandelnde Ärzte darstellen, da die klinische Zustandsverschlechterung für die Angehörigen unerwartet kam. Blutungen in das Hirngewebe können – insbesondere als Folge von Rotationstraumen – primär traumatisch auftreten bzw. sekundär im Rahmen intrakranieller Raumforderungen mit venöser Abflussbehinderung.

Stadien der Hirnkontusionen
- 1. Stadium: Blutungen und Nekrose
- 2. Stadium: Resorption und Organisation
- 3. Stadium: End- und Defektstadium

Im ersten Stadium zeigt sich neben Schädigungen von Nervenzellen und der Glia eine Infiltration des Kontusionsareals mit Leukozyten. Im Stadium der Resorption und Organisation kommt es durch Infiltration zahlreicher Lipo- und Siderophagen zur Abräumung nekrotischen Materials mit einer perikontusionell entstehenden Proliferationszone. Im End- oder Defektstadium entsteht i. d. R. eine Pseudozyste.

Diffuse Axonschädigung

Die häufigste morphologische Veränderung beim Schädel-Hirn-Trauma, auch bei fehlenden Schädelfrakturen und anderen grob morphologischen Veränderungen, ist der diffuse Axonschaden (»diffuse axonal injury«). Er lässt sich etwa 3–4 h nach Schädigung durch fokale axonale Akkumulation des β-Amyloid-Vorläuferproteins nachweisen, etwa subkortikal unterhalb von Kontusionen oder im Corpus callosum.

Weitere intrakranielle Blutungen

Durch Rotationstraumen kann es auch zu Zerrungen der Schlagadern am Hirngrund mit Subarachnoidalblutungen kommen. Häufiger sind jedoch spontane Blutungen bei Ruptur von Aneurysmen der Schlagadern am Hirngrund, insbesondere im Bereich der A. vertebralis und A. basilaris. Bei Rupturen präexistenter Aneurysmen im Rahmen einer Gewalteinwirkung können sich gutachterliche Probleme ergeben. Im Rahmen verfilzter subarachnoidaler Blutungen kann es schwierig sein – auch bei Aneurysmen – die Blutungsquelle nachzuweisen. Bei entsprechender Präparationstechnik (»Spülen« der Hirnbasis, um die verfilzte Blutung zu beseitigen und die Schlagadern am Hirngrund darzustellen) wird das Auffinden von Aneurysmen meist gelingen. Traumatische, insbesondere sturzbedingte intrazerebrale Blutungen sind abzugrenzen von spontanen Hirnmassenblutungen.

Stürze

Als Stürze bezeichnet man eine von hoher kinetischer Energie getragene Abwärtsbewegung des Körpers mit abruptem, ungebremstem Auftreffen auf den Boden. Da die freie Fallhöhe die Aufprallgeschwindigkeit und damit die kinetische Energie des Aufpralls bestimmt, stellt sie den entscheidenden Parameter für die primäre Letalität und das Verletzungsmuster dar. Grundsätzlich sind zu unterscheiden Stürze aus dem Stand zu ebener Erde von Stürzen von einer Ebene auf eine andere.

> ❗ Als Folge der großen Resistenzfähigkeit der Haut können auch bei Stürzen aus großer Höhe gravierendere Verletzungen der Haut weitgehend fehlen. Häufig finden sich lediglich Hautschürfungen, einzelne Suggilationen, insbesondere wenn der Körper auf eine ebene Fläche trifft.

Verletzungsmuster. Das Verletzungsmuster nach Sturz aus der Höhe ist klinisch von Bedeutung, da ein akzidenteller Sturz von seiner Entstehung her i. d. R. ungerichtet ist, während der suizidale Sturz in eine bestimmte Richtung erfolgt. Bei ungerichtetem Fall finden sich relativ häufig Schädel-Hirn-Traumata, Thoraxverletzungen und Frakturen der oberen Extremitäten bzw. ein stammnah betontes Frakturmuster. Die hohe Zahl distaler Radiusfrakturen wird mit einer Abwehrreaktion beim Aufprall erklärt. Stürze mit einer Sturzhöhe von mehr als 5 Stockwerken (>19,2 m) enden immer letal.

Kriminologie. Die Mehrzahl von Sturzverletzungen geschieht akzidentell; gerade beim Sturz aus der Höhe kommen jedoch auch zahlreiche Suizide vor. Tötungen durch Herabstürzen sind vergleichsweise selten (etwa Tötung von Kindern durch Wurf aus dem Fenster, Absturz im Gebirge nach tätlicher Auseinandersetzung).

> ❗ Zur Differenzierung zwischen Suizid und Unfall bei Fensterstürzen oder Stürzen von Gebäuden kann als Faustregel herangezogen werden, dass bei suizidalen Fensterstürzen der Körper des Betreffenden mehr zur Straßenmitte bzw. weiter vom Gebäude entfernt liegt, weil der Suizident mit einem gewissen Schwung abspringt. Bei Unglücksfällen wird der Verletzte dagegen näher an der Hauswand vorgefunden, da er sich im letzten Moment noch festzuhalten versucht.

Differenzierung zwischen Sturz und Schlag. Bei der differenzialdiagnostischen Zuordnung von Verletzungen der Kopfschwarte und des Schädels zu einer Verursachung durch Schlageinwirkung oder Sturz zu ebener Erde wird seit langer Zeit die **Hutkrempenregel** herangezogen. Danach sprechen Verletzungen oberhalb der gedachten Hutkrempe für Schlageinwirkungen, Verletzungen unter der Hutkrempe für Sturz (gilt nur bei Differenzialdiagnose Schlag bzw. Sturz zu ebener Erde; bei Sturz gegen prominente Gegenstände und beim Treppensturz kommen selbstverständlich auch Sturzverletzungen oberhalb der Hutkrempenlinie in Betracht). Sturzassoziierte Prädilektionsstellen am Schädel sind Stirnhöcker, Jochbogen und Kinn. Für Schlag sprechen eher Verletzungen im Bereich der Augen und der Wangen (◘ Abb. 6.17). Alkoholiker weisen häufig sturz- bzw. anstoßbedingte Verletzungen (Hämatome) unterschiedlichen Alters auf, vorwiegend an Ellenbogen, Hüfte, Kniegelenk, Unterschenkelstreckseite.

Typische fremdbeigebrachte Verletzungen finden sich an der Innenseite der Oberarme als Griffspuren durch Festhalten des Opfers. Bei Gewalteinwirkungen eines auf harter Unterlage auf dem Rücken liegenden Opfers zeigen sich Widerlagerverletzungen, äußerlich sichtbar als Hautschürfungen über den Schulterblattgräten, den Dornfortsätzen der Wirbelsäule und dem Steißbein. Bei der Obduktion zeigen sich bei flächenhafter Präparation der Rückenweichteile häufig von außen nicht sichtbare Blutungen.

Pfählungs- und Durchspießverletzungen. Als Pfählungsverletzung bezeichnet man penetrierende Haut- und Weichteilverletzungen, bei denen pfahlähnliche Werkzeuge wie Stöcke, Stäbe, Baumlatten oder Holzsplitter in den Körper eindringen. Sie kommen zustande beim Sturz auf prominente Pfählungswerkzeuge, wobei das Ausmaß der Verletzungen neben der Beschaffenheit des Werkzeuges von der Fallhöhe und dem Körpergewicht abhängt. Ähnliche Verletzungen werden beobachtet, wenn der Körper – etwa im Rahmen eines Verkehrsunfalls – in Richtung auf ein feststehendes Pfählungsinstrument geschleudert wird. Pfählungsverletzungen weisen in der Tiefe meist ausgedehnte Gewebszerreißungen auf. Im Gegensatz zu Pfählungsverletzungen erfolgt bei Durchspießungsverletzungen die Hautperforation durch frakturierte Knochenfragmente von innen nach außen.

6.7.2 Scharfe Gewalt

Grundsätzlich werden Verletzungen durch scharfe Gewalt verursacht durch spitz zulaufende oder schneidende Werkzeuge. Bei den Stichverletzungen erfolgt die Gewebedurchtrennung mittels spitz zulaufenden Werkzeugs, das überwiegend senkrecht zur Körperoberfläche geführt wird. Schnittverletzungen resultieren als Folge einer längs – überwiegend parallel oder tangential zur Körperoberfläche – geführten Gewebedurchtrennung. Hiebverletzungen sind die Folge einer Schlagverletzung mittels scharfen Werkzeugs großer Masse (Äxte, Beile, Säbel, Macheten). Nach den Verletzungen durch stumpfe Gewalt sind Verletzungen durch scharfe Gewalt die häufigste Art der Gewalteinwirkung. Stichverletzungen spielen insbesondere bei Tötungsdelikten eine große Rolle.

Gemeinsame morphologische Kriterien penetrierender Hautverletzungen als Folge scharfer Gewalteinwirkung sind:
- Gewebedurchtrennungen unterschiedlicher Tiefe
- Meist geradlinig glattrandiger Wundrand
- Fehlen eines Vertrocknungs-, Schürf- oder Quetschungssaumes
- Fehlen von Gewebebrücken in der Tiefe der Verletzungen sowie in den Wundwinkeln

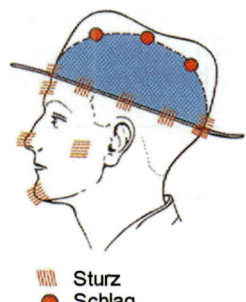

◘ **Abb. 6.17.** Schlagbedingte Verletzungen oberhalb der Hutkrempenlinie, sturzbedingte eher in oder unter der Hutkrempenlinie

> - **Stichverletzungen** sind in die Tiefe gerichtet.
> - **Schnittverletzungen** sind länger, aber weniger tief.
> - Es gilt: Stich = tiefer als lang. Schnitt = länger als tief.

Stichverletzungen

Mit einem Messer oder auch konischen bzw. runden Werkzeugen beigebrachte Stichverletzungen weisen i. d. R. eine mandelförmige oder elliptische Gestalt auf, je nachdem, wie die elastischen Fasern der Haut durchtrennt werden. Drei- oder vierkantige Werkzeuge verursachen charakteristische Stichverletzungen korrespondierend zu ihrer Konfiguration.

Der **Wundrand** von Stichverletzungen ist i. d. R. geradlinig glattrandig, bei Riffelung oder Zähnelung des Messers können sich entsprechende Zähnelungen des Wundrandes ergeben. Die Konfiguration der **Wundwinkel** korrespondiert zur Schneidigkeit des Werkzeuges: Bei einschneidigem Werkzeug läuft nach Adaptation der Stichverletzung der Wundrand korrespondierend zur Schneideseite der Klinge spitz zu, der andere weist i. d. R. eine kleine Kerbenbildung auf. Bei zweischneidigem Messer laufen beide Wundwinkel spitz zu. Sind bei einem einschneidigen Werkzeug die Kanten des Messerrückens sehr scharf, kann der Wundwinkel an der Seite des Messerrückens schwalbenschwanzförmig konfiguriert sein (**kleiner Schwalbenschwanz** an der Seite des Messerrückens (◘ Abb. 6.18). Kommt es zu Relativbewegungen zwischen Messer und durchstochenem Objekt, so dass die Lage des Messers im Stichkanal beim Herausziehen anders ist als beim Einstechen, resultiert an der Seite der Messerschneide ein sog. **großer Schwalbenschwanz** (◘ Abb. 6.19).

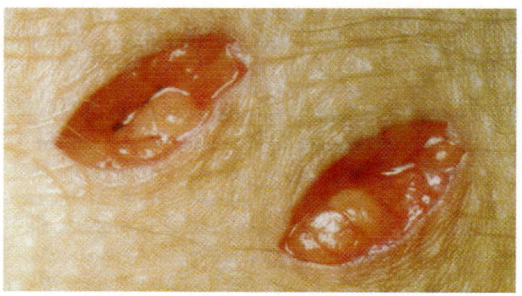

◘ **Abb. 6.18.** Stichverletzung durch ein einschneidiges Werkzeug mit kleiner Schwalbenschwanzform; die Messerschneide weist nach links. (Aus Madea 2006)

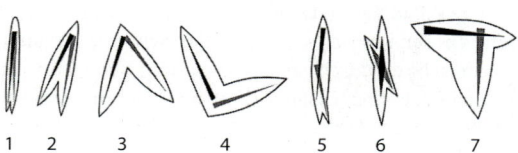

◘ **Abb. 6.19.** Verschiedene Formen des großen Schwalbenschwanzes: 1–4 durch Drehen des Messers oder Ausweichbewegungen des Opfers, 5–7 bei einer gleichzeitigen groberen Schnittbewegung, die Wundform 6 mit zwei »großen« Schwalbenschwänzen ist nur bei zweischneidigem Messer möglich. (Aus Madea 2006)

> Während sich die Schneidigkeit des Messers sowie Hinweise auf Wellenschliff aufgrund der Charakteristika der Wundwinkel und des Wundrandes relativ gut beurteilen lassen, sind Rückschlüsse auf die Klingenlänge und -breite nur mit Zurückhaltung möglich, da bei einem Stich das Messer gleichzeitig noch in Richtung der Schneide bewegt werden kann, wodurch die Einstichwunde größer ist als die Klingenbreite.

Weiterhin muss das Messer nicht über die gesamte Länge eingestochen worden sein bzw. es kommt bei einem wuchtigen Stich zu einer Kompression des Gewebes, so dass der Stichkanal kürzer bzw. länger als die Klingenlänge ist.

Werden bei der Obduktion mehrfach übereinstimmende Stichkanallängen von 7–8 cm gemessen bzw. – bezogen auf die Hautoberfläche – Längen der Stichverletzung zwischen 2 und 3 cm, wäre die zutreffende Aussage, dass zur Verursachung der Stichverletzungen ein Messer mit einer Klingenbreite von 2–3 cm und einer Klingenlänge von 7–8 cm in Betracht kommt.

Zur Verursachung von Stichverletzungen kommen zahlreiche andere spitz zulaufende Werkzeuge in Betracht (Scheren, Feilen, Schraubendreher, Spieße, Gabeln etc.). Bei diesen weniger scharfrandigen Werkzeugen finden sich häufig diskrete Schürfsäume angrenzend an die Hautdurchtrennung.

> **Todesursachen bei Stichverletzungen**
> - Inneres oder äußeres Verbluten bei Verletzungen größerer Arterien oder Venen bzw. Anstich innerer Organe
> - Herzbeuteltamponade
> - Pneumo- und/oder Hämatothorax
> - Blutaspiration
> - Luftembolie

Charakteristische **morphologische Befunde des Verblutungstodes**:
- Geringe Ausdehnung und Intensität der Totenflecke

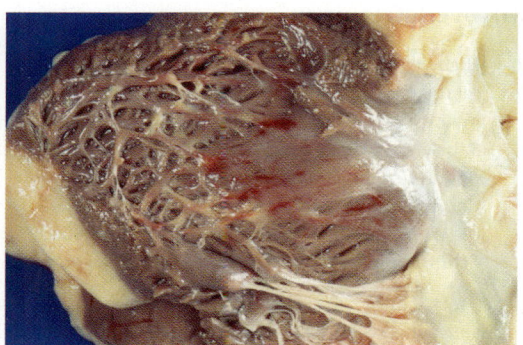

Abb. 6.20. Subendokardiale Unterblutungen in der Ausflussbahn der linken Herzkammer (sog. Verblutungsblutungen)

- Ausblutungsblässe der inneren Organe mit Hervortreten der Organeigenfarbe
- Milzkapselrunzelung
- Unterblutungen des Endokards in der Ausflussbahn der linken Herzkammer (sog. Verblutungsblutungen (Abb. 6.20)

Das **Blutvolumen** beträgt bei Männern ca. 7 l ± 0,5% des Körpergewichtes, bei Frauen 6,5 l ± 0,5%. Kinder unter 10 Jahren haben ein relativ größeres Blutvolumen (ca. 8–9% des Körpergewichtes) als Erwachsene. Verluste von 50% des Blutvolumens enden i. d. R. tödlich. Bei **innerem Verbluten** finden sich dabei z. B. Volumina von 1–2 l Blut in den Brusthöhlen. Bei **äußerem Verbluten** ist die Abschätzung des Volumenverlustes aus Blutlachen, Blutdurchtränkung der Bekleidung und des Bodens etc. kaum möglich. Ein gutes Kriterium zur Abschätzung des Blutvolumenverlustes bei Lebenden ist der **Schockindex** (Quotient aus Puls und systolischem Blutdruck). Werte um 0,5 sind normal, Werte um 1 zeigen einen Verlust von ca. 30% des Blutvolumens an, von 1,5 einen schweren Volumenmangelschock mit Lebensgefahr (Tab. 6.8).

Zur Entstehung einer tödlichen **Luftembolie** sind bereits Gasvolumina von 70–150 ml ausreichend. Morphologisch zeigt sich eine akut dilatierte rechte Herzkammer, in der sich nur wenig schaumiges Blut findet. Zum Nachweis der Luftembolie ist eine spezielle Sektionstechnik notwendig: Eröffnung des Brustkorbes unter Schonung der 1. Rippe, Eröffnung des Herzbeutels, Einfüllen von Wasser in den Herzbeutel, Anstich zunächst der rechten, dann der linken Herzkammer. Bei der Luftembolie entweicht blasenförmig Luft aus dem Herzen (Luftembolieprobe nach Richter). Bereits vor der Obduktion lässt sich eine Luftembolie gut radiologisch nachweisen. Ggf. ist die Luft mittels Aspirometer zu asservieren und gasanalytisch zur Abgrenzung gegenüber Fäulnisgas zu untersuchen.

Stichverletzungen können unfallmäßig durch eigene und fremde Hand entstehen. Bei **Tötungsdelikten** finden sich nicht selten multiple Stichverletzungen mit tiefgreifenden Stichkanälen. Betroffen sind neben dem Hals v. a. der Brustkorb sowie der Rücken. Daneben können sich aktive und passive Abwehrverletzungen beim Opfer finden.

Tab. 6.8. Schockindex

Zustand	Pulsfrequenz/ systolischer Blutdruck	Schockindex (SI)
Normal	60/120	0,5
Signifikante Hypovolämie	100/100	1,0
Schwere Hypovolämie	120/80	1,5

> **Definition**
> - **Aktive Abwehrverletzungen:** Stich- und Schnittverletzungen, lokalisiert an der Beugeseite der Finger und den Hohlhänden durch Hineingreifen in die Messerschneide.
> - **Passive Abwehrverletzungen:** Stich- und Schnittverletzungen, lokalisiert an der Außenseite der Oberarme bzw. Streckseite/Kleinfingerseite der Unterarme und Streckseite der Hände, die schützend vor das Gesicht gehalten werden.

Bei **selbst beigebrachten Stichverletzungen** findet sich i. d. R. eine gruppierte Anordnung (z. B. in der Herzgegend), typischerweise bei Entkleidung der Einstichlokalisation, gleicher Verlaufsrichtung, Kombination mit Zauderverletzungen (Probierstichen), die bereits in der Epidermis, Dermis, nur selten in der Subkutis enden. Bei bezogen auf die Körperoberfläche tangentialen Stichen können Durchstiche resultieren, die äußeren Wundränder sind jeweils abgeschrägt, die inneren unterminiert. Die Differenzierung der Schneidigkeit eines Werkzeuges kann hier außerordentlich schwierig sein.

Schnittverletzungen

Schnittverletzungen werden durch tangentiale Einwirkung eines schneidenden Werkzeuges auf die Haut beigebracht. Wie bei Stichverletzungen fehlen Gewebebrücken im Wundgrund. Wirkt das Werkzeug schräg

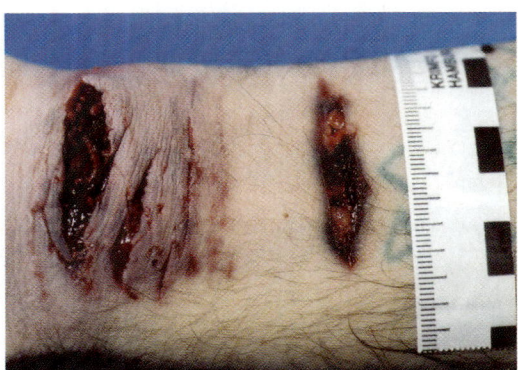

Abb. 6.21. In suizidaler Absicht beigebrachte Schnittverletzungen der Handgelenksbeugen

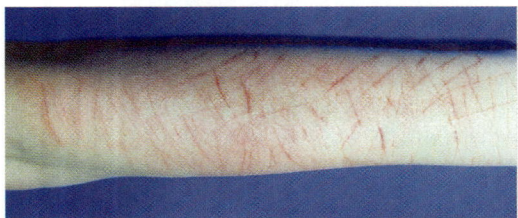

Abb. 6.22. Zahlreiche selbstbeigebrachte Schnittverletzungen eines Unterarms bei Borderline-Persönlichkeit

ein, ist wie bei Stichverletzungen ein Wundrand abgeschrägt, der andere unterminiert. Die Wundwinkel laufen teilweise seicht aus.

Suizidale Schnittverletzungen finden sich typischerweise an den Handgelenkbeugen (überwiegend quer- aber auch längsverlaufend), an den Ellenbeugen und am Hals. Neben zahlreichen, ganz oberflächlichen, parallel zueinander verlaufenden Oberhaut-/Lederhautdurchtrennungen finden sich einzelne, tiefgreifende Haut-/Unterhautfettgewebsdurchtrennungen (Abb. 6.21). Bei suizidalen Schnittverletzungen des Halses ist beim Rechtshänder überwiegend die linke Halsseite betroffen, beim Linkshänder die rechte. Auch bei **psychischen Störungen** (z. B. Borderline-Persönlichkeit) finden sich häufig zahlreiche selbstbeigebrachte Schnittverletzungen (Abb. 6.22).

Todesursache bei Schnittverletzungen ist i. d. R. der höhergradige Blutverlust nach außen, bei tiefgreifenden Halsschnittverletzungen u. U. in Kombination mit Blutaspiration und Luftembolie des Herzens. Selbst beigebrachte Schnittverletzungen zur Vortäuschung eines Überfalles sind aufgrund zahlreicher Einzelmerkmale gut von fremdbeigebrachten Schnittverletzungen abgrenzbar.

Hiebverletzungen

> Hiebwerkzeuge sind gekennzeichnet durch das relativ große Eigengewicht des Werkzeuges mit zumindest einer schneidenden Seite (Äxte, Beile, Säbel, Macheten, Propeller, Schiffsschrauben). Es finden sich meist relativ gradlinig glattrandige Kontinuitätsdurchtrennungen der Weichteile, wobei die Wundränder und das angrenzende Gewebe Schürfungen und Quetschungen aufweisen können.

Todesursächlich sind bei Hiebverletzungen i. d. R. schwere Schädel-Hirn-Zertrümmerungen bzw. Verbluten nach außen. Bei Stürzen in Glasscheiben können die Verunfallten sich tiefgreifende akzidentelle Schnittverletzungen zuziehen. Bei tätlichen Auseinandersetzungen als Schlagwerkzeug benutzte Flaschen zerbersten i. d. R. beim Schlag auf den Kopf. Von den Tätern wird dann häufig der abgebrochene Flaschenhals als Schnitt- bzw. Stichwerkzeug verwendet.

Eisenbahntodesfälle

Differenzialdiagnostisch sind Suizide, Unfälle sowie das Ablegen anderweitig getöteter Personen auf den Bahngleisen zur Verdeckung eines Tötungsdeliktes zu unterscheiden. Suizidenten legen sich häufig auf die Bahngleise; der Befund einer Dekapitation bei fehlender Verletzung der Hände ist relativ suizidtypisch. Hierbei liegt der Hals auf einem Gleis, Rumpf und Beine außerhalb der Gleise. Liegt auch der Rumpf im Gleisbereich, erfolgt häufig eine Durchtrennung des Rumpfes im Lendenbereich.

In Deutschland sind sämtliche Schienenfahrzeuge mit Bahnräumern ausgestattet (Winkeleisen in senkrechter Position beidseits vor den Vorderrädern mit einem Abstand über der Schienenoberkante von 95 mm). Wird statt des Halses nur der Kopf auf die Schienen gelegt, kann dieser nicht primär überrollt werden, sondern wird vom Schienenräumer zertrümmert. Es kommen jedoch auch Suizide vor, in denen Personen sich im letzten Moment vor einen Zug werfen oder ihm entgegen gehen.

Ausgedehnte Anstoßverletzungen sprechen eher für ein Anfahren in stehender Position, wobei die Differenzialdiagnose Suizid/Unfall morphologisch außerordentlich schwierig sein kann. An der Seite der Anstoßlokalisation finden sich Hautschürfungen und Frakturen v. a. des Achsenskelettes. Amputationen werden beim Anfahren in aufrechter Position kaum beobachtet. Liegt das Opfer zwischen den Gleisen, hängt das Ausmaß der Verletzungsbefunde im Wesentlichen von der Kollisionsgeschwindigkeit ab. Unter 80 km/h Kollisionsgeschwindigkeit bleibt der Körper als Ganzes häufig noch intakt, bei Kollisionsgeschwindigkeiten über

100 km/h kommt es zu einer Zertrümmerung des Körpers mit Eröffnung der Körperhöhlen und Abtrennung einzelner Extremitäten.

Als Vitalitätszeichen können herangezogen werden: Blutaspiration, Wundrand- und Hauteinblutungen, subendokardiale Blutungen, unterblutete Frakturen sowie Muskelansatz- und Zerrungsblutungen.

Bissverletzungen

Bissverletzungen durch Menschen spielen v. a. bei Sexualdelikten und Raufhändeln (Abwehr eines Angreifers) eine Rolle. Eine Bissverletzung ist bei Biss mit Ober- und Unterkiefer durch eine rundlich-ovaläre Bissspur charakterisiert, wobei Hautimpressionen, -schürfungen, -einblutungen und -perforationen vorliegen können.

> ❗ Bissspuren sind senkrecht mit Maßstab zu fotografieren, da sie dem Gebiss eines Verursachers positiv zugeordnet werden können.

Bei Hautimpressionen sind ggf. Abformungen der Bisswunde herzustellen. Man unterscheidet Abwehrbiss und Saugbiss (◘ Abb. 6.23). Die Differenzierung ergibt sich aus der Anordnung der Schürfungen am inneren oder äußeren Bogenrand des Zahnabdruckes. Beim **Abwehrbiss** ist das Epithel an der Innenseite der Zahnbögen zusammengeschoben, da gebissene Haut und Gebiss durch das Wegziehen entgegengesetzte Bewegungen machen. Beim **Saugbiss** wird die Hautfalte häufig in den Mund eingesogen, dabei wird die Epidermis in entgegengesetzter Richtung abgeschürft und dadurch am Außenrand des Zahneindrucks abgelagert.

Bei **Tierbissen** entstehen durch Hautperforationen durch die Eckzähne Riss-/Quetschwunden, die auch die Form des Gebisses wiedergeben. Bei tödlichen Hundeattacken – v. a. auf Kinder und ältere Personen – finden sich Riss-/Quetschwunden v. a. des Gesichtes und des Halses. Todesursächlich ist häufig äußeres Verbluten. Eine Identifizierung verdächtiger Hunde gelingt durch molekularbiologische Analyse von Zahnabrieben der Hunde (Untersuchung auf humane STR im Vergleich zum Opfer). Hilfreich können auch Abriebe von Bisswunden zur Untersuchung auf kanine DNA sein. Sowohl Tier- als auch Menschenbisse bergen die Gefahr schwerer Wundinfektionen.

> **In Kürze**
> - Stumpfe Gewalt durch flächenhafte Einwirkung auf den Körper: Schlagen, Treten, Stoßen, aber auch Stürze.
> - Scharfe Gewalt durch spitz zulaufende oder schneidende Werkzeuge: Stich-, Schnitt und Hiebverletzungen oder Bisse
>
> Alle (auch die nicht behandlungsbedürftigen) Folgen der Gewalteinwirkung sind sorgfältig zu dokumentieren, um den Tathergang rekonstruieren zu können.

6.8 Schussverletzungen

Bei Schussverletzungen handelt es sich um eine Sonderform stumpfer Gewalteinwirkung, die mit sehr hoher Geschwindigkeit einwirkt (mehrere 100 m/s). Die Geschosswirkung ist im Wesentlichen abhängig von der an das Gewebe abgegebenen kinetischen Energie und der Radialbeschleunigung des Gewebes. In Friedenszeiten ist die Häufigkeit von Schussverletzungen abhängig von den gesetzlichen Regelungen zum Erwerb und Mitführen von Waffen und Munition.

6.8.1 Gesetzliche Regelungen

In Deutschland sind der Erwerb und das Mitführen von Waffen an eine gesetzliche Erlaubnis gebunden. Schusswaffen im Sinne des Waffengesetzes (§ 1 Abs. 1 WaffG) sind Geräte, die zum Angriff, zur Verteidigung, zu Sport, Spiel und zur Jagd bestimmt sind, und bei denen Geschosse durch einen Lauf getrieben werden. **Munition** im Sinne dieses Gesetzes ist
- Patronenmunition (Hülsen mit Ladung, die das Geschoss enthalten),
- Kartuschenmunition (Hülsen mit Ladung, die ein Geschoss nicht enthalten) sowie
- pyrotechnische Munition (Patronenmunition, bei der das Geschoss einen pyrotechnischen Satz enthält)

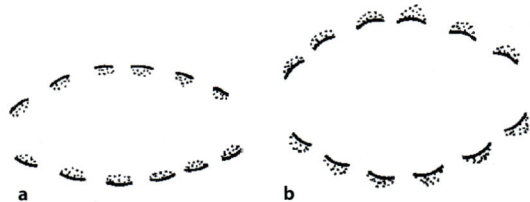

◘ **Abb. 6.23a, b. a** Abwehrbiss: Epithel an der Innenseite der Zahnbögen zusammengeschoben. **b** Saugbiss: Epithelabschürfung an der Außenseite

die zu verschießen aus Schusswaffen bestimmt ist (§ 2 Abs. 1 WaffG).

Geschosse im Sinne des Gesetzes sind
- feste Körper oder
- gasförmige, flüssige oder feste Stoffe in Umhüllung (§ 2 Abs. 2 WaffG).

Der Erwerb von Waffen ist an eine behördliche Erlaubnis gebunden (§ 28 Abs. 1 WaffG, Waffenbesitzkarte), ebenso der Erwerb von Munition (§ 29 Abs. 1 WaffG) sowie das Führen von Waffen (§ 35 WaffG, Waffenschein).

6.8.2 Waffentypen und Munition

Bei den Waffen unterscheidet man:
- Kurzwaffen (für einhändiges Schießen)
  - Pistolen (meist Selbstladepistolen): Munition im Griff der Waffe. Nach Schussabgabe kommt es durch einen Rückholvorgang des Verschlussstückes zu einem Hülsenauswurf mit Nachladung einer neuen Patrone.
  - Revolver: Lauf und Patronenlager getrennt, nach Schussabgabe verbleibt die Hülse in der drehbaren Trommel.
- Langwaffen (für beidhändiges Schießen): Meist handelt es sich um Jagdgewehre mit 2 oder 3 Läufen, einen Büchsenlauf zum Kugelschuss sowie einen Flintenlauf für den Schrotschuss.

Zur Stabilisierung der Flugbahn des Projektils ist der Lauf einer Waffe innen nicht glatt, sondern weist spiralig angeordnete Züge und dazwischenliegende gering vorspringende Felder auf, die auch zu charakteristischen Schartenlinien auf dem Projektil führen können (◘ Abb. 6.24). Der Lauf bildet die Beschleunigungsstrecke für das Geschoss, die schraubenförmig angeordneten Vertiefungen (»gezogener Lauf«) geben dem Geschoss die gewünschte Drehung (»Drall«). Der Flintenlauf für den Schrotschuss weist eine glatte Innenfläche auf.

Patronen. Eine Patrone besteht aus 4 Elementen:
- Geschoss
- Treibmittel
- Hülse
- Zündelement

Eine metrische Patronenbezeichnung ist folgendermaßen aufgebaut:
- Kaliber (in mm)
- Hülsenlänge (in mm)
- Zusatzbezeichnung

Das **Kaliber** entspricht dabei nicht einfach dem Geschossdurchmesser, sondern dem ungefähren Laufdurchmesser der zugehörigen Waffe, gemessen über den Feldern. Deutsche Kaliberbezeichnungen sind z. B. 5,6 mm, 6,35 mm, 7,65 mm, 9 mm. Bei der angloamerikanischen Patronenbezeichnung ist die Kaliberzahl in Zoll (Inch) angegeben, z. B. .45, .32, .38.

Die Masse gängiger Pistolen- und Revolverpatronen liegt zwischen 3 und 15 g, die Mündungsgeschwindigkeit bei 300–450 m/s. Die Mündungsgeschwindigkeit militärischer und jagdlicher Büchsenpatronen liegt mit ca. 700–1000 m/s deutlich höher.

Geschosse. **Vollgeschosse** bestehen durchweg aus dem gleichen Material (z. B. Blei, Messing, Kunststoff), während **Mantelgeschosse** einen Kern besitzen, der einem Vollgeschoss ähnlich sieht, der durch eine dünne Schicht eines anderen Materials umhüllt wird (Kupfer, Kupferlegierung, Stahl). Verschossen werden meist Vollblei- bzw. Mantelgeschosse.
- **Formstabile Geschosse:** Behalten auch beim Eindringen in den Körper ihre Form.
- **Deformierende Geschosse:** Erfahren eine deutliche Vergrößerung des Querschnittes ohne Materialverlust.
- **Zerlegende Geschosse:** Verlieren aufgrund der Zersplitterung beim Durchgang durch das Zielmedium einen Großteil ihrer Masse.

Für die Jagdausübung werden auch **Teilmantelgeschosse** verwendet, die sich beim Eintritt in den Körper zerlegen und zu umfangreichen Verletzungen führen.

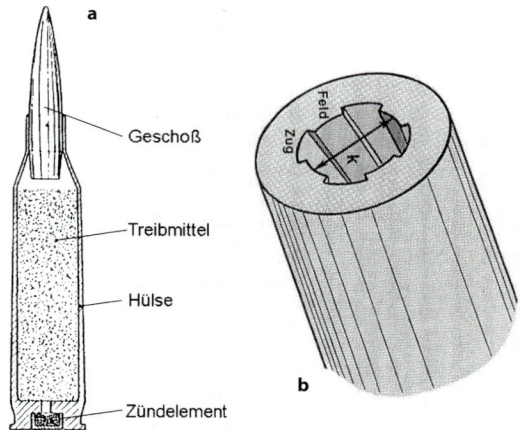

◘ **Abb. 6.24a, b.** a Aufbau einer Patrone bestehend aus Geschoss, Treibmittel, Hülse, Zündelement. b Waffenlauf (Schnittzeichnung) mit Zügen und Feldern. Der Durchmesser über den Feldern (k) bildet die Basis für die Kaliberbezeichnung

6.8 · Schussverletzungen

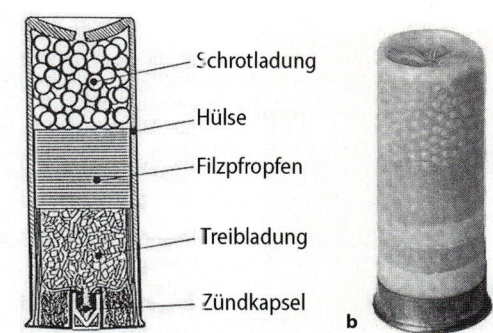

Abb. 6.25a, b. Schrotpatrone. (Aus Sellier u. Kneubühl 2001)

Bei **Schrotpatronen** finden sich Schrotkörner unterschiedlichen Durchmessers – je nach beschossenem Wild – in einem Plastikbecher, der durch den Flintenlauf verschossen wird. Erst außerhalb der Waffe streuen die Schrotkörner (◘ Abb. 6.25).

Zündsätze. Früher wurden Sinoxid-Sätze verwendet mit den Hauptbestandteilen Bleitrizinat und Bariumnitrat, die aufgrund des hohen Bleigehaltes heute durch bleifreie Zündsätze ersetzt wurden.

Treibmittel. Das Treibmittel ist die eigentliche Energiequelle der Schusswaffe. In den meisten Fällen wird der Druck eines zusammengepressten Gases ausgenutzt, das auf den Geschossboden wirkt und die erforderliche Kraft erbringt. Das älteste Treibmittel ist Schwarzpulver, heute wird überwiegend Nitrozellulose und Nitroglyzerin verwendet. Beim Abbrennen eines Nitropulvers entstehen die Gase CO_2, CO, H_2O (Wasserdampf), H_2, N_2. Bei gleicher Pulvermasse entwickelt sich ein etwa dreimal größeres Gasvolumen als beim Schwarzpulver.

Aus der Waffe tritt neben dem Projektil Schmauch aus dem Zünd- und Treibsatz aus, der sich sowohl auf dem beschossenen Ziel als auch auf der Schusshand niederschlagen kann.

6.8.3 Einschuss

Bei Auftreffen des Projektils auf das Gewebe kommt es nicht nur zu einer Beschleunigung des Gewebes in Schussrichtung, sondern zu einer Radialbeschleunigung, deren Ausmaß von der an das Gewebe abgegebenen kinetischen Energie abhängt. Die Haut wird erst ab einer Geschossgeschwindigkeit von 50 m/sec perforiert (sog. **Grenzgeschwindigkeit** der Haut).

> Der Einschuss ist charakterisiert durch einen zentralen Gewebsdefekt mit angrenzendem Schürfsaum (◘ Abb. 6.26a).

Der **Schürfsaum** wird durch kegelförmiges Zurückspritzen von Gewebsteilen in Richtung auf den Schützen und nicht durch Einstülpen und Schürfung der Haut verursacht. Bei senkrechtem Auftreffen des Projektils findet sich ein rundlicher, 1–2 mm breiter Schürfsaum, bei schrägem Auftreffen ist er halbmondförmig in Richtung auf den Schützen ausgezogen. An den Schürfsaum schließt sich der **Kontusionsring** als Projektion der temporären Wundhöhle auf die Hautoberfläche an (◘ Abb. 6.26).

Im primären Auftreffziel findet sich an den Defekträndern ein schwärzlicher **Abstreifring** (◘ Abb. 6.26), der von dem Projektil anhaftenden Öl- und Fettrückständen aus dem Waffenlauf herrührt. Wurde vor der Haut Bekleidung durchschossen, findet sich der Abstreifring auf der äußersten Bekleidungsschicht.

Bei hoher Geschwindigkeit des Geschosses und Durchschuss flüssigkeitsgefüllter Hohlorgane kann die durch die Radialbeschleunigung gebildete temporäre Wundhöhle zu einer völligen Zerfetzung von Organen führen (◘ Abb. 6.27). Bei Schädelschüssen mit rasanten Geschossen kann es zu einer vollständigen Exenteration des Gehirns kommen (sog. **Krönlein-Schädelschuss**).

Hinsichtlich des weiteren **Schusskanals** und der Projektilendlage unterscheidet man:
- **Steckschuss**: Bei nur geringer Durchschlagskraft des Geschosses; zuweilen findet sich das Geschoss an der dem Einschuss gegenüberliegenden Stelle tastbar unter der Haut, markiert durch eine nach außen durchscheinende, subkutane Blutung.
- **Winkelschuss**: Das Projektil setzt seinen Weg nach Eintritt in den Körper nicht in gerader Richtung fort, sondern wird durch Auftreffen auf Gewebe unterschiedlicher Dichte, z. B. Knochen, abgelenkt.
- **Durchschuss**: Bei Verwendung von Pistolenmunition kommt es i. d. R. erst ab Kaliber 7,65 mm zu einem Durchschuss. Bei Durch- und Steckschüssen kann die Ausziehung des Schürfsaums bereits Hinweise auf den Schusskanalverlauf geben.
- **Streifschuss**: Das Projektil trifft die Haut tangential, die rinnenförmig einreißt und schräge, in Schussrichtung gelegene Einrisse aufweist.
- **Tangentialschuss**: Der Schuss durchsetzt die Haut in schräger Richtung, so dass Ein- und Ausschuss nahe beieinander liegen. Der Einschuss ist durch einen ovalären Schürfsaum gekennzeichnet.

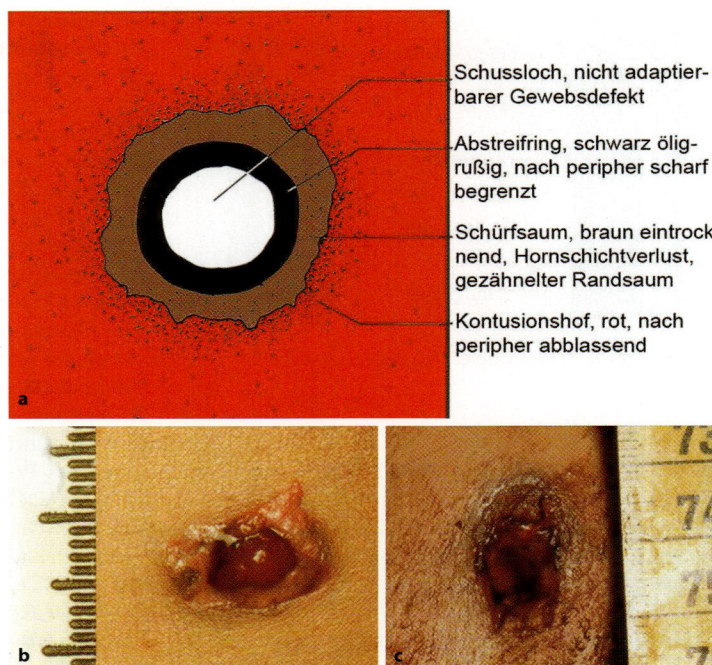

Abb. 6.26a–c. Einschuss.
a Schematische Darstellung eines Einschusses mit zentralem Gewebsdefekt, Abstreifring, Schürfsaum und anschließendem Kontusionshof.
b Zentraler Gewebsdefekt mit angrenzendem rundlichem, noch nicht vertrocknetem Schürfsaum, Abstreifring fehlt, da Bekleidung durchschossen wurde. **c** Einschussdefekt mit ovalär nach oben, in Richtung auf den Schützen ausgezogenem Epidermisverlust bei schrägem Auftreffen des Projektils

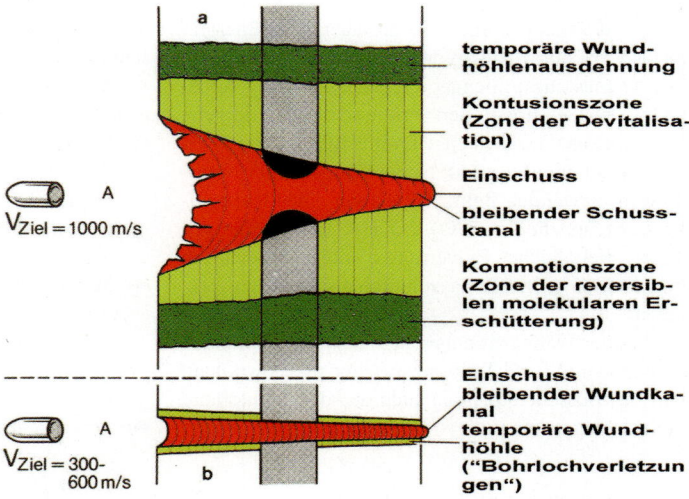

Abb. 6.27. Das Ausmaß der temporären Wundhöhle ist abhängig von der an das Gewebe abgegebenen kinetischen Energie

— **Kontur- oder Ringelschuss**: Das Projektil besitzt an der dem Einschuss gegenüberliegenden, kontralateralen Seite nur noch eine geringe kinetische Energie – etwa bei Schädelschüssen – und kann die Tabula interna des Schädeldachs bzw. die Kopfschwarte nicht mehr perforieren. Beim inneren Ringelschuss bewegt sich das Projektil an der Tabula interna der dem Einschuss gegenüberliegenden Seite entlang, beim äußeren Ringelschuss reicht die kinetische Energie noch zur Perforation des Schädeldaches aus, jedoch nicht zur Perforation der Kopfschwarte, das Projektil bewegt sich dann zwischen Tabula externa des Schädeldaches und Kopfschwarte entlang.

- **Gellertschuss:** Das Geschoss trifft in seiner Flugbahn in spitzem Winkel auf Gegenstände (Erdboden, Mauern, Wände, Geländer etc.) auf und wird abgelenkt (bei entsprechendem Auftreffwinkel auch von der Wasseroberfläche). Bei Warnschüssen auf den Boden können die abgelenkten Geschosse unbeabsichtigt zu tödlichen Verletzungen führen.

> **Cave**
> Abweichungen vom charakteristischen Befund einer nicht adaptierbarer Hautdurchtrennung (Gewebsdefekt) am Einschuss können sich ergeben, wenn das Projektil nur noch eine geringe kinetische Restenergie hatte, die gerade ausreichte, die Haut zu perforieren. Dann können sich u. U. schlitzförmige, adaptierbare Hautdurchtrennungen am Einschuss ergeben.

6.8.4 Ausschuss

Der Ausschuss kann wesentlich größer als der Einschuss sein, wenn sich das Projektil beim Durchschuss stark verformt, auf Knochen trifft und durch den Schussbruch gebildete Knochensplitter in Schussrichtung mit dem Projektil aus einer Wunde austreten. Werden hierbei größere Gewebeteile aus dem Ausschuss herausgerissen, kann sich auch der Ausschuss als Gewebsdefekt darstellen.

> **Der Ausschuss stellt sich meist als schlitzförmige, adaptierbare Hautdurchtrennung dar, ohne Schürfung der Wundränder (Abb. 6.28).**

Liegt dem Ausschuss beim Durchtritt des Projektils ein Widerlager an, kann es durch Anpressen der Durchtrennungsränder an das Widerlager zu einer Schürfung der Haut mit postmortaler Vertrocknung kommen (Pseudoschürfsaum). Als Widerlager reichen der Haut fest anliegende Bekleidungsstücke aus.

Bei Schädel-Hirn-Durchschüssen mit großkalibrigen Waffen kann es aufgrund der hydrodynamischen Sprengwirkung mit sekundären Einrissen der Haut an Ein- und Ausschuss schwierig sein, die charakteristischen häutigen Ein- und Ausschussbefunde zu erheben, zumal wenn Blut und Hirngewebe aus den Hautperforationen austritt.

> **Cave**
> Die Haut darf in solchen Fällen nicht gewaschen werden, da damit alle Befunde zur Bestimmung der Schussentfernung vernichtet werden.

6.8.5 Schussentfernung

Aufgesetzter Schuss. Die Waffenmündung liegt der Haut mehr oder minder fest an. Die aus der Waffenmündung austretenden Pulvergase treten mit dem Geschoß in den Körper ein. Dort, wo Haut plattem Knochen anliegt, insbesondere im Bereich des Schädels, wird durch die austretenden Pulvergase die Haut höhlenartig vom darunterliegenden Gewebe abgehoben. In dieser Schmauchhöhle findet sich dann reichlich Pulverschmauch (Abb. 6.29). Schließlich kommt es durch die Expansion der Pulvergase bei aufgesetzten Schüssen im Bereich des Schädels häufig zu einer sternförmigen Aufreißung der Haut (Abb. 6.29b). Beim aufgesetzten Schuss im Bereich des Schädels können sich Pulverschmauchniederschläge selbst

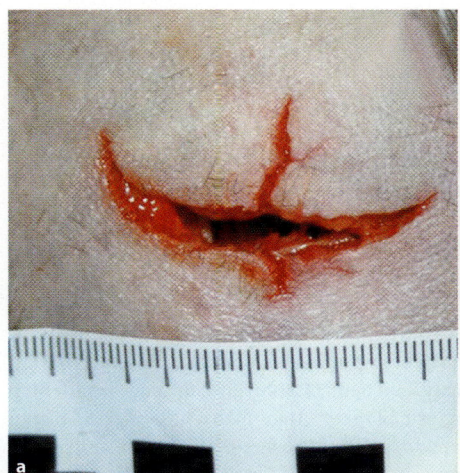
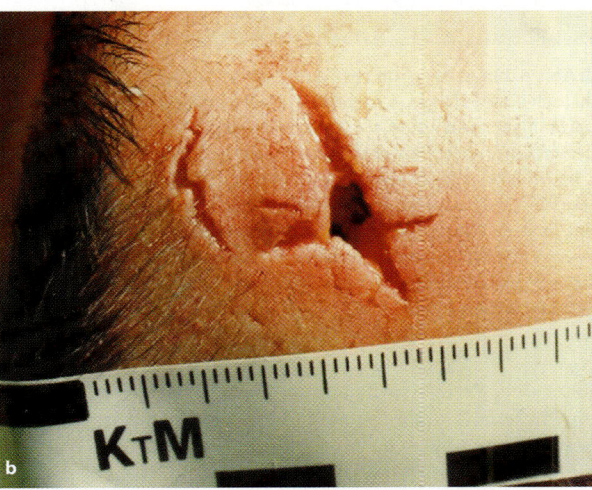

Abb. 6.28a, b. Typische Ausschussbefunde mit typischer adaptierbarer Hautdurchtrennung ohne Vertrocknungssaum. **a** Ausschuss über der Scheitelhöhe bei suizidalem Mundschuss. **b** Ausschuss über der linken Augenbraue

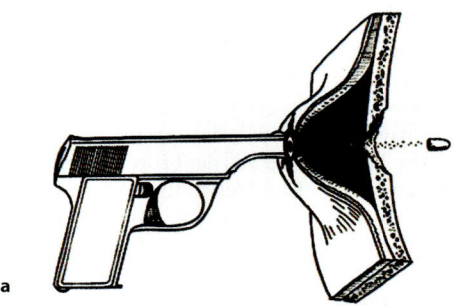

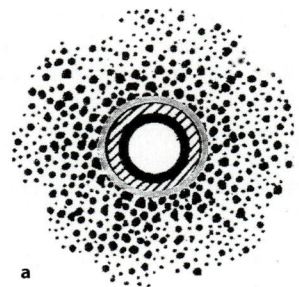

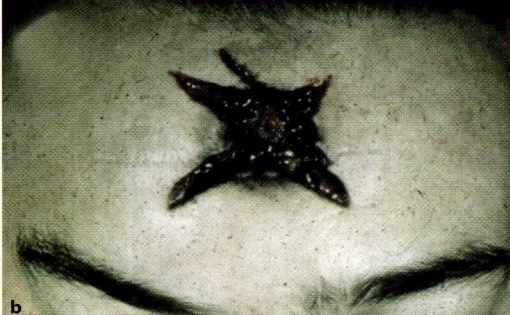

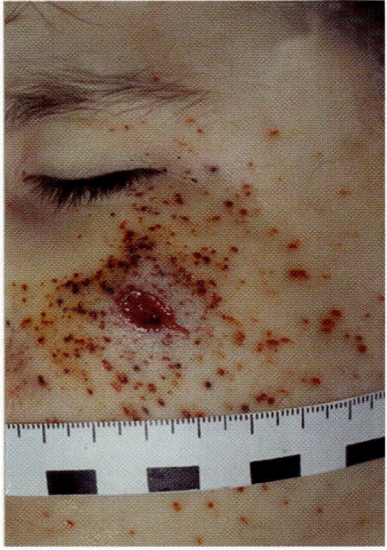

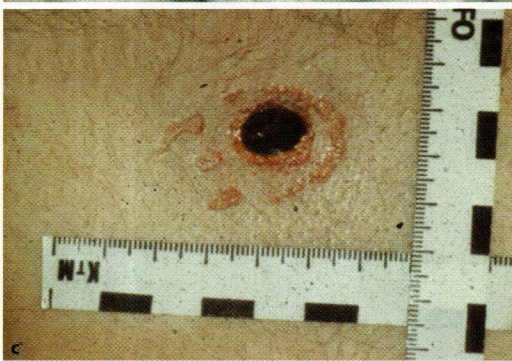

Abb. 6.29a–c. Befunde beim aufgesetzten Schuss. **a** Schematische Darstellung der Ausbildung einer Schmauchhöhle bei der Haut fest aufsitzender Waffenmündung. **b** Sternförmige Aufplatzung der Haut um den zentralen Gewebsdefekt. **c** Stanzmarke, aufgesetzter Schuss über dem Brustbein, zentraler Gewebsdefekt, angrenzender Schürfsaum (Schmutzring fehlt, da Schuss durch dreischichtige Bekleidung), hufeisenförmig den Einschuss umgebende Hautvertrocknung sowie 3 streifenförmige Hautvertrocknungen korrespondierend zum Waffengesicht

Abb. 6.30a, b. Relativer Nahschuss. **a** Schema eines relativen Nahschusses mit zentralem Gewebsdefekt, Abstreifring, Schürfsaum, Kontusionshof sowie Pulverkörncheneinsprengungen und Schmauchniederschläge um den Einschuss. **b** Pulverkörncheneinsprengung in die Umgebung des Einschusses der linken Wange

unter dem Periost sowie auf der Dura finden. Wird die Waffenmündung fest auf die Haut gepresst, kann sich als Abbildung des Waffengesichtes eine Stanzmarke ausbilden. Durch Expansion der Pulvergase und Vorwölbung der Haut können auch hinter der Waffenmündung gelegene Konstruktionsmerkmale wie das Korn der Waffe zu Abdrücken in der Haut führen. So kann etwa durch Kontusionen korrespondierend zum Korn der Waffe die Waffenhaltung bei Abgabe des aufgesetzten Schusses rekonstruiert werden.

Relativer Nahschuss. Schmauchniederschläge und Pulverkörncheneinsprengungen um den Einschuss herum (Nahschusszeichen; Abb. 6.30). Je nach Waffentyp können mit bloßem Auge Nahschusszeichen bis zu etwa dem doppelten der Lauflänge der Waffe festgestellt werden.

Fernschuss. Fehlen von Nahschusszeichen (Tab. 6.9).

6.8 · Schussverletzungen

Tab. 6.9. Befunde an Ein- und Ausschuss in Abhängigkeit von der Schussentfernung

Einschuss (unabhängig von der Schussentfernung)	– Gewebsdefekt – Schürfsaum – Abstreifring im Primärziel (bei unbekleideter Haut in der Haut, bei bekleideter Haut in Bekleidung) – Textilfasern im Einschuss
Aufgesetzter Schuss	– Sternförmige Aufplatzung der Haut, wenn unter der Haut platter Knochen liegt – Schmauchhöhle – CO-Myoglobinbildung mit lachsrot verfärbter Muskulatur im Schusskanal – Stanzmarke
Relativ näherer Nahschuss	– Pulverkörncheneinsprengungen und Schmauchniederschläge um den Einschuss
Relativ fernerer Nahschuss	– Nur Pulverkörncheneinsprengungen um den Einschuss

> ⓘ Eine quantitative Schussentfernungsbestimmung wird durch chemischen oder spektrographischen Nachweis der Schmauchelemente (Blei, Barium, Antimon) in der Umgebung des Einschusses durchgeführt. Gegebenenfalls sind Vergleichsschüsse mit der gleichen Waffe und Munition notwendig.

6.8.6 Schussrichtung

Wird platter Knochen (Schädel, Brustbein) durchschossen, kommt es zu einer trichterförmigen Erweiterung des Schusskanals in Schussrichtung (am Einschuss von der glatt begrenzten Tabula externa zur Tabula interna des Schädeldaches, am Ausschuss von der glatt begrenzten Tabula interna zur Tabula externa) (◐ Abb. 6.31). Trifft das Projektil schräg auf, findet sich an der schützennahen Seite der Tabula externa des Schädeldaches eine glatte Begrenzung, an der schützenfernen eine trichterförmige Erweiterung. Hierzu korrespondierend findet sich an der schützennahen Seite der Tabula interna eine trichterförmige Erweiterung nach

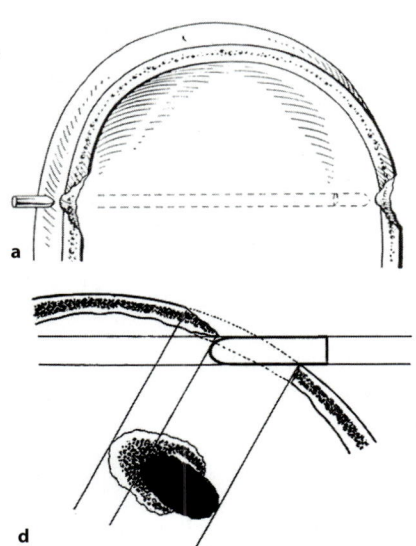

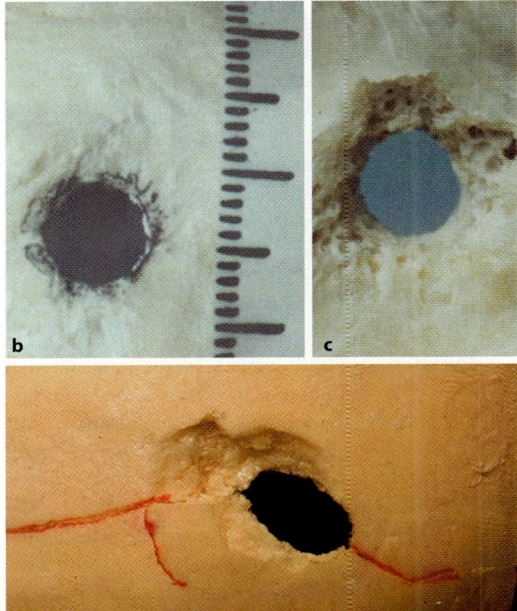

Abb. 6.31a–e. Schädeldurchschuss. **a** Schematische Darstellung eines Schädeldurchschusses: trichterförmige Erweiterung des Schusskanals in Schussrichtung; am Einschuss von außen nach innen, am Ausschuss von innen nach außen. **b** Einschuss des Schädels, glatte Begrenzung an der Tabula externa des Schädeldaches. **c** Einschuss, trichterförmige Erweiterung in Richtung Schädelinneres. **d** »Schlüssellochverletzung« bei schrägem Auftreffen des Projektils, glatte Begrenzung der Tabula externa an der schützennahen Seite, trichterförmige Erweiterung der Tabula externa an der schützenfernen Seite. **e** Schlüssellochverletzung, Schussrichtung von rechts unten nach links oben

innen, während an der schützenfernen Seite die Tabula interna glatt begrenzt ist.

Infolge der hydrodynamischen Sprengwirkung kann es zu einer **Zerberstung des Schädels** kommen, die von vom Ein- und Ausschuss ausgehenden Berstungsfrakturen bis zu einer völligen Zertrümmerung des Schädels mit Exenteration des Gehirns reichen kann. Bei **Schrotschüssen** variiert das Verletzungsbild in Abhängigkeit von der Schussentfernung. Zunächst verlassen die Schrotkörner den Flintenlauf zusammen mit dem sie enthaltenden Plastikbecher und Pfropfen. Außerhalb des Laufes beginnen die Schrotkörner zu streuen. Je nach Schussentfernung finden sich unterschiedlich dichte Schroteinschläge der Haut. Ist der Abstand zwischen Waffenmündung und Haut gering, kann der Plastikbecher komplett die Haut perforieren und die Schrote streuen erst im Körperinneren.

Tab. 6.10. Selbst- und Fremdbeibringung von Schussverletzungen

Selbstbeibringung	Fremdbeibringung
– Schmauchnachweis an der Schusshand	– Negative Befunde an Schusshand
– »Backspatter«	– Fernschüsse/ relative Nahschüsse
– Schlittenverletzungen (selten)	– Regellose Einschusslokalisation
– Aufgesetzter Schuss mit Einschusslokalisation	– Multiple Schüsse
– Schläfe	– Fehlende Waffe
– Mund	
– Singulärer Schuss	
– Waffe in Reichweite des Opfers	

6.8.7 Kriminologie

Einschusslokalisation. Suizidenten wählen Zielorgane, die einen raschen Todeseintritt erwarten lassen (Schädel, Herzregion). Typische suizidale Einschusslokalisationen sind daher – je nach Händigkeit – die rechte oder linke Schläfe bzw. die Herzregion. Außerdem werden in suizidaler Absicht Mundschüsse beigebracht, wobei u. U. zur Steigerung der Sprengwirkung der Mund zusätzlich mit Wasser gefüllt wird; in diesen Fällen zeigen sich monströse Einrisse der Haut und Schleimhaut der Wangen. Bei suizidalen Mundschüssen kann die Aufklärung der Art der Gewalteinwirkung schwierig sein, wenn Steckschüsse vorliegen und der Mund aufgrund eingetretener Totenstarre nicht zu öffnen ist. Weiterhin sind auch suizidale Nacken- und Hinterhauptsschüsse beobachtet worden.

Schussentfernung und -winkel. Beim Suizid handelt es sich i. d. R. um aufgesetzte Schüsse, bei Tötungsdelikten kommen dagegen alle Schussentfernungen vor (Tab. 6.10). Bei selbstbeigebrachten Schüssen können Nahschusszeichen abgefiltert werden, etwa wenn durch ein Zwischenziel geschossen wurde. Bei der Untersuchung von Opfern von Schusswaffenverletzungen (klinisch oder bei der Obduktion) sind Ein- und Ausschuss bzw. Endlage des Projektils in Bezug auf feststehende Ebenen zu vermessen, etwa Höhe oberhalb der Fußsohlenebene, Entfernung von der Mittellinie etc., um den Schusswinkel bestimmen zu können. Der Schusskanalverlauf im Körper kann rekonstruktiv von großer Bedeutung sein, etwa wenn vom Täter ein »Hineinstolpern« des Opfers in die Waffe behauptet wird (Abb. 6.32).

Charakteristische Befunde an der Schusshand. Schmauchniederschläge können mit chemischen, physikalischen oder radiographischen Methoden nachgewiesen werden. Bereits makroskopisch sieht man beim aufgesetzten Schuss an der Schusshand Blut, ggf. Gewebeanhaftungen (»backspatter«), die aus dem Einschuss zurückspritzen. Bei Selbstladepistolen kann es zu Verletzungen durch den Schlitten an der Schwimmhaut zwischen Daumen und Zeigefinger der Schusshand kommen (Abb. 6.33).

Bei Schussverletzungen ist zu beachten:
– Bei Steckschüssen immer das Projektil zur Identifizierung der Tatwaffe sicherstellen.
– Artifizielle Beschädigungen des Projektils, etwa durch chirurgische Pinzetten, vermeiden.
– Bekleidung nicht wegwerfen, sondern sicherstellen (Schmauchspuren/Schussentfernung).
– Hände auf Schusshandzeichen untersuchen (Selbst-, Fremdbeibringung).
– Bei Exzision von Gewebe aus dem Bereich Ein-/Ausschuss dieses asservieren und nicht vernichten (Schussentfernung).
– Bei 2 kontralateralen Verletzungen daran denken, dass es sich um einen Durchschuss handeln könnte (richtige Einordnung der Art der Gewalteinwirkung).

6.8.8 Bolzenschusswerkzeuge

Zu Suiziden, aber auch zu Tötungsdelikten, werden gelegentlich Tiertötungsapparate (Bolzenschussgeräte) verwendet, insbesondere von dem Personenkreis, der beruflich Umgang mit diesen Geräten hat (Landwirte, Metzger). Durch eine kräftige Treibladung wird ein

6.8 · Schussverletzungen

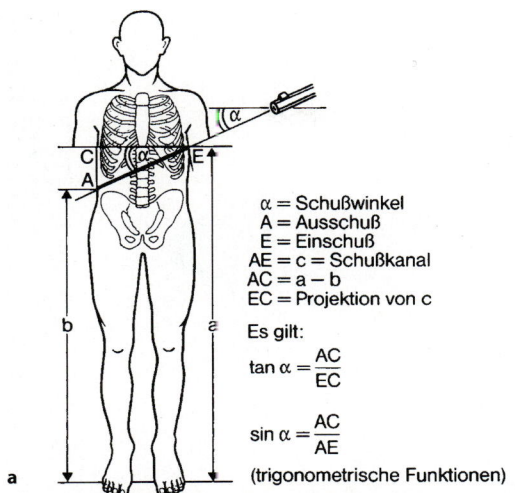

α = Schußwinkel
A = Ausschuß
E = Einschuß
AE = c = Schußkanal
AC = a − b
EC = Projektion von c

Es gilt:

$$\tan \alpha = \frac{AC}{EC}$$

$$\sin \alpha = \frac{AC}{AE}$$

(trigonometrische Funktionen)

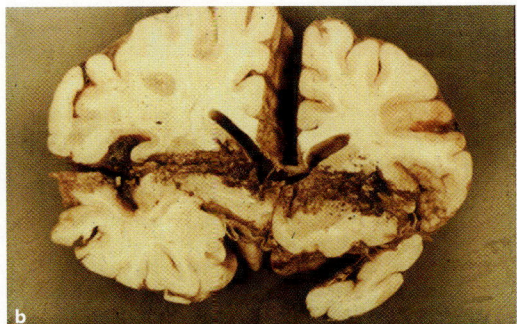

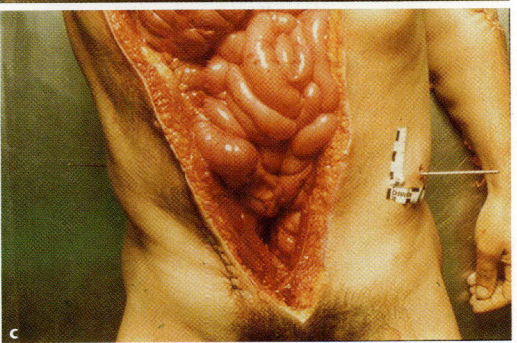

Abb. 6.32a–c. Schusswinkel. **a** Berechnung des Schusswinkels aus der Höhe von Ein- und Ausschuss über der Fußsohle. **b** Horizontaler Schusskanalverlauf durch das Gehirn, typisch für Suizid, verbunden mit sofortiger Handlungsunfähigkeit. **c** Leicht ansteigender Schusskanalverlauf durch die Bauchhöhle mit Durchschuss durch die Vena cava inferior (Schuss aus der Hüfte)

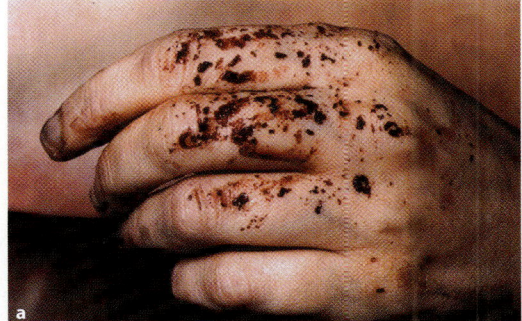

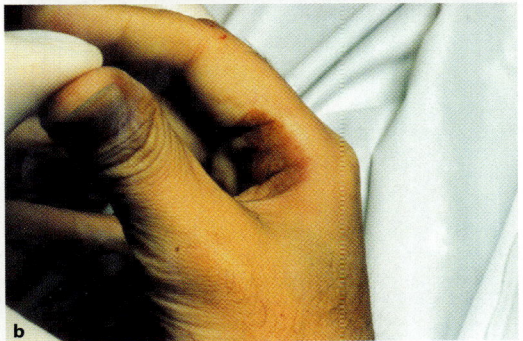

Abb. 6.33a, b. Befunde an der Schusshand. **a** »Backspatter«. **b** Verletzung in der Schwimmhaut zwischen Daumen und Zeigefinger der Schusshand (Schlittenverletzung)

Bolzen in den Schädel getrieben. Es zeigt sich i. d. R. ein relativ charakteristisches Bild mit zentralem Gewebsdefekt und 2 angrenzenden Schmauchhöfen. Am Ende des Schusskanals findet sich im Gehirn das durch den Bolzen ausgestanzte Imprimat aus Knochen und Haut (Abb. 6.34).

6.8.9 Explosionsverletzungen

Tödliche Explosionsverletzungen werden in Friedenszeiten vergleichsweise selten beobachtet, etwa bei Attentaten, spektakulären Suiziden oder Unglücksfällen (z. B. Explosion größerer Mengen von Feuerwerkskörpern). Die typischen Explosionsverletzungen werden in Tab. 6.11 dargestellt.

6.8.10 Schreckschusswaffen

Seit Inkrafttreten des neuen Waffengesetzes am 01.04.2003 unterliegt das Mitführen von Schreckschuss-, Reizstoff- oder Signalwaffen in der Öffentlich-

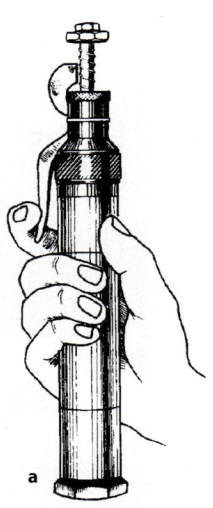
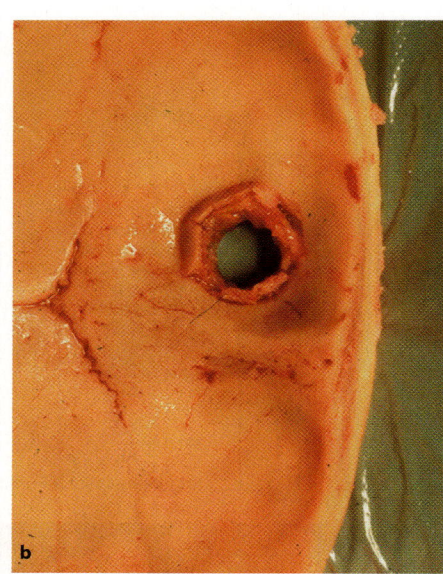

Abb. 6.34a, b. Bolzenschusswerkzeug. **a** Schematische Darstellung. **b** Einschuss im Bereich des Stirnbeins mit trichterförmiger Erweiterung in Richtung Schädelinneres, Ansicht von Schädelinnenseite

Tab. 6.11. Modifizierte Klassifizierung der Explosionsverletzungen. (Aus Hauschild et al. 2006)

Typ	Wirkungsprinzip	Noxen	Verletzungsmuster
Primäre Explosionsverletzungen	Luftstoß- und Überdruckwelle	Direkte Auswirkung der »shock wave« und »overpressure wave« im Sinne eines Barotraumas	– Ohr: Trommelfellruptur – Lunge: »blast lung injuries« – Gastrointestinaltrakt: Darmkontusionen, -perforationen, Einrisse des Mesenteriums, Leber- und Milzruptur – Extremitäten: traumatische Amputationen
Sekundäre Explosionsverletzungen	Projektile	Durch Explosion beschleunigte Splitter, die aus der Bombenhülle oder der unmittelbaren Umgebung der Bombe stammen	– Weichteilverletzungen am gesamten Körper – Penetrierende Verletzungen mit Blutungen – Pneumothorax – Darmperforationen
Tertiäre Explosionsverletzungen	Indirekte Auswirkungen der Druckwelle	Verletzungen nach Sturz, Anpralltrauma, durch herabfallende oder umstürzende Gebäudeteile	– Je nach Gegenstand alle Formen des stumpfen und scharfen Traumas an allen Körperregionen
Quartäre Explosionsverletzungen	Sonstige	– Verschüttung bei Einsturz des Gebäudes – Flammen, Feuer, heiße Rauchgase – Radioaktive Materialien, Giftstoffe bei »dirty bombs«	– Traumatische Amputation, Kompartmentsyndrom, »crush injury« – Verbrennungen, Rauchgasinhalation, Inhalationstrauma – Verstrahlung, Intoxikation bei »dirty bombs«

keit einer Erlaubnispflicht. Trotzdem können solche Waffen weiterhin unkontrolliert im Handel erworben werden. Die Verwendung von Schreckschusswaffen kann zu ernsthaften, auch tödlichen Verletzungen führen. Die Energieflussdichte des Gasstrahles beim Verfeuern von Knallkartuschen oder Reizstoffkartuschen reicht aus, um bei absoluten oder sehr nahen relativen Nahschüssen bis zu Distanzen von wenigen Zentimetern die Haut zu penetrieren und innere Organe sowie Knochen zu verletzen. Auch dünne Knochen können frakturiert werden. Am gefährlichsten sind Schüsse, bei denen die Waffe am Kopf angesetzt wird; in solchen

Fällen können die Schläfen- und Stirnknochen bersten und schwere Hirnverletzungen auftreten.

> **In Kürze**
>
> - Einschuss: zentraler Gewebsdefekt mit angrenzendem Schürfsaum
> - Ausschuss: meist schlitzförmige adaptierbare Hautdurchtrennung
> - Aufgesetzter Schuss: sternförmige Aufplatzung der Haut, Schmauchhöhle, Stanzmarke
> - Relativer Nahschuss: Schmauchniederschläge und Pulverkörncheneinsprengungen um den Einschuss
> - Fernschuss: keine Nahschusszeichen
>
> Für die Selbstbeibringung einer Schussverletzung sprechen der Schmauchnachweis an der Schusshand, »backspatter«, singulärer Schuss in Schläfe oder Mund.

6.9 Gewaltsame Erstickung

> **Definition**
>
> Unter Erstickung versteht man allgemein den durch Aufhebung des respiratorischen Gaswechsels bedingten Tod.
> - **Äußere Erstickung:** Sauerstoff fehlt in der Atemluft oder ist zu wenig in der Atmosphäre vorhanden; es kommt zu einer Behinderung der Atemexkursionen oder zu einer Verlegung der Luftwege.
> - **Innere Erstickung:** Behinderung der Abgabe des aufgenommenen Sauerstoffes an die Gewebe (v. a. bei Vergiftungen mit Blut- und Atemgiften wie Kohlenmonoxid und Blausäure).

Mit dem irreversiblen Kreislauf- oder Atemstillstand und der dadurch unterbundenen Sauerstoffversorgung der Gewebe kommt es grundsätzlich zu einem »Erstickungsvorgang« der Organe und Gewebe. Für den Ablauf der Erstickungsagonie maßgeblich ist, ob die Erstickung rein hypoxisch oder asphyktisch (mit Anstieg des Kohlendioxidpartialdruckes) verläuft. Das asphyktische Ersticken (Asphyxie bedeutet wörtlich Pulslosigkeit) wird über die hyperkapnievermittelte Dyspnoe als quälend empfunden (Atemnot, Dyspnoe, Erstickungsangst). Demgegenüber wird der Sauerstoffmangel bei rein hypoxischem Ersticken nicht wahrgenommen, es zeigen sich Euphorie, Antriebsmangel oder plötzlicher bis apoplektiformer Bewusstseinsverlust. In ◘ Abb. 6.35 sind äußere und innere Erstickungsursachen und ihre pathophysiologischen Folgen zueinander in Beziehung gesetzt.

- **Hypoxie/Anoxie:** Verminderung bzw. Fehlen von Sauerstoff in Blut, Gewebe, Organen oder im ganzen Körper.
- **Asphyxie:** Kombination von Hypoxie und Hyperkapnie
- **Hyperkapnie:** Anstieg des Kohlendioxidpartialdruckes
- **Zyanose:** Blausucht, bläuliche Verfärbung von Haut und Schleimhäuten, ab einer Konzentration von 5 g/100ml reduzierten Hämoglobins sichtbar
- **Ischämie:** Blutleere, unterbrochene Blutversorgung im abhängigen Stromgebiet führt zu O$_2$-Mangel und Anstieg z. B. des Laktatspiegels durch fehlenden Spüleffekt
- **Dyspnoe/Apnoe:** erschwerte Atmung, Atemnot/Atemstillstand

6.9.1 Pathophysiologie

Das klinische Erscheinungsbild bei Erstickungen ist mehr oder minder allen Erstickungsformen gemeinsam und läuft typischerweise in mehreren Stadien ab, wobei der Erstickungsvorgang insgesamt etwa 3–5 (8) min andauert. Jede der im Folgenden genannten Phasen dauert ca. 1–2 min.
- Phase der Dyspnoe: Verstärkte Atemtätigkeit, inspiratorische Dyspnoe, Zyanose, Bewusstseinsverlust.
- Erstickungskrämpfe (Folge des zerebralen O$_2$-Mangels) mit tonisch-klonischen Krämpfen infolge Dekortikation und Dezerebration; Pulsschlag meist beschleunigt, Blutdruck erhöht, Urin- und Kotabgang kommen vor.
- Präterminale Atempause: Atemstillstand, Blutdruckabfall, Tachykardie.
- Terminale Atembewegungen: Schnappende Atembewegungen, gefolgt vom endgültigen Atemstillstand.
- Bei asphyktischem Ersticken kommt es im Stadium der Dyspnoe zu einer massiven Adrenalinausschüttung aus dem Nebennierenmark mit heftigen Kreislaufreaktionen.
- Der Herzschlag kann den Atemstillstand um einige Minuten überdauern.

Ursachen der **mechanischen Behinderung** der Luftatmung:
- Verschluss der Respirationsöffnungen durch feste Körper oder ein flüssiges Medium (Ertrinken)

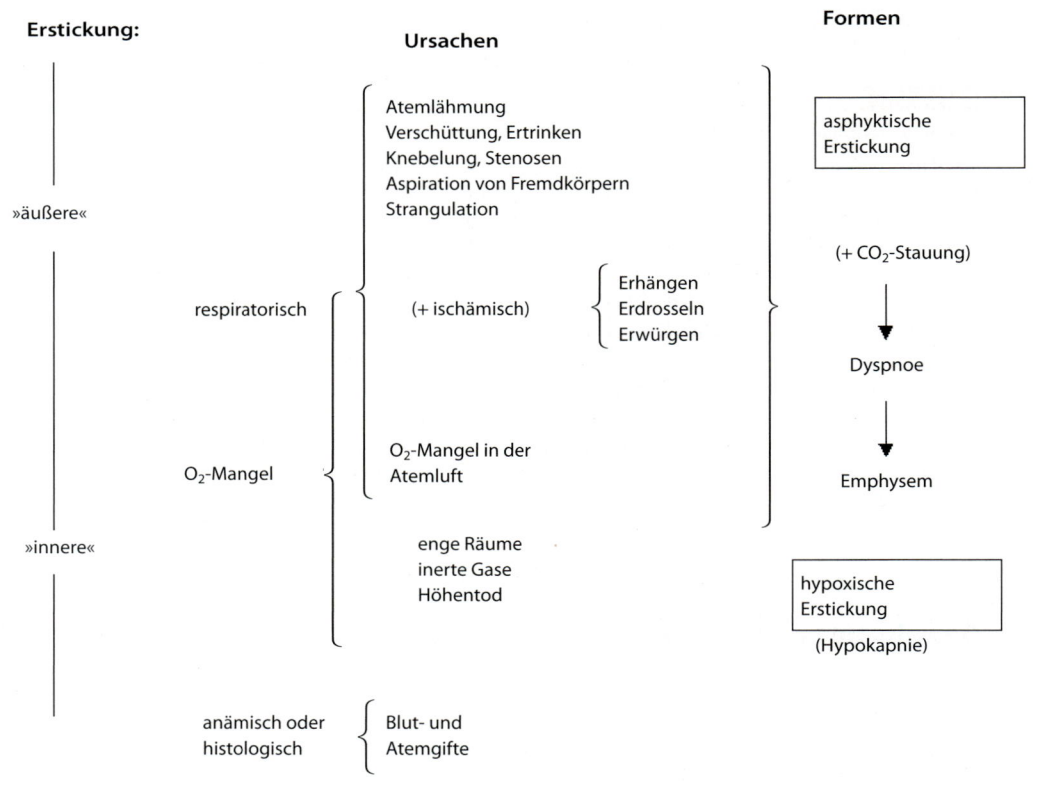

Einteilung der Erstickungen (nach OPITZ)

Abb. 6.35. Einteilung der Erstickungen nach Ursachen und pathophysiologische Folgen nach Opitz

— Verschluss der Luftwege durch feste oder flüssige Körper von innen her oder durch von außen wirkenden Druck (Strangulation)
— Behinderung der Atemexkursionen (Erdrückt-, Verschüttetwerden, Perthes-Druckstauung)
— Beidseitiger Pneumothorax

> **Definition**
> **Strangulation:** Kompression des Halses durch von außen wirkenden Druck.

Bei der Strangulation resultieren die Folgewirkungen der Halskompression aus der Kompression der Atemwege, der Reizung der Pressorezeptoren, der Kompression zervikaler Venen und Arterien (Abb. 6.36).

Kompression zervikaler Venen und Arterien. Durch die Kompression zervikaler Venen kommt es zu einer Behinderung des kranialen Blutrückflusses zum Herzen. Übersteigt der Strangulationsdruck den Binnendruck zervikaler Venen, liegt aber noch unter dem arteriellen Blutdruck, resultiert ein massiver Blutrückstau im Gesicht mit Dunsung, Zyanose und durch Anstieg des transkapillären Druckgradienten Stauungsblutaustritt (Petechien). Wird durch den Strangulationsdruck auch der arterielle Blutdruck von Beginn der Strangulation an überschritten, kommt es zu einer momentanen Kompression zervikaler Venen und Arterien: Das Gesicht ist blass, Stauungsblutungen fehlen. Die Folge einer Kompression zervikaler Venen und Arterien ist in jedem Fall eine Ischämie mit Funktionsverlusten des Gehirns.

Reizung der Pressorezeptoren. Über eine Abnahme des Herz-Zeit-Volumens kommt es ebenfalls zu einer Ischämie mit Funktionsverlusten des Gehirns.

Kompression der Atemwege. Sie führt über eine Abnahme des Atem-Zeit-Volumens zu Hypoxie und Hy-

6.9 · Gewaltsame Erstickung

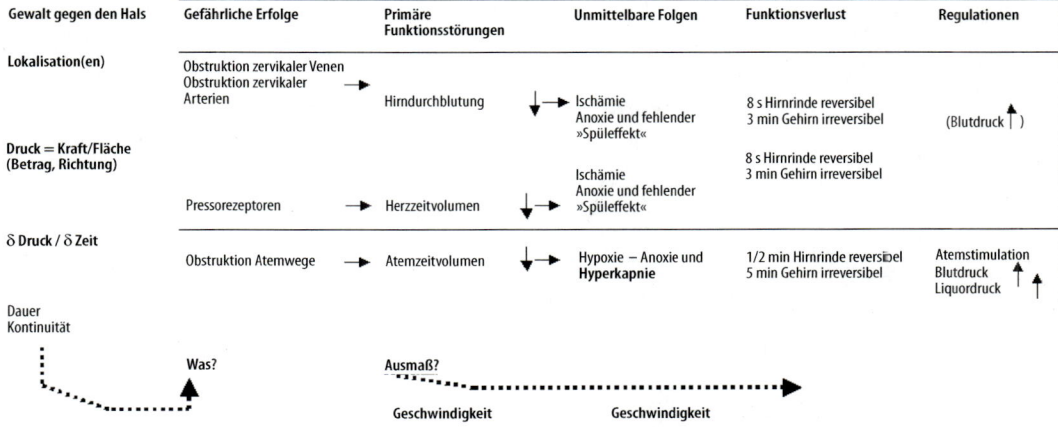

Abb. 6.36. Pathophysiologische Differenzierung von Gewalteinwirkungen gegen den Hals

perkapnie, ebenfalls mit Funktionsbeeinträchtigungen des Gehirns.

Bei den unterschiedlichen Formen der Strangulation können die pathophysiologischen Folgen der Halskompression hinsichtlich ihrer todesursächlichen Wertigkeit differieren. Steht etwa beim Erhängen mit freier Suspension die Ischämie durch Kompression zervikaler Gefäße mit momentanen Bewusstseinsverlust im Vordergrund, kann beim Würgen mit Angriff von vorne und Kompression von Kehlkopf und Trachea die asphyktische Komponente maßgeblich sein (◘ Abb. 6.37).

Stauungsblutung (◘ Abb. 6.38)

Definition

Stauungsblutungen: feine, punktförmige Blutaustritte in Schleimhäuten und Haut (v. a. Augenlidbindehäute, Mundvorhofschleimhaut, Augenlider, Haut des Gesichtes, retroaurikulär), Folge eines strangulationsbedingten transkapillären Druckanstieges.

Stauungsblutungen treten auch bei Todesfällen aus innerer krankhafter Ursache auf (z. B. Herztodesfälle), ihr Vorliegen muss aber immer als »Alarmzeichen« für das Vorliegen einer komprimierenden Gewalteinwirkung gegen den Hals gewertet werden.

Beim **rein hypoxischen Ersticken** (etwa Überstülpen einer Plastiktüte mit großem Totraumvolumen über den Kopf und dadurch bedingtem Verschluss der Atemöffnungen) kann der äußere Leichenbefund weitgehend unauffällig sein; i. d. R. fehlen auch Stauungsblutungen, ebenso wie beim **Erhängen mit freier Suspension** da es mit Beginn der Suspension zu einer Kompression zervikaler Arterien kommt.

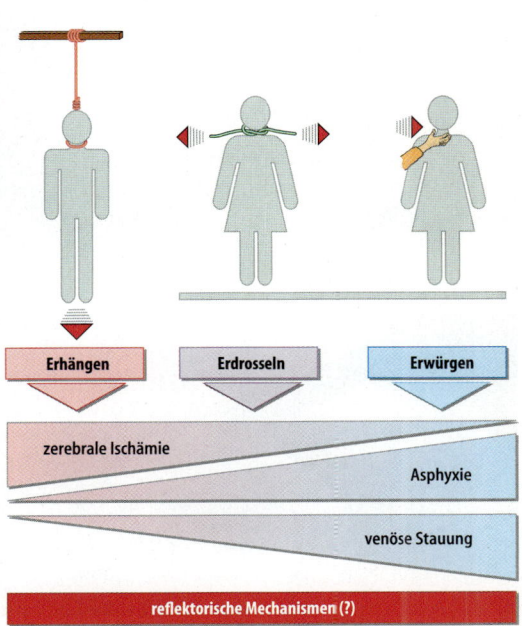

Abb. 6.37. Schematische Darstellung der 3 Hauptformen des Strangulationstodes und ihrer pathophysiologischen Folgen. (Aus Madea 2006)

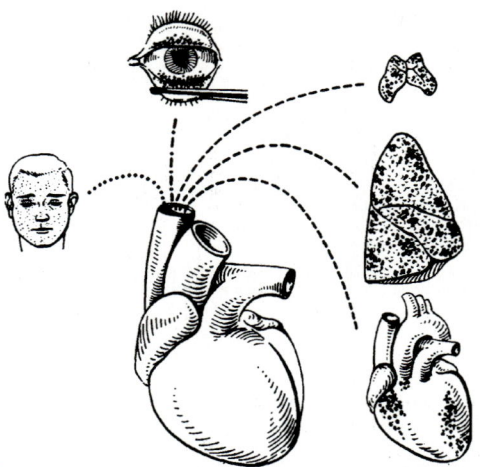

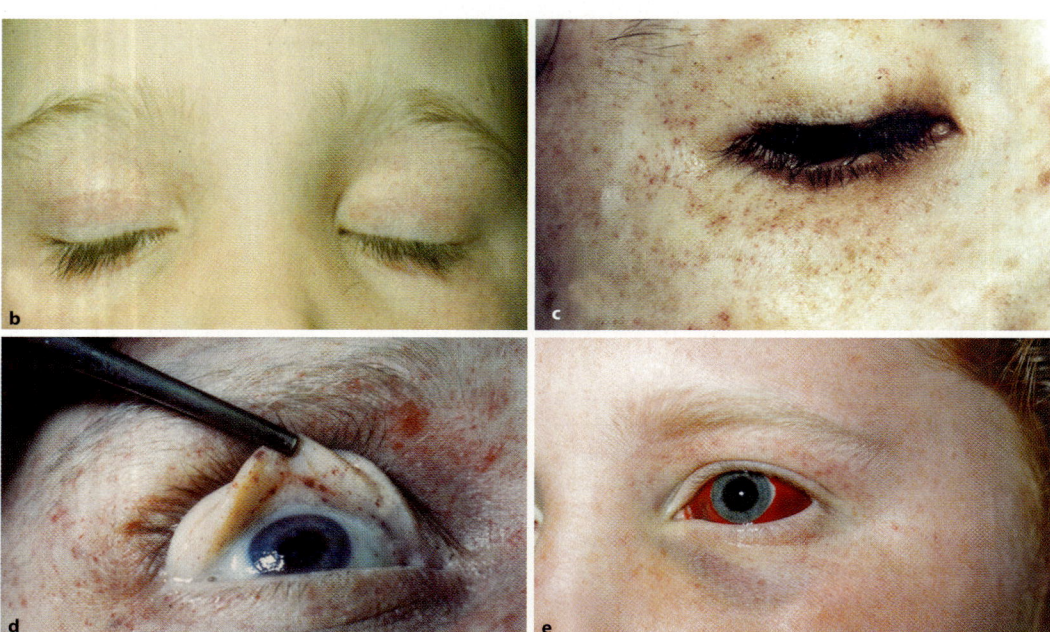

■ **Abb. 6.38a–e.** Stauungs- und subseröse Blutungen bei Tod durch Strangulation. **a** Schematische Darstellung von Stauungsblutungen im Gesicht, den Konjunktiven sowie subserös (unter Thymuskapsel, Pleura sowie Epikard). **b** Ganz dezent ausgeprägte Stauungsblutungen der Augenlider. **c** Massiv ausgeprägte Stauungsblutungen der Augenober- und Unterlider. **d** Stauungsblutungen der Augenlidbindehäute. **e** Stauungsblutungen von Augenober- und Unterlid sowie subkonjunktivale Blutungen bei langdauerndem Würgen und Drosseln

Organbefunde

Innere Befunde beim Erstickungstod
- Blutstauung der inneren Organe (v. a. Leber)
- Akute Dilatation der rechten Herzkammer
- Blutarme, kontrahierte Milz
- Petechiale Blutaustritte an serösen Häuten (subpleural, subepikardial, unter der Thymuskapsel (■ Abb. 6.39d)
- Tardieu-Flecken: subpleurale Unterblutungen, häufig intensiv ausgeprägt in den Zwischenlappenspalten (■ Abb. 6.39e)
- Meist akute Lungenüberblähung durch forcierte Atembewegungen
- Blut im Herzen und in den Gefäßen zumeist flüssig (Ausnahme: höhergradige Alkoholisierung, dann i. d. R. locker geronnen)

▼

- Häufig Spuren von Urin- und Kotabgang, teilweise auch einer Ejakulation
- Speichelabrinnspuren aus dem Mundwinkel als Folge einer Reizung autonomer Nervengeflechte am Hals mit Hypersalivation (◘ Abb. 6.40)
- Simon-Blutungen (Unterblutungen der Zwischenwirbelscheiben der Lendenwirbelsäule bei freier Suspension) (◘ Abb. 6.41)

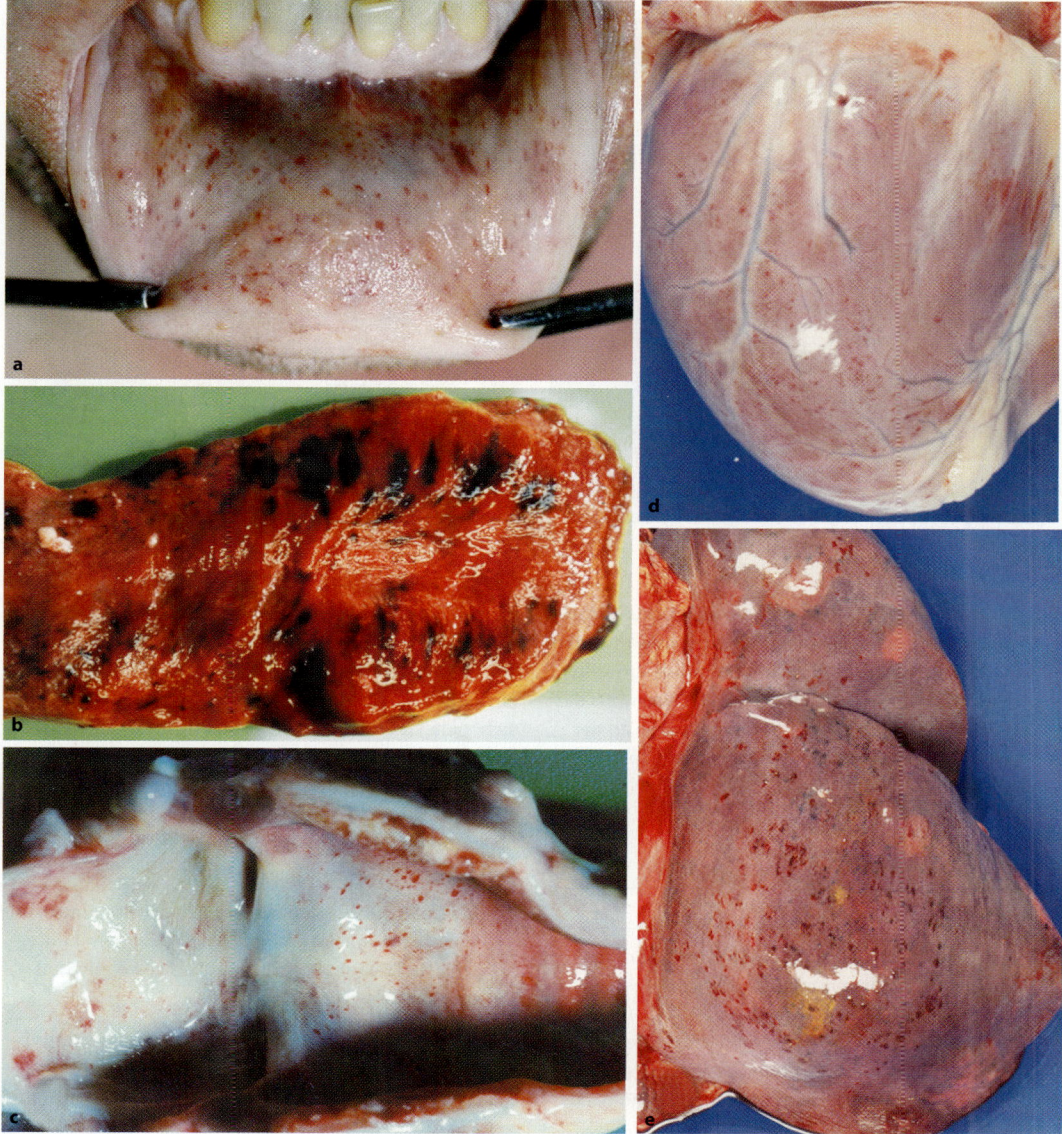

◘ **Abb. 6.39.** Stauungs- und subseröse Blutungen bei Tod durch Strangulation. **a** Stauungsblutungen der Mundvorhofschleimhaut. **b** Massive Einblutungen in die Zungenmuskulatur als Folge der venösen Stauung bei langdauerndem Drosseln. **c** Stauungsblutaustritte von Kehldeckel und Kehlkopfschleimhaut. **d** Subepikardiale Blutungen. **e** Subpleurale Blutungen (Tardieu-Flecken)

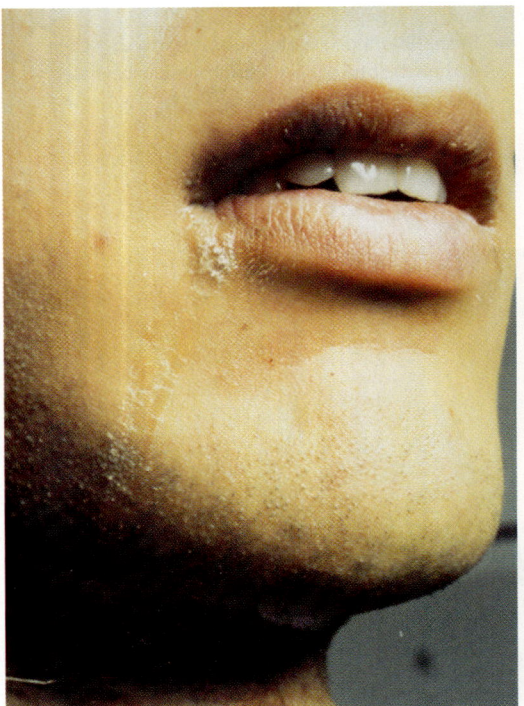

Abb. 6.40. Speichelabrinnspur aus dem rechten Mundwinkel durch Druck des Strangulationswerkzeuges auf autonome Nervengeflechte mit Hypersalivation

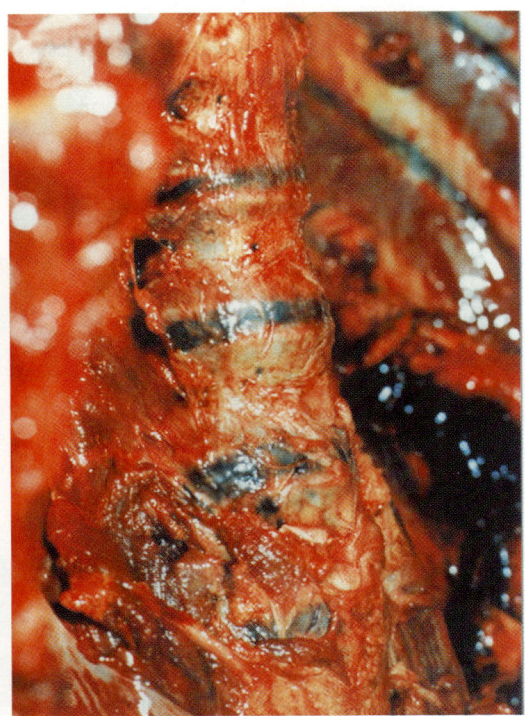

Abb. 6.41. Simon-Blutungen (Unterblutungen der Zwischenwirbelscheiben der Lendenwirbelsäule bei Erhängen mit freier Suspension)

> Der allgemeine Leichenbefund bei Erstickungstod erlaubt isoliert nie die Diagnose einer gewaltsamen Erstickung. Voraussetzung der Diagnose »gewaltsame Erstickung« ist nach wie vor der Nachweis des erstickenden Vorgangs bzw. seiner Spuren an der Leiche (etwa in Form von Strangmarke, Drosselmarke, Würgemalen etc.).

6.9.2 Erhängen

Definition
Beim Erhängen erfolgt die Halskompression durch ein Strangulationswerkzeug, das durch das eigene Körpergewicht belastet wird.
- **Typisches Erhängen** (wesentlich seltener als atypisches Erhängen): freie Suspension, symmetrisch zum Nacken ansteigende Strangmarke sowie Verknotung mittig im Nacken.
- **Atypisches Erhängen:** Verknotung des Strangwerkzeuges seitlich, submental oder keine freie Suspension (Abb. 6.42).

Zum Verschluss der Karotiden reicht bei typischer Stranglage ein Zuggewicht von ca. 3,5 kg, zum Verschluss der Vertebralarterien von ca. 16,6 kg aus, also ein Bruchteil des Körpergewichtes. Daher kann man sich nahezu in jeder Körperposition erhängen (freie Suspension, unterstützte Suspension mit der Unterlage aufstehenden Füßen halbsitzend, kniend, halb liegend). Je nach Suspensionssituation wird der Verlauf der Strangmarke am Hals vom charakteristischen Bild abweichen.

> Bei freier Suspension blasses Gesicht, Stauungsblutungen fehlen. Bei atypischem Erhängen mit unterstützter Stellung Blutfülle des Gesichtes mit Stauungsblutungen.

Die **Strangmarke** schneidet bei freier Suspension typischerweise kontralateral zum Knoten am tiefsten in die Haut ein (**Strangfurche**), um dann zum Knoten weniger tief einschneidend anzusteigen. Durch den Druck des Strangulationswerkzeuges oberhalb des Kehlkopfes mit Andrücken des Zungengrundes an die Rachenhinterwand kommt es zu einer Verlegung der Luftwege. Lokale Folge des Strangulationsdrucks am Hals ist die

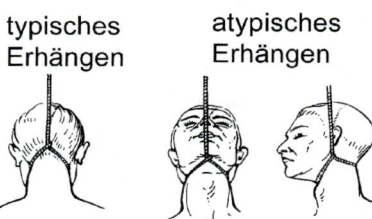

Abb. 6.42. Typisches und atypisches Erhängen

Strangfurche, die bei großer Oberflächenreibung des Werkzeuges (z. B. geflochtenes Hanfseil) die Haut schürft und postmortal vertrocknet (Abb. 6.43). Eine **Vertrocknung** kann ausbleiben, wenn das Werkzeug eine glatte Oberfläche aufweist (Elektrokabel, Abb. 6.43b). Als Folge der Strangulation ist dann am Halse u. U. nur eine Strangfurche zu sehen. Eine vertrocknete Strangmarke kann charakteristische Merkmale der Textur des Strangwerkzeuges wiedergeben.

> **Cave**
> Eine Strangmarke ist isoliert kein Indiz für vitales Erhängen, da sie in gleicher Weise bei postmortaler Suspension erzeugt werden kann.

Auch sog. **Zwischenkammblutungen** bei mehrfach um den Hals verlaufendem Strangwerkzeug mit zwischen den einzelnen Touren eingeklemmten Hautfalten und auf dem Kamm lokalisierten Einblutungen können postmortal hervorgerufen werden.

Als weitere lokale Befunde am Hals können sich beim Erhängen Unterblutungen des Periosts der Klavikula am Ursprung der Kopfnickermuskeln, Einblutungen in den Ansatz der Kopfnickermuskeln, bei verknöchertem Kehlkopf und Zungenbein unterblutete Abbrüche von oberen Schildknorpel- und Zungenbeinhörnern durch Zugwirkung am Ligamentum thyrohyoideum und Druck gegen die HWS sowie Dehnungsrisse der Intima der Karotiden (typischerweise querverlaufend) finden.

Folge der venösen Stauung können massive Einblutungen in den Zungengrund sein (sog. **Zungengrundapoplexien**).

Frakturen der Wirbelsäule, insbesondere ein Abbruch des Dens axis mit Kompression des Halsmarkes oder eine sog. »hangmans' fracture« (ringförmiger Ausriss der Schädelbasis um das Foramen occipitale) sowie Abrisse des Kopfes vom Rumpf kommen nur bei größerer Fallhöhe vor, z. B. bei Absprung von einer Brücke mit um den Hals verlaufenden, am Geländer fixierten Strangulationswerkzeug.

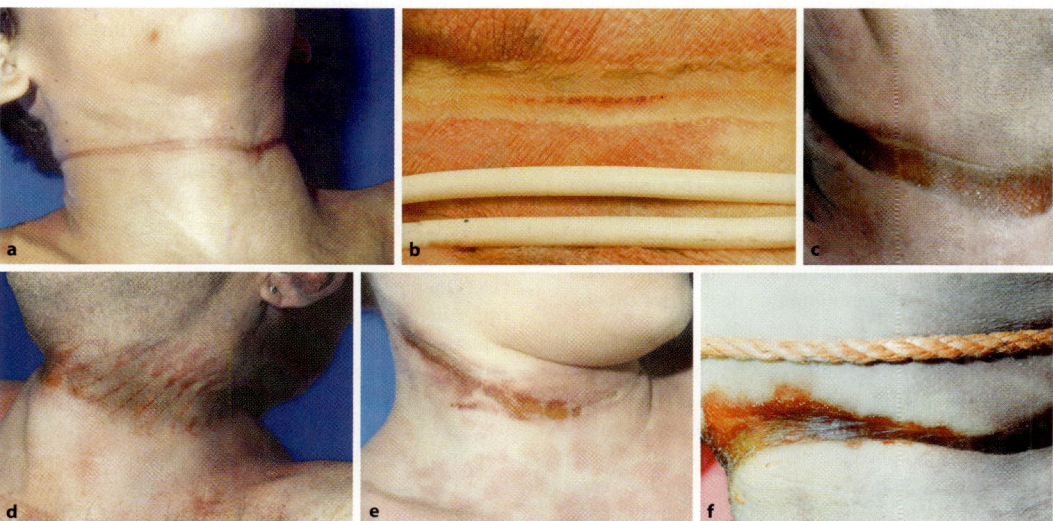

Abb. 6.43a–f. Verschiedene Ausprägungsformen der Strangmarke. **a** Schmale Strangfurche mit Randsaumrötung. **b** Strangwerkzeug doppeltourig geführtes Elektrokabel mit Ausbildung von 2 Strangfurchen, ohne postmortale Vertrocknung mit sog. Zwischenkammblutungen. **c** Vertrocknete Strangmarke mit deutlich erkennbarer Musterung korrespondierend zur Textur des Strangwerkzeuges (Gürtel). **d** Atypisches Erhängen mit breiter Strangmarke an der linken Halsseite. Strangwerkzeug verdrilltes Stoffstück. **e** Vertrocknete Strangmarke an der rechten Halsseitenregion von vorn zum Nacken hin ansteigend. **f** Lederartig braun-rot vertrocknete Strangmarke mit noch erkennbaren Windungen, korrespondierend zum Windungsmuster einer Paketschnur

Nicht nur bei freier Suspension, sondern auch bei atypischem Erhängen, tritt i. d. R. mit Suspensionsbeginn momentane Bewusstlosigkeit ein, so dass Selbstrettungsversuche kaum möglich sind. Gelegentlich findet sich als Hinweis auf einen frustranen Selbstrettungsversuch eine Interposition von Fingern zwischen Strangulationswerkzeug und Halshaut.

Selbstfesselung. Um Selbstrettungsversuche zu verhindern, fesseln sich Suizidenten gelegentlich. Die Einordnung einer Fesselung als Selbstfesselung gelingt i. d. R. durch tourenweises Nachvollziehen der Fesselungssituation unter Berücksichtigung des Obduktionsbefundes (keine Abwehrverletzungen, keine Beeinflussung durch psychotrope Substanzen).

Diagnostik. Die Diagnose »Erhängen« ergibt sich in der Regel
- aus der Erhängungssituation und ihrer Spuren an der Leiche (Strangmarke),
- den vitalen Zeichen (Stauungsblutungen, Lungenüberblähung, subpleurale Blutungen, allgemeiner Erstickungsbefund),
- dem Fehlen konkurrierender Todesursachen.

Wird ein Verstorbener in Suspensionssituation angetroffen, sollte das Strangwerkzeug nicht im Bereich des Knotens oder der Gleitschlinge durchtrennt werden, da diese kriminalistische Bedeutung haben können. Die Durchtrennungsstelle des Strangwerkzeuges sollte durch Bindfäden geeignet gesichert werden.

> ❗ **Bei Verdacht auf Halskompression müssen die Halsweichteile schichtweise in sog. Blutleere präpariert werden. Vor Anlage des submental beginnenden Medianschnittes müssen Herz und Hirn exenteriert werden, damit Blut nach kranial und kaudal abfließen kann und es nicht im Rahmen der Präparation zu artefiziellen Einblutungen der Halsweichteile kommt.**

Bei den meisten Todesfällen durch Erhängen handelt es sich um Suizide. Tötungsdelikte sind selten und bedürfen i. d. R. einer Vorbereitung. Unglücksfälle kommen im Rahmen autoerotischer Unfälle vor, des Weiteren bei Kindern, die bei Nachahmung von Filmszenen in Unkenntnis des raschen Eintritts der Handlungsunfähigkeit zu Tode kommen. Häufiger als Tötungsdelikte durch Erhängen wird bei anderweitig begangenen Tötungsdelikten ein Suizid durch Erhängen vorgetäuscht. Durch subtile Erhebung der Einzelbefunde am Hals ist eine Abgrenzung von Drossel- und Würgemalen von einer Strangmarke möglich.

6.9.3 Erdrosseln

> **Definition**
> Beim Erdrosseln wird das Strangulationswerkzeug durch manuelle Kräfte oder mittels eines Hilfsmittels, das den Strangulationsdruck aufrecht erhält, zugeschnürt. Beim **Selbsterdrosseln** muss der Strangulationsdruck über den Eintritt der Bewusstlosigkeit hinaus durch Verknoten oder Verdrillen des Werkzeuges aufrechterhalten werden.

Bei der Mehrzahl der Fälle von Erdrosseln handelt es sich um Tötungsdelikte. Typische Drosselbefunde sind (◘ Abb. 6.44):
- **Drosselmarken** bzw. **-furchen**, i. d. R. horizontal um den Hals verlaufend; die Furche schneidet überall gleich tief ein.
- Ausgeprägte **Dunsung** und **Zyanose** des Gesichts mit intensiven Stauungsblutungen, da es i. d. R. nicht zu einem sofortigen bzw. kompletten Verschluss der Karotiden kommt.
- Insbesondere beim homizidalen Angriff zahlreiche **Begleitverletzungen**, wenn sich das Opfer gegen den Angriff wehrt.
- **Einblutungen** von Unterhautfettgewebe und Halsmuskulatur sowie unterblutete Abbrüche von Kehlkopf- und Zungenbeinskelett. Bei lang andauerndem Drosseln intensive Einblutungen in die Zungenmuskulatur.

Suizidales Erdrosseln. Meist werden Drosselwerkzeuge mit großer Haftreibung verwendet, die meist in mehreren Touren um den Hals gelegt sind. Weitere typische Merkmale sind das Vorhandensein von Knoten, die i. d. R. vorne liegen, Benutzung einer Gleitschlinge sowie Zuhilfenahme eines Werkzeuges (Quengel). Bei suizidalem Erdrosseln finden sich nur ausnahmsweise Verletzungen des Kehlkopfskelettes. Begleit- und Abwehrverletzungen fehlen. Durch die ausgeprägte venöse Stauung kann es zu Berstungen von Blutgefäßen der Mund- und Nasenschleimhaut mit Blutaustritt aus Mund und Nase kommen (◘ Abb. 6.44b).

6.9 · Gewaltsame Erstickung

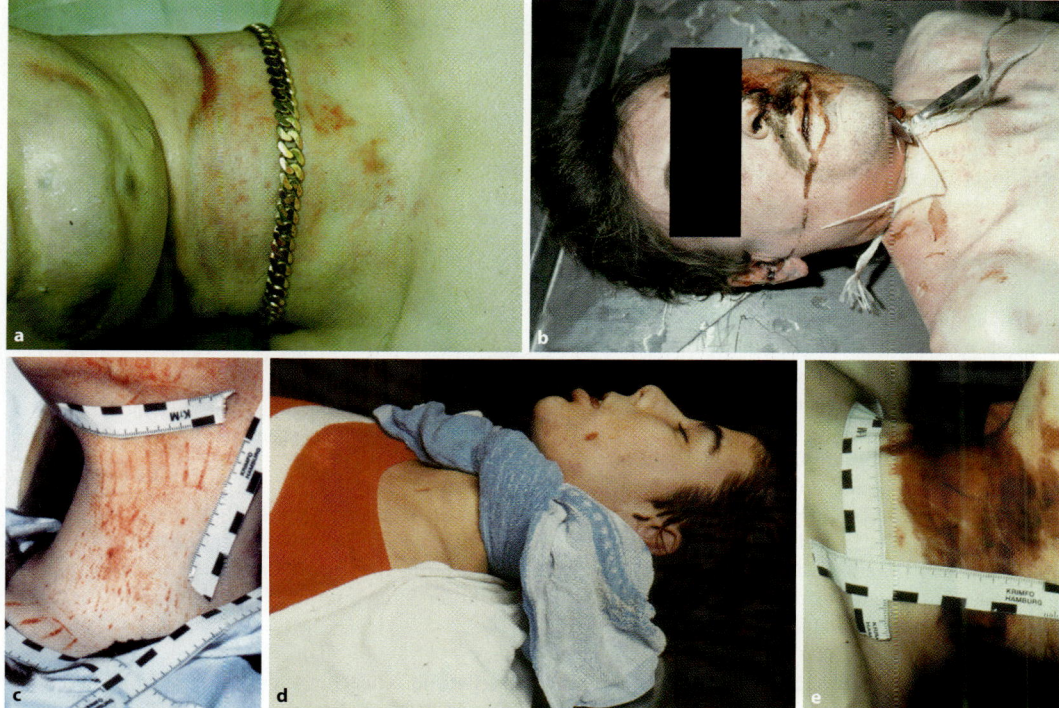

Abb. 6.44a–e. Drosselbefunde. **a** Massive Drossel- und Würgemale, Drosseln mit einem Strick, korrespondierend hierzu am Hals links eine braun-rote Hautvertrocknung, vorderseitig eine Hautabblassung. Daneben Hauteinblutungen korrespondierend zu den Kettchen eines Gliederkettchens bei Interposition der Kette zwischen Haut und Drosselwerkzeug. **b** Selbsterdrosseln. Tief einschnürendes Drosselwerkzeug, das mittels eingebogenen Löffels verdrillt und arretiert wurde. Durch Berstung submuköser Venen Blutaustritt aus Nase und Mund. **c** Massiv ausgeprägte Drossel- und Würgemale mit konturierten Hauteinblutungen. **d, e** Erdrosseln mit einem Frotteehandtuch, aufgrund der großen Oberflächenreibung breitflächige braun-rote Vertrocknung der Halshaut

6.9.4 Erwürgen

> **Definition**
> **Erwürgen:** rein manuelle Halskompression.

Typische Befunde sind:
- **Würgemale**: Je nachdem, ob mit den Fingerkuppen der einander zugewandten Seiten von Daumen und Zeigefinger, von vorne oder von hinten gewürgt wird, finden sich Würgemale nicht nur am Hals vorderseitig (Abb. 6.45), sondern auch im Nacken. Unter Umständen können Daumen sowie den Hals umgreifende Finger sich in der Halshaut deutlich abprägen und für ein Würgen von vorn oder hinten sprechen. Wird die Halskompression mit den einander zugewandten Seiten von Daumen und Zeigefinger beider Hände ausgeübt, können bei schmalem Hals und großen Händen Würgemale weitgehend fehlen.
- **Fingernagelabdrücke**: Typischerweise halbmondförmig.
- **Hautschürfungen**, die postmortal vertrocknen.

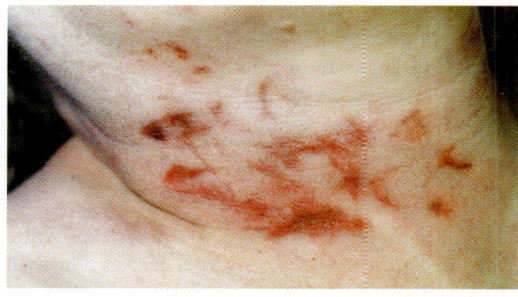

Abb. 6.45. Massive Würgemale der Halshaut vorderseitig

- Meist ausgedehnte **Stauung** und **Zyanose** des Gesichts mit zahlreichen Stauungsblutungen von Augenlidern, Augenlidbindehäuten, Mundvorhofschleimhaut, Haut des Gesichtes sowie der Haut hinter den Ohren.
- **Einblutungen** in die Halshaut bzw. subkutane Blutungen. Einblutungen in die Halsmuskelschichten in verschiedener Höhe belegen mehrfaches Zu- und Nachgreifen.
- Meist zahlreiche **Begleitverletzungen**.

Todesfälle durch Erwürgen sind immer Tötungsdelikte. Ein Selbsterwürgen ist nicht möglich, da die Halskompression über den Eintritt der Bewusstlosigkeit nicht aufrechterhalten werden kann.

Tod bei Unterarmwürgegriffen. Eine Halskompression kann auch durch Druck auf den Hals im »Schwitzkasten« oder Einklemmen des Halses in die Ellenbeuge des Täters erfolgen. Bei lang dauerndem Druck auf den Hals, etwa bei Unterarmwürgegriffen (»carotid sleeper«) oder um erregte Personen zu »beruhigen«, kann es zu plötzlichen Todesfällen kommen. Neben Stauungsblutungen finden sich bei der Obduktion Halsweichteilblutungen, während äußere Halsbefunde sehr spärlich ausgeprägt sein können. Die Reizung der Pressorezeptoren des Glomus caroticum führt zu einer Abnahme des Herz-Zeit-Volumens (Karotissinusreflex). Bei Schlag auf das Glomus caroticum (z. B. Handkantenschlag oder Dehnung der Karotisbifurkation bei Zerrung am Halse) kann es sehr selten zu reflektorischen Herzstillständen mit plötzlichem Zusammenbrechen kommen. Stauungsblutungen fehlen in diesen Fällen; es zeigen sich allenfalls lokale Weichteilblutungen am Ort der Gewalteinwirkung.

6.9.5 Tod durch Verschluss der Atemöffnungen

Eine Tötung isoliert durch Verschluss der Atemöffnungen kommt praktisch nur bei wehrlosen Personen in Betracht (Kinder, Alte, Gebrechliche). Als Hinweis auf die Gewalteinwirkung können sich periorale und perinasale Hautvertrocknungen (Abb. 6.46) finden, u. U. auch Blutungen der Mundvorhofschleimhaut sowie Zahnkonturabdrücke der Innenseite der Lippen und der Mundvorhofschleimhaut.

Überstülpen einer Plastiktüte. Wird die Plastiktüte nach Todeseintritt entfernt, sind bei der Leichenschau überhaupt keine auf die Todesursache hinweisenden Befunde zu erwarten. Ersticken durch Überstülpen von

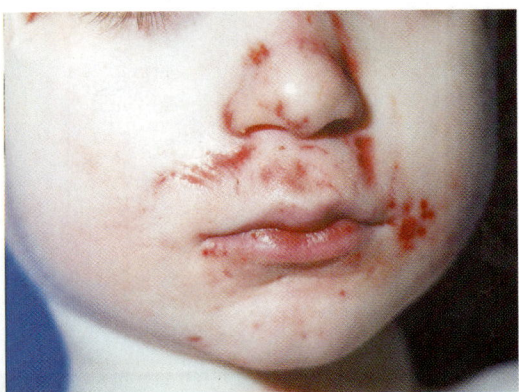

Abb. 6.46. Hautvertrocknung über Nase und häutiger Oberlippe bei gewaltsamem Zuhalten der Atemöffnungen

Plastiktüten mit großem Totraumvolumen, die manschettenförmig am Hals fest anliegen, werden heute von »Sterbehilfeorganisationen« in Kombination mit suizidaler Einnahme von Sedativa propagiert (Abb. 6.47a).

Knebelung. Knebelungen mit bis in den Kehlkopf reichenden Knebeln findet man v. a. bei Tötungsdelikten. Selbstknebelungen, in Kombination mit Selbstfesselung, kommen ganz selten bei Suiziden, aber auch bei autoerotischen Todesfällen vor (Abb. 6.47c).

Aspiration. Aspirationen führen über eine Verlegung der Luftwege zum Tode; man findet sie v. a. bei Alkoholisierten, Säuglingen oder bei Schluckstörungen (Abb. 6.47b).

Bolustod. Hierbei findet sich ein großer Speisebrocken (hastiges Hinunterschlucken von Nahrungsbissen) im Kehlkopf bzw. dem Kehlkopfeingang aufgelagert (Abb. 6.47d). Todesursächlich ist ein kardiovagaler Reflex durch Reizung autonomer Nervengeflechte des Kehlkopfeingangs mit reflektorischem Herzstillstand, der zu einem blitzartigen Zusammenbrechen führt und ebenfalls bei Alkoholisierten, neurologischen oder psychiatrischen Erkrankungen gehäuft beobachtet wird.

6.9.6 Tod durch Behinderung der Atemexkursionen

Kommt es durch eine Rumpfkompression zu einer Behinderung der Atembewegungen, tritt der Tod durch langsame Erstickung ein. Eine Inspiration ist aufgrund

6.9 · Gewaltsame Erstickung

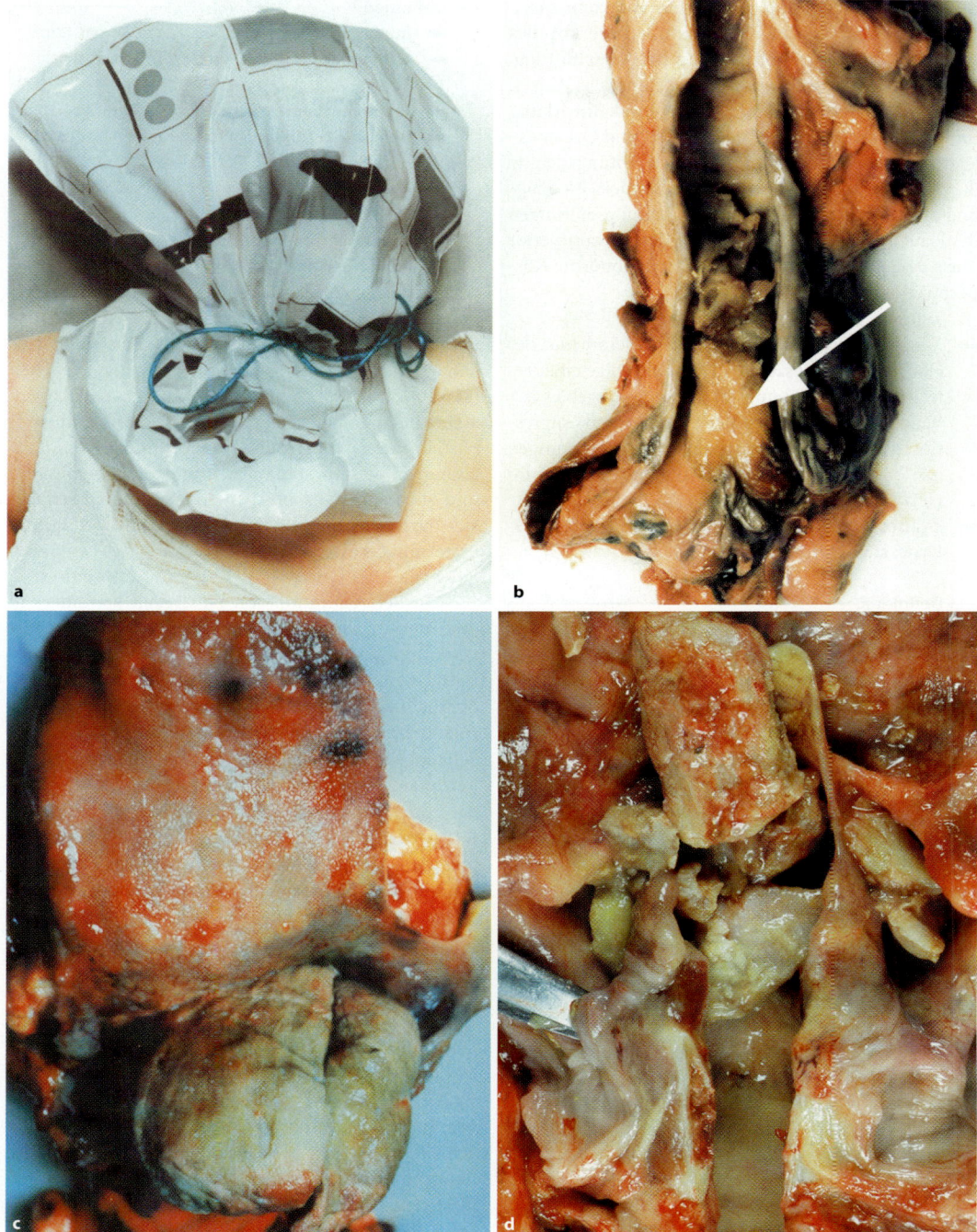

Abb. 6.47a–d. Äußeres Ersticken. **a** Ersticken durch Überstülpen von Plastiktüte, die mittels einer Schnur am Hals dicht verschlossen ist. **b** Ersticken durch aspirierten Fremdkörper (Apfelsinenstückchen), der auf der Carina reitet. **c** Tötung mit Knebelung; im Kehlkopfeingang, diesen vollständig verschließend, ein großes Papierknäuel. Einblutungen der Zunge durch gewaltsames Einführen des Knebels. **d** Bolustod mit gröberen Speisebreipartikeln in der Kehlkopflichtung und dem Kehldeckel aufliegend

der Thoraxkompression nicht mehr möglich. Meist handelt es sich um Unglücksfälle mit Fixierung des Brustkorbs in Expirationsstellung bei Verschüttung, Erdrücktwerden im Gedränge, Einklemmen in Walzen etc. In Abhängigkeit von der Art der Gewalteinwirkung finden sich auch Weichteil-, Knochen- und Organverletzungen. Es kommen jedoch auch Tötungsdelikte durch Rumpfkompressionen vor, besonders im Säuglingsalter. Der Befund zahlreicher Stauungsblutungen der Haut im Versorgungsgebiet der Vena cava superior muss daher stutzig machen. Tod durch abnorme Körperposition ▶ Kap. 6.16.

Typische Befunde sind:
- Massive **Stauungsblutungen** der Schleimhäute, der Haut sowie der viszeralen Häute als Folge einer retrograden Blutstauung im Versorgungsgebiet der Vena cava superior, da bei einer Rumpfkompression gleichzeitig hämodynamische Auswirkungen mit einer Behinderung des Blutrückflusses zum Herzen vorliegen.
- **Zyanose** und **Dunsung** des Gesichtes (Perthes-Druckstauung).

Definition
Perthes-Druckstauung: Thoraxkompression mit dem Befundkomplex Zyanose und Dunsung des Gesichtes mit zahlreichen punktförmigen Blutaustritten des Kopf-/Hals-/Schulter- und oberen Brustbereichs sowie der Bindehäute.

6.9.7 Tod in Kopftieflage

Protrahierte Erstickungstodesfälle durch Behinderung der Atemexkursionen, überlagert durch einen protrahierten Kollapszustand, finden sich auch bei Unglücksfällen, etwa durch Abgleiten und Steckenbleiben in einem Kaminschacht oder bei Seilunfällen im Gebirge mit orthograder Suspension des frei hängenden Menschen am Rumpf. Todesfällen in Kopftieflage liegen hämodynamische Dysregulationen in Kombination mit Behinderung der Atemexkursionen zugrunde.

6.9.8 Ertrinken

Beim Verschluss der Atemöffnungen durch Wasser oder andere flüssige Medien spricht man von Ertrinken. Es reicht aus, dass die Atemöffnungen vom Ertrinkungsmedium bedeckt sind.

Definition
- **Immersion:** Eintauchen des Körpers ohne Kopf
- **Submersion:** Eintauchen des Körpers und des Kopfes
- **Ertrinken:** Submersion mit Todesfolge
- **Beinahe-Ertrinken:** mindestens 23 h Überleben nach Submersion
- **Nasses Ertrinken:** Ertrinken mit Nachweis einer Flüssigkeitsaspiration
- **Trockenes Ertrinken:** Ertrinken ohne Nachweis einer Flüssigkeitsaspiration

---

Pathophysiologie. Die Erstickungsagonie beim Ertrinken läuft in gleicher Weise ab wie beim Ersticken (◉ Abb. 6.48). Nach Submersion kommt es zunächst zu einem Atemanhalten; der Anstieg des Kohlendioxidpartialdruckes führt zur Dyspnoe und zum Atemzwang. In diesem Stadium kommt es zur Aspiration und auch zum Verschlucken von Wasser. Es schließt sich daran ein konvulsivisches Stadium an, gefolgt von präterminaler Atempause und terminalen Atembewegungen.

Mit der Aspiration von Flüssigkeit kommt es in den Atemwegen zu einer Vermengung von Luft, Ertrinkungsflüssigkeit und Bronchialsekret. Dieses Gemisch tritt, wenn die Atemöffnungen sich an oder oberhalb der Wasseroberfläche befinden, als **Schaumpilz** hervor, der aus Mund und Nase quillt. Der Schaumpilz kann sich u. U. erst nach Bergung eines Leichnams aus dem Wasser ausprägen. Er trocknet an der Luft relativ rasch ein, so dass nur noch perinasale und periorale Bläschen bestehen bleiben. Ein Schaumpilz kann sich allerdings nicht nur beim Ertrinken, sondern auch beim Lungenödem anderer Genese (kardiales Lungenödem, Lungenödem bei Opiatintoxikation) bilden.

Diagnostik. Der wegweisendste Obduktionsbefund zum Nachweis des Todes durch Ertrinken ist die akute Lungenüberblähung in Folge einer obstruktiven Ventilationsstörung durch Aspiration von Ertrinkungsflüssigkeit. Die Lunge ist stark überbläht, die freien Lungenränder abgerundet, die Lungen überdecken den Mittelfellraum nahezu vollständig, bei Eindrücken des Lungengewebes bleiben aufgrund der verminderten Elastizität Dellen zurück. Meist finden sich jedoch auch beim Emphysema aquosum einzelne Lungenanteile ödematös.

Der isolierte Nachweis von **wässriger Flüssigkeit im Magen** reicht für die Diagnostik des Ertrinkungstodes nicht aus, da Wasser auch postmortal in den Magen gelangen kann. Der Nachweis von **Ertrinkungs-**

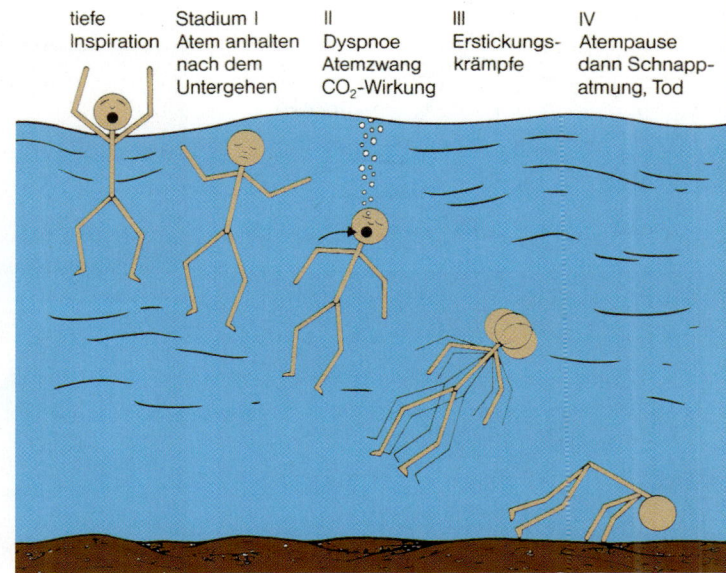

Abb. 6.48. Ablauf der Ertrinkungsagonie

tiefe Inspiration | Stadium I Atem anhalten nach dem Untergehen | II Dyspnoe Atemzwang CO_2-Wirkung | III Erstickungskrämpfe | IV Atempause dann Schnappatmung, Tod

flüssigkeit im Dünndarm ist jedoch beweisend für ein Ertrinken.

> **Diagnostische Kriterien des Ertrinkungstodes**
> - **Wydler-Zeichen**: Wässriger Mageninhalt mit einer deutlichen Schichtung in 3 Phasen (oben schaumige Phase, darunter wässrige Phase, ganz unten feste Bestandteile)
> - **Sehrts-Schleimhautrisse**: Folge starker Überdehnung des Magens
> - **Paltauf-Flecken**: bei forcierter Inspiration entstehende subpleurale Ekchymosen (Tardieu-Flecken, Abb. 6.39e), die beim Ertrinken eine etwas verwaschenere Kontur aufweisen

Weitere diagnostische Kriterien wie das **Svechnikow-Zeichen** (Ertrinkungsflüssigkeit in Nasennebenhöhlen) oder **Blutverdünnung** bei Diffusion von Wasser in den Lungenkreislauf haben sich als nicht valide erwiesen. Ebenso wird der Nachweis von **Kieselalgen** aus der Ertrinkungsflüssigkeit in Organen des großen Kreislaufs heute nicht mehr zur Ertrinkungsdiagnostik herangezogen, da Diatomeen ubiquitär vorkommen.

Wasserleichen. Leichen gehen im Wasser i. d. R. unter und weisen eine typische Treibhaltung mit Bauchlage auf. Insbesondere bei strömenden Gewässern sind Stirn, Handrücken, Streckseiten der Kniegelenke sowie Fußrücken dem Gewässergrund ausgesetzt, hier können Abschürfungen auftreten (Abb. 6.49), die bis zum Verlust der Weichteile und Abschleifen des Stirnbeins reichen.

In Abhängigkeit von der Wassertemperatur kommt es unterschiedlich rasch zu einer Quellung und Runzelung der Haut an Fingern und Zehen (Abb. 6.50a). Diese **Waschhautbildung** greift dann auf die gesamte Hand- und Fußsohle über, ebenso auf die Hand- und Fußrücken. Schließlich kann sich die Oberhaut handschuhförmig ablösen. Mit zunehmender Wasserliegezeit sind Haare und Nägel leicht ausziehbar (Abb. 6.50b). In der Lederhaut siedeln sich mit zunehmender Zeit der Wasserlagerung farbstoffbildende Bakterien an (Abb. 6.50c).

> ❗ Die Progression der Waschhautbildung wie die von Fäulniserscheinungen (Gasdunsung, Durchschlagen des Venennetzes, Ablösung der Oberhaut etc.) ist stark temperaturabhängig. Aus der Progression der Fäulniserscheinungen kann bei bekannter Wassertemperatur relativ zuverlässig die Mindestliegezeit eines Leichnams geschätzt werden.

6.9.9 Höhentod und Barotrauma

Höhentod

Mit zunehmender Höhe sinkt der Luftdruck; der inspiratorische pO_2 nimmt ab. Durch Hyperventilation kann die arterielle Hypoxämie nur begrenzt kompensiert werden. Aufgrund des höhenbedingten Absinkens

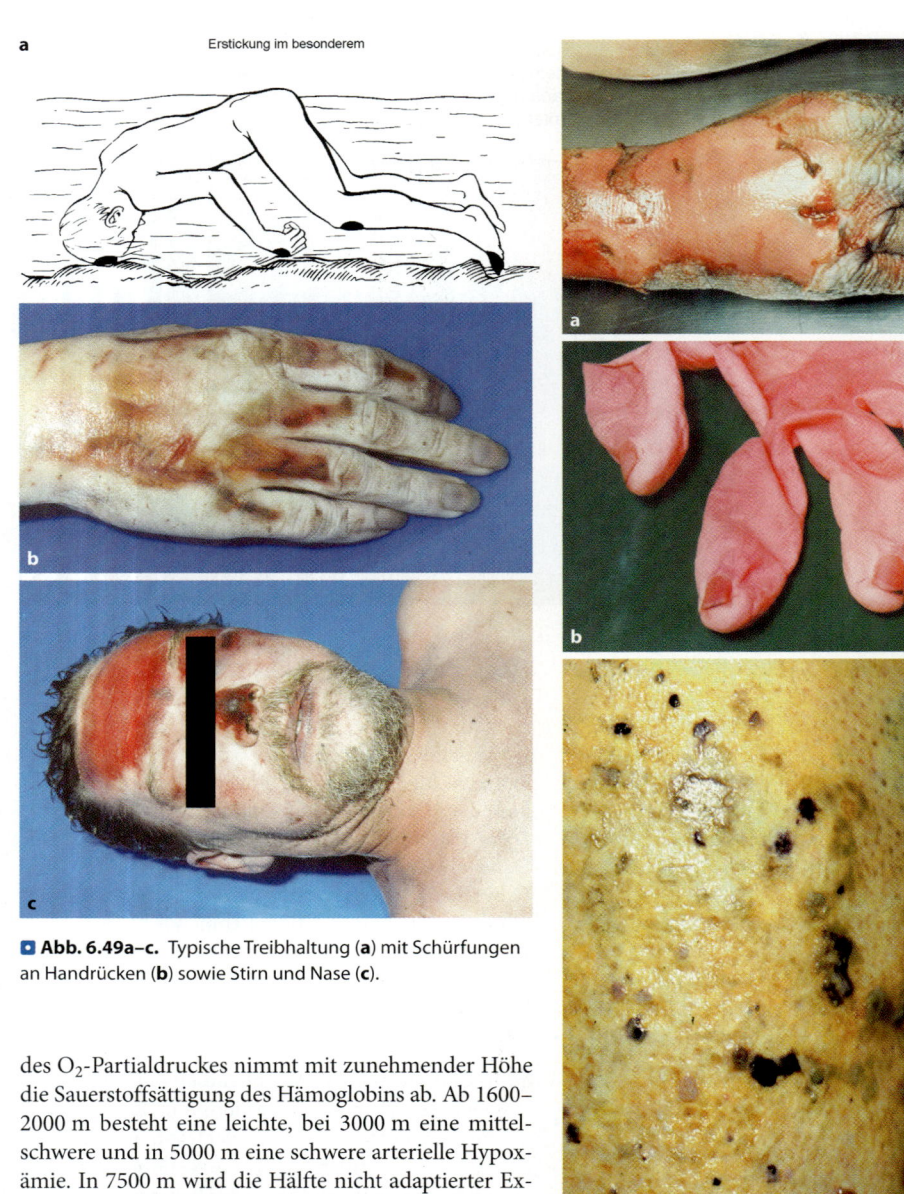

Abb. 6.49a–c. Typische Treibhaltung (**a**) mit Schürfungen an Handrücken (**b**) sowie Stirn und Nase (**c**).

des O_2-Partialdruckes nimmt mit zunehmender Höhe die Sauerstoffsättigung des Hämoglobins ab. Ab 1600–2000 m besteht eine leichte, bei 3000 m eine mittelschwere und in 5000 m eine schwere arterielle Hypoxämie. In 7500 m wird die Hälfte nicht adaptierter Exploranden innerhalb einiger Minuten bewusstlos. Die akute Bergkrankheit äußert sich in Kopfweh, Übelkeit, Reizhusten, Tachykardie, intrathorakalen Schmerzen. Die Höhenadaptation betrifft hauptsächlich die Erythropoese mit Ausschwemmung junger Erythrozyten und Entwicklung einer Polyglobulie. Gelegentlich kann bei Höhen über 2500 m auch ein akutes Lungenödem bei herz- und lungengesunden Personen auftreten. Aufgrund der unzureichenden Sauerstoffversorgung des Gehirns kann eine Höhenkrankheit über Symptome wie Euphorie, Konzentrationsschwierigkeiten, Mattigkeit, Krämpfen und Bewusstlosigkeit zum Tod führen.

Abb. 6.50a–c. Veränderungen an Wasserleichen. **a** Waschhaut mit Runzelung der Haut der Finger, über dem Handrücken ist die Oberhaut bereits vollständig abgelöst. **b** Handschuhförmig abgelöste Oberhaut. **c** Farbstoffbildende Bakterienkolonien in der Haut

Barotrauma

Definition

Zu einem Barotrauma mit mechanisch bedingtem Lungenriss mit Pneumothorax bzw. Trommelfellriss kommt es durch ungenügenden Druckausgleich bei Änderungen des Umgebungsdruckes, etwa wenn beim Gerätetauchen panikartig aus größeren Tiefen mit angehaltenem Atem aufgetaucht wird.

Das Barotrauma der Lunge setzt dabei einen Überdruck in der gesamten Lunge voraus. Beim zentralen Lungenriss kann es durch Einschwemmung von Gas in die Blutbahn zu Gasembolien des ZNS und Myokards kommen. Alle geatmeten Gase werden im Blut oder Gewebe gelöst, bei Überdruck kommt es zu einer Vermehrung der gelösten Blutgase. Bei genügender Dekompression werden die unter Überdruck zusätzlich gelösten Gase über das Blut wieder in Gasform von den Lungen abgeatmet. Erfolgt etwa beim Auftauchen eine zu rasche Dekompression entstehen Gasblasen in Geweben und Blutbahn und es kommt durch Obstruktion von Lungenkapillaren zu einer Luftembolie und Ausbildung von Gewebsemphysemen.

Der Druckausgleich für die verschiedenen Gase zwischen Blut und Geweben ist bei gegebener Löslichkeit u. a. von der Durchblutung abhängig, er erfolgt in gut durchbluteten Organen und Geweben rasch, in schlechter durchbluteten Geweben wie Knochen und Gelenkkapseln langsamer. Bei lang dauernden Überdruckexpositionen (Tunnelarbeiter, Berufstaucher) können bei ungenügender Dekompression daher auch Schäden an Knochen und Gelenken vorkommen. Selbstverständlich können beim Tauchen auch andere Schädigungen wie Abknickung der Luftzufuhr zum Tode führen. Daher ist bei Tauchunfällen neben einer medizinischen Untersuchung immer eine technische Untersuchung sämtlicher verwendeter Geräte notwendig.

In Kürze

- Äußeres Ersticken: Sauerstoffmangel in der Atemluft, Behinderung der Atemexkursionen, Verlegung der Atemwege
- Inneres Ersticken: Behinderung der Sauerstofftransportes in die Gewebe

Die forensisch wichtigsten Erstickungsformen sind:
- Erhängen
- Erdrosseln
- Erwürgen
- Verschluss der Atemöffnungen
▼

Wichtige Befunde sind:
- Stauungsblutungen
- Strangmarken
- Drossel- und Würgemale

6.10 Schädigung durch thermische Energie

 Einleitung

Bei einem Ungleichgewicht zwischen Wärmeproduktion und -abgabe kommt es zu allgemeinen Hitzeschäden (Hitzekrampf, Hitzeerschöpfung, Hitzschlag, Sonnenstich). Bei der Einwirkung hoher Temperaturen sind Verbrennungen und Verbrühungen zu unterscheiden; von besonderer klinischer Relevanz ist die sog. Verbrennungskrankheit sowie das Inhalationstrauma nach Einatmung heißer Gase, Dämpfe bzw. heißer Luft.

Todesfälle und Verletzungen (insbesondere Frostschäden) infolge Unterkühlung treten häufiger außerhalb von Gebäuden und Wohnungen auf, bei unzureichender Erwärmung kann es aber auch innerhalb einer Wohnung zum Tod infolge Unterkühlung kommen. Neben den Umständen am Leichenfundort können Befunde am Leichnam (Kälteerytheme) den Verdacht auf einen Tod durch Unterkühlung begründen. Hinweisend auf eine Unterkühlung kann auch der Bekleidungszustand des Leichnams sein (Kälteirresein, paradoxes Entkleiden trotz Unterkühlung).

6.10.1 Hitze

Definition

- **Verbrennungen:** Verletzungen durch Einwirkung von Wärme bzw. hohen Temperaturen (Flammenwirkung, heiße Gegenstände) auf den Körper
- **Verbrühungen:** Verletzungen durch Einwirkung heißer Flüssigkeiten und Dämpfe

Hitzeschädigungen können auftreten bei Kontakt mit der Hitzequelle (chemische Verbrennung, Verbrühung durch heiße Dämpfe, Gase, erhitzte Festkörper, direkte Flammeneinwirkung), durch Strahlung (Höhensonne, Infrarotlicht), durch elektrischen Strom (Berührung eines Stromleiters, Funkenentladungen).

Die Entstehung lokaler Hitzeschäden an Haut und Schleimhäuten wird maßgeblich durch die einwirkende Temperatur und die Einwirkungsdauer bestimmt. Die

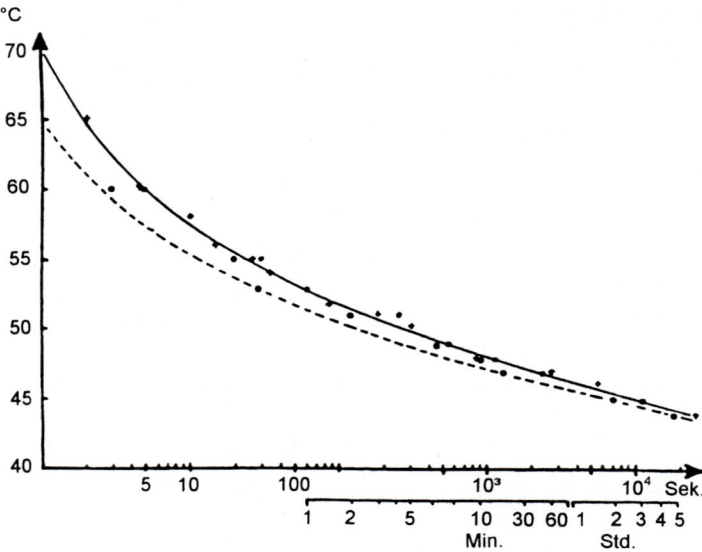

Abb. 6.51. Verlauf der Temperatur-Zeit-Kurven im Bereich der Schädigungsschwelle bei einwirkenden Temperaturen zwischen 44 und 70°C (Verbrühung); gestrichelte Kurve: Schwelle zur reversiblen Hitzeschädigung; durchgezogene Kurve: Schwelle zur irreversiblen Hitzeschädigung. (Aus Madea 2006)

niedrigste Wassertemperatur, die zur Verbrühung führt, liegt bei 44 °C, die Entstehung irreversibler Schädigungen erfordert dabei jedoch eine Einwirkungsdauer von 6 h (◘ Abb. 6.51).

Für die Schädigungsfolgen ist nicht nur die von außen einwirkende Wärme, sondern vielmehr die tatsächlich im Gewebe in der Tiefe erreichte Temperatur ausschlaggebend, diese hängt wiederum von der Wärmekapazität und der Leitfähigkeit der unterschiedlichen Gewebsschichten ab und sinkt mit zunehmender radialer Eindringtiefe sehr schnell ab. Aufgrund der höheren Wärmeleitfähigkeit besitzen heiße Dämpfe und Gase gegenüber heißen Körpern gleicher Temperatur ein größeres Schädigungspotenzial. Bereits bei Einwir-

Tab. 6.12. Einteilung und Leitsymptome der Verbrennungen

Grad	Verbrennungstiefe	Farbe/Aussehen	Gewebestruktur	Kapillarfüllung	Schmerzempfindung	Abheilung
1°	Oberflächlich, epidermal	Rot	Erythembildung infolge reaktiver Hyperthermie, Epidermis intakt	+	+	5–10 Tage
2°	Oberflächlich, dermal	Rot, Blasen	Ödematös	+	+	10–20 Tage, geringe Narben
	Tief, dermal	Rosa oder weiß, Blasen	Verdickt	+/–	+/–	25–60 Tage, narbig
3°	Transdermal	Weiß, braun	Lederartig, Koagulationsnekrose der gesamten Epidermis und Dermis mit Zerstörung auch der Hautanhangsgebilde	–	–	Keine Spontanheilung
4°	Subkutan	Verkohlt	Haut fehlt, Verkohlung mit Verbrennung von Unterhautfettgewebe, Muskulatur und Knochen	–	–	Keine Spontanheilung

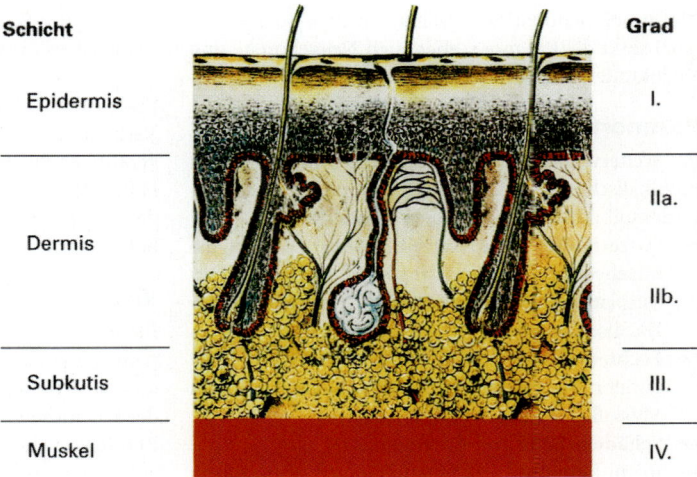

Abb. 6.52. Verbrennungsgrade und betroffene Hautschichten. (Aus Madea 2006)

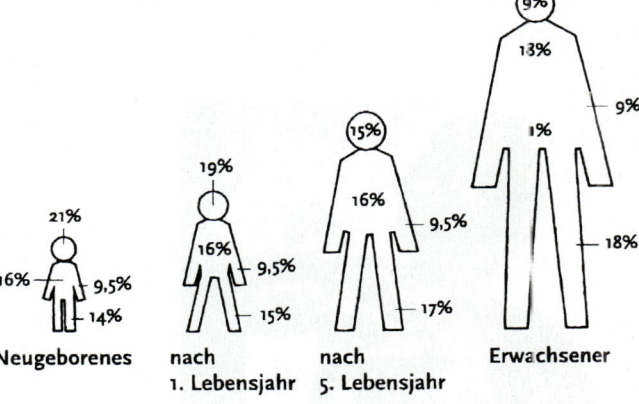

Abb. 6.53. Schätzung der Ausdehnung der Verbrennung nach der »Neuner-Regel« bzw. nach der Methode von Lund und Browler. (Aus Madea 2006)

kung heißer Dämpfe über 100°C auf die Atemöffnungen kann es zu einer relevanten Erhöhung von Temperaturen im Larynx und in der Trachea mit der Folge eines **Inhalationstraumas** kommen.

Einteilung der Hitzeschäden

Die Einteilung der Verbrennungen wird in Tab. 6.12 und Abb. 6.52 dargestellt. Bei Verbrühungen sieht man nur die Grade I–II, zudem sind die Haare nicht betroffen (bei Verbrennungen typischerweise kolbenartig aufgetriebene gelbliche Haarstummel).

Flächenausdehnung der Verbrennung

Die Ausdehnung der Verbrennung wird nach der »**Neuner-Regel**« errechnet (Abb. 6.53). Beim Kleinkind ist zu berücksichtigen, dass der Kopf einen größeren Anteil an der Gesamtoberfläche einnimmt als beim Erwachsenen.

Prognose

! Die Prognose thermischer Hautschäden ist abhängig von der verbrannten Körperoberfläche (Flächenausdehnung), dem Grad der Verbrennung (Verbrennungstiefe) sowie dem Lebensalter. Es gilt: Addieren sich Lebensalter und Ausdehnung der II.- und III.-gradigen Verbrennung (Verbrennungsindex) zu 100, beträgt die Überlebenschance auch bei optimaler Therapie maximal 50%.

Verbrennungsindex
- Verbrennungsindex >80: geringe Lebensgefahr
- Verbrennungsindex 80–120: akute Lebensgefahr
- Verbrennungsindex >120: Überleben unwahrscheinlich

Mit zunehmendem Lebensalter (ab dem 40. Lebensjahr) sinkt die Prognose, aber auch Neugeborene und Kleinkinder sind besonders gefährdet.

Postmortale Hitzeschäden
Bei Weiterverbrennen einer Leiche kommt es auf rein physikalischer Grundlage (direkte Brandzehrung, Wasserdampfbildung) zu weiteren Veränderungen wie:
- **Hitzerisse** der Haut: Aufreißen der Haut durch die hitzebedingte Schrumpfung, u. U. kommt es zum Aufplatzen der Bauchdecken mit Hervortreten der Darmschlingen.
- **Fechterstellung** der Extremitäten durch hitzebedingter Beugekontraktur mit Schrumpfung von Muskulatur und Sehnen (Abb. 6.54).
- **Schädelbrüche** und -sprengung
- **Brandhämatom** im Schädelinneren als epidural gelegene Ansammlung von ziegelrotem, bröckeligem Blut, Folge einerseits der direkten Flammeneinwirkung mit Verdrängung des im Schädelknochen und im Sinus vorhandenen Blutes, andererseits der Schrumpfung und Ablösung der harten Hirnhaut von der Schädelinnenfläche

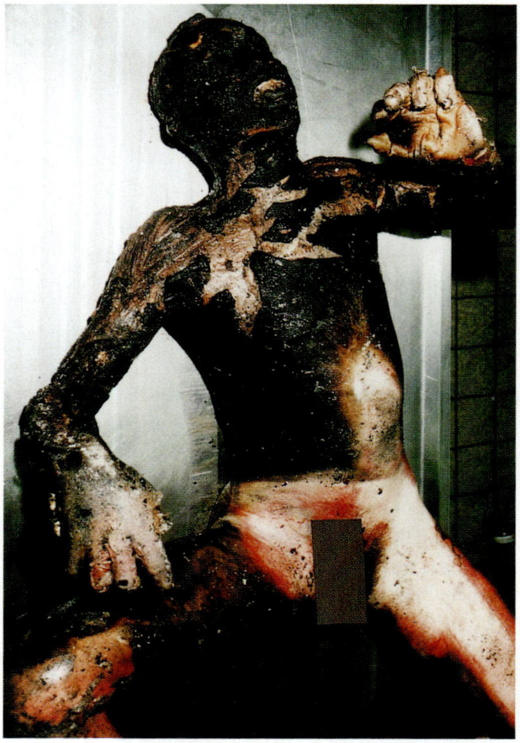

Endzustand einer Verbrennung mit weitgehendem Verkohlungsschwund ganzer Gliedmaßen ist ein stark verkohlter **Brandtorso**, bei dem jedoch aufgrund der Hitzefixation der inneren Organe durch Verdampfung des Gewebswassers relevante Obduktionsbefunde erhoben werden können.

Vitale Zeichen und Reaktionen
Bei Bergung eines weitgehend brandzerstörten Leichnams aus einem Brandherd ist neben der Identifikation und der Klärung der Todesursache von Bedeutung, ob der Verstorbene zu Lebzeiten oder erst postmortal dem Brandgeschehen ausgesetzt war (Mordbrand: Tötung eines Menschen mit nachfolgender Brandlegung zur Verdeckung von Spuren).

> ❗ Eine Lebendverbrennung wird bewiesen durch Rußaspiration, Rußverschlucken, Rauchgasinhalation sowie eine thermische Atemwegsschädigung.

Die Einatmung von Rußbestandteilen ist eine eindeutig vitale Reaktion (Abb. 6.55). Verschluckter Ruß findet sich im Magen oder im oberen Dünndarm. Bei Lebendverbrennung, insbesondere innerhalb geschlossener Räume, finden sich deutlich erhöhte (>15% COHb) bis letale **CO-Befunde**. Deutlich erhöhte COHb-Befunde können auch Indiz dafür sein, dass sich jemand in einem Brandherd aufgehalten hat (z. B. der Brandstifter). CO verdrängt mit seiner etwa 300-fach höheren Affinität zum Hämoglobin O_2-Moleküle aus der Hb-Bindung und führt zum anoxischen Ersticken. Aus diesem Grunde können bereits geringe Raumluftkonzentrationen von CO zu einer letalen Intoxikation führen.

> ❗ Typische Sektionsbefunde der CO-Intoxikation sind eine hellrote Farbgebung der Totenflecke und des Blutes sowie eine lachsrote Verfärbung der Muskulatur.

Beim Brand stickstoffhaltiger Polymere können zudem Stickoxide bei Sauerstoffmangel oder Zyanwasserstoff (ebenfalls toxikologisch nachweisbar) entstehen. Als Folge der Heißluftinhalation findet sich eine fetzige und membranös desquamierte Koagulationsnekrose der Schleimhaut in Nasenrachenraum, Kehlkopf und Trachea, teilweise mit Ruß durchmischt (Abb. 6.55b). Die Flimmerepithelien der Trachea weisen eine lumenwärts gerichtete Zell- und Kernelongation auf.

Abb. 6.54. Fechterstellung eines Leichnams mit Abduktion in den Schultergelenken, Flexion in den Ellenbogen-, Hand- und Kniegelenken. Weiterhin Hitzerisse der Haut des Brustkorbs. Weitgehende Verkohlung der Körperoberfläche

6.10 · Schädigung durch thermische Energie

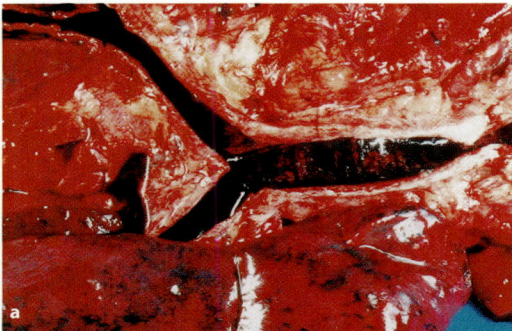

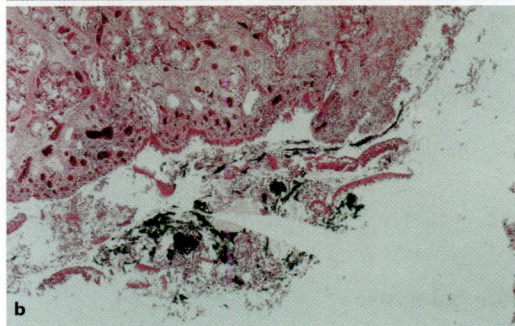

● **Abb. 6.55a, b.** Rußaspiration. **a** Makroskopischer Befund: Einatmung von Ruß bis in die feineren Luftröhrenverzweigungen innerhalb der Lunge. **b** Histologischer Befund: Vermengung von Ruß und desquamierter Schleimhaut mit Blutfülle der Kapillaren der Submukosa.

Todesursachenspektrum

- **Soforttodesfälle**: Rauchgasvergiftung sowie lokale Hitzeschäden der Haut bei Verbrennung von >50% der Körperoberfläche
- **Spättodesfälle**: Verbrennungskrankheit sowie infektiöse Komplikationen des Tracheobronchialsystems bei Inhalationstrauma

> **Definition**
> Die **Verbrennungskrankheit** setzt sich aus dem Verbrennungsschock, der Intoxikation durch Einschwämmung von Pyrotoxinen aus der verbrannten Haut sowie der Wundkachexie, bedingt durch Sekundärinfektionen und Eiweißverlusten im Wundsekret zusammen.

Rechtsmedizinisch relevante Ereignisse mit Brandschäden sind:
- der **Unfalltod** im Brandherd (z. B. Einschlafen bei brennender Kerze oder Zigarette, zündelnde Kinder)

● **Tab. 6.13.** Differenzialdiagnose Unfall – Misshandlung bei Verbrühung im Kindesalter

Unfall	Misshandlung
Anamnese	Diskrepanz zwischen Angaben zur Verursachung und Befund
Geringe Verletzungsschwere	Höhergradige Verbrühung, Verbrennung
Unregelmäßige landkartenartige Konfiguration	Lineare Begrenzung (Wasserstand)
Asymmetrisch	Symmetrisch
Keine begleitenden Verletzungen	Weitere Verletzungen

- die suizidale **Selbstverbrennung**, ggf. unter Vortäuschung eines Unfalls (Fahrzeugbrand)
- **Tötungsdelikte** (selten durch direktes Inbrandsetzen, häufiger Mordbrand)
- Lokale Hitzeschäden bei **Misshandlung**, z. B. Ausdrücken einer glühenden Zigarettenkippe auf der Haut, Verbrennung mit Bügeleisen

Bei **Verbrühungen** sind Misshandlungen durch Übergießen mit bzw. Eintauchen in heiße Flüssigkeiten von Relevanz, ebenso Verbrühungen pflegebedürftiger Patienten durch Verletzung von Obhuts- und Aufsichtspflichten (zu heißes Wannenbad). Meist versuchen sich die Beschuldigten dahingehend zu entlasten, die Verletzten seien nur ganz kurze Zeit unbeaufsichtigt Wasser mit einer gering erhöhten Temperatur ausgesetzt gewesen. Derartige Einlassungen können anhand der Temperatur-Zeit-Kurve (● Abb. 6.51) überprüft werden. Zur differenzialdiagnostischen Abgrenzung akzidenteller bzw. misshandlungsbedingter Verbrühungen im Kindesalter sind neben einer subtilen Anamnese morphologische Befunde wie Konfiguration und topographische Verteilung verbrühter Hautareale am Körper heranzuziehen (● Tab. 6.13).

Bei Eintauchen von Kindern in heiße Flüssigkeiten würde sich typischerweise eine Verbrennung von Füßen und Gesäß bei Aussparungen von Kniegelenken, distalen Anteilen der Oberschenkel sowie proximalen Anteilen der Unterschenkel finden.

Allgemeine Hitzeschäden, Hyperthermie

Kommt es bei heißem, schwülem Wetter zu einem Missverhältnis von Wärmeproduktion (körperliche Arbeit) und Wärmeabgabe (z. B. Tragen dicht schlie-

◘ **Tab. 6.14.** Ursachen und Symptome systemischer Hitzeschäden

Hitzeschaden	Ursachen	Symptome
Hitzekrampf	Schwere körperliche Arbeit bei strahlender Hitze, Dehydration, NaCl-Verlust	Muskelkrämpfe, Mattigkeit, Brechneigung, Rückgang der Harnsekretion
Hitzeerschöpfung	Versagen der Kreislaufregulation bei zunächst erhaltener Temperaturregelung, Vasodilatation, Dehydration, bei Stehen Absacken des Blutes in die Beine, Abnahme von HZV und RR	Haut gerötet, schweißbedeckt, Schleimhäute trocken, quälender Durst, Kopfschmerzen, Schwindelgefühl, Flimmerskotome, Ohrensausen, Paraesthesien, Kreislaufschock
Hitzschlag	Abnorm große Wärmezufuhr von außen bei Behinderung der Wärmeabgabe; Zusammenbruch der zentralen thermoregulatorischen Funktion mit Erhöhung der Körpertemperatur auf Werte bis 43°C; hohe Luftfeuchtigkeit begünstigend	»Rotes Stadium«, mit roter trockener Haut, solange Kreislaufregulation nicht zusammengebrochen »Graues Stadium« nach Zusammenbruch des Kreislaufs, myogene Herzinsuffizienz, zerebrale Symptome mit deliranten und Dämmerzuständen, Bewusstlosigkeit, epileptiforme Krämpfe, meningitische Symptome
Sonnenstich	Ungehinderte Wärmeeinstrahlung auf den Schädel	Meningeale Reizerscheinungen, meningeale Blutungen, Purpura cerebri

ßender Kleidung), können teilweise sich überlappende pathophysiologische Wege (Salzverlust, Versagen der Kreislaufregulation, Erhöhung der Körperkerntemperatur, Wärmeeinstrahlung auf den Schädel mit lokaler Hyperthermie des Gehirns) zu systemischen Störungen des Wärmehaushaltes führen (◘ Tab. 6.14).

6.10.2 Kälte – Unterkühlung

Pathophysiologie der akzidentellen Hypothermie

Kälte ist für den Menschen ein ubiquitäres Gefahrenmoment, das allgemein unterschätzt wird. Bekanntlich entfaltet sich die Kältewirkung nicht erst bei Temperaturen von 0°C oder darunter, Auskühlungen/Unterkühlungen können sich bei Temperaturen von über 10°C oder gar um 20°C entwickeln (etwa während einer Operation in tiefer Narkose). Neben den **Trockenunterkühlungen** werden vor allem im Küstenbereich Unterkühlungen im Wasser häufiger beobachtet (»**Immersionshypothermie**«).

Die Aufrechterhaltung der normalen Körperkerntemperatur ist bei homöothermen Lebewesen (Warmblüter) über einen die Indifferenztemperatur deutlich überschreitenden Umgebungstemperaturbereich hinaus möglich ◘ Abb. 6.56.

Indifferenztemperatur ist diejenige Umgebungstemperatur, bei der der Grundumsatz von Warmblütern zur Wahrung der normalen Körperkerntemperatur ausreicht. Sinkt die Umgebungstemperatur, so erfolgt eine

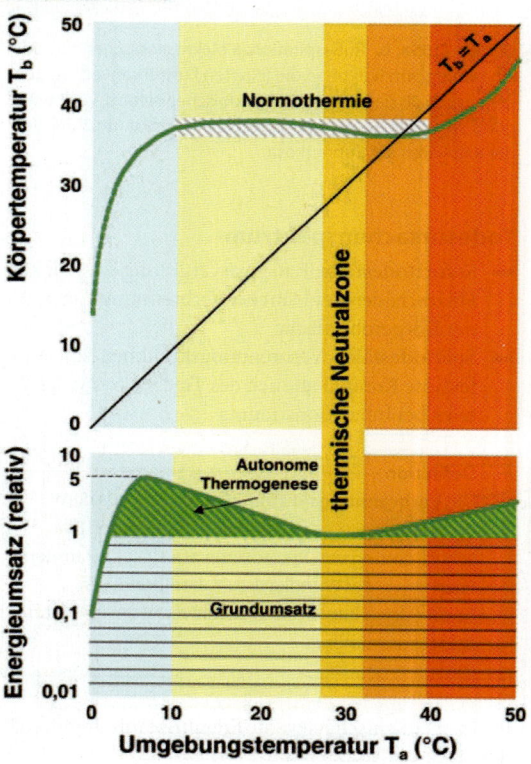

◘ **Abb. 6.56.** Homöothermie. Beziehung zwischen Körpertemperatur, Energieumsatz und Umgebungstemperatur bei homöothermen Lebewesen

6.10 · Schädigung durch thermische Energie

Drosselung der Wärmeabgabe durch Vasokonstriktion und Piloarrektion (sympathikusvermitteltes Aufrichten der Haare), einem früher in Form der »Cutis anserina (Gänsehaut)« auch an der Leiche als diagnostisch wertvoll angesehenem Unterkühlungszeichen.

Gleichzeitig wird die Wärmebildung durch **Kältezittern** und chemische Thermogenese (Wärmebildung) gesteigert. Bei Überforderung der Kälteregulation des Organismus kommt es zum weiteren Absinken der Körperkerntemperatur und zur Unterkühlung.

> **Definition**
> **Unterkühlung:** alle Zustände mit einer Körperkerntemperatur <35°C. Klinisch werden sie je nach Auskühlungszustand in leichte bis tiefe Grade der Hypothermie eingeteilt.

Die akzidentelle Hypothermie durchläuft verschiedene Stadien und wirkt sich auf nahezu alle Organe und Organsysteme des Organismus aus (◘ Tab. 6.15).

Wann die Kälteregulation überfordert ist, hängt vom Quotienten aus Wärmeabgabe und Wärmebildung ab. Der Wärmeabstrom ist direkt proportional zur Differenz zwischen Körper- und Umgebungstemperatur: Je höher die Differenz, desto schneller erfolgt die Auskühlung, um sich bei Angleichung der Temperaturen wieder zu verlangsamen. Die Zeitkonstante der Abkühlung – oder salopp die Geschwindigkeit – ist abhängig von der Oberfläche des auskühlenden Mediums und der »gespeicherten Wärme«.

Je größer die Oberfläche, desto schneller erfolgt die Abkühlung. Da das Oberflächen-Volumen-Verhältnis mit sinkender Körpergröße zunimmt, kühlen Kinder schneller aus als Erwachsene. Diese Überlegungen führen zu dem Ergebnis, dass am Leichenfundort bei Verdacht auf Unterkühlungstod als Einflussfaktoren neben dem Körpergewicht des Leichnams, dem Bekleidungszustand (Kleidung trocken oder nass), der Raumtemperatur und der Bodentemperatur auch der Luftzug und »Kältequellen« (offenes Fenster? Kalter Fußboden?) von Bedeutung sind. Eine vorbestehende Hyperthermie (Fieber?) kann ebenfalls Einfluss haben auf die Geschwindigkeit der Unterkühlung und auf die Agoniedauer. Gerade die Geschwindigkeit der Auskühlung ist in besonderem Maße davon abhängig, ob es sich um einen rein konvektiven oder konduktiven (Leitung) Wärmetransport, etwa in gut leitenden Medien wie Wasser, handelt.

> ❗ Je kürzer die Unterkühlungsagonie, desto spärlicher sind morphologische Befunde des Todes durch Unterkühlung.

Klinisch wird die Symptomatik der akzidentellen Hypothermie aus didaktischen Gründen in verschiedene Stadien eingeteilt, wobei sich die Stadien natürlich überlappen und es im Einzelfall keine strenge Korrelation zwischen Körperkerntemperatur und klinischer Symptomatik gibt (◘ Tab. 6.15). Aufgezeigt sind die 4 Unterkühlungsstadien mit den wesentlichen funktionellen Änderungen der Vitalparameter: von der Tachykardie über Bradykardie zur Sinusarrhythmie, von der Hyperventilation über die zentrale Atemdepression zur

◘ **Tab. 6.15.** Klinische Stadien der akzidentellen Hypothermie mit Auswirkung der Unterkühlung auf Muskulatur, Herz-Kreislauf-System, Atmung und Bewusstsein

	Stadium 1 Erregungsstadium (»Exzitation«)	Stadium 2 Erschöpfungsstadium (»Adynamie«)	Stadium 3 Lähmungsstadium (»Paralyse«)	Stadium 4 Vita reducta (»Scheintod«/Kältetod)
Temperatur	36–33°C	33–30°C	30–27°C	<27°C
Muskulatur	Maximale Kälteregulation, Muskelzittern	Abnahme des aktiven Muskeltonus	Zunahme der passiven Muskelrigidität	–
Herz-Kreislauf-System	Tachykardie, Minderperfusion der Körperschale	Sinusbradykardie; periphere Widerstandserhöhung durch Vasokonstriktion	Bradyarrhythmie, periphere Widerstandserhöhung durch Viskositätszunahme des Blutes	Weitere Dämpfung der erhaltenen Vitalfunktionen oder Herz-Kreislauf-Stillstand durch Kammerflimmern
Atmung	Stimulation der Atmung evtl. Hyperventilation	Zentrale Atemdepression	Bradypnoe, apnoische Pausen	Asystolie, Atemstillstand
Bewusstsein	Gesteigerte Vigilanz, Verwirrtheit; Schmerzhaftigkeit der Akren	Desorientierung, Apathie, Abklingen der Schmerzen	Abnahme der Compliance, Bewusstlosigkeit, Reflexverlust	–

Bradypnoe und Apnoe, vom Muskelzittern über die Abnahme des aktiven Muskeltonus zur Zunahme der passiven Muskelrigidität, einem im übrigen rechtsmedizinisch außerordentlich relevanten Unterkühlungsstadium.

 Cave
Kältestarre darf nicht mit Totenstarre verwechselt werden. Zur differenzialdiagnostischen Abgrenzung ist auf das Vorhandensein von Totenflecken zu achten: bei Totenstarre vorhanden, bei Kältestarre fehlend.

Lokale Kältewirkung (Erfrieren)

Von lokalen Erfrierungen sind vor allen Dingen die Akren: Finger, Zehen, Hände und Füße, am Kopf vor allem Nase und Ohren betroffen. Lokale Erfrierungen sind Folge einer Schädigung der Gefäßendstrombahn. Unterschieden werden das Erythem, die Blasenbildung sowie die Gangrän. Lokale Erfrierungen können per definitionem in verschiedene Stadien eingeteilt werden:

- **Dermatitis congelationis erythematosa.** Die betroffene Körperstelle wird in Folge der anfänglichen Gefäßkonstriktion weiß, gefühllos oder schmerzhaft, später deutlich gerötet und geschwollen, häufig stark juckend.
- **Dermatitis congelationis bullosa.** Nach Wiedererwärmung einer länger und tiefer kälteexponierten Region bilden sich subepidermal seröse oder hämorrhagische Blasen.
- **Dermatitis congelationis gangraenosa** (escharotica). Die betroffene Extremität verfärbt sich blauschwarz als Ausdruck des Gewebetodes. Im günstigsten Fall entwickelt sich ein trockener Gewebsbrand. Die Gliedmaße wirkt wie mumifiziert. Bei bakterieller Besiedlung entsteht eine feuchte Gangrän. In jedem Fall wird das betroffene Gewebe auffällig demarkiert.

Lokale Erfrierungen finden sich insbesondere bei Bergsteigern, Wintersportlern und schlecht ausgerüsteten Alpintouristen. Als Folgeschäden prolongierter und progressiver Kälteschädigung können thrombotische und obliterierende Gefäßwandschäden in Venen und Arterien auftreten (Buerger-Erkrankung). Frostbeulen stellen ein eigenes Krankheitsbild dar. Sie treten bevorzugt an Streckseiten von Fingern und Zehen auf.

> **Definition**
> **Frostbeule** (Pernio): blau-rote, ödematöse, unscharf begrenzte, knötchen- oder kissenartig umschriebene Schwellung, die schon gelegentlich unterhalb normaler Zimmertemperaturen auftreten kann.

Allgemeine Kältewirkung (Unterkühlung, Hypothermie)

Von Unterkühlung betroffen sind häufig Menschen, die obdachlos oder allgemein sozial unterprivilegiert (Kleidung, Ernährung) sind oder bei denen chronische Krankheiten (Alkoholismus, Drogenabhängigkeit oder Demenz) bestehen. Auch Bewegungsunfähigkeit in Folge Traumatisierung oder bereits länger bestehende (subklinische) Hypothermie und schließlich körperliche Erschöpfung können zum akuten Kältetod beitragen. Daher sind häufig ältere Personen betroffen. Der Tod durch Unterkühlung ist nicht an einen Aufenthalt im Freien gebunden, sondern kommt ebenso in mangelhaft oder ungeheizten Wohnungen oder anderen geschlossenen Räumen, auch bei Umgebungstemperaturen unter 20°C vor.

 Wenn die Diagnose Unterkühlung oder Tod durch Unterkühlung gestellt wird, ist immer nach der zugrunde liegenden Ursache (Alkoholisierung, Drogeneinfluss, körperliche Schwäche, organisch bedingte Hilflosigkeit) zu fragen.

Risikopersonen sind:
- Kinder – geringes Gewicht, relativ große Körperoberfläche
- Alte Menschen
- Alkoholisierte Personen
- Intoxikierte Personen (Medikamente, z. B. Schlafmittel, auch Betäubungsmittel)
- Unterernährte Personen

Für die Diagnose wegweisend können besondere Auffindesituationen sein, die auf einen präfinalen Verwirrtheitszustand schließen lassen, der mit dem Begriff »**Kälteidiotie**« beschrieben wird. Die verstorbene Person wird dabei völlig entkleidet oder teilentkleidet gefunden, zumeist ist der Unterleib entkleidet und die entsprechenden Kleidungsstücke sind urinfeucht. Häufigste Fehleinschätzung in dieser Situation ist die Annahme eines Sexualdeliktes. Als Ursache für die Kälteidiotie wird ein **paradoxes Wärmegefühl** bei tatsächlich zunehmender Auskühlung angenommen. Zu dieser Auffindesituation gesellt sich, wenn die Möglichkeiten dafür bestehen, ein sog. **terminales Höhlenverhalten**, d. h. Verstorbene werden in unzugänglichen Teilen von Räumlichkeiten, unter oder in Möbelstücken gefunden, so dass die Fundsituation kriminalistisch vieldeutig wird.

Morphologische Befunde der allgemeinen Unterkühlung

Morphologische Befunde des Todes durch Unterkühlung finden sich bei Leichenschauen und Obduktionen

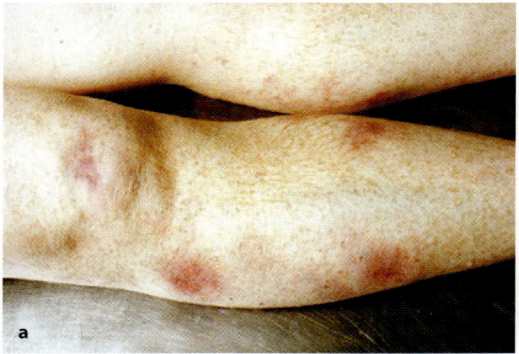
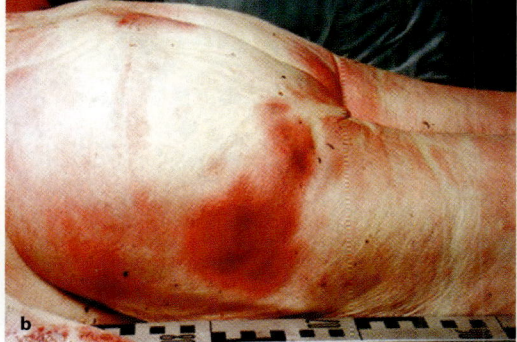
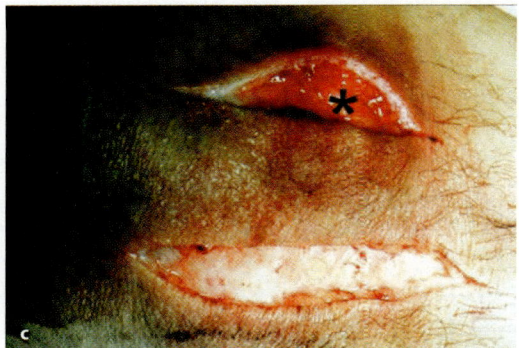

Abb. 6.57a–c. Kälteerytheme. **a** Kälteerythem an hypostasefreien Arealen über Patella, Caput ulnaris und Streckseite des Unterschenkels. **b** Kälteerythem über der Außenseite der Hüfte. **c** Auf Einschnitt hämolytisch rötliche Imbibition der Subcutis (∗), keine Einblutung

in gut zwei Drittel aller Todesfälle. Bei der Leichenschau fallen auf:
- **Hellrötliche Totenflecke** (nicht beweisend, da sie auch bei Verbringung einer Leiche in kalte Umgebungstemperatur auftreten können)
- **Kälteerytheme**: blau-livide Hautverfärbungen bzw. fleckige Hautrötungen an nicht abhängigen Körperpartien, typischerweise an Akren, über Handrücken, Kniegelenkstreckseite, Außenseite der Oberschenkel (Abb. 6.57). Kälteerytheme sind histologisch charakterisiert durch ein Ödem und Hyperämie der Dermis, ganz vereinzelt mit entzündlicher Infiltration.

Wegweisendste morphologische Befunde bei der Obduktion sind **hämorrhagische Magenschleimhauterosionen** (Wischnewsky-Flecken). Sie stellen sich als keilförmige, infarktähnliche Schleimhautnekrosen mit schattenhaft erhaltenen Drüsenstrukturen dar; makroskopisch erhalten sie durch das hämatinisierte Hämoglobin eine schwärzliche Färbung (Abb. 6.58). Sie treten offensichtlich als Folge kälteinduzierter Mikrozirkulationsstörungen auf und können auch in der Duodenalschleimhaut anzutreffen sein.

Vergleichsweise selten finden sich Einblutungen in die Muskulatur des Körperkerns, insbesondere in den M. iliopsoas.

Histologisch wird bei einem Tod infolge Unterkühlung häufig eine **fettige Degeneration** innerer Organe beobachtet. Diagnostisch aussagekräftig ist insbesondere eine (homogene) Verfettung im Zytoplasma der Epithelzellen in den Tubuli renales (Nierentubulusepithelien), die sehr gut korrelierend in gleicher Häufigkeit wie Kälteerytheme und Wischnewski-Flecken gefunden wird.

Als Folge einer Viskositätszunahme des Blutes kann es bei einer Unterkühlung zusätzlich zur Ausbildung von **Mikrothromben** in peripheren Gefäßlichtungen kommen mit hämorrhagischen Infarzierungen im nachgeschalteten Versorgungsgebiet innerer Organe.

Einen Überblick über die Befunde bei Tod durch Unterkühlung gibt Tab. 6.16.

Expositionsdauer

Die Expositionsdauer bis zum Tod durch Unterkühlung hängt neben dem vorbestehenden Gesundheitszustand maßgeblich von der Umgebungstemperatur ab. Die Expositionsdauer kann zwischen 1,5 und 12 h

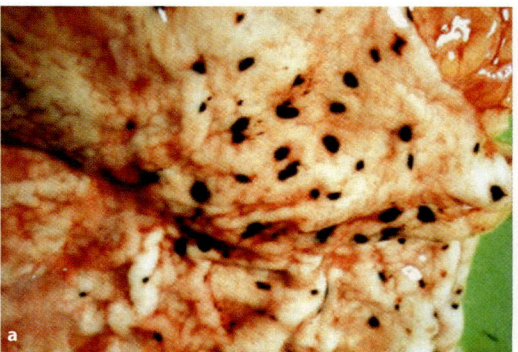 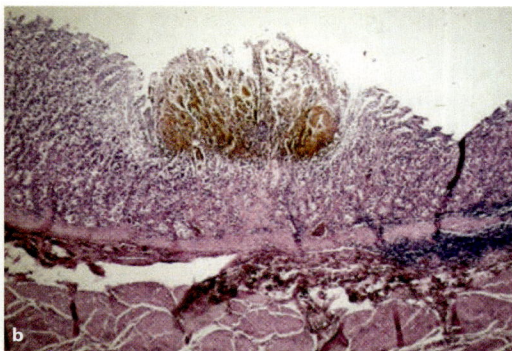

Abb. 6.58a, b. Hämorrhagische Magenschleimhauterosionen. **a** Wischnewsky-Flecken. **b** Histologisch keilförmige Schleimhautnekrosen, durch hämatinisiertes Blut braun gefärbt

Tab. 6.16. Wesentliche Befunde beim Tod durch Unterkühlung

Leichenfundort/Epidemiologie	Leichenschau/Obduktion	Mikroskopie
Kalte Jahreszeit – manchmal teilentkleideter Leichnam (sog. »Kälteidiotie«)	Hämorrhagische Erosionen der Magenschleimhaut; seltener des Duodenums (sog. Wischnewsky-Flecken)	Wischnewsky-Flecken, keilförmige Schleimhautnekrosen
Mehr Männer als Frauen	»Kälteerytheme«, z.B. streckseitig über den Kniegelenken Frostbeulen (»Perniones«)	Kälteerytheme sind nicht unterblutet, aber Hyperämie im subkutanen Gewebe
Alkoholika und/oder Tabletten bzw. entsprechende Verpackungen am Leichenfundort; Unterkühlung im Wasser	Fettgewebsnekrosen im peripankreatischen Fettgewebe; makroskopisch kleine Hämorrhagien im Pankreas	Verfettung der Epithelien der Tubuli renales
Unterkühlung sonstiger hilfloser Personen, z. B. altersdemente Personen mit Orientierungsstörungen	Lokale Erfrierungen (Finger, Zehen, Hände, Füße, Nase, Ohren)	Teilweise Verfettung der Kardiomyozyten

schwanken, kurze Expositionszeiten finden sich bei sehr niedrigen Temperaturen (–20 bis –30° C), längere bei Temperaturen über 5°C. Bei –10°C ist mit Expositionsdauern zwischen 3 und 6 h zu rechnen (bei trockener Unterkühlung!).

Fallbeispiel
Tod durch Unterkühlung

Ein 83 Jahre alt gewordener, bettlägeriger Mann in reduziertem Ernährungszustand, der allein mit seiner Ehefrau in der Wohnung eines Mehrfamilienhauses lebte, war ebenso wie die Frau seit längerem nicht mehr von den Nachbarn gesehen worden. Der von den Nachbarn verständigten Polizei öffnete die Ehefrau die Wohnungstür und teilte auf Nachfrage mit, sie habe von Gott den Auftrag erhalten, ihren Ehemann (»den Teufel«) in dessen Zimmer einzusperren. Die von außen verschlossene Türe konnte nur mit Mühe geöffnet werden, da der Leichnam des Mannes unmittelbar dahinter auf dem Boden lag. Bei ungeheiztem Raum war der Leichnam lediglich am Oberkörper mit einer Schlafanzugjacke bekleidet. Bei der Obduktion fanden sich Wischnewsky-Flecken des Magens und Kälteerytheme über den Streckseiten beider Kniegelenke. Damit war die Todesursache Unterkühlung gesichert. Die Ehefrau war nicht in der Lage anzugeben, wie lange der Mann bereits in dem Zimmer eingesperrt war. Gegen sie wurde ein Ermittlungsverfahren wegen fahrlässiger Tötung eingeleitet.

Aufgrund der höheren Wärmeleitfähigkeit im Wasser ist die Agoniedauer bei der **Immersionshypothermie** wesentlich geringer als bei der **Trockenhypothermie**. Infolge Bewegungsunfähigkeit durch Kältestarre kann es zu einem agonalen Ertrinken kommen. Morphologische Befunde der Hypothermie fehlen aufgrund der kurzen Expositionszeit häufig.

In der Regel tritt der Tod durch Unterkühlung bei Körperkerntemperaturen unter 25°C ein, vorwiegend durch Herzkammerflimmern. Bei schneller Abkühlung (z. B. Immersionshypothermie wie bei Einbruch von Kindern durch Eisdecken) können auch tiefere Körperkerntemperaturen bei Immersionszeiten von mehr als 30 min bei entsprechenden therapeutischen Maßnahmen (Wiederaufwärmung durch extrakorporale Zirkulation) überlebt werden.

> **In Kürze**
> - Allgemeine Hitzeschäden umfassen Hitzekrampf, Hitzeerschöpfung, Hitzschlag sowie Sonnenstich.
> - Bei der Einwirkung hoher Temperaturen unterscheidet man zwischen Verbrennungen und Verbrühungen. Das Ausmaß der Verbrennungen wird nach der Neuner-Regel abgeschätzt.
> - Postmortale Hitzeschäden sind: Hitzerisse der Haut, Fechterstellung, Schädelbrüche, Brandhämatome.
> - Todesfälle durch Unterkühlung betreffen mehr Männer als Frauen, insbesondere hilflose Personen. Ursache der Hilflosigkeit sind häufig Intoxikationen und Verwirrtheitszustände.
> - Ein paradoxes Entkleiden (Kälteidiotie) kann zunächst den Verdacht auf ein Tötungsdelikt lenken.
> - Charakteristische Befunde beim Tod durch Unterkühlung sind Kälteerytheme, hämorrhagische Erosionen der Magenschleimhaut (Wischnewsky-Flecken), eine Verfettung der Nierentubulusepithelien, teilweise auch der Kardiomyozyten, seltener Hämorrhagien im Pankreas oder Mikrothromben in peripheren Gefäßen.

6.11 Elektrotraumen und Blitzschlag

 Einleitung

Bei Todesfällen durch nieder- und hochgespannten elektrischen Strom sowie durch kosmische Energie handelt es sich überwiegend um Unglücksfälle, häufig Arbeitsunfälle; es kommen jedoch auch Suizide und Tötungsdelikte sowie Unglücksfälle bei autoerotischer Betätigung (unter Verwendung stromführender Leiter im Genital- und Analbereich) vor. Bei fehlerhaft installierten und unzureichend gewarteten elektrischen Geräten kommt der Vorwurf der fahrlässigen Tötung in Betracht.

6.11.1 Elektrotodesfälle

Elektrizität kann den Organismus einerseits durch die spezifische Wirkung (Auslösung von Erregungsprozessen an Muskeln und Nerven) und durch unspezifische Wirkung (Umwandlung in Wärmeenergie, thermische Gewebsschädigung) schädigen.

Die Gefährdung der Stromwirkung ergibt sich aus
- dem Zeitpunkt des Stromstoßes in Bezug auf die vulnerable Periode der Herzaktion,
- der Durchströmungsdauer (Einwirkungszeiten unter 100 ms sind i. d. R. ungefährlich),
- dem Stromweg (besonders gefährlich, wenn das Herz im Stromweg liegt),
- dem Lebensalter und
- der Stromstärke.

Eine Zuordnung von Stromstärkebereichen zur **Herzwirkung** findet sich in Tab. 6.17. Die meisten Unfälle kommen durch Erdschluss zustande: der Körper stellt dabei die Verbindung zwischen einem spannungführenden Leiter und der Erde her. Der **Körperwiderstand** wird dabei im Wesentlichen vom Hautwiderstand bestimmt, der wiederum von der Dicke der Hornschicht abhängt. Mit zunehmender Durchfeuchtung sowie mit Beginn des Stromflusses sinkt der Hautwiderstand.

Niederspannungsunfälle

> ⚠ Der Nachweis des Stromtodes im Niederspannungsbereich (<1000 V, z. B. 220 V) orientiert sich an makroskopisch sichtbaren Strommarken im Stromein- und -austrittsbereich.

Klassische Stromübertrittsstellen sind dabei charakterisiert durch kraterförmig eingesunkene Zentren mit aufgeworfenen Rändern und partiellen Verkohlungen

Tab. 6.17. Herzwirkung des Elektrounfalls nach Stromstärke und -spannung

Stromstärke	Stromspannung	Herzwirkung
<25 mA	100–130 V	Kurzer Muskelkrampf ohne Schäden
25–80 mA	110–380 V	Kurze Asystolie mit nachfolgender Arrhythmie oder Kammerflimmern (reversibel)
80 mA–8 A	110–380 V	Kammerflimmern (reversibel)
>8 A	2000–3000 V	Asystolie

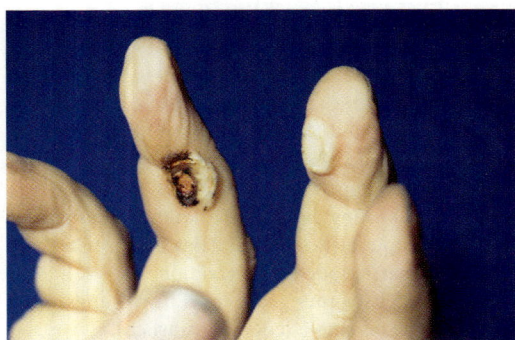

Abb. 6.59. Strommarke an der Beugeseite der Finger

(Abb. 6.59). Bedeckende Kleidungsstücke (Schuhe, Socken, Handschuhe, Gürtel) weisen an korrespondierender Lokalisation oft Beschädigungen auf wie Brandlöcher, Versengung der Textilien. Histologisch ist die Strommarke charakterisiert durch eine büschelartige Ausziehung der Basalzellen mit Kernelongation und Palisadenstellung, Abhebung der oberen Epidermisschichten und vakuoliger Durchsetzung im Sinne von Hitzewaben. Ferner können sich durch Niederschlag von Metallen aus stromführenden Leitern Metallisationseffekte zeigen.

Die Wahrscheinlichkeit des Auftretens morphologisch fassbarer Strommarken hängt von zahlreichen Faktoren ab:
- Form und Oberflächenrelief des elektrischen Leiters
- Stromdichte
- Stromflussdauer
- Hautwiderstand (topographisch unterschiedlich je nach Verhornung und Befeuchtung)

Stromeintrittstellen finden sich häufig im Palmarbereich der Hände, **Stromaustrittsstellen** im Plantarbereich der Füße. Tödlich sind i. d. R. kardiale Arrhythmien, die größte Gefahr bringt ein Stromfluss mit direkter Beteiligung der Herzmuskulatur, z. B. bei Stromwegen von Hand zu Hand, linker Hand zu linkem Fuß oder einem Stromeintritt an der linken Thoraxvorderseite mit sich. Unfallursache bei Stromtodesfällen im Niederspannungsbereich sind i. d. R. Isolationsmängel. Besonders gefährlich ist handelsüblicher Haushaltsstrom von 230 V und ca. 50 Hz als Auslöser eines tödlichen Kammerflimmerns, falls die Erregung in die vulnerable Phase der elektrischen Herzaktion fällt.

Letale Durchströmungen müssen nicht zwingend sichtbare Strommarken aufweisen. Dies gilt v. a. für Todesfälle in der Badewanne, dort sind Strommarken nur in ca. 30% der Fälle (außerhalb der Badewanne >90%) nachweisbar. Teilweise zeigen sich lediglich abgeblasste, horizontale, im Bereich des Wasserspiegels verlaufende Marken, die als lineare Strommarken bzw. thermische Grenzflächenphänomene bezeichnet wurden.

Bei Suiziden werden die Elektroden häufig am Körper fixiert und weisen charakteristische Strommarken, korrespondierend zur Textur des stromführenden Leiters auf.

Lässt sich bei Leichenschau und Obduktion trotz auf Stromtod hinweisender Umstände die Diagnose nicht sichern, muss sich diese ggf. auf die Ermittlungsergebnisse stützen, wozu auch die technische Überprüfung sämtlicher stromführender Geräte und Leitungen im Auffindungsbereich des Verstorbenen gehört. Die inneren Obduktionsbefunde beim Stromtod sind ansonsten unspezifisch.

Hochspannungsunfälle

> Bei Hochspannungsunfällen entstehen großflächige Verbrennungen der Körperoberfläche mit Schädigungen des darunter liegenden Gewebes, punktförmige Blutaustritte der Augenlider und Augenlidbindehäute, Metallisation, Kleiderzerfetzung, Ansengung von Haaren (Abb. 6.60). Es kann zu Abtrennungen ganzer Körperteile kommen, schließlich noch zu sekundär traumatischen Schäden durch Stürze.

Hochspannungsunfälle ereignen sich in Umspannwerken oder Transformatorstationen sowie auf Bahnanlagen mit elektrischen Fahrleitungen. Auch ohne Kontakt kann es zu einem elektrischen Leiter durch Ausbildung eines Lichtbogens kommen (zu nah an hochspannungsführenden Leiter gekommen, Urinieren von Brücken auf hochspannungsführende Leiter etc.). Daneben kommen Suizide durch Klettern auf Hochspannungsmasten vor. Es sind nahezu ausschließlich Männer betroffen. Als Todesursache wird eine Asystolie durch tetanische Dauerkontraktion des Herzens diskutiert.

Bei Todauffindung im Freien unter einer Hochspannungsleitung sollte auch bei fehlenden flächenhaften Verbrennungen an einen Hochspannungsunfall gedacht werden und nach elektrothermischen Hautläsionen (insbesondere im Bereich der Fußsohlen) gesucht werden.

6.11.2 Blitzschlag

Jährlich sterben in Deutschland 7–10 Menschen durch Blitzschlag, obwohl fast 2 Mio. Blitze pro Jahr gezählt werden. Ein Blitz erreicht in seinem Inneren Temperaturen bis zu 30.000°C und weist Stromstärken von meh-

6.11 · Elektrotraumen und Blitzschlag

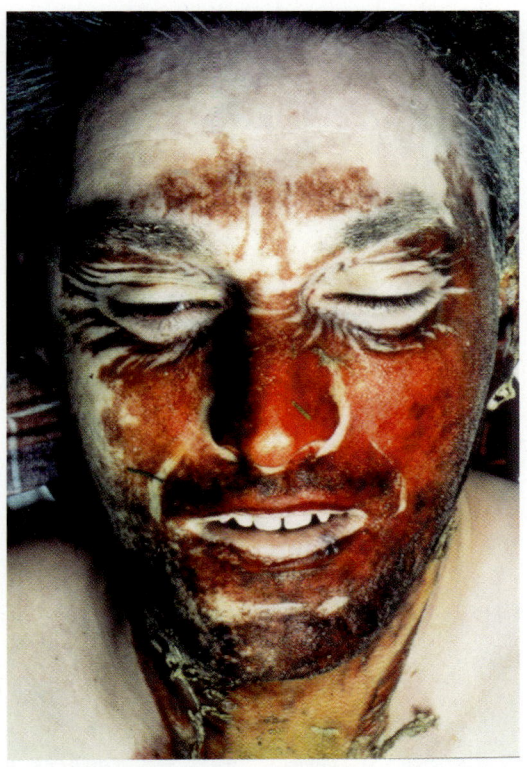

◘ **Abb. 6.60.** Hochspannungsunfall in einem Umspannungswerk mit braun vertrockneter Verbrennung der Gesichtshaut und Krähenfußbildung. (Aus Madea u. Brinkmann 2003)

reren 10.000 A und Spannungen von vielen 100.000 V auf. Schlägt er in wasserhaltige Gegenstände wie z. B. Bäume ein, verdampft das darin enthaltene Wasser so plötzlich, dass es wie Sprengstoff wirkt. Die vom Blitz getroffene Materie wird extrem stark erhitzt.

Bei Blitzeinschlag in die Erde bildet sich ein **Spannungstrichter** (◘ Abb. 6.61), in dessen Bereich die Spannung vom Zentrum zur Peripherie abnimmt. Dadurch kann in Schrittstellung der Beine die Potenzialdifferenz am Boden abgegriffen werden (sog. **Schrittspannung**) und es zu Todesfällen kommen. Auf diese Weise können bei Blitzeinschlägen ganze Viehherden getötet werden.

> **Der Stromfluss findet beim Blitzschlag hauptsächlich entlang der Körperoberfläche statt. Pathognomonisch sind Hitzekräuselungen und Versengungen von Kopf- und anderen Körperhaaren, thermische Schädigungen der Haut, Hautperforationen, mechanische Verletzungen, Abschmelzung von Bekleidungsmaterialien, Verbrennungen im Bereich von metallischen Gegenständen.**

In ca. 20–30% der Fälle finden sich farnkrautartige Hitzeerytheme der Haut, die als **Lichtenberg-Figuren** bezeichnet werden. Sie sind sowohl bei Lebenden als auch bei Verstorbenen nur einige Stunden nachweisbar, da diese dendritisch verästelten Hautrötungen lediglich auf einer lokalen Hyperämie beruhen.

Der Verstorbene kann einerseits direkt von einem Blitz getroffen sein, es ist jedoch auch ein Überschlag

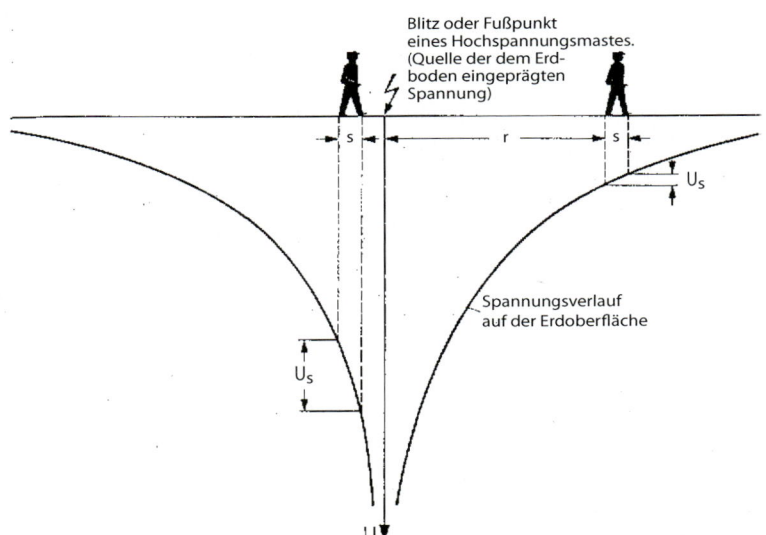

◘ **Abb. 6.61.** Beschreibung (optional): Spannungstrichter nach Blitzeinschlag mit Spannungsverlauf vom Zentrum zur Peripherie. In Schrittstellung kann die Potenzialdifferenz abgegriffen werden

von einem in der Nähe befindlichen, vom Blitz getroffenen Gegenstand möglich. Darüber hinaus kann der Stromfluss in den Körper über die regennasse Erdoberfläche stattgefunden haben.

> **In Kürze**
> - Niederspannungsunfälle: <1000 V, meist Strommarken
> - Hochspannungsunfälle: >1000 V, meist großflächige Verbrennungen
> - Blitzschlag: >100.000 V, Blitzfiguren

6.12 Verhungern

  Einleitung

Rechtsmedizinisch relevant sind Todesfälle durch Verhungern v. a. bei Nahrungsverweigerung (z. B. Hungerstreik), psychischen Erkrankungen (Anorexia nervosa, Schizophrenie), vorsätzlicher oder fahrlässiger Fehl- und Mangelernährung von Säuglingen und Kleinkindern sowie Nahrungsentzug als Form der »Sterbenachhilfe«. Rechtlich bedeutsam sind v. a. Fälle mit möglicher Verantwortung Dritter: Verletzung der Obhuts- und Aufsichtspflicht von Seiten der Eltern bzw. der Pflegeperson (§ 223b StGB – Misshandlung Schutzbefohlener, § 170d StGB – Verletzung der Fürsorge- oder Erziehungspflicht), aber auch des Jugend- oder Gesundheitsamtes. Auch in Deutschland gibt es vereinzelt Todesfälle von Kindern in den ersten 2–3 Lebensjahren, die von alkohol- und drogenabhängigen Eltern nicht versorgt bzw. längere Zeit unversorgt gelassen werden.

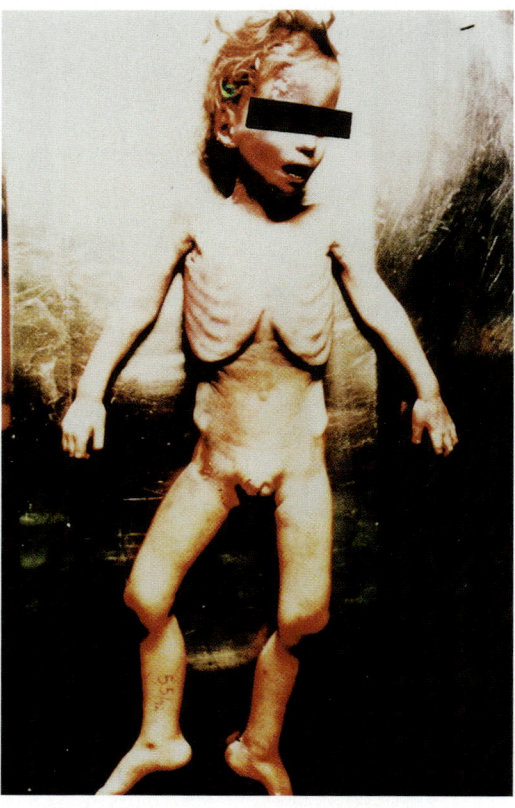

Abb. 6.62. 2,5 Jahre alt gewordenes Kind. Todesursache: Verhungern in Kombination mit Exsikkose. Vollständig fehlendes Unterhautfettgewebe mit hervortretenden Rippen, eingesunkenen Bauchdecken, Wachstumsretardierung. (Aus Madea 2006)

Pathophysiologie. Unterschreitet die Kalorienzufuhr den Kalorienbedarf, kommt es zu einer negativen Energiebilanz mit resultierendem Abbau von Körpersubstanz. Die Hungerphase ist zunächst charakterisiert durch Glykogenverbrauch mit Blockade der Glukoseaufnahme durch Muskulatur und Fettgewebe zur Sicherstellung des Glukosebedarfs des Gehirns, dann Glukoneogenese durch Proteolyse, nach ca. 2–3 Wochen Lipolyse und Ketogenese. Daher wird typischerweise beim Hungern Azeton im Urin nachweisbar. Das quälende Hungergefühl schwindet nach einigen Tagen, schließlich kommt es zu einer extremen Lethargie. Die mögliche Zeitdauer des Hungerns bis zum Todeseintritt ist u. a. abhängig von Alter, Ernährungszustand, Flüssigkeitszufuhr, Umgebungstemperatur, Begleiterkrankungen (insbesondere Infektionen). Bei vollständigem Nahrungs- und Flüssigkeitsentzug tritt der Tod nach 8–21 Tagen ein (bei Neugeborenen u. U. wesentlich schneller), bei alleinigem Nahrungsentzug nach ca. 60 Tagen.

> **Morphologische Befunde bei Tod durch Verhungern**
> - Massiver Gewichtsverlust, bei Kindern mit chronischem Nahrungsmangel zusätzliche Wachstumsretardierung
> - Vollständiger Schwund des Unterhautfettgewebes sowie des Fettgewebes innerer Organe
> - Atrophie innerer Organe, endokriner Drüsen und des lymphatischen Gewebes
> - Atrophie der Muskulatur
> - Kontrahierter Magen-Darm-Trakt, bis auf galligen Schleim bzw. wenig Kot leer
> - Prall gefüllte Harnblase

Zum Zeitpunkt des Todeseintritts ist meist ein Gewichtsverlust von 30–40% des ursprünglichen Körpergewichts eingetreten, die Organgewichte (mit Ausnahme des Gehirns) nehmen i. d. R. in der gleichen Größenordnung ab. Bei Todesfällen durch Verhungern (◘ Abb. 6.62) sind differenzialdiagnostisch andere Ursachen einer Kachexie auszuschließen (konsumierende Erkrankungen, kongenitale Vitien, Malabsorptions- und Malassimilationssyndrome, krankheits- oder therapiebedingter Appetitverlust usw.).

Eine **Exsikkose** be. Flüssigkeitsdefizit ist charakterisiert durch halonierte, tief in den Augenhöhlen liegende Augen, stehende Hautfalten, verminderten Hautturgor und trockene Organschnittflächen. Der Wassermangel spiegelt sich klinisch-chemisch in erhöhten Natrium-, Chlorid- und Harnstoffkonzentrationen im Blut wider.

> Sowohl eine akute Unterernährung als auch ein Wachstumsdefizit durch chronische Mangelernährung müssen bei Vorsorgeuntersuchungen vom Kinderarzt erkannt werden. Hierzu ist die Erhebung aller anthropometrischen Daten und Vergleich mit altersentsprechenden Normwerten notwendig. Liegt eine Wachstumsretardierung vor, muss das Körpergewicht auf die reale Größe bezogen werden.

6.13 Kindstötung

Der frühere § 217 StGB lautete:

§ 217 StGB
(1) Eine Mutter, welche ihr nicht-eheliches Kind in oder gleich nach der Geburt tötet, wird mit Freiheitsstrafe nicht unter drei Jahren bestraft.
(2) In minderschweren Fällen ist die Strafe Freiheitsstrafe von sechs Monaten bis zu fünf Jahren.

Wegen der einseitigen Privilegierung von Müttern, die ihre nicht-ehelichen Kinder töten, wurde § 217 ersatzlos gestrichen. Fälle von Kindstötung (Tötung des Neugeborenen durch die eigene Mutter in oder gleich nach der Geburt) sollen als minderschwerer Fall des Totschlages erfasst werden. Die Erfahrung lehrt jedoch, dass inzwischen Fälle von Kindstötung als Totschlag (§ 212 StGB) oder gar als Mord (§ 211 StGB) zur Anklage kommen. Neugeborenentötungen werden meist von jungen Müttern begangen, großteils handelt es sich um Erstgebärende, in 30% der Fälle jedoch um Multiparae. Häufig wurde die Schwangerschaft verdrängt oder verheimlicht. Die Geburt fand überwiegend in der eigenen Wohnung statt.

6.13.1 Untersuchung der Kindsmutter

An tatverdächtigen Frauen stehen folgende Fragestellungen im Vordergrund:
- Diagnose des Wochenbettes bzw. der kürzlich erfolgten Geburt
- Zeiteingrenzung, wann die Geburt stattgefunden hat (von Bedeutung insbesondere in Relation zur Liegezeit des Kindes)

Die vollständige **Rückbildung des Uterus** ist nach ca. 5–6 Wochen abgeschlossen. Durch Markierung des Fundus uteri lassen sich durch einfache Handgriffe folgende grobe zeitliche Einteilungen in Wochenbettstage durchführen:
- Unmittelbar post partum: Mitte zwischen Nabel und Symphyse
- 1. Tag post partum: Ein Querfinger unterhalb des Nabels
- 2. Tag post partum: Zwei Querfinger unterhalb des Nabels
- 3. Tag post partum: Drei Querfinger unterhalb des Nabels
- 7. Tag post partum: Zwei Querfinger über der Symphyse
- 10. Tag post partum: Symphysenhöhe

Im Zuge der Wundheilung entleert sich **Lochialsekret** aus dem Uterus, das in der 1. Woche post partum blutig, in der 2. Woche braunrot, Ende der 2. Woche gelblich und in der 3. Woche entfärbt ist. Weiterhin können histologische Untersuchungen der Uterusschleimhaut (Arias-Stella-Phänomen) von Bedeutung sein.

> **Definition**
> **Arias-Stella-Phänomen:** unförmig vergrößerte, chromatindichte Zellkerne im hochsezernierenden Drüsenepithel des Endometriums als Folge einer erhöhten Gonadotropinstimulation. Im Kürettagematerial zeigt sich eine floride Entzündung der Dezidua mit Blutungen und Thromben (Endometritis post partum).

6.13.2 Untersuchungen des Neugeborenen

Am neugeborenen Kind sind entsprechend strafprozessualer Vorgaben folgende Fragestellungen zu klären:

§ 90 StPO [Neugeborenes Kind]
Bei Öffnung der Leiche eines neugeborenen Kindes ist die Untersuchung insbesondere auch darauf zu richten, ob es nach oder während der Geburt gelebt hat, oder ob es reif oder wenigstens fähig gewesen ist, das Leben außerhalb des Mutterleibes fortzusetzen.

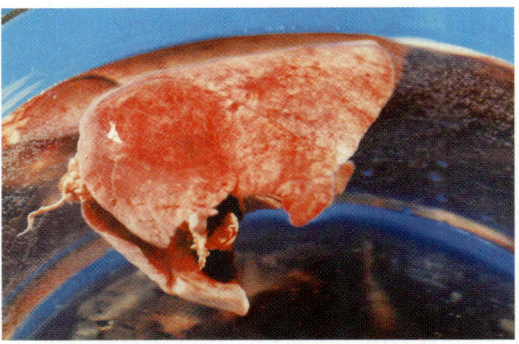

Abb. 6.63. Positive Lungenschwimmprobe: Die Lunge ist deutlich gebläht, die Oberfläche hellgrau-rot, mit einzelnen unscharf begrenzten, eingesunkenen Atelektasebezirken. (Aus Madea u. Brinkmann 2003)

Feststellung der Reife. Ein reifes Neugeborenes ist durch folgende Merkmale charakterisiert:
- Körpergröße: >48 cm
- Körpergewicht: >2500 g
- Kopfumfang: ca. 34–35 cm
- Nabelschnurlänge: ca. 50 cm
- Placentagewicht: ca. 500 g
- Fingernagelränder überragen Fingerkuppen, Zehennagelränder überragen Zehenkuppen
- Lanugohaare nur noch an den Schultern
- Deszensus der Hoden, Überdecken der kleinen Schamlippen durch die großen
- Schulterbreite: >12,5 cm, Hüftbreite: >9,5 cm
- Fersenbeinknochenkern: >9,5 mm
- Sog. Beclard-Knochenkern (distale Femurepiphyse): >5 mm Durchmesser

Feststellung des Neugeborenseins. Sie ergibt sich durch den Nachweis von Käseschmiere und Blut auf der Haut des Neugeborenen. Ferner kann eine Geburtsgeschwulst vorhanden sein, die sich in den ersten postpartalen Tagen zurückbildet.

Feststellung des Gelebthabens. Sie erfolgt über die Lungen- und Magen-Darm-Schwimmprobe. Zur Durchführung der **Lungenschwimmprobe** muss sichergestellt sein, dass vor Entnahme der Halsorgane die Trachea und der Ösophagus am Übertritt in den Magen abgebunden werden, damit postmortal in die einzelnen Abschnitte des Magen-Darm-Traktes und in die Lungen keine Luft eindringen kann. Danach werden die Halsorgane entnommen und in ein bereitgestelltes Gefäß mit Wasser gelegt. Schwimmen die Lungen obenauf und halten das Organpaket, ist die Lungenschwimmprobe positiv und weist auf eine kräftige Belüftung der Lungen hin (Abb. 6.63).

Die Konsistenz der beatmeten Lunge ist luftkissenartig, bei Betasten knistert die Lunge. Jede Lunge wird einzeln auf das Wasser gelegt, ebenso von jeder Lunge wiederum jeder Lungenlappen, schließlich von jedem Lungenlappen kleine Stückchen. Damit kann gezeigt werden, dass, auch wenn anfangs eine Lungenschwimmprobe nicht eindeutig positiv verlaufen ist, einzelne Abschnitte der Lungen trotzdem belüftet und damit beatmet gewesen sein müssen.

Nach der Lungenschwimmprobe wird die **Magen-Darm-Schwimmprobe** durchgeführt. Der Magen-Darm-Trakt wird in toto auf Wasser gelegt. Nichtbelüftete Abschnitte sinken, belüftete Darmabschnitte schwimmen an der Oberfläche. Abhängig von den luftgefüllten Darmabschnitten kann eine ungefähre Zeitdauer des Gelebthabens eingegrenzt werden. Luftblasen im Magen und Duodenum weisen auf eine Lebenszeit von wenigen Minuten bis max. ½ h hin, Luftblasen im gesamten Dünndarm auf ca. 6 h, Luftblasen im gesamten Dickdarm auf ca. 12 h und mehr. Mekonium im gesamten Dickdarm lässt auf eine Lebenszeit von weniger als 2 Tagen schließen (Abb. 6.64).

Eine positive Lungen- und Magen-Darm-Schwimmprobe kann bei Fäulnis vorliegen, ferner bei künstlicher Beatmung. Negative Schwimmproben können vorliegen, wenn dem reifen und lebensfähigen Neugeborenen vor dem ersten Atemzug die Atemöffnungen zugehalten wurden.

Natürliche Todesursachen Neugeborener sind:
- Unreife
- Missbildung innerer Organe
- Intrauterine Asphyxie
- Geburtstraumen
- Nabelschnurumschlingung
- Insertio velamentosa
- Plazentogene Ursachen (Plazentainfarkte, retroplazentares Hämatom)

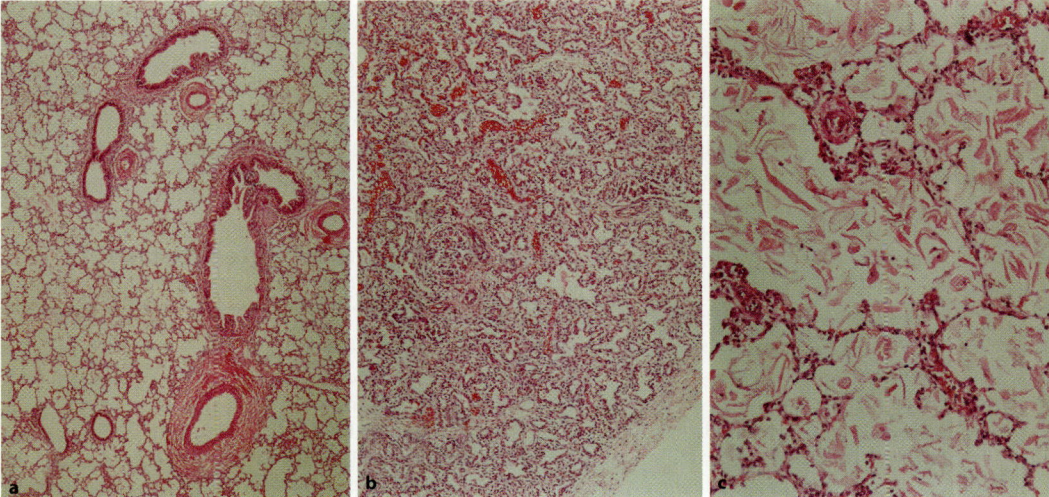

Abb. 6.64a–c. a Belüftete Lunge eines reifen Neugeborenen (Tötung unmittelbar nach der Geburt durch Halskompression). Regulär entfaltetes, entzündungsfreies Lungenparenchym mit frei durchgängigen Lichtungen der eingelagerten Blutgefäße und der von regulärem Bronchialepithel ausgekleideten Äste des Bronchialbaumes (HE-Lupenvergrößerung). **b** Fetale Lunge, 24. Schwangerschaftswoche, positive Lungenschwimmprobe. Weiblicher Fötus. Positive Lungenschwimmprobe, negative Magen-Darm-Schwimmprobe. Keine Fäulniszeichen. Angeblich nach Spontanabort von der Mutter in Plastiktüte im Kühlschrank aufbewahrt. 5 Tage später Sektion. Unter einer entzündungsfreien Pleura visceralis fetale Lungenatelektasen und eine akute Stauungshyperämie sowie englumige Äste des Bronchialbaumes, die ein gefaltetes Bronchialepithel aufweisen. (HE × 125). **c** Fruchtwasseraspiration (HE ×225). (Aus Madea u. Brinkmann 2003)

Gewaltsame Todesursachen sind:
- Halskompression
- Verschließen der Atemöffnungen
- Ersticken
- Unterkühlung
- Stumpfe Gewalt
- Stich-/Schnittverletzungen
- Nichtversorgen

❗ **Zu jeder Neugeborenensektion gehört obligat die Untersuchung der Plazenta. Unter den natürlichen Todesursachen steht die intrauterine Asphyxie an erster Stelle. Da sie zu vorzeitigen Atembewegungen führen kann, sind Befunde der Fruchtwasseraspiration (Fetttropfen, Vernixzellen, Lanugohaare, Mekoniumkörperchen) histologisch in der Lunge nachweisbar.**

Neben einer aktiven Tötung des Kindes, v. a. durch gewaltsames Ersticken oder stumpfe Gewalteinwirkung (an die Wand oder auf den Boden schlagen) kann ein Neugeborenes durch Nichtversorgen rasch ums Leben kommen, insbesondere durch Unterkühlung. Bei Einrede der Sturzgeburt ist besonders auf die Nabelschnur zu achten (durchrissen oder scharfrandig durchtrennt und an welcher Stelle im Verlauf der Nabelschnur). Verblutungen aus der Nabelschnur kommen praktisch nicht vor, ebenso wenig für das Neugeborene tödliche Sturzgeburten.

> **In Kürze**
>
> Bei vermuteter Kindestötung an Neugeborenen sind folgende Befunde zu erheben:
> - Untersuchung an der Kindsmutter
>   - Diagnose des Wochenbettes (Rückbildung des Uterus, Lochialsekret)
>   - Zeiteingrenzung, wann die Geburt stattgefunden hat
> - Untersuchung des Neugeborenen
>   - Reife (Reifezeichen)
>   - Neugeborensein (z. B. Käseschmiere, Geburtsgeschwulst)
>   - Gelebthaben (Lungen- und Magen-Darm-Schwimmprobe!)

6.14 Illegaler Schwangerschaftsabbruch

Mit der weitgehenden Legalisierung des Schwangerschaftsabbruchs (► Kap. 2) werden Todesfälle bei illegalem Schwangerschaftsabbruch heute in Deutschland kaum noch beobachtet. Trotzdem ist bei Todesfällen von Frauen im gebärfähigen Alter grundsätzlich an eine Abtreibung zu denken; die Obduktion muss dann mit der Prüfung auf Luftembolie beginnen.

Die beim illegalen Schwangerschaftsabbruch verwandten Mittel kann man in mechanische und innere Mittel differenzieren.

- **Mechanische Mittel**
    - Einführung von Gegenständen in die Gebärmutter (medizinische Instrumente, Sonden, Drähte, Stricknadeln etc.), die die Fruchtblase verletzen oder die Frucht unmittelbar schädigen sollen
    - Einspritzen von Flüssigkeiten in die Gebärmutter (Seifenlösungen, Alkohole, Kupfersulfat, Desinfektionsmittel u. ä.)
    - Maßnahmen an der Cervix uteri zur Weitung des Gebärmutterhalses
    - Mechanische und thermische Alterationen wie Massagen aller Art, Traumatisierungen wie Springen aus geringer Höhe, heiße Sitz- oder Vollbäder
- **Innere Mittel**
    - Das allgemeine Wirkprinzip einer Vielzahl angewandter Mittel besteht in einer Steigerung der Durchblutung der Gebärmutter, Anregung der Wehentätigkeit oder toxischer Schädigung der Frucht.

Die häufigsten Todesursachen nach nicht-ärztlich durchgeführtem Abort sind: Sepsis/Septikopyämie, venöse Luftembolie, Perforationsperitonitis, Seifenintoxikation, Gasbrandinfektion, Fett- und Seifenembolie, Verbluten und Fruchtwasserembolie. Luftembolien sind dabei praktisch immer auf Spülungen zurückzuführen. Die zur Spülung verwandten sog. »Frauenduschen« (Gummiballons) sind nämlich meist nie vollständig mit Flüssigkeit, sondern immer auch mit Luft gefüllt, die in geöffnete Blutgefäße eindringt und zu einer fulminanten Luftembolie führen kann.

> ❗ Beweisend für einen Abort ist die histologische Untersuchung des Abortmaterials, des Kürretagematerials bzw. im Todesfall die Untersuchung der Gebärmutter.

Entsprechende morphologische Befunde sind:
- Nekrotische, eitrig fibrinös entzündete Dezidua mit Blutungen und Thrombosen (Endometritis post partum)
- Regressiv veränderte Plazentazotten und Trophoblastzellverbände (sog. choriale Wanderzellen)
- Arias-Stella-Phänomen (s. oben)

6.15 Unfälle bei auterotischer Betätigung

Auterotische Unfälle sind direkte Folge autoerotischer Handlungen Einzelner zur sexuellen Stimulation oder Selbstbefriedigung ohne Sexualpartner. Die sexuelle Stimulation soll dabei durch zentrale Erregung in Folge Dämpfung kortikaler Kontrollfunktionen (Sauerstoffmangel, Narkotika) oder periphere Reize v. a. der erogenen Zonen (z. B. elektrisch, mechanisch) herbeigeführt werden.

Da sich autosexuelle Handlungen im Verborgenen abspielen, werden die Betroffenen überwiegend in verschlossenen Zimmern aufgefunden, Kenntnisse über sexuelle Neigungen der Betroffenen liegen meist nicht vor. Betroffen sind überwiegend Männer jenseits der Pubertät aller Alters- und Berufsgruppen.

Typische Auffindungssituationen. Meist werden die Betroffenen entkleidet mit entblößten Genitalien oder weiblicher Unterwäsche, Gummi- oder Lederkleidung in einem von innen verschlossenen Raum gefunden, teilweise mit Zeichen der Ejakulation oder Präservativen zum Auffangen des Sperma. In der Umgebung der Betroffenen finden sich pornographische Literatur, Bilder, Videos. Die häufigsten zum Tode führende Traumen sind dabei:

- **Strangulation**: Häufigste Situation, ggf. auch mit Selbstfesselung. Vorfinden in Suspensionssituationen, frustraner Versuch eines »dosierten Erhängens« zur sexuellen Befriedigung, da der Betroffene hypoxiebedingt die Kontrolle verliert.
- **Ersticken**: Durch Überstülpen eines Plastikbeutels über die Atemöffnungen, der teilweise mit einem Klebeband abgedichtet wird. Zusätzlich werden flüchtige Stoffe (Azeton, Alkohole, Benzin, Äther, Chloroform, Halogenkohlenwasserstoffe) inhaliert, so dass als Todesursache auch eine Intoxikation in Betracht kommt (gaschromatographischer Nachweis über in Headspace-Gefäßen gesicherten Organanteilen, insbesondere Lunge).
- **Elektrischer Strom**: Durch Anbringen elektrischer Leiter an Genitale oder Anus tritt ein tödlicher Stromfluss auf.

Autoerotische Verletzungen. Hierzu gehören z. B. die sog. »Koboldverletzungen« durch Einführen des Penis in die Ansaugvorrichtung eines Staubsaugers der Marke Kobold. Bei Rektalmasturbation können in den Anus eingeführte Gegenstände (Flaschen, Glühbirnen, Kerzen etc.) zu Verletzungen der Darmwand führen oder im Rektum verloren gehen. Diese müssen dann chirurgisch entfernt werden.

6.16 Tod in abnormer Körperposition

Unter dem Oberbegriff »Tod in abnormer Körperposition« (»physical restraint«) werden Todesfälle verstanden, bei denen das polizeiliche Ermittlungsergebnis bzw. die Auffindesituation darauf hindeuten, dass durch die Körperhaltung bedingte pathophysiologisch-funktionelle Geschehensabläufe, insbesondere eine Beeinträchtigung der Atem- bzw. Herz-Kreislauf-Funktion, kausale Bedeutung für den Todeseintritt haben. Oftmals ergibt in diesen Fällen die Obduktion keine morphologisch fassbare Todesursache, sondern diese muss aus den funktionellen Beeinträchtigungen durch die Körperposition, den chemisch-toxikologischen Untersuchungen und Zeugenaussagen ermittelt werden.

Zu den charakteristischen Fallkonstellationen gehören:
- **Haltungsbedingte Asphyxie:** Diese Todesursache darf nur in Betracht gezogen werden, wenn der Verstorbene in einer Körperhaltung aufgefunden wird, die in plausibler Weise eine mechanische Beeinträchtigung der Atem- und Kreislauffunktion begründet und eine anderweitige Todesursache ausgeschlossen ist.
- **Mechanische Fixierung erregter und aggressiver Personen** in Polizeigewahrsam oder in psychiatrischen Kliniken. Die Ursachen für die starke Erregung können in psychiatrischen Grunderkrankungen oder einer akuten Alkohol- bzw. Rauschmittelbeeinflussung liegen (▶ Kap. 6.9).
- **Mechanische Fixierung von agitierten oder desorientierten Patienten** in Krankenhäusern oder Pflegeeinrichtungen. Bei unsachgemäßer Fixierung (kein Bettgitter, keine Fixierung der Leibbandage) kann es zu Strangulationstodesfällen kommen. Die Patienten werden dann neben dem Bett hängend oder auf dem Fußboden kniend vorgefunden. Gegebenenfalls wird wegen des Verdachts der fahrlässigen Tötung gegen Ärzte und Pflegepersonal ermittelt.
- **Orthograde Suspension in aufrechter Körperhaltung** (Kletterunfälle im Gebirge mit Suspension des Brustkorbs an einem Seil, Abgleiten und Hängenbleiben in einem Schacht)
- **Kopftieflage** (▶ Kap. 6.9.7)
- **Kreuzigung:** Der Tod (Agoniedauer oft viele Stunden) erfolgt durch Dehydratation, mechanischer Erstickung mit Fixierung der Interkostalmuskulatur und hypovolämischem Schock mit orthostatischem Kollaps.

6.17 Schädigung durch Strahlung

Schädigungen durch Strahlung spielen rechtsmedizinisch nur eine untergeordnete Bedeutung, etwa bei Röntgenverbrennungen oder Strahlenüberdosierung. Im Rahmen von Behandlungsfehlervorwürfen erfolgt hier i. d. R. eine radiologische Begutachtung. Bei Kernwaffenschäden sind zu differenzieren: Druckstoßverletzungen von Verbrennungen als Folge der thermischen Strahlung und Schäden als Folgen der initialen Neutronen- und Gamma-Strahlung. Auch in einiger Entfernung vom Nullpunkt kann es noch zu oberflächlichen aber schweren Hautverbrennungen, sog. Blitzverbrennungen (»flash burn«) kommen. Ionisierende Strahlung führt über die Schädigung des Blutes und der Wechselgewebe zu Erbrechen, Diarrhöen, Fieber und Leukämie. Es kommt zur Ausbildung eines hämatopoetischen Syndroms mit einer Knochenmarksinsuffizienz. Mit Ausbildung einer Agranulozytose kommt es zu einem Zusammenbruch der zellulären Immunabwehr und dementsprechend Todesfällen an Sepsis bzw. Pneumonie. Noch nach Jahren sind als Auswirkung der Gamma-Strahlung erhöhte Mutationsraten mit vermehrten Tumoren und fetalen Missbildungen registriert worden.

6.18 Konkurrenz und Koinzidenz von Todesursachen, Priorität von Verletzungen

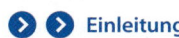 Einleitung

Eine Konkurrenz von Todesursachen kann beim Zusammentreffen mehrerer gewaltsamer Todesarten, etwa bei Suiziden oder Tötungsdelikten, aber auch bei Einwirken eines Traumas auf einen krankheitsbedingt schwer vorgeschädigten Organismus vorliegen (traumatische versus natürliche Todesursache). Derartige Fälle besitzen erhebliche straf-, zivil-, und versicherungsrechtliche Relevanz.

6.18.1 Kombinierte Suizide

Vom **primär kombinierten Suizid** spricht man z. B., wenn zur Absicherung des tödlichen Erfolges der Suizident von vornerein 2 Suizidmethoden wählt, wobei die zweite den Erfolg der ersten absichern soll:
— Schuss in den Kopf, während der Suizident mit einer Schlinge um den Hals auf einer Leiter steht; bei schussbedingtem Tonusverlust der Muskulatur gerät er automatisch in eine Suspensionssituation.
— Einnahme von Sedativa in der flüssigkeitsgefüllten Badewanne, um bei Eintritt von Bewusstlosigkeit mit den Atemöffnungen unter die Wasseroberfläche zu gleiten und den letalen Geschehensablauf durch Ertrinken zu sichern.

Ein **sekundär kombinierter Suizid** ist demgegenüber dadurch charakterisiert, dass erst nach Versagen der ersten Suizidmethode eine andere gewählt wird (z. B. Versuch, sich den Hals durchzuschneiden; nach frustranen Probierschnitten Sprung aus der Höhe). Da hierbei bereits durch die erste Suizidmethode blutende Verletzungen gesetzt wurden, können sich Blutspuren in mehreren Zimmern einer Wohnung finden, Ort des Todeseintritts und Ort des Beginns der suizidalen Gewalthandlungen differieren und zunächst der Verdacht auf ein Tötungsdelikt aufkommen.

6.18.2 Reihenfolge der Verletzungen

> ❗ Gerade bei Unfallverletzungen ist die Mitwirkung vorbestehender (v. a. kardiovaskulärer) Erkrankungen für den Unfalltod von versicherungsrechtlicher Bedeutung. Zur Beurteilung derartiger Fälle ist eine genaue Analyse der zum Tode führenden pathophysiologischen Geschehensabläufe unabdingbar (etwa Orientierung an den sog. Sterbenstypen, ▶ Kap. 5.2).

Treffen mehrere Gewalteinwirkungen den Körper, ist das Ausmaß der konkurrierenden Schädigungen hinsichtlich des Tötungserfolges an den pathophysiologischen Folgen und dem Ausmaß der jeweiligen vitalen Reaktionen zu beurteilen. Dies ist von besonderer Bedeutung, wenn unterschiedliche Ereignisse oder mehrere Täter zum Todeseintritt beigetragen haben.
— Beim gleichzeitigen Vorliegen von Befunden der Halskompression mit massiven Stauungsblutungen und Stichverletzungen mit Beteiligung größerer Gefäße und Ausblutungszeichen, kann davon ausgegangen werden, dass die Halskompression zeitlich vor den Stichverletzungen lag (Priorität von Verletzungen), da bei höhergradigem Blutverlust kaum mehr ein hinreichender transkapillärer Druckgradient zur Verursachung von Stauungsblutungen aufgebaut werden kann.
— Zentraler gelegene Stichverletzungen mit Beteiligung größerer Gefäße können eher peripher gelegenen »das Wasser abgraben«, so dass aus dem Unterblutungsgrad in Geweben mit Vorsicht auf die Reihenfolge von Stichverletzungen geschlossen werden darf.
— Bei mehrfachen Schädelbrüchen mit davon ausgehenden Berstungsfrakturen enden die nachfolgenden Brüche an den früheren Bruchlinien (**Puppe-Regel**).
— Bei langdauernden Misshandlungen kann die Reihenfolge der Gewalteinwirkungen histologisch aus dem Ausprägungsgrad lokaler Vitalreaktionen von Hautwunden erschlossen werden (▶ Kap. 6.4).

6.18.3 Leichenzerstückelung

> **Definition**
> — **Leichenbeseitigung:** Verbergen des Opfers
> — **Leichenverstümmelung:** Unkenntlichmachung des Opfers
> — **Leichenzerstückelung:** Zerlegung des Opfers

Früher unterschied man eine defensive von einer offensiven Leichenzerstückelung.
— **Defensive Leichenzerstückelung:** Postdeliktische, i. d. R. einige Zeit nach Todeseintritt durchgeführte Zerlegung der Leiche, um sie leichter wegzutransportieren und beseitigen zu können. Die Zerstückelung ist oft anatomisch orientiert mit Abtrennung der Extremitäten und des Kopfes sowie weiterer Auftrennung des Rumpfes.
— **Offensive Leichenzerstückelung:** Kein Zerstückelungsplan, sondern unregelmäßige, völlig sinn- und planlose Verstümmelung, wobei häufig eine sadistische oder sexuelle Perversion zugrunde liegt (z. B. Abtrennung der Brüste oder des Genitale). Die Verletzungen tragen häufig vital agonalen Charakter.

Bei defensiver Leichenzerstückelung mit sequenzieller Auffindung der Leichenteile erfolgt die Zuordnung der Teile zu einem Körper i. d. R. über die anatomische Adaptation komplementärer Strukturen, ggf. sind molekularbiologische Untersuchungen zur Individualisierung notwendig.

Unter Berücksichtigung von Motivation und Befundmuster werden Leichenzerstückelungen heute folgendermaßen eingeteilt:
- **Typ I »defensive mutilation«**: Zur Erschwerung der Identifikation des Opfers und leichterem Abtransport (=klassische defensive Leichenzerstückelung).
- **Typ II »aggressive mutilation«**: Durch die Tat wird ein Exzess mit Zerstückelung und Verstümmelung ausgelöst.
- **Typ III »offensive mutilation«**:
  - Typ IIIa: Tötungsmotivation ergibt sich aus der Absicht zur Ausführung sexueller Handlungen am toten Körper oder an Teilen nach Zerstückelung.
  - Typ IIIb: Aus sexual-sadistischer Trieblage werden sexuelle Handlungen mit Verletzungen bis zur Tötung und darüber hinaus am Opfer ausgeführt.
- **Typ IV »necromanic mutilation«**: Ausgeführt an toten Körpern zur Gewinnung abgetrennter Körperteile als Fetisch, Symbol, Trophäe.

Kannibalismus kommt im Rahmen von Leichenzerstückelungen vor, i. d. R. im Rahmen von Typ III.

Auch bei der geordneten, defensiven Leichenzerstückelung erfolgt die Durchtrennung bzw. Abtrennung von Extremitäten bei anatomisch nicht vorgebildeten Tätern häufig in Gelenken, da dies körperlich wesentlich weniger anstrengend ist, als etwa das Durchsägen von Röhrenknochen. Verwendete Werkzeuge sind Messer, Beile, Sägen. Auf entsprechende Werkzeugspuren in Knochen und Knorpel (Sägespuren) ist zu achten, da der Rillenverlauf Hinweise auf den Werkzeugtyp geben kann. Mehrfaches Ansetzen des Messers wird durch Hautzipfelbildung in der Schnittführung belegt.

Methoden der Verbergung von Leichen- und Leichenteilen sind: Verstecken, Vergraben, Versenken in Gewässern, teilweise nach Verpacken in Plastiktüten, Verbrennen, Einmauern bzw. Einbetonieren, Verfütterung an Tiere.

Bei in **Plastiktüten eingehüllten Leichenteilen** kann es aufgrund des Sauerstoffmangels zu einer Faulleichenkonservierung kommen, so dass noch Jahre nach Todeseintritt wertvolle Befunde erhoben werden können.

Das **Verbrennen** von Leichenteilen im Herd führt kaum zu einer rückstandslosen Beseitigung, da in normalen Kohleherden der zur Verfügung stehende Raum und die erreichten Temperaturen unzureichend sind. In Krematorien mit Temperaturen von ca. 800–1000°C werden bis zur vollständigen Veraschung einer Leiche bis auf kalzinierte Knochenreste Kremationszeiten von 1–2 h benötigt.

Maßnahmen zur **Verhinderung der Identifikation** sind: Abtrennen des Kopfes, der Hände, Abtrennen der Fingerendglieder, Häuten des Gesichtes. Hiermit soll eine visuelle bzw. daktyloskopische Identifizierung vermieden werden.

> **In Kürze**
> - Primär kombinierter Suizid: Der Suizident wählt 2 Suizidmethoden, die zweite soll den Tod sicherstellen.
> - Sekundär kombinierter Suizid: Der Suizident wählt erst nach Versagen der ersten Suizidmethode eine zweite.
> - Bei der Leichenzerstückelung wird unterschieden zwischen »defensive mutilation« (Erschwerung der Identifizierung und leichtere Beseitigung der Leiche), »aggressive mutilation« (Verstümmelung), »offensive mutilation« (sexuelle Befriedigung am toten Körper) sowie »necromanic mutilation« (abgetrennte Körperteile z. B. als Fetisch).

7 Toxikologie

7.1 Toxikokinetik – 182

7.2 Vergiftungsverdacht – 183
7.2.1 Vergiftungssymptome und klinische Toxikologie – 183
7.2.2 Leichentoxikologie – 186

7.3 Chemisch-toxikologische Analyse – 188
7.3.1 Untersuchungsmaterial – 188
7.3.2 Analysenmethoden – 191

7.4 Spezielle Toxikologie – 192
7.4.1 Alkohol – 192
7.4.2 Illegale Drogen – 200
7.4.3 Forensisch relevante Arzneimittel – 207
7.4.4 Doping – 210
7.4.5 Schädlingsbekämpfungsmittel – 211
7.4.6 Gase, Dämpfe, organische Lösungsmittel – 212
7.4.7 Anorganische Substanzen – 215
7.4.8 Haushaltschemikalien und natürliche Gifte – 216
7.4.9 Vergiftete Lebensmittel und Umwelttoxikologie – 217

> > **Einleitung**

Unter »forensischer Toxikologie« versteht man die Vergiftungslehre in ihrer Beziehung zur Rechtsordnung, d. h. in strittigen Rechtsfragen im Straf-, Zivil-, Verwaltungs- oder Versicherungsrecht bei Lebenden oder Verstorbenen. Im Fokus des Interesses steht neben dem Nachweis von Fremdsubstanzen die Beurteilung der Auswirkungen auf das Individuum im jeweiligen Einzelfall unter Berücksichtigung der pharmakokinetischen sowie pharmakodynamischen Substanzeigenschaften und rechtlicher Hintergründe.

> **Definition**
> - **Gifte:** Stoffe, die unter bestimmten Bedingungen durch chemische oder chemisch-physikalische Wirkung die Gesundheit zu beeinträchtigen vermögen.
> - **Vergiftungen** (Intoxikationen): durch Gifte unmittelbar verursachte Schädigungen bzw. Krankheiten des Organismus.

Neben klassischen Substanzen wie Arsen, Zyankali, Salzsäure oder Rauschmittel, zählen auch physiologisch wirkende Ansteckungsstoffe, sog. Krankheitsgifte, zu den Giften, z. B. bei Pocken oder Syphilis. Heißes Wasser, zerstoßenes Glas, mit Radioaktivität kontaminierte Stoffe u. ä. werden, soweit sie nicht schon zu den Giften zählen, als sog. **andere gesundheitsschädigende Stoffe** bezeichnet.

Ob ein Stoff geeignet ist, zu einer Gesundheitsschädigung zu führen, ist nicht nach der abstrakten Möglichkeit, sondern nach den Umständen des Einzelfalles zu beurteilen. Selbst an sich unschädliche Stoffe wie Zucker bei Diabetikern, Salz oder Arzneimittel in falscher Dosierung können Gifte sein. Im Einzelfall von Bedeutung sind u. a. die Dosis oder Konzentration sowie Resorptions- und Eliminationseigenschaften, Stoffeigenschaften (Löslichkeit), Beibringungsart, Interaktionen mit weiteren Stoffen, Umweltbedingungen, zeitliche Faktoren der Wechselwirkungen und individuelle Verhältnisse des Vergifteten, wie Geschlecht, Alter, Konstitution, genetische Besonderheiten oder Vorerkrankungen.

Neben der »Leichentoxikologie« steht insbesondere der Nachweis von berauschenden Mitteln im Zusammenhang mit Straftaten im Mittelpunkt der forensischen Toxikologie wie bei der Teilnahme am Straßenverkehr in fahrunsicherem Zustand (▶ Kap. 8) und Ausführung von anderen Straftaten im Zustand einer möglicherweise intoxikationsbedingt eingeschränkten Schuldfähigkeit (▶ Kap. 4) sowie einer Beibringung von Giften ggf. mit Anschlussstraftat.

Rechtliche Fragestellungen mit dem Erfordernis einer chemisch-toxikologischen Analytik ergeben sich somit im Rahmen von Körperverletzungs- und Tötungsdelikten mit Giften (§§ 224, 314, 330 StGB) sowie bei einer Überprüfung der Fahreignung, einer Überprüfung von Zivildienstleistenden (z. B. bei Antritt einer Stelle in Einrichtungen der Suchthilfe) oder einer Überprüfung auf Drogenabstinenz bei Einstellungen oder am Arbeitsplatz (»Workplace-Drug-Testing«).

Aufgrund der vorhandenen instrumentellen Ausstattung und der Fachkenntnis werden in forensischen Laboratorien gerade der rechtsmedizinischen Universitätsinstitute häufig auch die chemisch-toxikologische Analytik und die fachspezifische Beratung für die **klinische Toxikologie** und Notfallanalytik durchgeführt. Eine genaue Kenntnis von Vergiftungssymptomen ist für den forensischen Toxikologen unabdingbar für die Beurteilung komplexer forensischer Sachverhalte.

Forensisch relevante Substanzen, wie Drogen und die Mehrzahl der Arzneimittel sind sog. **Konzentrationsgifte**, bei denen die Wirkung mit zunehmender Konzentration anfangs rasch, später langsamer zunimmt und schließlich gegen ein Maximum strebt. Eine weitere Dosissteigerung hat keinen therapeutischen Effekt. Zu beachten ist, dass ein Arzneimittelwirkstoff selten nur über eine Wirkung verfügt, sondern meist unerwünschte **Arzneimittelnebenwirkungen** den therapeutischen Einsatz begrenzen bzw. bei einer Hochdosierung z. T. erhebliche psychophysische Leistungseinbußen zu erwarten sind, was sich z. B. negativ bei der aktiven Teilnahme am Straßenverkehr auswirken kann.

Weiterhin können aus wirksamen Muttersubstanzen durch enzymatische Umsetzung wirksame oder unwirksame Metaboliten entstehen bzw. unwirksame Verbindungen oder Nahrungsbestandteile auch durch metabolische Aktivierung zu einem Schadstoff umgewandelt werden (»**Giftung**«).

7.1 Toxikokinetik

Der zeitliche Verlauf der Konzentration eines Stoffes im Organismus wird durch das Zusammenspiel von Resorption, Verteilung und Elimination bestimmt. Wichtige Parameter zur Beschreibung dieser Vorgänge sind die **Bioverfügbarkeit**, das **Verteilungsvolumen**, die **Clearance** und die **Halbwertzeit**. Unter letzterer ist die Zeit zu verstehen, in der die Plasmakonzentration auf die Hälfte des ursprünglichen Wertes abfällt. Wird ein Stoff i.v. oder p.o. verabreicht, ergeben sich unterschiedliche Konzentrationsverläufe im Plasma.

Bei einer wiederholten Aufnahme hängt es von der Dosis, dem Dosierungsintervall und der Eliminationshalbwertszeit ab, welche Substanzkonzentration im Organismus erreicht wird. Liegt die Eliminationshalbwertszeit in der gleichen Größenordnung wie das Dosierungsintervall oder ist sie sogar größer, kommt es zu einem Anstieg der Plasmakonzentration. Der Anstieg ist nicht linear, sondern strebt einem Plateau zu, einem als **Pseudo-Steady-State** bezeichneten Zustand.

Im Einzelfall können z. B. Resorptionsstörungen oder Nieren- und Lebererkrankungen Einfluss auf die Pharmakokinetik nehmen. Im Alter kann die Resorptionsgeschwindigkeit aufgrund einer verringerten Magenmotilität herabgesetzt sein. Kommt es im Alter neben einer physiologischerweise abnehmenden Nierenfunktion (Verlängerung der Plasmahalbwertszeit renal eliminierter Substanzen) zusätzlich zu pathologischen Veränderungen (z. B. chronische Glomerulonephritis), steigt das Risiko einer Wirkstoffkumulation.

7.2 Vergiftungsverdacht

  Einleitung

Intoxikationen sind prinzipiell bei jedem atypischen Krankheitsbild zuvor gesunder Personen in Betracht zu ziehen. Für eine Intoxikation charakteristische Leichenschaubefunde, also äußerlich wahrnehmbare typische Veränderungen, sind selten. Auch bei stationären Todesfällen ist zu fragen, ob das Grundleiden den Tod zu diesem Zeitpunkt unter den gegebenen Umständen hinreichend erklärt. Wichtig für die Verdachtsdiagnose einer Vergiftung ist neben dem Leichenschaubefund die Berücksichtigung anamnestischer Daten sowie der Umstände des Todeseintrittes.

> **Vergiftungsursachen**
> - Vorsätzliche Giftbeibringung: Giftmord; vorsätzliche Gesundheitsschädigung durch Giftbeibringung; Hinrichtung durch Gift
> - Absichtliche Selbstvergiftung: Suizid; Selbstbeschädigung; Suchtmittelmissbrauch
> - Unabsichtliche Vergiftungen durch fremde oder eigene Hand (fahrlässig oder zufällig): gewerbliche Vergiftungen durch Schädigung mittels verarbeiteter Stoffe im Berufsleben; Unfall (Haushalt); Arzneimittelvergiftung (Verwechselung, falsche Verschreibung, unsachgemäße Einnahme, Einnahme durch spielende Kinder)

7.2.1 Vergiftungssymptome und klinische Toxikologie

Vergiftungen stellen ein nicht seltenes Krankheitsbild dar und werden häufig verkannt. Im Gegensatz zu den medizinischen Einrichtungen für andere Erkrankungen (incl. Personal) ist die Ausstattung von Krankenhäusern für Intoxikationsfälle nicht annähernd vergleichbar, obwohl Intoxikationen vielerorts nach den kardiovaskulären Erkrankungen zu den häufigsten Notfällen medizinischer Aufnahmestationen gehören. Hauptursachen von stationären Aufenthalten nach Intoxikationen sind Suizidversuche gefolgt von (fraglichen) akzidentellen Intoxikationen bei Kindern, akzidentellen Intoxikationen mit Drogen sowie versehentlichen, zumeist kumulativen Arzneimittelüberdosierungen.

Das klinische Bild ist bei vielen Vergiftungen nicht einheitlich, so dass i. d. R. verschiedene Symptome pathophysiologisch zusammengefasst werden zu **Vergiftungssyndromen** (Tab. 7.1).

Die intensivmedizinische Versorgung verläuft häufig zunächst »blind«, um die Vitalparameter zu verbessern. Erst danach erfolgt die weitere Diagnostik mit bildgebenden Verfahren und Laborparametern. Zunächst wird versucht, durch Vigilanzprüfung (z. B. gemäß Glasgow-Koma-Skala) und anhand weiterer Symptome ein Bild zu möglichen Ursachen und v. a. zur Schwere einer möglichen Intoxikation zu erlangen (Tab. 7.2). Für Outcome und Qualität der medizinischen Therapie müssen chemisch-toxikologische Analysen zur Aufdeckung einer möglichen Intoxikation durchgeführt werden.

 Cave

Ohne Kenntnis der Ursache sind viele Therapiearten (z. B. Provokation von Erbrechen, die Hämodialyse/Hämofiltration oder die Verabreichung von Antidoten) zu risikoreich, andererseits lassen sich z. B. bei längeren Beatmungszeiten sekundäre Komplikationen nicht sicher genug vermeiden.

Die umfassende Diagnose einer Vergiftung schließt ein:
- Gezielte Anamneseerhebung (psychiatrische Vorgeschichte, Suizidalität/Depression, Medikation (auch der Angehörigen), berufliches Umfeld mit Zugang zu Giften)
- Inspektion des Fundortes (Abschiedsbrief, Sicherstellung von Arzneimittel- und Giftresten mit umfangreicher Kontrolle von Abfallbehältern, Küche, WC)
- Umfassende körperliche Untersuchung auf typische Vergiftungssymptome (s. unten)

Tab. 7.1. Befunde und Ursache wichtiger Vergiftungssyndrome

Syndrom	Symptomatik	Ursache
Zentrales anticholinerges Syndrom	Koma oder Delir, Mydriasis, Tachyarrhythmie mit Blockbildern (QT-Verlängerung), zerebrale Krampfanfälle, trockene Haut, Harnverhalt und verminderte Darmmotilität, Hypothermie, Durst und Schluckbeschwerden, Halluzinationen, Atembeschwerden	Intoxikationen mit anticholinerg wirkenden Arzneimitteln, Antihistaminika in Überdosierung, Antiparkinson-Mittel, gelegentlich Neuroleptika, Spasmolytika, Mydriatika und Solanaceen-Alkaloide (z. B. Atropin)
Cholinerges Syndrom	Sopor bis Koma und zerebrale Krampfanfälle, Schwäche, Hypersalivation und Tränenfluss, Miosis, Stuhl- und Harnabgang, Bradykardie, Tachykardie, Hypertonie, fibrilläre Zuckungen, Paralyse	Organophosphate oder Carbamate, Physostigmin und depolarisierende Muskelrelaxanzien
Adrenerges Syndrom	Zentrale Stimulation, Krämpfe, Hypertonie, Tachyarrhythmie oder Bradykardie, Hyperreflexie, Krämpfe, Verwirrtheit und z. T. Paranoia	Intoxikationen mit Amphetamin bzw. Ecstasy-Derivaten, Kokain und gelegentlich auch Ephedrin, Koffein, Theophyllin, sowie α-mimetikahaltige Präparate
Narkotisches Syndrom	Zentrale Dämpfung, Koma, Atemdepression, Miosis, Lungenödem, Bradykardie, Hypotonie, Harnverhalt, Hyporeflexie	Vergiftung mit Opioiden
Entzugssyndrom	Diarrhö, Mydriasis, Gänsehaut, Tachykardie, Tränenfluss, Gähnen, Krämpfe und Halluzinationen	Beispielsweise Alkohol- und Opiatabhängigkeit

- Weitergehende apparative Untersuchungen und die Interpretation pathologischer Laborparameter (Röntgen, EKG, EEG, CCT etc.)
- Qualitative und quantitative chemisch-toxikologische Analyse

Ein Vertrauen des Arztes auf Angaben von Patienten oder Angehörigen kann zu medizinisch wie forensisch bedenklichen Fehleinschätzungen führen, da solche Angaben oft unvollständig oder gar (bewusst) falsch sind. Eine Intoxikation allein aufgrund der Symptomatik zu diagnostizieren, ist schwierig, da das klinische Bild dem anderer, z. B. neurologischer oder internistischer, Erkrankungen ähnelt. Schwierigkeiten bestehen bei Mischintoxikationen, bei denen das klinische Bild verschleiert ist, oder eine zunächst vorherrschende Symptomatik die zunächst weniger ausgeprägte Wirkung eines anderen Stoffes überdeckt. Besondere Gefahr besteht, wenn Vergiftungen mit Stoffen, die primär keine typische klinische Symptomatik auslösen, nicht oder erst nach Auftreten von Sekundärschäden (z. B. Leberzellnekrose bei Paracetamol oder Nierenversagen bei Ethylenglykol) erkannt werden, und eine Antidottherapie dann nicht mehr wirksam ist.

Das Ergebnis einer klinisch-toxikologischen Analyse muss zwischen Toxikologen und behandelndem Arzt unter Berücksichtigung sämtlicher Befunde und

Tab. 7.2. Beispiele für mögliche toxikologische Ursachen verschiedener Symptome

Hypoxie	Azidose	Hypoglykämie

- Hämoglobinveränderungen
  – CO
  – MethHb-Bildner
- Sauerstoffmangel in der Atemluft durch Verdrängung durch
  – Schnüffelstoffe
  – CO_2
  – Grubengas
	- Methanol
	- Ethylenglykol
	- Biguanide
	- Salizylate
	- Cyanide
		- Insulin
		- Orale Antidiabetika
		- Salizylate
		- Alkohol (bei Kindern)

Tab. 7.2 (Fortsetzung)

ZNS-Dämpfung	Postiktale ZNS-Dämpfung	Zerebrale Krampfanfälle
- Narkotika - Hypnotika/Sedativa - Antihistaminika - Antiepileptika - Antidepressiva - Opioide - Anticholinergika - Tranquillanzien	- Kokain - Amphetamine/Ecstasy - Halluzinogene - Antidepressiva - Phenothiazine - Organochlor-Insektizide - Blei - Alkohol-, Benzodiazepinentzug	- Amphetamine/Ecstasy - Kokain - Organochlor-Insektizide - Antidepressiva - Phenothiazine - Opioide (Tramadol, Pethidin, Tilidin) - Blei - Halluzinogene (se tener) - Alkoholentzug (oder Sedativa)

Hypertonie	Hypotonie	Bradykardie, AV-Block
- Amphetamine/Ecstasy - Kokain - Anticholinergika - Sympathomimetika - Halluzinogene - Blei - MAO-Hemmer - Phencyclidin	- Antihypertonika - Barbiturate - β-Blocker - Kalziumkanalblocker - (trizyklische) Antidepressiva - Diuretika - Ethanol - Opiate - Phenothiazine - Theophyllin - Eisen	- β-Blocker - Kalziumkanalblocker - Zentrale α_2-Agonisten - Digitalisglykoside - Opiate - Organophosphate - Phenylpropanolamine

Tachykardie/Tachyarrhythmien	Hyperventilation	Hypoventilation
- Amphetamine/Ecstasy - Kokain - Antidepressiva - Anticholinergika - β-Mimetika - Phenothiazine - Theophyllin u. a. Xanthinderivate - Eisen	- Amphetamine/Ecstasy - Kokain - Anticholinergika - Koffein - Andere indirekte Sympathomimetika - Cyanid - Ethylenglykol - Ethanol - Isoniazid - Methanol - MethHb-Bildner - Paraldehyd - Progesteron - Salicylate - Biguanide - Theophyllin - Pentochlorphenol	- Barbiturate und andere Sedativa - Opioide - Clonidin - Colchizin - Ethanol - Isopropanol - Neuromuskuläre Blocker - Organophosphate - Strychnin - Trizyklische Antidepressiva - Schierling (Coniin) - Botulinustoxin - Schlangengifte - Nikotin - Tetrodotoxin

Miosis (MNOP-Gifte)	Mydriasis (ABC-Gifte)	
- Heroin/Morphin - Pentazocin - Oxycodon - Dextropropoxyphen - Kodein/DihydroKodein - Tilidin - Fentanyle - Clonidin - Organophosphate - Carbamate	(tiefes Koma, Herz-Kreislauf-Depression, zerebrale Hypoxie) - Cannabinoide - Amphetamine/Ecstasy - Kokain - Atropin - Trizyklische Antidepressiva - Diphenhydramin - Anticholinergika - LSD - Scopolamin	

der Umstände des Einzelfalles diskutiert und beurteilt werden, wobei folgende Fragen zu berücksichtigen sind:
- Kommen bei der Symptomatik differenzialdiagnostisch Erkrankungen in Betracht?
- Liegt (zusätzlich) eine internistische oder neurologische Erkrankung vor?
- Kann die Toxikokinetik beeinflusst sein (Schock, Leber-/Niereninsuffizienz, Komedikation)?
- Entspricht das klinische Bild dem Wirkprofil der nachgewiesenen Stoffe?
- Existieren Referenzwerte zur Einordnung der Vergiftungsschwere (therapeutische oder toxische Plasmakonzentration)?
- Korreliert der Schweregrad des klinischen Bildes mit der Giftkonzentration (auch in der Phase der Detoxikation)?
- Sind Spätschäden zu befürchten?
- Sind bei Mischintoxikationen mögliche Interaktionen zu berücksichtigen?

7.2.2 Leichentoxikologie

> **Vergiftungen sind nur in Ausnahmefällen bei der Leichenschau zu erkennen. Der Nachweis erfolgt nur durch eine chemisch-toxikologische Analyse.**

Grundsätzlich sollte eine todesursächliche Intoxikation in Betracht gezogen werden bei:
- Plötzlicher Tod von Kindern oder jungen bzw. bisher gesunden Personen ohne Vorerkrankungen
- Gleichzeitige/r Erkrankung/Tod mehrerer Personen oder eine parallel auftretende Symptomatik bei einem Haustier
- Psychiatrische Vorerkrankung (Suizidalität)
- Drogenabhängigkeit
- Tod von Personen, an deren Ableben ein großes Interesse bestehen könnte (zur Last fallende Angehörige, Erblasser, Mitwisser, Nebenbuhler, Feinde etc.)
- Beteiligung von Personen mit Zugang zu Giften (Chemiker, Ärzte, Apotheker, Biologen, Krankenschwestern, Goldschmiede, Fotografen etc.)

Besondere Beachtung muss die Umgebung eines u. U. Vergifteten erfahren. Eine erkennungsdienstliche Untersuchung des Leichenfundortes ist ggf. erforderlich. Hinweise auf eine Intoxikation kann ein auffälliger Geruch geben (Chlor, Bittermandelgeruch etc.). Wichtig bei Wohnungsfundorten ist die Kontrolle von Rauchabzügen, Feuerstellen, Kaminanschlüssen oder Gasboilern (CO-Intoxikation). Manchmal finden sich leere Tablettenpackungen, Spritzen, Behältnisse für Pestizide, Flaschen (Inhalt muss nicht dem Etikett entsprechen), Trinkgefäße oder Essensreste mit verdächtigem Inhalt oder Aussehen. In einem Abschiedsbrief können wichtige Informationen enthalten sein. Spuren und Hinweise können vernichtet werden, wenn Angehörige – oft in bester Absicht – »aufräumen«.

Obwohl es keine für eine Vergiftung typischen Beweisanzeichen gibt, können sowohl bei der äußeren Leichenschau als auch bei der Leichenöffnung gewisse Befunde zumindest einen entsprechenden Verdacht erwecken (◘ Tab. 7.3).

> **Je unklarer der Verdacht, desto mehr unterschiedliche Asservate sollten bei einer Obduktion für chemisch-toxikologische Untersuchungen sichergestellt werden (◘ Tab. 7.4).**

Bei der Interpretation chemisch-toxikologischer Befunde an Leichenmaterial ist zu beachten, dass zwischen Todeseintritt und Leichenöffnung bzw. Asservierung von Proben ein Zeitintervall vergeht, in dem zuvor kontrolliert im Organismus ablaufende Prozesse durch Einsetzen des Atem- und Kreislaufstillstandes eingestellt bzw. beeinträchtigt sind. Dadurch treten z. T. drastische Konzentrationsänderungen von bestimmten Analyten auf. Unter einer **Redistribution** versteht man die Rückverteilung von lipophilen Substanzen bzw. Substanzen mit großem Verteilungsvolumen aus den Organen in das Blut. Mitverantwortlich sind pH-Wert-Änderungen schon direkt bei Eintritt des Todes, Autolyse mit Verlust der selektiven Membranpermeabilität, Hämokonzentrationen, Hämolyse und Ausbreitung körpereigener Mikroorganismen bzw. mikrobielle Besiedelung. Eine Neubildung thanatochemischer Verbindungen aus physiologischen, endogenen Stoffen (Proteine, Lipide etc.) kann enzymatisch oder mikrobiell bedingt und teilweise charakteristisch für bestimmte Fäulniserscheinungen sein.

Bei Vergiftungsverdacht nach Erdbestattung kann eine **Exhumierung** erfolgen. Dies ist angesichts moderner Extraktions- und Analysentechniken selbst bei unsicherer Nachweisdauer vieler Noxen anzuraten.

7.2 · Vergiftungsverdacht

Tab. 7.3. Für eine mögliche Intoxikation charakteristische Leichenschaubefunde

Befund	In Betracht kommende Gifte
Hautblutungen	Gifte mit diffuser Leberschädigung (z. B. Phosphor, Amanita phalloides)
Geruch	Alkohol oder Lösungsmittel (aromatisch), Insektizide (lauchartig), Zyanid (Bittermandel), Schwefelwasserstoff, Ammoniak etc.
Antragungen am Mund	blau (E 605), verklebtes Pulvermaterial (Tablettenreste)
Holzer-Blasen	Schlafmittel
Miosis*	Sog. MNOP-Gifte: Morphin, Nikotin, Opioide, Phosphorsäureester, Physostigmin, Pilocarpin, Prostigmin, Barbiturate
Mydriasis*	Sog. ABC-Gifte: Ethanol, Amanita muscaria, Amanita pantherina, Atropin, Cannabinoide, Chinin, Kokain, Colchicin, Zyanide, Methanol, Scopolamin
Ätzspuren	Säuren und Laugen, auch Halogene, Phenol, Phenolderivate, Paraquat, Trichlorethylen
Speichelfluss	Phosphorsäureester, Amanita muscaria
Hellrote Nagelbetten	Kohlenmonoxid
Totenflecke	Hellrot (Kohlenmonoxid), graurot (Zyanide), aschgrau (Methanol), braun getönt (Methämoglobinbildner)
Allgemeiner Ikterus	Lebergifte, Phosphorvergiftungen, Pilzvergiftungen
Exsikkose	Arsen, Knollenblätterpilze
Mees-Nagelbänder	Chronische Arsen- oder Thalliumvergiftung
Dunkler Zahnfleischsaum	Chronische Blei- oder Quecksilberintoxikation
»Pfötchenstellung« der Hände	Blausäure, Strychnin, Phosphorsäureester
Haare leichter ausziehbar	Thallium
Injektionsstelle	i.v. (Betäubungsmittel), s.c. (Insulin)
Prallgefüllte Harnblase	Zeichen für mehrstündige agonale Phase bei vielen Intoxikationen
Schaumpilz	Opiate (häufig blutig tingiert)
Hämorrhagisches Lungenödem	Hinweis auf zentrales Atemversagen (z. B. Opiate)
Hirnödem	Bei protrahiertem Todeseintritt Hirndrucksymptomatik

* Aufgrund agonaler (Hypoxie) und postmortaler Veränderungen nur von begrenztem Aussagewert.

Tab. 7.4. Geeignete Asservate für eine chemisch-toxikologische Untersuchung

Asservat	Nutzen
Herzblut	CO-Bestimmung und Screening; quantitativer Wert u. U. durch Redistribution beeinflusst
Femoralblut	Quantitative Bestimmungen spiegeln eher Verhältnisse zum Zeitpunkt des Todeseintrittes wieder
Urin	Screeninguntersuchungen
Mageninhalt	Verdacht auf orale Aufnahme

Tab. 7.4 (Fortsetzung)

Asservat	Nutzen
Leber	Körperbestand, Verteilung, postmortale Effekte
Galleflüssigkeit	Speicher, z. B. für Opiate
Gehirn	Cerebellum und Medulla oblongata separat, ermöglicht Hinweis auf Überlebensintervall
Niere	Körperbestand, Verteilung, Screening wenn kein Urin
Lunge	Unter anderem Nachweis flüchtiger Substanzen (Gase, Lösungsmittel, Brandbeschleuniger)
Kopfhaare	Retrospektive Betrachtung z. B. auf Drogenkonsum; Schwermetalle
Scham- oder Achselhaare	Retrospektive Betrachtung z. B. auf Drogenkonsum; Schwermetalle
Finger- und Zehennägel	Retrospektive Betrachtung z. B. auf Drogenkonsum
Haut und Unterhautgewebe	Verdacht auf perkutane Vergiftung
Fettgewebe	Einwirkung lipophiler Substanzen; Narkosezwischenfälle
Injektionsorte	Zum Beispiel Verdacht auf Insulin-Injektion
Muskulatur	Besonders bei Brandleichen oder Fäulnis
Dick- und Dünndarminhalt	Insbesondere rektale Applikation; Pilzvergiftung (Sporenanalyse); Pflanzenvergiftung (Mikroskopie)
Abstriche	Verdacht auf nasale, rektale oder vaginale Giftaufnahme
Glaskörper-, Kniegelenksflüssigkeit, Liquor	Bei stärkerer Fäulnis, ggf. Maden und Bauchhöhlenflüssigkeit asservieren
Knochen, -mark	Zum Beispiel Verdacht auf chronische Metallvergiftung; bei fortgeschrittener Fäulnis

7.3 Chemisch-toxikologische Analyse

 Einleitung

Eine chemisch-toxikologische Analyse von i. d. R. biologischen Proben muss in Fällen erfolgen, bei denen eine substanzinduzierte Beeinträchtigung (inkl. letaler Verläufe) angenommen wird oder ausgeschlossen werden soll. In Abhängigkeit von der Fragestellung und den Anforderungen an Sensitivität, Spezifität und Nachweisbarkeitsdauer kommen Analysen von Blut, Urin, Haaren, Speichel oder Schweiß sowie bestimmter Organe in Betracht. Neben dem Untersuchungsmaterial ist die Aussagekraft verschiedener Analysenmethoden von großer Bedeutung.

Unterschieden werden erste nur **hinweisgebende Analysenverfahren** und **beweisende Verfahren**. Zu differenzieren ist zwischen sog. **gerichteten Analysen** zum Nachweis/Ausschluss eines konkreten Verdachtes, z. B. Blutalkoholbestimmung bei Kraftfahrern, und **unge**richteten (»generall unknown«) **Analysen** zum Nachweis/Ausschluss eines Vergiftungsverdachtes ohne konkrete Hinweise (systematische toxikologische Analyse, STA).

7.3.1 Untersuchungsmaterial

Neben Proben von Verstorbenen soll explizit auf Untersuchungsmaterial zum Zwecke der Begutachtung Lebender eingegangen werden. Hinweise zur Asservierung finden sich in ◘ Tab. 7.5.

Substanznachweis im Urin

Der Nachweis der Aufnahme **zentral wirksamer Mittel** ist durch Analyse einer Urinprobe möglich. Häufig ist die Muttersubstanz im Urin nachweisbar, z. T. aber auch oder sogar nur hydrophile Metaboliten, die nicht mehr psychotrop wirken müssen (z. B. nach Konsum von Cannabisprodukten). Im Urin ist die Nachweisbarkeitsdauer gegenüber Blut verlängert; der Nachweis ei-

7.3 · Chemisch-toxikologische Analyse

Tab. 7.5. Asservierung von Untersuchungsmaterial bei Lebenden

Material	Zweck	Handhabung
Urin (10–30 ml)	Obligatorisch für Screeninguntersuchungen und zur Identifizierung von Substanzen	Gekühlt zwischenlagern; im Labor tiefgekühlt lagern
Femoralblut (1- bis 2-mal 10 ml)	Obligatorisch zur Quantifizierung der Substanzmenge	Gekühlt zwischenlagern; spätestens im Labor Serum/Plasma trennen und tiefgekühlt lagern
Magensaft (erste Portion)	Zur Identifizierung von Substanzen nach oraler Aufnahme	Gekühlt zwischenlagern; im Labor tiefgekühlt lagern
Kopfhaare (alternativ andere Körperbehaarung)	Zur retrospektiven Betrachtung einer Substanzaufnahme und von Drogenkonsumgewohnheiten	Bleistiftdicker Haarstrang vom Hinterhauptshöcker, der fixiert werden sollte (kein Verschieben der Segmente); Lagerung bei Raumtemperatur (dunkel und trocken)
Gegebenenfalls aufgefundenes Mittel oder Spritze etc.	Rasche Identifizierung der Wirksubstanz	Individuell

nes vorausgegangenen Konsums ist auch dann noch gegeben, wenn nicht mehr von einer akuten Wirkung und somit auch nicht von einer akuten Beeinträchtigung durch das berauschende Mittel ausgegangen werden kann.

> **Cave**
> Die Analyse einer Urinprobe ist nicht geeignet, um Aussagen zum Grad der akuten Beeinträchtigung bei der Frage nach der Verkehrssicherheit eines Verkehrsteilnehmers zu treffen.

Die Nachweisbarkeitsdauer von Substanzen ist dosisabhängig, kann bei regelmäßigem Konsum ansteigen und ist auch von der Entleerungsfrequenz der Harnblase abhängig (Tab. 7.6).

> **Es gilt die Faustregel, dass Substanzen – meist in Form ihrer Metaboliten – nach ca. 8–10 Eliminationshalbwertszeiten so weit ausgeschieden sind, dass die Nachweisgrenzen gängiger Untersuchungsmethoden unterschritten werden.**

In der Praxis ist eine (zusätzliche) Urinanalyse zu empfehlen, wenn zwischen Vorfall und Probennahme bereits ein großes Zeitintervall liegt (Unfallflucht etc.). Dann kann bei Substanzen mit kurzer Plasmahalbwertszeit der Nachweis im Blut schon unmöglich sein, die positive Analyse einer Urinprobe kann aber noch einen Substanzkonsum belegen. Eine Urinprobe ist auch anzuraten, wenn nicht die gängigen berauschenden Mittel (Cannabinoide, Opiate, Kokainmetabolite,

Tab. 7.6. Drogennachweisbarkeit im Urin

Substanz im Urin	Nachweisfenster nach letztem Konsum
Cannabinoide	— Hauptmetabolit: THC-COOH-Glukuronid: — Bei einmaligem (Probier)Konsum: ca. 2–3 Tage — Bei vereinzeltem/gelegentlichem Konsum: 2–4 Tage — Bei mehrmals wöchentlichem Konsum: ca. 5–14 Tage — Bei Dauerkonsum: 2–6 Wochen (in Einzelfällen bis zu 3 Monaten)
Heroin	— Konjugiertes Morphin als Hauptausscheidungsprodukt dosisabhängig ca. 2–4 Tage — Freies Morphin: 1–2 Tage — 6-Monoacetylmorphin: wenige Stunden (je nach Blasenentleerung bis zu 10 h)
Kokain	— Hauptmetabolit Benzoylecgonin dosisabhängig 2–3 Tage — Ecgoninmethylester: ca. 2 Tage — Unverändertes Kokain: dosisabhängig bis 12 h
Amphetamine bzw. Ecstasy	— Abhängig vom Wirkstoff sowie vom pH-Wert des Urins und der Dosis ca. 1–3 Tage

Amphetamine incl. Ecstasy-Derivate, Methadon, Benzodiazepine), sondern der Einfluss von **Arzneimitteln** angenommen wird, insbesondere, wenn das Mittel selbst nicht bekannt ist. Urin ist häufig in größerer Menge zu erlangen und eignet sich eher für sog. »**General-unknown«-Analysen**. So kann eine Urinanalyse Hinweise liefern, um welche Substanz es sich handeln kann, um anschließend eine gezielte Analyse der zusätzlich abgenommenen Blutprobe (Targetanalyse) zu ermöglichen.

Auch für die **Fahreignungsbegutachtung** ist Urin i. d. R. besser geeignet als Blut, da die Nachweisbarkeitsdauer länger und die Analyse z. T. einfacher und kostengünstiger ist. In entsprechenden Fällen sollten mehrere stichprobenartige Kontrollen in einem definierten Zeitraum durchgeführt und v. a. Täuschungsversuche ausgeschlossen werden.

Zur **Probenverfälschung** wird auf externe (z. B. Abgabe von Fremdurin, Zusatz von reaktiven Chemikalien) sowie interne Mittel (Aufnahme übergroßer Mengen von Getränken, Einnahme von Diuretika) zurückgegriffen.

> **Cave**
> Die Urinprobennahme sollte bei Sichtkontakt erfolgen.

Substanznachweis im Blut

Blut ist die Probe der Wahl bei der Frage nach der akuten Beeinträchtigung durch **zentral wirksame Mittel**, denn im Blut sind i. d. R. die psychotropen Substanzen selbst nachweisbar. Die Bestimmung der Substanzkonzentration erlaubt zudem eine Aussage über den Grad einer möglichen Beeinflussung bzw. über aufgenommene Mengen (Dosis) und ermöglicht eine Überprüfung der Angaben zum Aufnahmezeitpunkt. Zudem ist eine Blutprobe nahezu fälschungssicher. Von Nachteil ist die im Vergleich zum Urin deutlich kürzere Nachweisbarkeitsdauer berauschender Mittel, die selbstverständlich dosisabhängig ist (Tab. 7.7).

Substanznachweis in Haaren

Individualisierende Untersuchungen an Haaren werden heute nahezu ausschließlich mit molekularbiologischen Methoden durchgeführt (▶ Kap. 9). Besondere Bedeutung hat in den letzten Jahren die Haaranalytik auf inkorporierte Fremdstoffe, insbesondere auf Drogen gewonnen, bei der folgende Fragestellungen im Vordergrund stehen:
- Feststellung von Ausmaß und Dauer eines missbräuchlichen Konsums von Drogen und Medikamenten bzw. Exposition gegenüber Fremdstoffen
- Nachweis einer Abstinenz, z. B. zur Wiedererlangung der Fahrerlaubnis
- Retrospektives therapeutisches Drug-Monitoring bzw. retrospektive Compliance-Analyse

Aufgenommene Fremdsubstanzen gelangen über die Haarfollikel in die Haarwurzel und werden im Haar eingelagert. Drei Hauptfaktoren beeinflussen die Aufnahme und Retention von Fremdsubstanzen in Haaren: Melaninaffinität, Lipophilie und Basizität. Das Nachweisfenster zur retrospektiven Einschätzung der Konsumdauer ist abhängig von der Haarlänge; bei einer durchschnittlichen Wachstumsrate von 1 cm pro Monat kann u. U. auch das Konsumverhalten über einen längeren Zeitraum durch segmentale Analyse der Haare verfolgt werden.

> Die Haaranalyse auf Medikamente und berauschende Mittel lässt eine Aussage über einen Konsum noch nach mehreren Wochen oder Monaten zu, während eine entsprechende Aufnahme durch Blut- oder Urinuntersuchungen nur über einige Tage nachweisbar ist.

Tab. 7.7. Drogennachweisbarkeit im Blut

Substanzen im Serum	Nachweisfenster nach letztem Konsum
Cannabinoide	– THC nach einmaligem Konsum 4–6 h (in Fällen regelmäßigen oder wiederholten Konsums gelegentlich auch >24 h)
Heroin/Opiate	– Heroin: Minuten – 6-Monoacetylmorphin: Minuten bis zu 2 h – Morphin: 3–10 h, nach hochdosiertem Heroinkonsum >20 h – Kodein: ca. 24 h – Dihydrokodein: ca. 8–10 h
Kokain	– Kokain: ca. 2–8 h (nach Crackkonsum ca. 20 min bis 1 h) – Benzoylecgonin dosisabhängig 24 bis >48 h
Amphetamine bzw. Ecstasy	– Abhängig vom Wirkstoff ca. 12–24 h

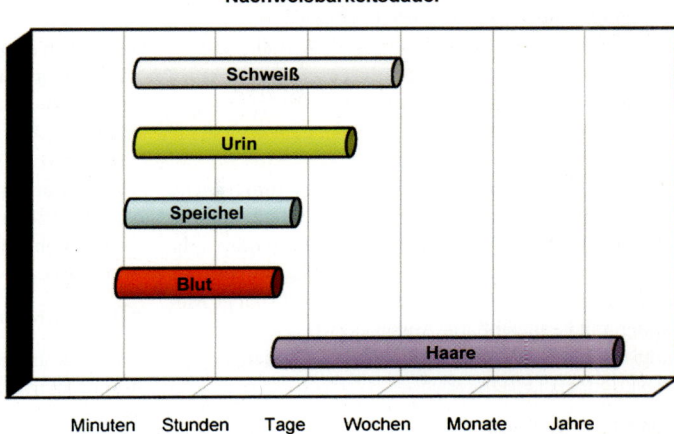

Abb. 7.1. Nachweisbarkeitsdauer (analytisches Fenster) von Fremdsubstanzen in verschiedenen biologischen Matrizes

Substanznachweis in Speichel und Schweiß

Das analytische Zeitfenster zum Nachweis berauschender Mittel in der Speichelflüssigkeit ähnelt am ehesten dem in Blutproben (Abb. 7.1), allerdings können nur lipophile, nicht eiweißgebundene Stoffe in den Speichel diffundieren, während polare, hydrophile Substanzen (d. h. Metaboliten) zurückgehalten werden.

Zentral wirksame Mittel gelangen nach Aufnahme über den Schweiß sowie über Talgdrüsen auf die Hautoberfläche, v. a. wie beim Speichel die lipophilen Muttersubstanzen. Auf dem Markt befindliche Drogenschnelltests (Wischtests), die vor Ort eingesetzt werden, sind nicht in der Lage, zwischen Exkretion bzw. Sekretion und Kontamination der Haut von außen (Drogenstäube, Cannabisrauch) zu unterscheiden. Generell gelingt der Nachweis von Amphetaminen mit gängigen Wischtests relativ gut, sehr problematisch ist der Nachweis von Cannabinoiden, da die verwendeten Antikörper THC nicht genügend sensitiv erfassen, sondern i. d. R. auf Urinmetabolite ausgerichtet sind.

7.3.2 Analysenmethoden

Im Hinblick auf die Bedeutung für die Betroffenen sind bei forensisch-toxikologischen Analysen bei strittigen Rechtsfragen höchste Anforderungen an die Qualitätssicherung zu stellen. Entsprechende Untersuchungen dürfen nur in qualifizierten Laboratorien mit entsprechender Ausstattung und qualifiziertem Personal durchgeführt werden; Analytik und Interpretation bzw. Begutachtung sollen in einer Hand liegen. Die **Gesellschaft für Toxikologische und Forensische Chemie (GTFCh)** hat **Richtlinien zur Qualitätssicherung bei forensisch-toxikologischen Untersuchungen** erstellt, die für entsprechende Analysen als bindend anzusehen sind.

Bei üblichen Analysen ist zunächst die Fremdsubstanz qualitativ zweifelsfrei nachzuweisen, u. U. ist eine quantitative Bestimmung für eine weitere Beurteilung erforderlich. Schnelle und kostengünstige immunchemische Verfahren (**Immunoassays**) dienen dem ersten Hinweis auf eine Substanzklasse, insbesondere aber auch zum Ausschluss. Es kann zu falsch-negativen Befunden kommen (in Abhängigkeit von der Entscheidungsgrenze = **Cut-off-Wert**), wie auch zu falsch-positiven. Letztere resultieren aus Kreuzreaktivitäten mit anderen Substanzen (auch das Antitussivum Kodein führt zu einem positiven Opiatbefund; Fäulnisbasen führen zu positiven Amphetaminbefunden). Da eine Kreuzreaktivität zur Substanzklasse besteht, kann eine Quantifizierung einer bestimmten Substanz (z. B. Diazepam durch Benzodiazepin-Assay) nicht vorgenommen werden; ein positiver Cannabinoidbefund belegt nicht zwingend eine akute Wirkung, da der Test vornehmlich auf inaktive Metaboliten reagiert.

> **Cave**
> Grundsätzlich ist zu beachten, dass Immunoassays lediglich als hinweisgebende Analysen, d. h. als Vorteste zur Erlangung einer Aussage Ja/Nein zu verwenden sind und ein isolierter immunchemischer Befund nicht gerichtsverwertbar ist (reicht auch nicht zum Nachweis einer Ordnungswidrigkeit im Sinne des § 24a StVG!). Gemäß den Richtlinien der GTFCh müssen positive Resultate hinweisgebender Verfahren durch eine zweite unabhängige und spezifische (i. d. R. chromatographische) Methode bestätigt werden
> ▼

den. Insofern ist die Kombination aus chromatographischer Trennung eines Substanzgemisches (z. B. Urin- oder Serumextrakt) mit anschließender spektrometrischer Charakterisierung der Einzelsubstanzen die obligatorische Analysentechnik in der forensischen Toxikologie.

Als generelle chromatographisch-spektrometrische Methodenkombinationen der Wahl sind derzeit anzusehen die Gas- oder Flüssigkeitschromatographie (»liquid chromatography«) jeweils in Kombination mit der Massenspektrometrie (GC/MS bzw. LC/MS) oder Methoden mit vergleichbarer Aussagekraft (z. B. Hochleistungsflüssigkeitschromatographie mit Dioden-Array-Detektion, HPLC/DAD).

In Kürze

- Bei jedem atypischen Krankheitsbild oder Todesfall zuvor gesunder Personen sollte in der klinischen wie forensischen Medizin differenzialdiagnostisch an eine Intoxikation gedacht werden.
- Gerade bei Todesfällen sind Vergiftungen nur im Ausnahmefall bei der Leichenschau zu erkennen, der Nachweis erfolgt durch eine chemisch-toxikologische Analyse.
- Zu unterscheiden ist zwischen hinweisgebenden und letztendlich beweisenden Untersuchungsverfahren zum Nachweis oder Ausschluss eines Vergiftungsverdachtes.
- In Abhängigkeit von der Fragestellung und den Anforderungen an Sensitivität, Spezifität und Nachweisbarkeitsdauer kommen Analysen von Blut, Urin, Haaren oder anderen Untersuchungsmatrizes in Betracht.

7.4 Spezielle Toxikologie

Einleitung

In der forensisch-toxikologischen Analytik sind Untersuchungen auf Alkohol, Drogen und Medikamente von besonderer Bedeutung, doch auch andere anorganische oder organische Noxen sind in Betracht zu ziehen. Neben der Analytik unter Berücksichtigung forensischer Qualitätskriterien sind eingehende Kenntnisse über spezielle Substanzeigenschaften für eine weitere Beurteilung und Begutachtung erforderlich. Die forensisch bedeutsamsten Substanzen bzw. Substanzklassen werden kurz skizziert.

7.4.1 Alkohol

Es hat sich eingebürgert, den eigentlichen Trinkalkohol, also Ethanol, als Alkohol zu bezeichnen, obwohl es sich eigentlich um den Oberbegriff einer Substanzklasse handelt. Der Alkoholgehalt von Getränken wird in Prozent vom Volumen (Vol.%) angegeben. Bei einer Umrechnung in g, z. B. für die Berechnung von Blutalkoholkonzentrationen, muss das spezifische Gewicht von Alkohol (aufgerundet 0,8 g/cm³) berücksichtigt werden:

 Gewichtsprozent = Volumenprozent × 0,8

Der Alkoholgehalt verschiedener alkoholischer Getränke ist in Tab. 7.8 zusammengestellt. Ein Alkoholgehalt von mehr als 0,5 Vol.% ist nach dem Lebensmittelgesetz kennzeichnungspflichtig, d. h. auch in alkoholfreien Getränken dürfen geringe Mengen Alkohol enthalten sein, bei sog. alkoholfreiem Bier und Malzbier bis zu 5 g/l.

 Fallbeispiel

Wieviel Alkohol enthält ein Glas eines 40-Vol.%-igen Schnapses?

40 Vol.% × 0,8 = 32 Gew.%, d. h. in 100 ml des Schnapses sind 32 g Alkohol enthalten. Somit sind in einem Glas (2 cl = 20 ml) Schnaps 6,4 g Alkohol enthalten.

Tab. 7.8. Alkoholgehalt von Getränken (Beispiele)

	Vol.%	g/l
Fruchtsäfte	0,1–0,4	0,8–3,2
Alkoholfreies Bier	<0,625	<5
Biere	4,5–7,5	36–60
Bockbiere	6–8	48–64
Schaumweine	6–12	48–96
Weißweine	8–13,5	64–108
Rotweine	10–14,5	80–116
Likörweine	14–20	112–160
Liköre	20–40	160–320
Edelbrände	40–60	320–480
Strohrum	79–92	630–735
Klosterfrau-Melissengeist	78	624

Pharmakokinetik

Resorption. Nach dem Konsum von Alkohol ist zu unterscheiden zwischen der Resorptions-, Diffusions- (Verteilungs-) und Eliminationsphase. Die Resorption beginnt unmittelbar beim Trinken in der Mundschleimhaut, wo maximal 2% des konsumierten Alkohols aufgenommen werden, maximal 10–20% können über die Magenschleimhaut in das Blut gelangen. Die Hauptresorption erfolgt im Duodenum und oberen Jejunum. Depot- und Pylorusfunktion beeinflussen die Magenentleerung und damit die Absorptionskinetik im Darm, wobei eine rasche Absorption mit einer starken Anflutung und einer entsprechenden Anflutungssymptomatik einhergeht (Tab. 7.9).

Die Resorptionszeit kann zwischen wenigen Minuten (z. B. hochprozentiges Getränk auf leeren Magen) und mehr als 2 h (z. B. forcierte Alkoholaufnahme auf vollem Magen) betragen. Im Straßenverkehrsrecht ist bei protrahierter Alkoholaufnahme und fehlenden Angaben zum Trinkverhalten zugunsten eines Betroffenen ein Trinkende unmittelbar vor dem Vorfall und eine **Resorptionsdauer von 120 min** zu unterstellen. Auch bei bekanntem Trinkende sind regelmäßig 120 min obligatorisch zu berücksichtigen, d. h. dieser Zeitraum wird bei der Rückrechnung vom Blutentnahmezeitpunkt auf den Tatzeitpunkt ausgespart. Bei Beurteilung durch einen Sachverständigen können in Abhängigkeit von Parametern wie Magenerkrankung, Nahrungsaufnahme, Getränkeart und -mengen sowie Trinkzeiten u. U. im Einzelfall kürzere Resorptionszeiten angenommen werden. Sind in der letzten Stunde vor dem Vorfall weniger als 0,5 g Alkohol pro kg Körpergewicht aufgenommen worden, kann die Resorptionszeit auf 90 min beschränkt werden, bei einer Alkoholaufnahme unter 0,3 g/kg KG u. U. sogar auf 60 min.

In Abhängigkeit von der Art des aufgenommenen Alkohols erscheint nicht die gesamte Dosis im Blut. Insbesondere der präsystemische Ethanolmetabolismus, d. h. der **hepatische First-pass-Effekt** und ggf. ein **gastrischer First-Pass-Effekt** (Alkoholabbau im Magen über ein ADH-Isoenzym in der Magenschleimhaut, allerdings bei Belastung >0,5 g/kg KG nicht mehr relevant) tragen maßgeblich zum sog. **Resorptionsdefizit** bei.

> Das durchschnittliche Resorptionsdefizit beträgt bei Aufnahme von
> — hochprozentigen Getränken (40-Vol.%-iger Schnaps) ca. 10%,
> — Getränken mittlerer Alkoholkonzentration (10–20 Vol%, wie Wein, Sekt etc.) ca. 20%,
> — Getränken geringerer Alkoholkonzentration (5-Vol.%-iges Bier) ca. 30%.

Bei forensischen Fragestellungen ist demnach ein Resorptionsdefizit von mindestens 10% und maximal 30% zu berücksichtigen.

Bei einem sog. »**Sturztrunk**«, insbesondere auf leeren Magen, wird der Körper in kurzer Zeit mit einer großen Alkoholmenge »überflutet«, die sehr schnell über Magen und Darm in den Blutkreislauf übertritt. Bei limitiertem First-Pass-Effekt gelangt der Alkohol mit dem Blut in den (kleinen) Lungenkreislauf und unmittelbar nachdem das Blut in der Lunge mit Sauerstoff angereichert wurde, kommt es in den großen Körperkreislauf. Dabei wird mit rund 25% der Blutmenge mit dem darin enthaltenen Alkohol zunächst der Kopfbereich perfundiert, d. h. das Gehirn wird mit höheren relativen Alkoholmengen belastet als der übrige Körper. Die daraus resultierende sog. **Anflutungssymptomatik** ist daher nach einem Sturztrunk stärker als nach mäßigem oder über längere Zeit verteiltem Alkoholkonsum und eine mögliche Erklärung für Diskrepanzen zwischen deutlicher Alkoholwirkung und relativ niedriger BAK.

> Anflutungen über 1‰/h führen i. d. R. zu schweren motorischen Ausfällen (Gang, Sprache etc.).

Alkohol ist wasser-, aber nicht fettlöslich, weshalb er sich über das Blut nur im wässrigen Körpergewebe (im »Körperwasser«) verteilt, das im Mittel bei Männern zwischen 60 und 70% (50–60% bei starker Fettleibigkeit und 70–80% bei jungen, schlanken Personen) der Körpermasse (des »Gewichts«) ausmacht. Bei Frauen liegt der Anteil aufgrund des physiologisch höheren Fettan-

Tab. 7.9. Beeinflussung der Alkoholabsorption

Rasche Absorption von Alkohol	Verzögerte Absorption von Alkohol
— Konzentrierter Alkohol	— Magenfüllung
— Warme und heiße Getränke	— Fetthaltige Speisen
— CO_2-haltige Getränke	— Schleimhautreizung durch Gewürze
— Leerer Magen	— Magenschleimhautentzündung
— Operative Verkleinerung/Entfernung des Magens	— Erhöhter Vagotonus (Übelkeit, Angst, Furcht)
— Erhöhter Sympathikotonus (Stress, Trauma, Medikamente)	

teils am Körpergewicht um 10% niedriger. Weil verschiedene Gewebsarten einen unterschiedlichen Wassergehalt im Vergleich zum Blut aufweisen (z. B. Muskelgewebe bis zu 80%, Gehirn 70%, Urin 130%, Knochen bis zu 35%), kommt es auch zu einer unterschiedlichen Anreicherung mit Alkohol.

Der sog. **Widmark-Faktor (Reduktionsfaktor; »r«)** bei Verwendung der Widmark-Formel entspricht etwa dem Wassergehalt (r = 0,7 bei Männern; r = 0,6 bei Frauen). Das Körpergewicht multipliziert mit »r« bezeichnet man als **»reduziertes Körpergewicht«**, welches dem Alkoholverteilungsvolumen (»Körperwasser«) entspricht.

Die Abhängigkeit von der Konstitution kann mittels empirisch ermittelter Formeln durch individuelle anthropometrische Maße eingegrenzt werden:

- $r_{(Männer)}$ = 0,715 – 0,00462 × Körpergewicht [kg] + 0,0022 × Körperlänge [cm]
- $r_{(Frauen)}$ = 0,31223 – 0,006446 × Körpergewicht [kg] + 0,004466 × Körperlänge [cm]

Metabolisierung. Der Alkoholmetabolismus beginnt, wenn der erste Alkohol über das Blut die Leber erreicht. Während der Resorptionsphase wird mehr Alkohol resorbiert als eliminiert und die BAK steigt an. Nach Erreichen eines Gipfelwertes überwiegt der Abbau und die BAK-Kurve sinkt ab. Als Plateauphase bezeichnet man ggf. einen Zeitraum, in dem infolge einer protrahierten Resorption (z. B. starke Magenfüllung) die BAK relativ konstant bleibt, da sich Resorption und Elimination ausgleichen. Insbesondere nach rascher Anflutung kann die Alkoholverteilung der Resorption nicht folgen, wodurch zunächst ein überproportional hoher Gipfelpunkt erreicht wird. Durch die nachfolgende Distribution kommt es danach zu einem

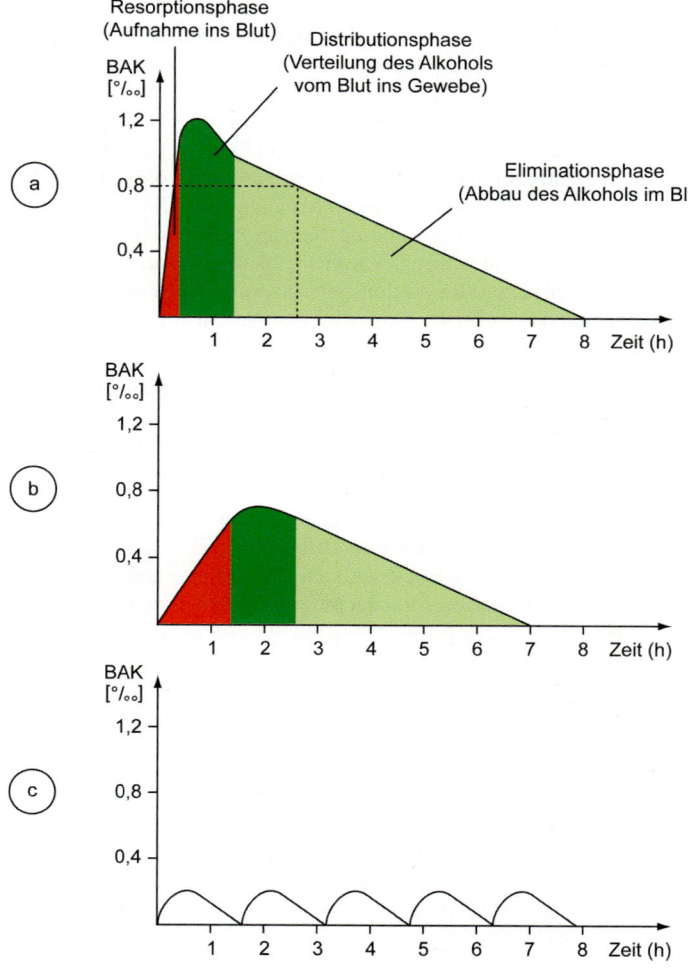

Abb. 7.2a–c. Verlauf der Blutalkoholkonzentration (BAK) mit idealem Verlauf (**a**), Verlauf bei längerer Trinkzeit und üppiger Mahlzeit (**b**) und Intervalltrinken (**c**)

sog. »Diffusionssturz«, d. h. einem überproportionalen Abfall der BAK um 0,2–0,3‰ innerhalb kürzester Zeit. In ◘ Abb. 7.2 sind zeitliche Verläufe der Blutalkoholkonzentrationskurve bei verschiedenen Konstellationen skizziert.

Der vom Körper aufgenommene Alkohol wird auf verschiedene Weise eliminiert:
- Maximal 5% werden unverändert »abgeatmet« (»Fahne«)
- Nur ca. 2% werden unverstoffwechselt mit dem Urin ausgeschieden, obwohl Alkohol die Harnproduktion verstärkt.
- 1–2% des Alkohols werden »ausgeschwitzt«.
- Rund 95% des aufgenommenen Gesamtalkohols werden nahezu ausschließlich in der Leber oxidiert und dann über die Lunge abgeatmet bzw. über die Niere ausgeschieden.

Der Hauptanteil der hepatischen Alkoholoxidation erfolgt über die **Alkoholdehydrogenase (ADH),** die das Ethanol (C_2H_5OH) zunächst in Acetaldehyd (C_2H_4O) umsetzt. Der weitere Abbau zu Essigsäure (C_2H_3OH) erfolgt durch die Aldehyddehydrogenase (ALDH), das Produkt wird schließlich in den Citratzyklus eingespeist und dort zu CO_2 (Kohlendioxid) und H_2O (Wasser) verarbeitet. Ist die ADH-Aktivität bedingt durch genetische (bei vielen Asiaten) oder medikamentöse (Blockade durch Antabus-Reaktion) Einflüsse vermindert, reichert sich Acetaldehyd an und führt zum sog. »**Flush-Syndrom**« mit Hautrötung, Blutdruckabfall, Kopfschmerz, Herzrasen und Übelkeit), was auch als **Alkoholunverträglichkeitsreaktion** bezeichnet wird.

Als Koenzym beider Dehydrogenasen fungiert NAD, das dabei in NADH reduziert wird. NADH muss anschließend wieder zu NAD reoxidiert werden, um erneut zur Verfügung zu stehen, worin der geschwindigkeitslimitierende Schritt bei der Alkoholoxidation besteht. Die Abbaugeschwindigkeit des Alkohols erfolgt daher konzentrationsunabhängig und linear mit durchschnittlich 0,15–0,17‰ (minimal 0,1‰, maximal 0,2‰) pro Stunde, während bei anderen Noxen der Abbau konzentrationsabhängig und exponentiell erfolgt und man in sog. Halbwertszeiten rechnet. Diese konstante Abbaugeschwindigkeit ermöglicht nach abgeschlossener Resorption die sog. Rückrechnung für forensische Zwecke.

> In der Spätphase der Alkoholelimination unterhalb einer BAK von 0,15‰ ist der Abbau nicht mehr linear, sondern exponentiell ausschleichend, z. T. über 3 h hinweg, was bei Rückrechnungen zu berücksichtigen ist. Daher kann erst ab einer BAK von minimal 0,15‰ zurückgerechnet werden.

Über das nicht NAD-abhängige **Microsomal-Ethanol-Oxidizing-System (MEOS)** können ebenfalls (geringere) Alkoholanteile verstoffwechselt werden. Dieses System ist bei ständiger Alkoholzufuhr induzierbar. Bei Alkoholgewöhnung, v. a. bei sehr hohen BAK-Werten (ab 2,5‰) wird somit mehr Alkohol abgebaut, so dass stündliche Eliminationsraten über 0,2‰, bei schweren Alkoholikern ca. 0,29‰ (maximal 0,35‰) vorkommen. Das ubiquitäre Katalasesystem ist beim Alkoholabbau des Menschen zu vernachlässigen. Alkoholeliminationsraten unter 0,10‰/h sind nicht realistisch, auch nicht bei Fieber, Schwitzen bzw. Sauna etc. Auch bei schweren Leberschäden (z. B. Zirrhose) liegt der Mindestabbau nicht unterhalb dieses Minimalwertes, zumindest solange die Fahrfähigkeit noch gegeben ist. Auch bei Unfällen mit größeren Blutverlusten bzw. erheblichen Infusionsmengen werden Eliminationsraten innerhalb der forensischen Grenzen erreicht, solange keine andauernde Kreislaufzentralisation mit relevanter Minderdurchblutung der Leber resultiert (ab ca. 1,5 l Blutverlust).

Alkoholanalytik. Die Bestimmung der Blutalkoholkonzentration für forensische Zwecke muss gemäß den geltenden Richtlinien erfolgen, um gerichtsverwertbare Ergebnisse liefern zu können. Während bei strafrechtlichen Tatbeständen stets eine BAK zu bestimmen ist, genügt nur im Ordnungswidrigkeitsrecht (Straßenverkehrsrecht) alternativ die Bestimmung einer Atemalkoholkonzentration (AAK). Die Konzentrationsverhältnisse zwischen Atem- und Blutalkohol liegen im Mittel bei etwa 1:2100, unterliegen aber z. T. erheblichen Schwankungen (Werte von ca. 1:<1000 bis 1:>3000 sind beschrieben). Mögliche Ursachen sind u. a. Störungen der Ventilation, Diffusion und Perfusion, besonders bei Hypo- und Hyperventilation, sowie Temperaturänderungen, andauernde Alkoholresorption und Aufstoßen von Mageninhalt. Sie spielen gerade bei **Vortestgeräten** eine Rolle und erklären z. T. größere Differenzen zwischen AAK-Vortestwerten und BAK-Werten.

> Durch Vortestgeräte erhaltene Atemalkoholwerte bilden lediglich die Entscheidungsgrundlage für weitere polizeiliche Vorgehensweisen (keine weitere Maßnahme, beweissicherer Test oder Blutentnahme), sind aber im Strafverfahren nicht gerichtsverwertbar.

Alkoholwirkungen. Die Alkoholwirkung ist in hohem Maße von der Alkoholgewöhnung (Toleranz) abhängig und individualspezifisch (bestimmte Personen neigen nach Alkoholkonsum zu Aggressivität, andere werden eher müde und lethargisch). Alle willkürlichen Körperbewegungen werden vom ZNS gesteuert, hier liegen das Seh- und das Gefühlszentrum sowie das Assoziationszentrum, welches Denken, Gedächtnis, Wille, Bewusstsein und Sprache steuert. Nach Alkoholkonsum ist die Alkoholkonzentration in der Hirnrinde am höchsten, so dass v. a. dort alkoholbedingte Leistungsstörungen auftreten, die sich unterschiedlich manifestieren können. Prinzipiell wirkt Alkohol dämpfend auf Einzelfunktionen und insbesondere auf komplexe Gesamtleistungen des ZNS. Da zunächst hemmende Gehirnfunktionen gedämpft werden, kommt es bei moderater Alkoholisierung zu einer generellen Enthemmung (»Schwips«), bevor mit zunehmender Trunkenheit weitere Funktionen beeinträchtigt werden. In ◘ Tab. 7.10 sind alkoholbedingte psychophysische Leistungsminderungen genannt.

In ◘ Tab. 7.11 wird die BAK mit spezifischen Alkoholwirkungen korreliert, wobei aber anzumerken ist, dass Alkoholgewöhnung und -toleranz erhebliche interindividuelle Unterschiede aufweisen. Auch die »Tagesform« führt zu intraindividuellen Unterschieden.

Alkoholungewohnte können schon unterhalb einer BAK von 1‰ deutliche Trunkenheitszeichen mit Erbrechen zeigen, extrem Alkoholtolerante dagegen auch bei Konzentrationen >3‰ keine relevanten Ausfallerscheinungen. Differenzialdiagnostisch ist insbesondere die Abgrenzung einer alkoholbedingten Bewusstseinsstörung zum akuten Schädel-Hirn-Trauma von Bedeutung.

BAK-Berechnung aus Trinkmengenangaben. Grundlage für die Kalkulation der BAK aus Trinkmengen ist die Widmark-Formel.

Definition
Widmark-Formel: BAK [‰] = Resorbierte Alkoholmenge in g/reduziertes Körpergewicht in kg
---

Für eine Rückrechnung der BAK zum Tatzeitpunkt gelten laut ständiger Rechtsprechung folgende Eckdaten bzgl. der Alkoholelimination:
- Mindestens 0,10‰/h
- Wahrscheinlich 0,15‰/h
- Maximal 0,20‰/h

◘ **Tab. 7.10.** Alkoholbedingte mögliche Beeinträchtigungen der psychophysischen Leistungsfähigkeit

Psychisch	Allgemeine Enthemmung und damit Demaskierung sonst unterdrückter Charakterzüge; bei höhergradiger Alkoholisierung Dämpfung. Gesteigerter Antrieb und erhöhte Reizbarkeit bis hin zur Aggressivität, Einschränkung des Kritikvermögens, Kritiklosigkeit; nur subjektiv erhöhte Leistungskraft und damit erhöhte Risikobereitschaft; erhöhte Ablenkbarkeit, Sorglosigkeit, Flüchtigkeit, Nachlässigkeit; Aufmerksamkeits- und Konzentrationsstörungen; Wachheits-/Vigilanzstörung; eingeschränkte Erfassung, Verarbeitung, Bewältigung komplexer Situationen
Physisch	Beeinflussung zahlreicher Organfunktionen, z. B. harntreibend (Hemmung der Harnkonzentrierung); gefäßerweiternd (Hemmung der Vasokonstriktion und deshalb erhöhte Auskühlungsgefahr)
– Sehvermögen	Abnahme der Augenbewegungen bzw. Erschlaffung der Augenmuskulatur mit eingeschränkter Wahrnehmung v. a. seitlicher Eindrücke (»Tunnelblick«); nachlassende Tiefensehschärfe (Beeinflussung der Entfernungsschätzung); Beeinträchtigung des optokinetischen Nystagmus (Fähigkeit, bewegte Objekte ruhig zu sehen); Fixationsstörungen bis hin zu Doppelbildern; verminderte Adaptationsfähigkeit (u. a. erhöhte Blendempfindlichkeit und Rotlichtschwäche)
– Hörvermögen und Gleichgewicht	Verschlechterung des Richtungshörens, Überhören leiser Geräusche, Gleichgewichtssinn beeinträchtigt
– Kleinhirn	Gang-, Standunsicherheiten, Störungen der Bewegungskoordination mit überschießenden Bewegungen (Sphallograph); Beeinträchtigung des Gleichgewichtssinnes
– Reaktion	Reaktionsvermögen quantitativ und qualitativ beeinträchtigt

Ab 0,3‰ möglich, regelhaft ab 0,5–0,8‰ in inter- und intraindividuell unterschiedlicher Ausprägung

7.4 · Spezielle Toxikologie

Tab. 7.11. Alkoholwirkungen in Abhängigkeit von der BAK

BAK	Wirkung
<0,3‰	Beginn einer subjektiv merkbaren Alkoholisierung; »Gelöstheit« bei beginnender Leistungsminderung bei sehr komplexen Handlungen oder schwierigen Aufgaben
>0,30‰	Subjektiv positive Leistungseinschätzung mit psychischer Auflockerung aber einer nachweisbaren Leistungsminderung; 20–40% der experimentell durchgeführten psychophysischen Leistungstest zeigen signifikante Einbußen
>0,50‰	»Schwips«; Beginn des negativen Erlebens der Alkoholwirkung; Redseligkeit; Kritikschwäche; 40–60% der experimentell durchgeführten psychophysischen Leistungstest zeigen signifikante Einbußen
>0,80‰	»Angetrunken«; Euphorie; Enthemmung; Selbstüberschätzung; auch bei Trinkgewohnten Konzentrationsschwäche; über 60% der experimentell durchgeführten psychophysischen Leistungstests zeigen signifikante Einbußen
>1,10‰	»Leicht bis mäßig betrunken«; beginnende Gang- und Sprachstörungen; Zunahme der Kritikschwäche und Enthemmung; nur kurzfristige Kompensationsmöglichkeit; fast alle experimentellen psychophysischen Leistungstests zeigen signifikante Einbußen
>1,50‰	»Deutlich betrunken«; Uneinsichtigkeit; Distanzlosigkeit; nachlassendes Kurzzeitgedächtnis und in seltenen Fällen beginnende Unzurechnungsfähigkeit
>2,00‰	»Rausch«; deutliche Gang- und Sprachstörungen; später häufig Amnesie; BAK meist nur von Trinkgewohnten zu erreichen; Zurechnungsfähigkeit kann vermindert sein; erste tödliche Alkoholintoxikationen bei Ungewohnten
>2,50‰	»Schwerer Rausch«; allgemeiner Persönlichkeitsabbau; Bewusstseinseinengung; in seltenen Fällen Unzurechnungsfähigkeit
>3,00‰	»Vollrausch«; i. d. R. schwere Orientierungsstörungen (zu Person, Zeit, Ort); Torkeln; Lallen; zunehmende Benommenheit bis Bewusstlosigkeit; Amnesie nach Abklingen des Rausches; Unzurechnungsfähigkeit kann gegeben sein
>3,50‰	In der Regel Lebensgefahr durch Alkoholintoxikation; Gefahr des Kreislaufversagens/Atemstillstandes (z. T. deutlich höhere Werte wurden überlebt)

Fallbeispiel
BAK-Berechnung

Ein Mann (75 kg; 175 cm) trinkt innerhalb von 6 h 8 Flaschen eines 5-Vol.%-igen Bieres à 0,5 l (5 Vol.% × 0,8 = 4 Gew.%, d. h. in 4 l Bier sind 160 g Alkohol enthalten) + 5 Gläser eines 40-Vol.%-igen Schnapses à 0,02 l (32 g Alkohol).

- **Mindest-BAK:** 192 g × 0,7 (= mindestens resorbierter Alkoholanteil bei einem Resorptionsdefizit von 30%)/52,5 (reduziertes Körpergewicht 75 × 0,7) = 2,56‰ als zu erwartende BAK. 2,56‰ – (6 × 0,20‰) (maximaler Abbau über 6 h) = **1,36‰.**
- **Wahrscheinliche BAK:** 192 g × 0,8 (= wahrscheinlich resorbierter Alkoholanteil geschätzt)/52,5 = 2,93‰. 2,93‰ – (6 × 0,15‰) (wahrscheinlicher Abbau über 6 h) = **2,03‰.**
- **Maximal-BAK:** 192 g × 0,9 (= maximal resorbierter Alkoholanteil)/52,5 = 3,24‰. 3,24‰ – (6 × 0,10‰) (minimaler Abbau über 6 h) = **2,69‰.**

Rückrechnung der BAK nach forensischen Kriterien. Eine analytisch ermittelte BAK gibt immer nur den Wert zum Zeitpunkt der Blutentnahme an, allerdings liegt zwischen einem bestimmten Vorfall (Tatzeit) und der Entnahme einer Blutprobe naturgemäß ein Zeitintervall, in dem der Alkohol weiter abgebaut wurde. Bei Ermittlung der **Mindest-BAK**, zumeist bei der Frage nach einer möglichen alkoholbedingten Fahrunsicherheit, wird im Regelfall eine zweistündige Rückrechnungskarenz ausgehend vom Trinkende eingeräumt, d. h. berücksichtigt wird lediglich eine Alkoholelimination über einen Zeitraum zwischen sicherem Resorptionsende und Blutentnahme. Bei der **wahrscheinlichen BAK** werden möglichst reale Verhältnisse angenommen und es erfolgt eine Rückrechnung ab der Tatzeit. Von Bedeutung ist der Wert vor allem im Zivil- und Sozialrecht, so wie wenigstens zur Orientierung bei Schuldfähigkeitsbegutachtungen, wenn über lange Zeiträume Rückrechnungen vorgenommen werden. Bei der Frage einer möglicherweise alkoholbedingt eingeschränkten Schuldfähigkeit ist generell zugunsten des Betroffenen die **Maximal-BAK** zu ermitteln, wobei man einen einmaligen Sicherheitszuschlag von 0,20‰ gewährt, um eine Benachteiligung durch möglicherweise zu geringe Rückrechnung mit 99%-iger Sicherheit auszuschließen.

Trinkmengenberechnung aus ermittelter BAK. Insbesondere zur Überprüfung der Glaubwürdigkeit und Verdeutlichung der (wahren) Trinkmengen kann bei Vorliegen einer BAK sowie Angaben zu Trinkbeginn, Getränkeart und Körpergewicht der betroffenen Person die vermutlich aufgenommene Alkoholmenge berechnet werden. Da der hepatische Alkoholabbau mit der Resorption beginnt, wird vom Zeitpunkt der Blutentnahme bis zum Trinkbeginn rückgerechnet mit einer stündlichen Alkoholelimination von 0,10‰ (Mindesttrinkmenge) bzw. 0,15‰ (wahrscheinliche Trinkmenge) oder 0,20‰ (Maximaltrinkmenge). Zusätzlich sind ein Resorptionsdefizit zwischen 10 und 30% (Divisor 0,9–0,7) und das reduzierte Körpergewicht (als Multipikator) zu berücksichtigen.

> **Fallbeispiel**
> **Trinkmengenberechnung**
> Mann, 75 kg/175 cm, Trinkbeginn 18:00 Uhr, Aufnahme von 12,5-Vol.%igem Wein (12,5 Vol.% × 0,8 = 10 Gew.%); BAK um 23:00 Uhr (5 h nach Trinkbeginn) 1,20‰:
> - **Mindesttrinkmenge:** (1,50‰ + [5 × 0,10‰ Abbau])/0,9 (90% Maximalresorption) = 2,22‰ (eine Alkoholmenge, die mindestens zu dieser BAK führen könnte, muss aufgenommen worden sein). 2,22‰ × 52,5 kg (reduziertes Körpergewicht 75 × 0,7) = **117 g Ethylalkohol,** der folglich aufgenommen worden sein muss. 117 g/10 Gew.% = **1,17 l Wein.**
> - **Wahrscheinliche Trinkmenge:** (1,50‰ + [5 × 0,15‰])/0,8 (80% w**ahrscheinliche Resorption bei Wein)** = 2,81‰. 2,81‰ × 52,5 kg = **148 g Ethylalkohol oder 1,48 l Wein.**
> - **Maximaltrinkmenge:** (1,50‰ + [5 × 0,20‰ Abbau])/0,7 (70% Mindestresorption) = 3,57‰. 3,57‰ × 52,5 kg = **187 g Ethylalkohol oder 1,87 l Wein.**

Nachtrunk. In der forensischen Praxis, v. a. nach Verkehrsunfällen mit Unfallflucht, besteht die Möglichkeit, dass zwischen Vorfall und Blutentnahme bzw. Eintreffen der Polizei alkoholische Getränke konsumiert wurden. Will man die BAK zur Tatzeit bestimmen, so ist die aus dem möglichen Nachtrunk resultierende BAK zu berücksichtigen. Da eine solche Nachtrunkangabe eine Schutzbehauptung sein kann, bedarf es einer Nachprüfung. Eine gängige Verfahrensweise hierzu ist zunächst die Ethanolbilanzierung (Vortrunk und Nachtrunk). Für eine beweissichere Überprüfung einer Nachtrunkangabe ist die **Begleitstoffanalyse** die Methode der Wahl. Mittels gaschromatographischer Verfahren sind charakteristische Begleitstoffe alkoholischer Getränke im (gelagerten) Blut eines Konsumenten nachweisbar. Auf der Grundlage empirischer Daten mit verschiedenen alkoholischen Getränken konnten Korrelationsformeln zur Berechnung von Erwartungswerten aus Trinkmengenangaben entwickelt werden, die sich in der forensischen Praxis bewährt haben. Stimmt das erwartete Begleitstoffspektrum qualitativ oder quantitativ nicht mit dem in der Blutprobe des Betroffenen gemessenen überein, so ist die Nachtrunkbehauptung widerlegt.

Schuldfähigkeitsbegutachtung nach Alkoholkonsum und Rausch. Der Rausch ist eine akute »krankhafte seelische Störung« im Sinne des § 20 StGB. Grundsätzlich ist zu beachten, dass die ermittelte bzw. für einen Vorfallszeitpunkt rückgerechnete oder gar aus (subjektiven) Trinkangaben errechnete BAK allenfalls ein Indiz darstellt und beim Fehlen adäquater Trunkenheitssymptome bei höheren BAK-Werten die **funktionelle Toleranz** (Konsumptions- und Konzentrationstoleranz) zu berücksichtigen ist. Es soll beurteilt werden, ob zur Tatzeit eine relevante psychische Beeinträchtigung durch Alkohol vorgelegen hat; die **Einsichtsfähigkeit** ist dabei selten beeinträchtigt, denn auch stark Betrunkene wissen i. d. R., dass sie nicht Auto fahren, vergewaltigen oder töten dürfen. Zu prüfen ist vielmehr die Fähigkeit zum einsichtsgemäßen Handeln, also die **Steuerungsfähigkeit** oder das »**Hemmvermögen**«. Dabei stehen planmäßiges, zielstrebiges und folgerichtiges Verhalten einer erheblichen Verminderung der Steuerungsfähigkeit zwar nicht zwingend entgegen, begründen aber Zweifel, dass eine relevante Berauschung vorlag. Bei Beurteilung der Schuldfähigkeit sind folgende Punkte zu beachten: Leistungsbild zur Tatzeit; Tatverhalten und zwar vor, während und nach der Tat; BAK (inkl. Pharmakodynamik, z. B. akute Anflutung usw.); Persönlichkeitsbild; Psychopathologischer Befund.

Das Tatverhalten ist zu analysieren hinsichtlich folgender Punkte: Zielstrebigkeit; Durchsetzungsfähigkeit gegen Widerstände; äußere Verhaltensmerkmale wie Planung, Vorsicht, Umsicht, Sorgfalt. Folgende psychopathologische Befunde sind zu erheben:
- Bewusstsein: klar, getrübt, eingeengt
- Gedächtnis: erhalten, Erinnerungslücken
- Orientierung: erhalten, gestört
- Wahrnehmung: normal, Sinnestäuschung, illusionäre Verkennung, Halluzinationen
- Denken: Ideenflucht, zerfahren, inkohärent, gehemmt

- Stimmung: gehoben, gedrückt, ängstlich, gespannt, zornig, gleichgültig
- Antriebslage: Erregung, Hemmung
- Vigilanz: Konzentrative und distributive Aufmerksamkeit,
- Affektivität (s. auch Stimmung): Depression, Euphorie

Danach sollte der Trunkenheitsgrad grob eingeteilt werden in angetrunken, betrunken, volltrunken. Bei Betrunkenen sind die Voraussetzungen des § 21 StGB zu diskutieren, bei Volltrunkenen die Voraussetzungen des § 20 StGB. Tab. 7.12 nennt weitere Kriterien, die für bzw. gegen eine toxische Beeinträchtigung der Steuerungsfähigkeit sprechen. Die Angabe einer Amnesie für das Tatgeschehen ist ohne indiziellen Wert.

Bei **Unfallflucht** ist z. T. die akustische, optische oder taktile Bemerkbarkeit des Unfalles unter Alkoholeinfluss zu beurteilen. Zunächst beschäftigt man sich mit der Frage, ob durch die entsprechende Alkoholisierung eine periphere Perzeption beeinträchtigt war und inwieweit entsprechende Wahrnehmungen interpretiert und verarbeitet werden konnten, um dann zu beurteilen, ob nach einer entsprechenden Einsicht das Steuerungsvermögen erheblich beeinträchtigt oder aufgehoben war.

Pathologischer Rausch. Einen seltenen Sonderfall stellt der sog. pathologische Rausch dar. In der Vorgeschichte finden sich oft hirnorganische Schädigungen, evtl. auch als Folge eines Alkoholmissbrauchs. Infolge Situationsverkennung kommt es auch schon bei einer niedrigen BAK zu schlag- bzw. anfallsartig einsetzenden vitalen Erregungszuständen und Bewusstseinseintrübungen mit eher ungerichteten und häufig schwersten Aggressionen sowie Desorientiertheit. Kennzeichnend sind: häufig relativ geringe BAK; häufig Fehlen alkoholbedingter motorischer Ausfallerscheinungen, anschließender narkoseähnlicher Schlaf (Dämmerzustand) wie nach epileptischen Anfällen; durchgehende und vollständige Erinnerungslücke.

> **In Kürze**
>
> - Bei der Beurteilung in Alkoholfragen stellt die BAK ein wichtiges Indiz dar. Berechnungen der möglichen Alkoholkonzentration zum Vorfallszeitpunkt incl. einer Beurteilung der Fahrsicherheit bzw. strafrechtlichen Verantwortlichkeit sind vorzunehmen.
> - Grundlage zur Berechnung der Blutalkoholkonzentration (BAK) ist die Widmark-Formel: BAK [‰] = resorbierte Alkoholmenge in g/reduziertes Körpergewicht in kg
> - Zu berücksichtigen ist eine Umrechnung des Alkoholanteils von Volumenprozent auf Gewichtsprozent, ein Resorptionsdefizit zwischen 10 und 20% sowie ein Reduktionsfaktor r zur Ermittlung des Alkoholverteilungsvolumens aus dem Körpergewicht.
> - Von einer ermittelten BAK kann unter Berücksichtigung der Resorptionsverhältnisse/-zeiten auf die tatzeitrelevante BAK rückgerechnet werden mit stündlichen Alkoholeliminationsraten zwischen 0,1 und 0,2‰.
> - Für eine Beurteilung der Schuldfähigkeit trotz Intoxikation sind Intensität des Rauschzustandes, Art der begangenen Tat mit der zu unterstellenden Hemmschwelle und dem Tatverhalten sowie psychophysisches Leistungsbild des Betroffenen zu berücksichtigen.

Tab. 7.12. Beurteilungskriterien bei einer Intoxikation mit Alkohol oder anderen berauschenden Mitteln

Gegen eine erhebliche Beeinträchtigung sprechen	Für eine erhebliche Beeinträchtigung sprechen
Spezifische Tatvorgeschichte, affektive Ausgangssituation, Persönlichkeit des Täters	Missverhältnis zwischen Tatanstoß und Reaktion (»Schnapsidee«)
Ankündigung der Tat	Abrupter, elementarer Tatablauf ohne Sicherungstendenzen
Aggressive Handlungen in der Tatanlaufzeit	Persistierender missmutig-aggressiver Affekt auch nach der Tat bis die Alkoholwirkung abklingt
Vorbereitungshandlungen für die Tat	Einengung des Wahrnehmungsfeldes und der seelischen Abläufe
Zielgerichtetheit der Tat; Meisterung plötzlicher Schwierigkeiten; situativ gesteuertes Verhalten	Deutliche kognitive und neurologische Ausfälle (Polizei- und Arztbericht)
Langdauerndes Tatgeschehen und/oder komplexer Handlungsablauf in Etappen; erhaltene Introspektionsfähigkeit, detailreiche Erinnerung	

7.4.2 Illegale Drogen

Betäubungsmittelgesetz

Folgende Paragraphen des Betäubungsmittelgesetzes (BtmG) sind hier von besonderer Bedeutung:

§ 29 BtmG [Straftaten]

(1) Mit Freiheitsstrafe bis zu 5 Jahren oder mit Geldstrafe wird bestraft, wer
1. Betäubungsmittel unerlaubt anbaut, herstellt, mit ihnen Handel treibt, sie ohne Handel zu treiben einführt, ausführt, veräußert, abgibt, sonst in den Verkehr bringt, erwirbt oder sich in sonstiger Weise verschafft...
3. Betäubungsmittel besitzt, ohne zugleich im Besitz einer schriftlichen Erlaubnis für den Erwerb zu sein....
6. entgegen § 13 Abs. 1 Betäubungsmittel a) verschreibt, b) verabreicht oder zum unmittelbaren Verbrauch überlässt....
9. unrichtige oder unvollständige Angaben macht, um für sich oder einen anderen oder für ein Tier die Verschreibung eines Betäubungsmittels zu erlangen....
11. ohne Erlaubnis nach § 10 a einem anderen eine Gelegenheit zum unbefugten Verbrauch von Betäubungsmitteln verschafft oder gewährt, oder wer eine außerhalb einer Einrichtung nach §10 a (Anm.: »Erlaubnis für den Betrieb von Drogenkonsumräumen«) bestehende Gelegenheit öffentlich oder eigennützig mitteilt.
14. .... Die Abgabe von sterilen Einmalspritzen an Betäubungsmittelabhängige und die öffentliche Information darüber stellt kein Verschaffen und kein öffentliches Mitteilen einer Gelegenheit zum Verbrauch nach Satz 1 Nr. 11 dar.
(2) In den Fällen des Abs. 1 Nr. 1,2,5 oder 6 b ist der Versuch strafbar.
(3) In besonders schweren Fällen ist die Strafe Freiheitsstrafe nicht unter einem Jahr. Ein besonders schwerer Fall liegt in der Regel vor, wenn der Täter
in den Fällen des Abs. 1 Nr. 1,5,6,10,11 oder 13 gewerbsmäßig handelt,
durch eine der im Abs. 1 Nr. 1,6 oder 7 bezeichneten Handlungen die Gesundheit mehrerer Menschen gefährdet....
(5) Das Gericht kann von einer Bestrafung nach den Abs. 1,2 und 4 absehen, wenn der Täter die Betäubungsmittel lediglich zum Eigenverbrauch in geringer Menge anbaut, herstellt, einführt, ausführt, durchführt, erwirbt, sich in sonstiger Weise beschafft oder besitzt.

§ 30 BtmG [Straftaten]

(1) Mit Freiheitsstrafe nicht unter 2 Jahren wird bestraft, wer...
3. Betäubungsmittel abgibt, einem anderen verabreicht oder zum unmittelbaren Verbrauch überlässt und dadurch leichtfertig dessen Tod verursacht....

§ 30a BtmG [Straftaten]

(1) Mit Freiheitsstrafe nicht unter 5 Jahren wird bestraft, wer Betäubungsmittel in nicht geringer Menge unerlaubt anbaut, herstellt, mit ihnen Handel treibt, sie ein- oder ausführt (§ 29 Abs. 1 Satz 1 Nr. 1) und dabei als Mitglied einer Bande handelt, die sich zur fortgesetzten Begehung solcher Taten verbunden hat.

Neben dem BtmG ist die Betäubungsmittelverschreibungsverordnung (BtmVV) praxisrelevant, insbesondere § 5 BtmVV »Verschreiben zur Substitution«. Dort sind die Rahmenbedingungen zur Substitutionsbehandlung Opiatabhängiger incl. der Voraussetzungen für eine »Take-home-Gabe« geregelt.

In 3 Anlagen werden die dem BtmG unterstellten Substanzen namentlich aufgeführt:

- **Anlage 1** enthält solche, die nicht verkehrsfähig sind (Verbot des Imports, Exports, des Anbaus bzw. der Herstellung, des Besitzes oder des Verschreibens). Hierzu zählen z. B. Cannabis, Heroin, Ecstasy-Wirkstoffe oder LSD.
- **Anlage 2** führt in erster Linie Opioide auf. Die Substanzen sind verkehrsfähig (Erlaubniserteilung), sie dürfen aber nicht verschrieben werden. Ausnahmen gelten, sofern der Gehalt pro abgeteilter Arzneiform nicht mehr als eine dort genannte Substanzmenge enthält (z. B. Dextropropoxyphen oder Kodein).
- Nur Substanzen der **Anlage 3** dürfen unter bestimmten Bedingungen (z. T. Festlegung der Menge) auch verschrieben werden. Der Verkehr und die Verordnungen unterliegen strenger Kontrolle.

Der Gesetzgeber kann durch Verordnungen Ausnahmen und Modifizierungen erlassen, insbesondere auch bezüglich der **Substitutionstherapie** von Heroinabhängigen. Zu den Drogen werden im Allgemeinen nicht die Substanzen gezählt, die verschreibungspflichtig sind, und auch nicht diejenigen, wie die Benzodiazepine, die aus der Betäubungsmittelverschreibungsordnung aufgrund der in ihnen enthaltenen Menge und Konzentration pro Arzneiform herausgenommen sind.

7.4 · Spezielle Toxikologie

Abhängigkeit und Entzug

Definition

Abhängigkeit: Zustand psychischer und z. T. physischer Art, der sich aus der Wechselwirkung eines Organismus mit einem Pharmakon ergibt und durch Verhaltensweisen und andere Reaktionen gekennzeichnet ist, die immer den Zwang einschließen, das Pharmakon kontinuierlich oder periodisch aufzunehmen, um dessen psychische Effekte zu erleben oder das Unangenehme seines Fehlens zu vermeiden.

— **Psychische Abhängigkeit:** Verlangen, eine Substanz kontinuierlich wegen der Wirkung aufzunehmen, wobei i. d. R. nur mäßige Toleranzentwicklung auftritt und Entzugssymptome fehlen.

— **Physische (körperliche) Abhängigkeit:** Zwanghaftes Verlangen nach der Substanz mit Auftreten von Entzugssymptomen bei Unterbrechung der Zufuhr und Tendenz zur Dosissteigerung aufgrund von Toleranzentwicklung.

Die Gefahren illegaler Drogen oder Betäubungsmittel liegen in ihrem Abhängigkeitspotenzial bei medizinisch nicht indizierter Zufuhr. Ein besonderes Merkmal ist das Entzugssyndrom, das sich in einen **körperlichen** und einen **psychischen Entzug** aufteilen lässt. Eine **Toleranz** entwickelt sich sowohl gegen die toxischen als auch die erwünschten Effekte und ist am stärksten ausgeprägt bei Opiaten und Benzodiazepinen. Sie ist dadurch gekennzeichnet, dass zur Erzielung der gleichen Wirkung höhere Dosen benötigt werden. Toleranz sowie psychische und physische Abhängigkeit müssen nicht gemeinsam vorhanden sein (◘ Tab. 7.13).

Drogentodesfälle (▶ Kap. 5.4.1). Im Vordergrund stehen heroinassoziierte Todesfälle. Vermehrt treten Todesfälle mit Substitutionsmitteln (insbesondere Methadon) auf. Ein Beikonsum von Substanzen wie Alkohol, Benzodiazepinen o. ä. spielt eine Rolle, wenn eine Lähmung des Atemzentrums bewirkt werden kann. Drogentodesfälle durch Kokain sind seltener, da die toxischen Effekte wie Blutdrucksteigerung und Tachyarrhythmie sowie zerebrale Krampfanfälle bei i. d. R. jüngeren Konsumenten weniger gefährlich sind. Erst bei sehr hohen Kokaindosierungen kann es ebenfalls zur Atemlähmung kommen. Auch bei Amphetamin bzw. Ecstasy ist der Prozentsatz der Todesfälle im Vergleich zur mutmaßlichen Konsumhäufigkeit gering. Außer einem Kreislaufkollaps kommt es selten zu einer Hyperthermie, zu deren Folgen wahrscheinlich die intravasale Gerinnung, die Rhabdomyolyse und konsekutives Nierenversagen zählen.

In der rechtsmedizinischen Praxis sind neben Drogentodesfällen insbesondere die Teilnahme am Straßenverkehr unter dem Einfluss berauschender Mittel von Bedeutung sowie Schuldfähigkeitsbegutachtungen, wobei zum einen in Analogie zum Alkohol die akute Substanzintoxikation zu beurteilen ist, zum anderen müssen die Voraussetzungen der §§ 20, 21 StGB auch bei Persönlichkeitsveränderungen, hervorgerufen durch langjährigen Drogenkonsum, oder bei sog. Beschaffungsdelikten geprüft werden.

> ❗ Beschaffungsdelikte können nur bei fortgeschrittener Abhängigkeit vorkommen, im Wesentlichen bei Heroinsüchtigen, Polytoxikomanen und Kokainabhängigen, in Einzelfällen auch bei Alkoholismus oder bei Abhängigkeit von Stimulanzien.

Beurteilung der Schuldfähigkeit eines Drogenabhängigen

— **Nachweis der Sucht** (zur Tatzeit)
  – Eigene Aussagen, Zeugenaussagen, polizeiärztliche Protokolle, Krankenblätter, Voreintragungen
  – Venenveränderungen, Leberfunktionsstörungen, Zahnverfall, sekundäre Amenorrhö bei Frauen, Gewichtszunahme in der Haft

— **Einordnung des Deliktes** (Frage der Beschaffungsstraftat)
  – Zwischen Sucht und Delikt kein Zusammenhang (z. B. Körperverletzung), dann Abstellen auf Leistungsdefizite
  – Beschaffung zum Eigenbedarf i. d. R. als indirektes Beschaffungsdelikt (Beute dient dem Drogenerwerb)
  – Sonderfall als direktes Beschaffungsdelikt, wenn die unmittelbare Befriedigung der

▼

◘ Tab. 7.13. Abhängigkeitstypen nach der Klassifikation der Weltgesundheitsbehörde (WHO)

Typ	Psychisch	Physisch	Toleranz
Morphin	+++	+++	+++
Alkohol/Barbiturate	++	++	++
Kokain	+++	(+)	(+)
Amphetamin	++	(+)	+++
LSD	+	0	+++
Cannabis	+	0	(+)

Sucht vorrangig ist (z. B. Zugriff auf Apotheke und unmittelbarer Konsum)
- **Beurteilung der Schuldfähigkeit**
  - Bei direkter Beschaffung meist primitiver, einliniger und aggressiver Handlungsablauf; Konsum erfolgt unmittelbar auf die Straftat. Daraus ergibt sich im Einzelfall eine aufgehobene, zumindest aber eine erheblich verminderte Steuerungsfähigkeit.
  - Bei indirekter Beschaffung zumeist Frage nach erheblich verminderter Schuldfähigkeit, da zur Ausführung Reste von Steuerungsfähigkeit verblieben sein mussten (oft keine manifest vorhandenen Entzugserscheinungen); in Ausnahmefällen lässt sich aus Art und Umfang des Deliktes ein Schluss ziehen (bei Transaktionen größerer Mengen wird Motivation aus eigener Sucht unglaubwürdig).
  - Bei nicht drogenassoziierten Delikten fußt die Begutachtung auf Auswirkungen der akuten Intoxikation.

Cannabisprodukte

Unter dem Oberbegriff Cannabis versteht man verschiedene Produkte aus der Hanfpflanze Cannabis sativa. Die getrockneten Pflanzen und Blätter werden als **Marihuana** bezeichnet, das aus den weiblichen Blüten gewonnene, gepresste Harz (**Haschisch**) enthält höhere Wirkstoffanteile.

Aufnahme. Der Konsum erfolgt i. d. R. durch Rauchen (mit Tabak vermischt in selbstgedrehten »Joints«) sowie per Wasserpfeife oder Rauchrohr (Shillums), seltener oral z. B. in Form selbstgebackener Plätzchen. Die gewöhnliche Einzeldosis liegt bei 0,1–0,2 g Haschisch, was bei einem Wirkstoffgehalt von ca. 10% etwa 15 mg des psychoaktiven Wirkstoffes Δ-9-Tetrahydrocannabinol (**THC**) entspricht.

Metabolisierung. THC wird rasch über das ebenfalls psychoaktive 11-Hydroxy-Δ-9-Tetrahydrocannabinol (**11-OH-THC**) zum Hauptmetaboliten 11-Nor-Δ-9-Tetrahydrocannabinol-9-Carbonsäure (**THC-COOH**) verstoffwechselt. Letztere wird in freier Form und als Glukuronid in den Urin ausgeschieden. Die Elimination von THC aus dem Blut verläuft polyphasisch (Abb. 7.3).

Blutkonzentration. Der Verlauf der Blutkonzentration von THC kann in 3 Phasen unterteilt werden:
- 1. Phase: Rasche Aufnahme ins Blut, danach schneller Abfall der Blutkonzentration aufgrund der raschen Verteilung in die gut durchbluteten Organe mit raschem Übergang ins Nervensystem.
- 2. Phase: Aufgrund der lipophilen Eigenschaften Depotbildung von THC im schwächer durchbluteten Fettgewebe; in dieser Phase sinkt die THC-Konzentration im Blut bereits langsamer ab.
- 3. Phase: Deponiertes THC wird langsam wieder freigegeben, die Blutkonzentration sinkt nur noch sehr langsam.

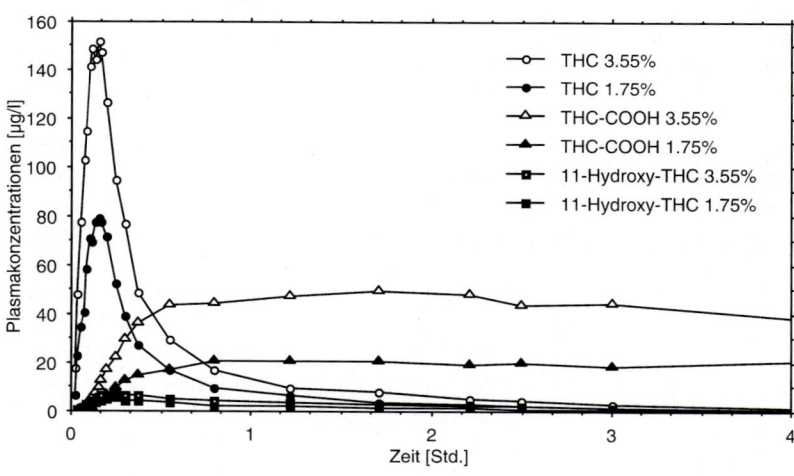

Abb. 7.3. Mittlere Plasmakonzentrationsverläufe (n=6) von THC, 11-OH-THC und THC-COOH nach dem Rauchen einer Marihuanazigarette mit einem Gehalt von 1,75 bzw. 3,55%. (Aus Iten 1994)

7.4 · Spezielle Toxikologie

> **Datenblatt zu den Cannaboiden**
> - **THC** (Wirkstoff)
>   - Wirkdosis bei Inhalation ca. 15 mg THC (0,1–0,2 g Haschisch) mit maximaler Plasmakonzentration nach 15–20 min
>   - HWZ ca. 45 min in Absorptionsphase, 3,5 h in Verteilungsphase und bis zu 24 h in terminaler Eliminationsphase
>   - Nachweisbarkeitsdauer im Serum 4–6 h (nach einmaligem Konsum)
> - **11-OH-THC** (psychotroper Metabolit)
>   - HWZ 12–18 h in terminaler Eliminationsphase
>   - Nachweisbarkeitsdauer im Serum 4–6 h (nach einmaligem Konsum)
> - **THC-COOH** (inaktiver Metabolit)
>   - HWZ 25–37 h in terminaler Eliminationsphase bis zu 6 Tagen
>   - Nachweisbarkeitsdauer 2–3 Tage im Serum bei einmaligem Konsum; ca. 3 Wochen nach regelmäßigem Konsum und im Urin 2–3 Tage nach einmaligem Konsum und bis zu 3 Monaten nach regelmäßigem Konsum

Wirkung. Der Wirkungseintritt nach Inhalation erfolgt innerhalb weniger Minuten, das subjektive Wirkungsmaximum wird nach 15–20 min erreicht. Ein typischer **Rauschverlauf** nach dem Konsum von Cannabisprodukten kann ebenfalls grob in 3 Phasen unterteilt werden:

- **Akute Phase:** Kurz nach Konsum mit einer Dauer von 1–2 h; es steht die zentral dämpfende Wirkungsweise im Vordergrund, nach außen feststellbar sind Störungen in der Motorik und Aussprache (Gangunsicherheiten und lallende Sprache), gerötete, glasige Augen, weite, lichtstarre Pupillen, Verlangsamung insgesamt, evtl. mit Begriffsstutzigkeit.
- **Subakute Phase:** Etwa 4–6 h nach Konsum; die Trägheit ist vorbei, eher ausgelassene, unbekümmerte Grundstimmung mit Euphorie, Heiterkeit und innerer Gelassenheit, unter weitgehender Ausschaltung negativer Umwelteinflüsse. Kritikfähigkeit ist herabgesetzt, das eigene Leistungsvermögen und die eigenen Fähigkeiten werden überschätzt.
- **Postakute Phase:** Dauert 12–24 h; Antrieb ist vermindert, weitgehende Passivität. Der Konsument hat nach wie vor das Gefühl, noch nicht völlig »klar im Kopf« zu sein.

> ⚠ Die THC-Konzentration-Zeit-Kurve verläuft nicht parallel zur THC-Wirkungs-Zeit-Kurve (▶ Abb. 7.4).

Regelmäßiger Konsum. Bei regelmäßigem Konsum kann die allgemeine Leistungsbereitschaft und Leistungsfähigkeit nachlassen mit Konzentrationsschwächen, leichter Ablenkbarkeit bzw. Denkstörungen, Gedankenunterbrechungen und bruchstückhaften Denkverläufen.

Orale Aufnahme. Nach oraler Aufnahme ist die Wirkung von THC etwa 3-mal schwächer als bei inhalativer Applikation. Der Wirkungseintritt erfolgt erst 2–3 h nach Einnahme, wobei etwa 5–20% des oral aufgenommenen THC resorbiert werden.

Heroin (Opiate)

Die medizinische Opiathauptwirkung liegt im analgetischen Effekt, eine missbräuchliche Anwendung als Droge beruht auf euphorisierenden Eigenschaften, wobei vorwiegend Heroin (Diacetylmorphin) verwendet wird, das im ZNS schnell hohe Konzentrationen erreicht und ein starkes Suchtpotenzial besitzt. Ausgangsstoff für Heroin ist der eingetrocknete Milchsaft (Latex), der durch Anritzen aus den Kapselwänden der noch unreifen Mohnkapsel des einjährigen Schlafmohns (Papaver somniferum) gewonnen wird. Heroin wird i. d. R. halbsynthetisch durch Acetylierung der aus Rohopium gewonnenen Morphinbase in Salzform als Heroinhydrochlorid dargestellt.

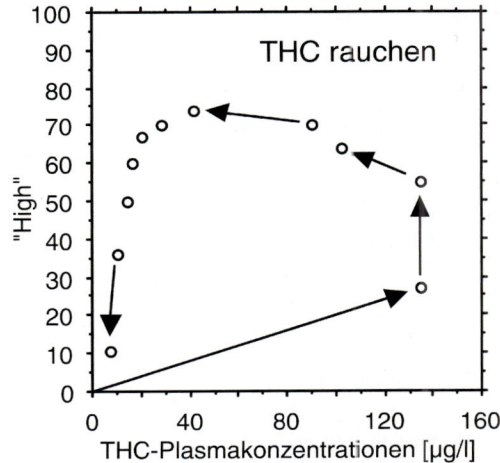

Abb. 7.4. Hysterese im Gegenuhrzeigersinn. Plasmakonzentration-Wirkungs-Beziehung bei Selbsteinschätzung des »High-Gefühls« (y-Achse) nach Rauchen einer Marihuanazigarette mit einem THC-Gehalt von 2,5% (n=6). Der zeitliche Verlauf ist mit den Pfeilen markiert. Das »High-Gefühl« korreliert nicht mit der THC-Plasmakonzentration (x-Achse). (Aus Iten 1994)

Aufnahme. Am häufigsten erfolgt die Aufnahme **intravenös**; es kommt zu einer schlagartigen Anflutung des Wirkstoffes über die Blutbahn ins Gehirn mit plötzlich einsetzender Euphorie. Zum **Rauchen** wird das Heroin meist auf Aluminiumfolie gegeben und von unten langsam erhitzt, die entstehenden Heroindämpfe werden eingesaugt, die benötigte Heroinmenge zur Herbeiführung eines vergleichbaren Effektes ist deutlich größer. Von gängigem Straßenheroin, das einen Wirkstoffgehalt von 5–10% aufweist, werden i. d. R. 50–250 mg für eine i.v. Injektion verwendet.

Metabolisierung. Heroin wird im Organismus mit einer HWZ von wenigen Minuten zu 6-Monoacetylmorphin (**6-MAM**) abgebaut, aus dem Morphin entsteht. In einer dritten Phase wird Morphin zu Morphin-3-, Morphin-6- und Morphin-3,6-Glukuronid verstoffwechselt. Heroin und 6-MAM sind wesentlich lipophiler als Morphin und überwinden daher wesentlich schneller die Blut-Hirn-Schranke, worauf die stärkere Wirkung von Heroin gegenüber Morphin basiert. Im Gehirn und an anderen Zielorganen wird Heroin über 6-MAM zu Morphin abgebaut. Durch die hydrophile Eigenschaft des Morphins ist dessen längere Verweildauer im Gehirn und die damit verbundene lange Wirkung zu erklären. Heroin ist also eine bessere Transportform des Morphins ins Gehirn, da bei Applikation von Heroin mehr Morphin schneller den Wirkort erreicht. Heroin wirkt rascher, heftiger, aber auch kürzer als Morphin. Daher sind zur Aufrechterhaltung einer gleichbleibenden Konzentration mehrere Injektionen pro Tag erforderlich.

Datenblatt zu den Opiaten
- **Heroin** (Applikationsform)
  - Wirkdosis parenteral ca. 50–250 mg »Straßenheroin«
  - HWZ 2–9 min
- **6-Monoacetylmorphin** (Übergangsform)
  - HWZ von ca. 38 min
  - **Morphin** (Wirkstoff)
  - Analgetisch wirksame Einzeldosis 5–20 mg
  - HWZ 1,1–3,1 h
  - Nachweis im Serum mehrere Stunden (dosisabhängig), im Urin ca. 2–3 Tage
- **Kodein** (Wirkstoff)
  - Orale Einzeldosis 10–60 mg
  - HWZ 1,9–3,9 h
  - Nachweis im Serum mehrere Stunden bis wenige Tage (dosisabhängig), im Urin ca. 2–3 Tage
- **Dihydrokodein** (Wirkstoff)
  - Orale Einzeldosis 10–30 (60) mg
  - HWZ 3,3–4,5 h
  - Nachweis im Serum mehrere Stunden (dosisabhängig), im Urin ca. 2–3 Tage

Wirkung. Eine einzelne Morphininjektion bewirkt bei einem psychisch gesunden Menschen außer einer wohltuenden Schmerzfreiheit keine weiteren Empfindungen, generell tritt erst bei mehrfacher Morphinapplikation die euphorisierende Wirkung in den Vordergrund. Eine durch Morphin ausgelöste Euphorie zeichnet sich aus durch eine ausgeglichene, ruhige, unbeschwerte und glückliche Stimmungslage mit Gleichgültigkeit. Hinzu kommt eine Steigerung des Selbstvertrauens, Wahrnehmungen erscheinen intensiver, Ängstlichkeit und Anspannung verfliegen. Allerdings tritt auch eine Dämpfung der Bewusstseinslage bzw. Bewusstseinsveränderung sowie eine herabgesetzte Sinneswahrnehmung bzw. Einschränkung der Wahrnehmungsfähigkeit hinzu.

> **Der wiederholte Konsum von Heroin/Morphin führt zu psychischer und physischer Abhängigkeit.**

Nach Heroinapplikation sind die o. g. Wirkungen gegeben, allerdings kommt ein zusätzlicher »Kick« hinzu, ein als orgastisch bezeichnetes Glücksgefühl. Die Wirkung nach parenteraler Aufnahme erfolgt im Sekunden- bis Minutenbereich. In der Primärphase nach i.v. Injektion besteht für einige Minuten Handlungsunfähigkeit. Nach der Primärphase geht der akute Rausch in eine **2. Phase milder Euphorie** über. Die Wirkung ist gekennzeichnet durch:
- Schmerzlinderung
- Sedierung, reduzierte geistige Aktivität, Konzentrationsschwäche, Apathie, Schläfrigkeit, Benommenheit, Gleichgültigkeit gegenüber Außenreizen, Verlängerung der Reaktionszeit
- Stimmungsveränderungen und -labilität z. T. mit Steigerung des Selbstbewusstseins: Euphorie, Entspannungs-, Wärmegefühl, aber auch Dysphorie, Angst-, Spannungsgefühl
- Hemmung des Hustenzentrums, Atemdepression
- Miosis
- Emetischer Früheffekt, antiemetischer Späteffekt
- Tonussteigerung der Darm- und Harnblasenmuskulatur sowie der Schließmuskeln
- Tonusverminderung der Gefäßmuskulatur, Tendenz zur orthostatischen Hypotonie

7.4 · Spezielle Toxikologie

Regelmäßiger Konsum. Bei chronischem Missbrauch kommt es zu Wesensveränderungen, Gleichgültigkeit und psychomotorischer Verlangsamung. Zu beachten ist, dass sich Abhängige nach Heroinapplikation zeitweise in einem organisch-psychischen Gleichgewicht befinden können, in dem sie nach außen unauffällig, hellwach und leistungsfähig erscheinen. Nach längerer Konsumunterbrechung sinkt die Toleranz, so dass bei erneuter Aufnahme die Gefahr einer **Überdosierung** besteht.

> Die Opiatintoxikation mit zentralen Morphinwirkungen ist gekennzeichnet durch die Trias Miosis, Koma, Atemdepression.

Entzugssymptomatik. Die Entzugssymptomatik (Tab. 7.14) gerade bei Opiatabhängigen führt wie die akute Substanzintoxikation zur Verkehrsgefährdung.

Todesfälle. Zu Todesfällen durch Heroin u. a. Opioide kann es durch direkte akut toxische Wirkungen mit Atemdepression bzw. Atemlähmung, Kreislaufschock, Hypoxie mit (irreversiblen) Hirnschäden und Herzkreislaufversagen nach Applikation hoher Dosen kommen. Nicht selten führt zentral ausgelöstes Erbrechen bei Hemmung der Hustenreflexe zu einer zusätzlichen mechanischen Behinderung der Atmung bzw. vollständigen Verlegung der Atemwege durch eine Speisebreiaspiration.

Kokain

Kokain ist ein weißes, kristallines Pulver und wird aus Blättern des Coca-Strauches Erythroxylum coca durch Extraktion als Hydrochlorid erhalten.

Aufnahme. Die zentral stimulierende Droge wird i. d. R. nasal oder i.v. konsumiert. Die effektive mittlere Rauschdosis ist von der Applikationsform abhängig und liegt bei ca. 10 mg Kokain-Hydrochlorid i.v.; bei nasaler Aufnahme beträgt die Rauschdosis 20–50 mg, eine Einzeldosis beträgt maximal 100 mg. Von anfänglichen Kokainmengen im mg-Bereich kann es zu erheblichen Dosissteigerungen kommen, bis zu mehreren g/Tag. Nach gemeinsamer Aufnahme von Kokain und Alkohol kann als zusätzlicher aktiver Metabolit Cocaethylen entstehen.

Metabolisierung. Kokain wird in erster Linie zu Benzoylecgonin und Ecgoninmethylester metabolisiert. In Abb. 7.5 sind deren Serumkonzentrationsverläufe dargestellt.

> **Datenblatt zu Kokain**
> - **Kokain** (Wirkstoff)
>   - Einzeldosis bei ca. 10 mg reinem Kokain-HCl i.v., 20–50 mg i.n., maximal 100 mg
>   - HWZ 42–90 min
>   - Nachweis im Serum 4–6 h (instabil im Entnahmesystem ohne Esterasehemmer), im Urin ca. 6–8 h
> - **Benzoylecgonin** (Metabolit)
>   - HWZ 4,5–7 h
>   - Nachweis im Serum wenige Tage (dosisabhängig), im Urin ca. 3–6 Tage
> - **Ecgoninmethylester** (Metabolit)
>   - HWZ 3,1–5 h
>   - Nachweis im Serum wenige Tage (dosisabhängig), im Urin ca. 3–6 Tage

Wirkung. Der Kokainrausch kann je nach psychischer Verfassung und Persönlichkeitsstruktur verschieden

Tab. 7.14. Entzugsstadien bei Opiatabhängigkeit

Stadium	Symptome	Stunden nach letzter Applikation
0	Verlangen nach Drogen, Ängstlichkeit, Rastlosigkeit	4
1	Gähnen, laufende Nase, Tränenfluss, Niesen, Schwitzen, Juckreiz	8
2	Zunahme der genannten Symptome, Mydriasis, Gänsehaut, Muskelzuckungen, heiße und kalte Schauer, Unruhe, Knochen- und Muskelschmerzen, Appetitlosigkeit	12
3	Zunahme der genannten Symptomatik, Hypertonie, Hyperthermie, Tachykardie, Tachypnoe, Schlaflosigkeit, Übelkeit	18–24
4	Zunahme der Symptomatik, fiebriges Aussehen, Muskelkrämpfe, Diarrhö, Erbrechen, Schock, Hyperglykämie, spontane Ejakulation oder Orgasmus, evtl. Tod durch Kreislaufversagen	24–36

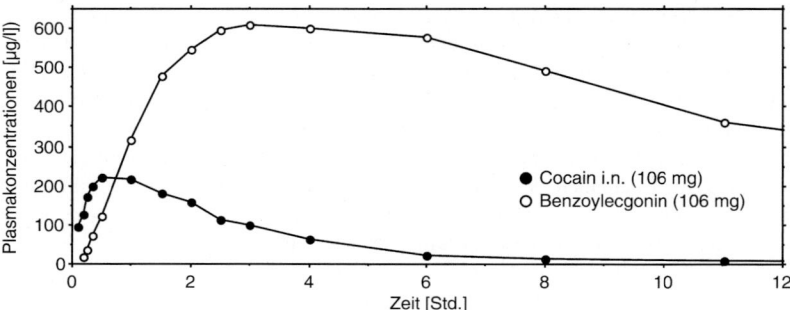

Abb. 7.5. Plasmakonzentrationsverlauf von Kokain und Benzoylecgonin nach intranasaler Applikation von 106 mg Kokain-HCl. (Aus Iten 1994)

verlaufen und ist nicht immer vorhersehbar. Meist finden sich 3 Rauschphasen:

- **Euphorisches Rauschstadium** (Sekunden über wenige Minuten bis Stunden): Das »High«-Gefühl geht einher mit einem berauschenden Stärke- und Glücksgefühl sowie mit einem übersteigerten Selbstwertgefühl. Es kommt zu starken positiven Empfindungen, Mut, erhöhter Risikobereitschaft, einer aufputschenden Antriebssteigerung ohne Erschöpfungs- oder Ermüdungsanzeichen, beschleunigten Denkabläufen, Abbau von Hemmungen, Distanzlosigkeit, Einschränkung von Kritikfähigkeit und Urteilsvermögen.
- **Rauschstadium**: Die Euphorie nimmt ab, äußere Reize werden z. T als negativ, belastend, angstvoll empfunden. Es kann zu Illusionen bzw. paranoid-halluzinatorischen Zuständen mit Verfolgungswahn, insbesondere visueller und taktiler Natur, sowie zu Koordinationsstörungen und Zittern kommen.
- **Depressives Stadium:** Insbesondere Antriebsverlust, extreme Müdigkeit, Niedergeschlagenheit, Erschöpfung, Reizbarkeit, Angst bis zur Depression. Es besteht bei einer quälenden Empfindung von Auswegslosigkeit, häufig mit paranoiden Ideen, ein enormer Drang zu erneutem Kokainkonsum.

Die 2. und 3. Rauschphase treten meist nur bei einem raschen Kokainübertritt ins Blut bzw. in das Gehirn auf, also bei i.v. Konsum oder beim Rauchen von Crack oder freier Base, wohingegen beim Schnupfen derartige Phasen erst bei häufigem oder sehr exzessivem Konsum zu beobachten sind. Kokain passiert die Blut-Hirn-Schranke sehr rasch und akkumuliert im ZNS bzw. wird dort langsamer abgebaut als im Blut. Das Konzentrationsverhältnis Gehirn/Blut liegt bei 4:1, wenn das Blutmaximum ca. 20 min nach Applikation erreicht ist und nimmt Werte bis 20:1 an. Daher ist auch bei niedrigen Kokainkonzentrationen im Blut oder bei negativen Kokain- aber deutlich positiven Benzoylecgonin-Befunden eine akute Wirkung möglich und der letzte Konsumzeitpunkt bei einer Beurteilung zu berücksichtigen.

Amphetamin und Designer-Drogen

Amphetamin und seine Derivate/Homologe sind vollsynthetische Produkte, die zumeist in Salzform als Pulver, in Kapsel- oder Tablettenform vorliegen. Mit Amphetamin verwandt ist das **Methamphetamin**. Bei diesem sind gegenüber der Grundsubstanz der zentral stimulierende Effekt und damit das Missbrauchspotenzial etwa verdoppelt. Zudem existieren eine Reihe von Medikamenten, die quasi als Vorläufer für im Organismus entstehendes Amphetamin anzusehen sind (u. a. Amphetaminil, Benzphetamin, Clobenzorex, Dimethylamphetamin, Ethylamphetamin, Famprofazon, Fencamin, Fenethyllin, Fenproporex, Furfenorex, Mefenorex, Mesocarb, Prenylamin und Selegelin). Die Wirkung dieser Arzneimittel, die z. T. Psychostimulanzien und Dopingmittel darstellen, beruht v. a. auf der Freisetzung von Methamphetamin bzw. Amphetamin bei der Körperpassage.

Neben Amphetamin sind weitere »Designer-Drugs« von Bedeutung, wobei stimulierende und halluzinogene Wirkungsweisen z. T. kombiniert werden. Die größte Bedeutung kommt den Methylendioxyamphetaminen zu (Sammelbegriff: **Ecstasy**). Dazu gehören u. a. das 3,4-Methylendioxymethamphetamin (**MDMA**), 3,4-Methylendioxyethylamphetamin (**MDE**) und 3,4-Methylendioxyamphetamin (**MDA**). Während die genannten und weiteren Substanzen dem Betäubungsmittelrecht unterstellt sind, werden immer wieder Derivate synthetisiert, die den gesetzlichen Bestimmungen noch nicht unterliegen und erst verzögert als Betäubungsmittel eingeordnet werden. Wird mit ihnen Handel betrieben, so fällt dies unter das Arzneimittelgesetz.

7.4 · Spezielle Toxikologie

Aufnahme. Amphetamin wird i. d. R. oral konsumiert, teilweise nasal. Designer-Amphetamine werden meist in Tablettenform genommen, seltener in Pulverform, nasal oder in Saft aufgelöst und getrunken.

Wirkung. Oral aufgenommene Dosen von 5–15 mg führen für 5–10 h zu einer Steigerung der Leistungsbereitschaft, der körperlichen Leistungsfähigkeit bei Unterdrückung des Schlafbedürfnisses, wobei die d-Form von Amphetamin eine etwa 3- bis 4-fach stärkere zentral aktive Wirkung zeigt als die l-Form. Mittlere Rauschdosen von 10–20 mg bewirken zusätzlich psychische Effekte (starke Euphorie), Dosen um 50 mg sind als hoch zu bezeichnen, wobei Tolerante durchaus mehrere g/Tag konsumieren.

Die effektive Einzeldosis bei oraler Aufnahme von MDMA, MDE oder MDA liegt zwischen 50 und 150 mg (1–1,5 mg/kg KG). Im Gegensatz zum Amphetamin scheint es bei den Designer-Amphetaminen zu keiner ausgeprägten Toleranzentwicklung zu kommen, allerdings weist die häufige Einnahme von mehreren Konsumeinheiten täglich zumindest auf einen Toleranzeffekt hin. Hoch- und Überdosierungen bewirken keine Steigerung des Rauschzustandes, sondern eine zeitliche Ausdehnung des anschließenden Erschöpfungszustandes. Das rein psychische Abhängigkeitspotenzial dürfte dem des Amphetamins vergleichbar sein.

Neben der stimulierenden, sympathomimetischen, euphorisierenden und aufputschenden Wirkung, die denen einer Amphetamin-Aufnahme ähnelt, wird die emotionale Verfassung beeinflusst mit emotionaler Enthemmung, Steigerung des Selbstwertgefühls, Abbau von Kommunikationsbarrieren und dem intensiveren Erleben der Umwelt (Musik, Lichteffekte etc.). Die orale Einnahme bewirkt nach etwa 15–30 min häufig Übelkeit, Schwitzen, Kopfschmerzen und rasendes Herzklopfen. Nach etwa 45–60 min kommt es zu einem leicht kontrollierbaren und als wohlig empfundenen Rauschzustand mit gesteigerter Sinneswahrnehmung, Emotionalität, Euphorie, Aktivität und Gesprächsbereitschaft bei erhaltenem Bewusstsein. Nach 1–3 h klingt dieser Zustand ab und wird u. U. von starker Erschöpfung abgelöst, die u. U. bis zu 2 Tage anhalten kann. Davon abgesehen wird nach 6–8 h wieder der psychische und physische Normalzustand erreicht.

Beim MDA-Rausch kann es zu einer Verzerrung von Raum- und Zeiterlebnissen und Sinnestäuschungen (Synästhesien) kommen, die bei niedrigeren Konzentrationen allerdings verschwinden. Als Nebenwirkungen werden dysphorische Zustände mit Depression, Angstzustände, Halluzinationen mit psychotischen Reaktionen und Verwirrtheit beschrieben. Dazu kann es zu innerer Unruhe, Brechreiz, Seh- und Hörstörungen,
Muskelkrämpfen, Störungen des Bewegungsablaufes sowie Erhöhung von Herzfrequenz und Blutdruck mit der Gefahr von Hyperthermie und Hirnblutungen bis zum zentralen Kreislaufversagen kommen.

> **Datenblatt zu den Amphetaminen**
> - Rauschdosen ca. 10–50 mg Amphetamin bzw. Methamphetamin und bis ca. 100 mg MDMA/MDEA/MDA
> - HWZ 4–12 (34) h für Amphetamin, ca. 9 h für Methamphetamin und ca. 7–25 h für MDMA/MDEA/MDA
> - Nachweis im Serum jeweils 6–24 h, im Urin 1–3 Tage

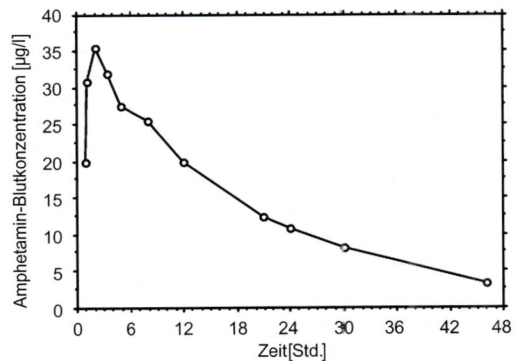

Abb. 7.6. Verlauf der Amphetaminkonzentration im Blut nach oraler Aufnahme von 10 mg Amphetaminsulfat. (Aus Iten 1994)

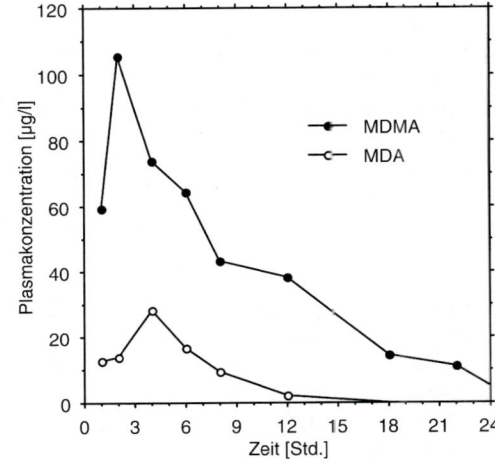

Abb. 7.7. Plasmakonzentrationsverlauf von MDMA und seinem Stoffwechselprodukt MDA nach oraler Aufnahme von 50 mg MDMA. (Aus Iten 1994)

Blutkonzentration. Die Konzentrationsverläufe von Amphetamin sowie MDMA und seinem Stoffwechselprodukt MDA im Blut nach oraler Aufnahme sind in ◘ Abb. 7.6 und ◘ Abb. 7.7 dargestellt.

> **In Kürze**
> - Rechtsmedizinisch relevant sind neben der Aufklärung von Drogentodesfällen auch die Beurteilung der Schuldfähigkeit sowie der Fahrsicherheit unter Drogeneinfluss.
> - Hierzu ist die umfassende Kenntnis von Substanzeigenschaften bzw. -wirkungsweisen in z. T. unterschiedlichen Rauschphasen und bei verschiedensten Mischintoxikationen notwendig.
> - Eine besondere Gefahr illegaler Drogen stellt ihr Abhängigkeitspotenzial dar, wobei psychische und physische Abhängigkeit unterschieden wird. In gleicher Weise werden körperliche und psychische Entzugssymptome differenziert.
> - Unter Toleranzentwicklung versteht man, dass zur Erreichung sowohl der toxischen als auch der erwünschten Effekte eine immer größere Substanzmenge konsumiert werden muss.

7.4.3 Forensisch relevante Arzneimittel

Im Folgenden werden einige forensisch bedeutsame Arzneimittelwirkstoffgruppen dargestellt. Ergänzende Ausführungen zu verkehrsmedizinisch relevanten Wirkungsweisen finden sich in ▶ Kap. 8.

Analgetika

Analgetika stellen die größte und am häufigsten applizierte Arzneimittelgruppe dar. Es wird zum einen unterschieden zwischen stark und schwach wirksamen Analgetika, zum anderen zwischen Opioidanalgetika mit vorwiegend zentraler, daneben auch peripherer Wirkung, und nichtopioiden Analgetika mit peripherer, daneben aber auch zentraler Wirkung sowie meist zusätzlich mit antipyretischen und eventuell antiphlogistischen und antirheumatischen Eigenschaften.

Nichtopioide Analgetika. Der Hauptwirkungsmechanismus von Nichtopioidanalgetika liegt in der Hemmung der Prostaglandinsynthese (Hemmung der Zyklooxygenase). Es wird differenziert zwischen Mono- und Kombinationspräparaten, die neben dem schmerzstillenden Wirkstoff belebende bzw. stimulierende Zusatzstoffe wie Kodein oder Koffein enthalten. Die Zusatzstoffe bergen das Risiko einer Gewöhnung in sich. Nach dem Absetzen von koffeinhaltigen Medikamenten können zeitverzögert Kopfschmerzen als Entzugssymptome auftreten, die nicht als solche erkannt werden, sondern Ursache dafür sind, den Schmerzmittelkonsum mit erhöhter Dosierung fortzusetzen.

Die Pharmako-/Toxikokinetik der Einzelsubstanzen ist sehr unterschiedlich. Generell besitzen sie eine hohe Eiweißbindung und demzufolge ein relativ kleines Verteilungsvolumen. Die renale Elimination ist pH-abhängig. Insbesondere bei **Überdosierungen** treten **zentralnervöse Symptome** auf wie Ohrensausen, Schwindel, Hör- und Sehstörungen, Verwirrtheit und Angstzustände.

Opioidanalgetika. Diese Schmerzmittel fallen unter das Betäubungsmittelgesetz und werden zur Behandlung von traumatischen, postoperativen, ischämischen und Tumorschmerzen eingesetzt. Die Einnahme erfolgt dann i. d. R. oral in einer Retardzubereitung; eine Suchtauslösung ist bei medizinisch indizierter Verwendung äußerst selten. Aber auch bei therapeutischer Dosierung ist regelmäßig eine Verminderung der Atemfrequenz, eine Miosis sowie eine Bradykardie nachzuweisen. Von den unerwünschten Nebenwirkungen ist bei Opioiden die Atemlähmung am bedeutsamsten und stellt bei Opiatabhängigen die häufigste Todesursache dar.

Hypnotika und Sedativa

Hypnotika werden zur symptomatischen Behandlung von Schlaflosigkeit verabreicht. Bei Einschlafstörungen werden kurz wirksame Substanzen, bei Durchschlafstörungen Substanzen mit längerer Wirkdauer verwendet. Von Bedeutung sind heute nicht mehr die Barbiturate und auch weniger das Chloralhydrat, sondern v. a. benzodiazepinhaltige Schlaf- und Beruhigungsmittel, die ein hohes Abhängigkeitspotenzial aufweisen. Sie gehören trotz rückläufiger Tendenz – modernere Wirkstoffe sind Zopiclon, Zolpidem oder Zaleplon – immer noch zu den am häufigsten verordneten Arzneimitteln und wirken beruhigend, angstlösend und je nach Dosis einschläfernd. Als Entzugssymptome treten häufig genau die Beschwerden auf, die Anlass für die Einnahme waren.

Von den Benzodiazepinen werden insbesondere Diazepam und Flunitrazepam als Ausweich- und Substitutionsmittel bei Drogenabhängigkeit verwendet. Benzodiazepine mit kurzer Plasmahalbwertszeit werden als sog. **K.O.-Mittel** verwendet. Frei verkäufliche Hypnotika enthalten Histamin-H1-Rezeptor-Antagonisten (Diphenhydramin, Doxylamin). In hoher Dosierung (ab ca. 20-fach) ist auch Diphenhydramin als Suizidmittel geeignet.

7.4 · Spezielle Toxikologie

> ⚠ Aufgrund der großen Verbreitung finden sich Benzodiazepine bei vielen Suizidversuchen. Isolierte Benzodiazepinintoxikationen mit letalem Verlauf sind eher selten; meist erfolgt aber eine kombinierte Aufnahme mit Alkohol oder anderen zentral wirksamen Mitteln, so dass es zu einer additiven bis potenzierenden Wirkungsverstärkung kommt.

Psychopharmaka

Nach ihrem therapeutisch angestrebten Zweck erfolgt eine Einteilung in antipsychotisch wirkende Psychopharmaka (Neuroleptika und Antidepressiva gegen Schizophrenien und affektive Psychosen) und solche, die nicht antipsychotisch wirken (Tranquillanzien und Stimulanzien). Häufig findet sich eine Verwendung als Suizidmittel, wohingegen – im Gegensatz zu Benzodiazepinen – das Missbrauchspotenzial geringer und zumeist nur bei Polytoxikomanie (z. B. Doxepin) gegeben ist. Bei (älteren) Personen mit kardiovaskulärer Vorschädigung kann es schon bei therapeutischer Dosierung zu lebensgefährlichen bis tödlichen Komplikationen kommen.

Neuroleptika. Neuroleptika sind geeignet, um Halluzinationen, Wahn und psychomotorische Erregung zu beseitigen sowie affektive Erregbarkeit und Vigilanz zu dämpfen, ohne das Bewusstsein und die intellektuellen Fähigkeiten wesentlich zu beeinflussen. Wichtigste Nebenwirkungen sind extrapyramidal-motorische, vegetative und hormonelle Störungen sowie allergische Reaktionen und z. T. unerwünschte Wirkungen im psychischen Bereich. Die Wirkung zentral dämpfender Pharmaka wird gesteigert (Narkotika, Schlafmittel, Analgetika, Alkohol) ebenso wie die von Anticholinergika und α- bzw. β-Adrenozeptorenblockern. Bei Intoxikationen kann es zu schweren extrapyramidal-motorischen Störungen, Hypotonie, Tachykardie und generalisierten Krampfanfällen bis hin zu lebensgefährlichen oder tödlichen Komplikationen wie malignes neuroleptisches Syndrom, Agranulozytose oder plötzlichen Herztod kommen.

Antidepressiva. Antidepressiva sind depressionslösend (Stimmungsaufhellung) und entweder psychomotorisch aktivierend (Antriebssteigerung) oder psychomotorisch dämpfend (Sedierung und Anxiolyse). Bei den **zyklischen Antidepressiva** setzt die Wirkung meist erst nach 1–2 Wochen ein, wohingegen anticholinerge Nebenwirkungen direkt auftreten können. Intoxikationen sind gekennzeichnet durch bedrohliche kardiovaskuläre Symptome (starker Blutdruckabfall, Tachykardie, Herzrhythmusstörungen) sowie Hyperthermie, Delirien und Krämpfen bis hin zu einem Herz- und Atemstillstand (cave bei kardiovaskulärer Vorschädigung). Bei den **selektiven Serotoninwiederaufnahmehemmern** (SSRI) sind die sedierende Wirkung und kardiovaskuläre Nebenwirkungen gering. Bei den **Monoaminoxidasehemmern** ist auf die Interaktion von Tranylcypromin mit Tyramin-haltigen Lebensmitteln (z. B. Käse) zu achten (Blutdruckanstieg, hypertone Krise). Vergiftungen sind gekennzeichnet durch orthostatische Hypotonie und zentralnervöse Effekte wie Agitiertheit, Erregung mit Halluzinationen, Hyperreflexie, Tremor und Krämpfe.

> ⚠ **Cave**
> Eine gleichzeitige Therapie mit SSR oder zyklischen Antidepressiva und Monoaminoxidasehemmern ist wegen der Gefahr toxischer Serotoninkonzentrationen im Gehirn (Serotoninsyndrom) kontraindiziert.

Lithium. Lithium wird zum einen bei manischen Patienten zur Akutbehandlung eingesetzt und wirkt psychomotorisch dämpfend, zum anderen ist es zur Rezidivprophylaxe bei affektiven Psychosen indiziert. Die therapeutische Breite ist relativ gering; unerwünschte Nebenwirkungen betreffen den Magen-Darm-Trakt und das Zentralnervensystem und können bei gleichzeitigem Natrium- und Kaliummangel tödlich verlaufen.

Tranquillanzien. Tranquillanzien wirken beruhigend, beseitigen Angst- und Spannungsgefühle, führen zu Ausgeglichenheit und beeinflussen das Denk- und Leistungsvermögen möglichst wenig. Allerdings müssen z. T. starke Nebenwirkungen in Kauf genommen werden. Insbesondere bei älteren Menschen kann es zu Koordinationsstörungen wie auch paradoxen Erregungs- und Verwirrtheitszuständen sowie aufgrund muskelrelaxierender Wirkungen zu schweren Stürzen kommen. Zudem besteht die Gefahr der Gewohnheitsbildung (psychische Abhängigkeit ohne Dosiserhöhung), da es beim Absetzen zu vermehrter Angst und Schlaflosigkeit kommt (ausschleichendes Absetzen).

Psychostimulanzien. Psychostimulanzien sollen Müdigkeit und Abgespanntheit beseitigen sowie die Konzentrations- und Leistungsfähigkeit erhöhen und sind zusätzlich als Appetitzügler im Einsatz. Sie haben ein Suchtpotenzial und sind bei Überdosierung Krampfgifte.

Antiepileptika

Antiepileptika werden zur symptomatischen Behandlung verschiedener Epilepsieformen eingesetzt. Ein ideales Antiepileptikum setzt die Krampfschwelle herauf, ohne dass die motorische Erregbarkeit beeinflusst wird und sedative bzw. hypnotische Effekte auftreten. Da ein solches Mittel nicht existiert, gilt es, so niedrig wie möglich zu dosieren und Patienten möglichst sorgfältig zu überwachen. Aufgrund der leichten Verfügbarkeit ist die Gefahr einer Anwendung als Suizidmittel gegeben. Epileptische Anfälle mit letalem Verlauf sind meist bei unzuverlässiger Einnahme oder zusätzlichem Alkoholmissbrauch zu verzeichnen.

Herzglykoside

Herzglykoside, von denen fast nur noch Digitalisglykoside in Gebrauch sind, hemmen die Natrium-Kalium-ATPase, wodurch der Kalziumeinstrom verbessert und der intrazelluläre Kalziumgehalt des sarkoplasmatischen Retikulums erhöht wird. Wegen der bei stärkergradiger Hemmung dieser ATPase auftretenden (lebensbedrohlichen) Arrhythmien besitzen Digitalisglykoside eine geringe therapeutische Breite. Zu Intoxikationen kann es auch durch Akkumulation geringgradig erhöhter Dosen insbesondere von Digitoxin oder verminderter renaler Elimination des Digoxins (bei Niereninsuffizienz) kommen. Eine Verwendung als Suizid- oder Mordgift ist in der forensischen Praxis bekannt. Andere Herzglykoside wie Strophantin (aus Strophanthussamen), Convallatoxin (aus Maiglöckchen) und Oleandrin (aus Oleander) werden schlecht resorbiert und wirken kurz, allerdings sind auch Intoxikationen mit diesen Substanzen insbesondere bei Kindern und in suizidaler Absicht zu verzeichnen.

Insulin

Insulin (Normbereich 5–25 µU/ml) wird insbesondere bei insulinpflichtigen Diabetikern als Suizidmittel und gerade bei entsprechender Verfügbarkeit (medizinischer Bereich; Pflegepersonal) auch als Mordgift verwendet. Bei hoher Dosierung tritt eine Unterzuckerung mit Bewusstlosigkeit im Minutenbereich ein, gefolgt von einem schnellen Todeseintritt infolge eines Glukosemangels im Gehirn. Eine postmortale Blutzuckerbestimmung ist i. d. R. nicht beweiskräftig (postmortaler Abbau), eine Beurteilung der Stoffwechsellage erfolgt am geeignetsten an der Glaskörperflüssigkeit (Summe aus Glukose und Laktat). Ansonsten kann eine immunchemische Bestimmung nach Extraktion erfolgen, am günstigsten ist der Nachweis in der Einstichstelle, da dort die kristalline Form vorliegen kann. Gerade in forensischen Fällen kann auch eine Bestimmung des C-Peptid (Normbereich 1,5–3,5 ng/ml bzw. 0,5–1,15 nmol/l) von Bedeutung sein.

Flüchtige Narkosemittel

Flüchtige Narkosemittel (z. B. Halothan, Enfluran, Ether, Chloroform) sind forensisch relevant bei Narkosezwischenfällen, wenn es zu einer Verwechselung oder falschen Dosierung gekommen ist. Zudem können Personen durch Verwendung solcher Mittel zur Begehung einer Straftat (Vergewaltigung, Raub) narkotisiert werden, wobei auch letale Verläufe zu verzeichnen sind. Aufgrund euphorisierender Eigenschaften finden entsprechende Substanzen auch als Suchtmittel Verwendung und werden zudem bei autoerotischen Unfällen nachgewiesen. Wichtig ist eine adäquate Asservationstechnik (schnell und in luftdicht verschlossenen Gefäßen), um Verluste der leicht flüchtigen Substanzen bis zur Analyse zu vermeiden. Eine besondere Bedeutung kommt dem flüssigen Narkosemittel γ-Hydroxy-Buttersäure (GHB) mit dem Szenenamen »**Liquid Ecstasy**« zu, das injiziert oder oral aufgenommen werden kann. GHB findet in der Drogen- und Partyszene ebenso Verbreitung wie auch als **K.O.-Mittel** insbesondere bei Sexualdelikten. Als klassische Symptome sind eine Miosis, Bradykardie und in höherer Dosierung Bewusstlosigkeit sowie (selten) Atemlähmung zu verzeichnen, bei abruptem Aufwachen mit Erinnerungsverlust.

Zytostatika

Zytostatika spielen im rechtsmedizinischen Untersuchungsgut eine untergeordnete Rolle. Gelegentlich müssen Fehldosierungen gutachterlich bewertet werden, wobei die Analytik von untergeordneter Bedeutung ist, da sich unerwünschte Wirkungen erst mit einer Latenz von mehreren Tagen einstellen und die entsprechenden Mittel kurze Plasmahalbwertszeiten aufweisen.

7.4.4 Doping

Dopinganalysen, zumindest aus dem Bereich des Leistungssports, werden in Institutionen durchgeführt, die von der Welt-Anti-Doping-Agentur (WADA) bzw. dem Internationalen Olympischen Committee (IOC) akkreditiert sind. Daneben erfolgen regelmäßig Medikationskontrollen bei Pferden und Zuchtkontrollen bei Hengstkörungen.

7.4 · Spezielle Toxikologie

> **Doping-Wirkstoffgruppen**
>
> - **Verbotene Substanzen und Methoden während und außerhalb des Wettkampfes**
>   - S1) Anabole Wirkstoffe
>   - S2) Hormone und verwandte Substanzen (bisher Peptidhormone)
>   - S3) β₂-Agonisten
>   - S4) Substanzen mit antiöstrogener Wirkung
>   - S5) Diuretika und andere maskierende Substanzen
>   - M1) Verbesserung des Sauerstofftransports
>   - M2) Chemische und physikalische Manipulationen
>   - M3) Gendoping
> - **Verbotene Substanzen und Methoden während des Wettkampfes**: Zusätzlich zu den unter S1–S5 und M1–M3 verbotenen Kategorien sind für den Wettkampf folgende Wirkstoffe verboten:
>   - S6) Stimulanzien
>   - S7) Narkotika
>   - S8) Cannabinoide
>   - S9) Glukokortikosteroide
> - **Verbotene Substanzen in speziellen Sportarten**
>   - P1) Alkohol
>   - P2) β-Blocker
> - **Spezifizierte Substanzen**: Substanzen unter diesem Punkt können aufgrund ihrer leichten Verfügbarkeit und weiten Verbreitung in medizinischen Produkten u. U. unbeabsichtigt verwendet werden. Ein Dopingverstoß kann in diesem Fall zu einer reduzierten Sanktion führen.

Nebenwirkungen von Medikamentenwirkstoffen sind z. T. schon behandelt worden, von besonderer Bedeutung sind die **Nebenwirkungen von Anabolika**:

- **Schädigungen des Herz-Kreislauf-Systems**: Die Konzentration der Fetteiweiße mit hoher Dichte (HDL, »high density lipoprotein«) im Blutplasma wird erniedrigt, die der Fetteiweiße mit geringer Dichte (LDL, »low density lipoprotein«) erhöht (Erhöhung des Quotienten aus LDL zu HDL, Risikofaktor für Arteriosklerose und Herzinfarkt). Ferner mögliche Veränderungen von Faktoren der Blutgerinnung, des Gefäßsystems und Schädigungen der Herzmuskelzelle mit Erhöhung einer Thrombosegefahr.
- **Herzhypertrophie**, wobei eine verbesserte Kapillarisierung zur notwendigen Sauerstoff-Versorgung ausbleibt.
- **Leberschäden**: Bei Langzeitanwendung irreversible Leberschäden, insbesondere durch 17-methylierte Steroide wie Methyltestosteron oder Stanozolol.
- **Virilisierungen bei der Frau**: Aufgrund der androgenen Wirkung machen sich Veränderungen der Stimme (irreversibel), des Behaarungsmusters, Störungen des Menstruationszyklus und eine Klitorishypertrophie (irreversibel) bemerkbar.
- **Gynäkomastie beim Mann**: Bei Langzeitanwendung abnormale Vergrößerung der Brust beim Mann, da aromatisierbare Anabolika zu Östrogenen metabolisiert werden.
- Beeinflussung des **Längenwachstums** bei Jugendlichen: Vorzeitiger Verschluss der Epiphysenfugen verkürzt die Wachstumsphase.
- **Psychotrope Wirkungen**: Bei hohen Dosierungen (oberhalb der therapeutischen Dosen) sowohl positive (Euphorie, sexuelle Erregbarkeit, Energiebereitschaft) als auch negative Veränderungen (Gereiztheit, Gefühlsschwankungen, Gewaltbereitschaft) der Stimmungslage. Zudem negative Einflüsse auf kognitive Faktoren wie Gedächtnisleistung und Konzentrationsfähigkeit sowie Steigerung der Aggressivität.

Von rechtsmedizinischer Bedeutung sind die Beurteilung der Schuldfähigkeit nach (Langzeit-)Einnahme von anabolen Steroiden (psychotrope Wirkungen!), zum anderen Fälle im Sektionsgut, bei denen ein Zusammenhang zwischen Anabolikaanwendung und Herzinfarkt gegeben sein kann. In der Regel sind hiervon Sportler betroffen, die Bodybuilding betrieben und über lange Zeiträume hohe Dosen an verschiedenen Anabolika appliziert haben.

7.4.5 Schädlingsbekämpfungsmittel

Die forensisch bedeutsamsten Gruppen der Schädlingsbekämpfungsmittel (Pestizide) sind die Insektizide und Rodentizide; bei den **Insektiziden** (Tab. 7.15) wiederum die Organophosphate. Zum schnellen Nachweis bedient man sich in einigen Laboratorien nach wie vor eines Versuches mit Fruchtfliegen. Diese werden einem Asservat (z. B. Erbrochenem bzw. Mageninhalt) ausgesetzt und man verfolgt die Letalität. Alternativ stehen chromatographische Analysenmethoden zur Verfügung.

Bei den **Rodentiziden** war früher das Thallium weit verbreitet; heute werden nur noch Cumarinderivate oder wie Cumarin wirkende Substanzen eingesetzt. Diese hemmen mit der erforderlichen Latenzzeit die Prothrombinsynthese (und anderer Gerinnungsfakto-

Tab. 7.15. Wirkung und Intoxikation von Insektiziden

Gruppe	Wirkungsweise	Intoxikationssymptomatik
Organochlorverbindungen (z. B. DDT)	Durch Offenhalten von Natriumkanälen Übererregbarkeit des Zentralnervensystems	Unruhe, Reizbarkeit, Kopfschmerzen, Appetitlosigkeit, Missempfindungen (Gesicht, Extremitäten), Mydriasis, Lichtempfindlichkeit, Übelkeit, Sprachstörungen, Zittern, Verwirrtheit, Koma, zerebrale Krampfanfälle, Atemlähmung
Organophosphate (z. B. Parathion)	(Irreversible) Blockade der Azetylcholinesterase im ZNS ($t_{1/2}$ = Tage)	Miosis und Akkomodationsstörungen, Tränen- und Speichelfluss, Koliken, Durchfall und Erbrechen, erhöhte Magen-Darm-Motilität; Engstellung der Bronchien mit erhöhter Bronchialschleimproduktion, Herzfrequenz- und Blutdruckabfall, Muskelsteife, Tremor, Sprachstörungen, Missempfindungen, Koma, Ödeme, Atem-/Herzstillstand
Carbamate	Reversible Blockade der Azetylcholinesterase im ZNS ($t_{1/2}$ = min)	Wie Organophosphate mit schnellem Abklingen und i. d. R. ohne schwerwiegende Störungen des ZNS und nicht letal
Pyrethoide	Wie Organochlorverbindungen, aber mit geringer Umweltbeständigkeit	Brennen, Juckreiz, Spannungs- und Taubheitsgefühl sowie Missempfindungen (Gesicht); bei oraler Aufnahme Schmerzen im Magen-Darm-Trakt, Erbrechen, Zuckungen und in Einzelfällen Krampfanfälle
Benzoylarylureide	Hemmung der Chitinbiosynthese	
Juvenilhormonanaloga	Verschiebung von Verpuppung und Häutungen	

ren) durch Verdrängung von Vitamin K. Das in der Humanmedizin gebräuchliche Phenprocoumon kommt allerdings nicht in Rodentiziden vor! Auch beim Menschen kann es durch Aufnahme präparierter Köder zu Intoxikationen kommen, wobei allerdings erhebliche Mengen erforderlich wären. Durch Vitamin-K-Gabe kann einer Intoxikation entgegengewirkt werden.

7.4.6 Gase, Dämpfe, organische Lösungsmittel

Kohlenmonoxid. Das farb- und geruchlose Gas Kohlenmonoxid (CO) entsteht bei unvollständiger Verbrennung organischer Materialien, ist in Autoabgasen enthalten und kann auch bei unvollständiger Verbrennung von Erdgas oder Propangas entstehen, ist allerdings nicht Bestandteil davon. CO besitzt eine ca. 300-fach höhere Affinität zum Hämoglobin als Sauerstoff und verdrängt diesen aus der Bindung zum Hämoglobin, was zum **anoxischen Ersticken** führt. Daher kann es bei vergleichsweise geringen Raumluftkonzentrationen (um 0,1%) vor allem bei älteren oder herzkranken Personen zu letalen Intoxikationen kommen, wobei Raumluftkonzentration und Sauerstoffverbrauch (Schlaf oder Arbeit) die Dauer bis zum Eintreten von Symptomen bestimmen (Minuten- bis Stundenbereich). Die Symptomatik in Abhängigkeit von der CO-Konzentration ist in Tab. 7.16 dargestellt.

CO-Intoxikationen zählen immer noch zu den häufigsten letalen Vergiftungsfällen, zum einen als Suizid (Einleiten von Autoabgasen), andererseits als Unfall, insbesondere in Badezimmern und beheizten Wohnwagen/LKW.

Tab. 7.16. Stadien einer CO-Intoxikation

CO-Hb	Symptome
10–20%	Leichter Kopfschmerz, Mattigkeit, Unwohlsein, Herzklopfen (aber bis 15% bei starken Rauchern »physiologisch«)
20–30%	Schwindel, Bewusstseinseintrübung, Gliederschlaffheit
30–40%	Bewusstseinsschwund, Atemverflachung, Kreislaufkollaps
40–60%	tiefe Bewusstlosigkeit, Lähmung
60–70%	Tod

7.4 · Spezielle Toxikologie

> **! Cave**
> Bei jedem unklaren Todesfall in einer Räumlichkeit, in der mit offener Flamme geheizt wird (Ofen, Kamin, Durchlauferhitzer), ist auch zum Schutz Anderer eine CO-Intoxikation auszuschließen.

Bei **Brandleichen** ist eine erhöhte CO-Hb-Konzentration neben Rußeinatmungen und einer evtl. Cyangaseinatmung (aus Polyurethanen) das wichtigste Vitalzeichen. Das Fehlen einer Gaseinatmung (abgesehen von Explosionen) spricht für ein Ableben vor der Brandentstehung und kann als Hinweis auf eine Leichenbeseitigung angesehen werden. Als Obduktionsbefunde sind hellrote Leichenflecken zu verzeichnen (häufig nur ab CO-Hb-Konzentrationen über 50% und zudem auch alleine durch Kälte erklärbar) sowie hellrosa Augenbindehäute und Fingernagelbetten, eine lachsrote Verfärbung der Muskulatur, eine hellrote Verfärbung der inneren Organe sowie flüssiges, kirschrotes, lackartiges Blut und ein Hirnödem.

Fallbeispiel
Unfall oder Mord?
Ein älteres Ehepaar wurde als Brandtorso aus einem Brandherd geborgen. Ermittlungsseitig ging man zunächst von einer Implosion eines Fernsehers als Brandursache aus. Bei der Obduktion zeigte sich kein Hinweis auf Rußaspiration oder Rauchgasinhalation, dafür Befunde einer Halskompression (Drosseln mit Paketschnur). Kein vitales Erleben des Brandgeschehens, sondern Brandlegung zur Verdeckung eines Raubmordes.

Bei überlebten Intoxikationen wird CO relativ schnell abgeatmet (HWZ ca. 2 5 h). Bei einige Zeit überlebten CO-Intoxikationen kann es zur Ausbildung von Pallidumnekrosen kommen. Bei Brandstiftungen können erhöhte CO-Hb-Werte im Blut eines Tatverdächtigen ein Indiz für die Täterschaft darstellen. Dazu ist allerdings eine zeitnahe Asservation der Blutprobe notwendig.

Kohlendioxid. Kohlendioxid (CO_2) ist ein farb- und geruchloses, unbrennbares Gas und ca. 1,5-mal dichter als Luft, weshalb es sich in abgeschlossenen Räumen am Boden anreichert. Es fungiert als wichtigster Stimulator des Atemzentrums, bei Einatmung höherer Konzentrationen und begrenzter Kompensation wird eine Azidose hervorgerufen. Ab 4–6% in der Atemluft treten Kopfschmerzen, Ohrensausen, Herzklopfen, Blutdruckanstieg und Erregungszustände oder Schwindel auf und ab ca. 10% kommt es zu einer zunehmenden Dämpfung des Atemzentrums, Krämpfen, Kreislaufschwäche und Lähmungserscheinungen bzw. bei hohen CO_2-Konzentrationen auch sehr schnell zu Bewusstlosigkeit und zum Tod. In Gärkellern, Silos und natürlichen Höhlen kann sich CO_2 am Boden anreichern und rasche Handlungsunfähigkeit und Tod bewirken. Auch bei Aufenthalt (einer großen Personenzahl) in abgeschlossenen Räumlichkeiten (illegale Einschleusung von Personen in Containern) können kritische CO_2-Konzentrationen erreicht werden.

Schwefelwasserstoff. Schwefelwasserstoff (H_2S) ist ein farbloses, brennbares Fäulnisgas (Geruch nach faulen Eiern), das insbesondere unter vermindertem Luftzutritt in Abfallgruben entsteht. Die Geruchsschwelle steigt bei längerer Einwirkung, so dass es zu einem Verlust der Warnwirkung kommt. Leichtere Vergiftungen führen zu Schwindel, taumelndem Gang, Atemnot, Tachykardie, Blutdruckabfall und Krämpfen, wobei der Wirkungsmechanismus noch nicht völlig geklärt ist. Bei Luftkonzentrationen >0,1% kann es zu einer apoplektiformen Bewusstlosigkeit und zum Tode kommen. H_2S wird über die Atemwege, geringfügig durch Hautresorption, aufgenommen. Bei Kontakt mit Schleimhäuten und Gewebeflüssigkeit bilden sich Alkalisulfide, die starke Reizwirkungen, insbesondere an den Augen und Schleimhäuten der Nase und des Rachens, verursachen. Außerdem bewirkt das über die Lunge in größeren Mengen resorbierte H_2S – wahrscheinlich ähnlich dem Cyanid – eine Lähmung der intrazellulären Atmung durch Blockade schwermetallhaltiger Fermente.

Cyanwasserstoff und Cyanide. Blausäure (Cyanwasserstoff, HCN) ist farblos, bei Zimmertemperatur bereits siedend und gehört zu den stärksten Giften, weshalb es nach wie vor für Suizide und Homizide eingesetzt wird. Cyanide können aus organischen Verbindungen (Glykoside, Nitrile) freigesetzt werden, so enthalten Bittermandeln das Glykosid Amygdalin mit 0,05–0,1% an gebundenen HCN-Anteilen (akzidentelle Vergiftungen insbesondere bei Kindern möglich!). Blausäure kann inhaliert und evtl. injiziert bzw. über Schleimhäute resorbiert werden, aus ihren Salzen KCN (**Zyankali**) und NaCN wird sie erst im Magen durch Einwirkung von Salzsäure freigesetzt. Bei Brandleichen werden z. T. drastische Cyanideinatmungen infolge Verschwelung stickstoffhaltiger Materialien (z. B. Polyurethanmatratzen) nachgewiesen, die oft im Zusammenhang mit einer CO-Einatmung als todesursächlich angesehen werden können und zugleich als Vitalzeichen dienen.

Hauptangriffspunkt von HCN ist der Zytochromoxidasekomplex in der Atmungskette, weiterhin werden viele Metallenzyme durch Cyanide gehemmt. Die Folge ist eine innere Erstickung auf zellulärer Ebene. Bei genügend hoher Dosis (1–2 mg/kg KG) kommt es zu Krämpfen und einem Atemstillstand nach Sekunden, bei niedrigerer Dosierung zu Atemnot, Schwindel, Erbrechen, Tachykardie, Krämpfen und ggf. Atemstillstand und Tod erst nach Minuten bis zu 1 h. Hinweisgebend für eine Cyanidintoxikation kann das berufliche Umfeld sein (Apotheker, Fotograf, Goldschmied), bei der Obduktion fallen u. U. der Bittermandelgeruch an Atemluft (bei oraler Aufnahme) oder Gehirn auf (genetisch determiniert, nur 80% der Bevölkerung nehmen Bittermandelgeruch wahr). Bei oraler Aufnahme findet sich eine düsterrote Färbung und Schwellung der Magenschleimhaut.

Aliphatische Kohlenwasserstoffe (Alkane, Alkene, Isoalkane). Alkane werden als kurzkettige Benzine oder langkettige Paraffine zusammengefasst und aus Erdöldestillaten gewonnen. Wie alle lipophilen organischen Lösungsmittel können sie die Blut-Hirn-Schranke überwinden und Narkosen hervorrufen. Beim Schnüffeln dieser Substanzen wird ein Zustand der Pränarkose angestrebt, in dem beim Einsetzen der Bewusstseinstrübung die Umwelt verändert wahrgenommen wird und es zu Träumen und Phantasien kommen kann. Bei Überschreiten des Rauschstadiums kommt es zu starken Exzitationserscheinungen bis zu tonisch-klonischen Krämpfen. Nach oraler Aufnahme kann es durch Reizung der Magenschleimhaut zum Erbrechen kommen, ebenso kann die Niere mit einer Glomerulopathie beteiligt sein. Bei Transport von Benzintröpfchen in die Bronchien kann als schwere Spätkomplikation eine **Benzinpneumonie** auftreten (Ursache ist wahrscheinlich Gefäßschädigung auch bei Einatmung hoher Dampfkonzentrationen mit Auftreten von Lungenödem). Die letale Dosis bei Leichtbenzin liegt bei 5–10 ml/kg. Für n-Hexan ist eine neurotoxische Wirkung beschrieben, indem der Metabolit 2,5-Hexandion mit Aminogruppen von Proteinen in Neurofilamenten Addukte bilden und so die Degeneration von peripheren Nerven einleiten kann.

Aromatische Kohlenwasserstoffe. **Benzol** wurde früher als Löse- und Reinigungsmittel weit verbreitet verwendet, heute ist es vermehrt als Antiklopfmittel in Superkraftstoff anzutreffen und dient als Ausgangsstoff bei vielen Synthesen. Über Monooxygenasen wird ein reaktives Epoxid gebildet bzw. über Epoxid-Hydrolasen reaktive Chinone. Ingestion von mehr als 0,5 ml/kg oder Inhalation von mehr als 1000 ml/m^3 über länger als ½ h erzeugen Rauschzustände mit euphorischer Komponente, Kopfschmerzen, Schwindel und später Übelkeit und Erbrechen. Höhere Dosen verursachen Krämpfe, Bewusstlosigkeit, Herzrhythmusstörungen und Tod durch zentrale Atemlähmung oder Kreislaufversagen. Wird die Intoxikation überlebt, erfolgt eine rasche Erholung. Bei wiederholter, langandauernder oder gar einmaliger, eher massiver Einwirkung kann es zu einer Hemmung der Erythro-, Leuko- und Thrombopoese kommen. Bei Benzol-exponierten Personen lassen sich in Lymphozyten und Knochenmarkszellen z. T. irreversible Chromosomenaberrationen nachweisen, die einen Zusammenhang mit einer Leukose-Entstehung nahe legen. **Toluol und andere Alkylbenzole** werden anders metabolisiert und sind frei von blutschädigender Wirkung und auch nicht kanzerogen. Der Wirkungsmechanismus liegt in der Narkotisierung mit möglicherweise geringgradig nephrotoxischen Eigenschaften.

Methanol. Methanol ist neben Ethanol in der forensischen und besonders auch klinischen Toxikologie als typisches Latenzgift von Bedeutung. Die Metabolisierung erfolgt im Prinzip wie bei Ethanol (▶ Kap. 7.4.1): Methanol wird durch die Alkoholdehydrogenase zu Formaldehyd oxidiert. Der weitere Abbau zu Ameisensäure wird durch die Aldehyddehydrogenase katalysiert; Ameisensäure wird schließlich zu CO_2 und H_2O verarbeitet. Die Oxidation zu Formaldehyd verläuft vergleichsweise langsamer, die weitere Verstoffwechselung zur Ameisensäure dagegen sehr rasch (Halbwertszeit von Formaldehyd bei weniger als 1 min). Da Ameisensäure langsam oxidiert und auch langsam mit dem Harn ausgeschieden wird, kommt es zur Kumulation dieser starken organischen Säure und somit zur Auslösung von Vergiftungssymptomen (◘ Abb. 7.8).

Die narkotische Wirkung von Methanol ist im Vergleich zu Ethanol geringer, der Rausch dauert aber länger an (langsame Oxidation und Ausscheidung). Eine metabolische Azidose ist Folge der Ameisensäurekumulation, entwickelt sich vom 2. bis 4. Tag nach Aufnahme und kann mehrere Tage anhalten, wobei der Blut-pH auf unter 7 abfallen kann. Entsprechend ist die Atmung gesteigert, der Harn angesäuert und die Herz- und Kreislauffunktion beeinträchtigt. Die charakteristischen Sehstörungen verlaufen in 2 Phasen: beginnend ab dem 3. Tag ist der Visus getrübt aber nicht aufgehoben (Ödem der Retina; reversibel), in einer zweiten Phase kommt es zu einer irreversiblen Degeneration des Sehnerven. Die Mortalität ist hoch, schon 30–100 ml können tödlich sein. Todesursache ist die Stoffwechselentgleisung durch Azidose, seltener eine frühzeitige narkotische Lähmung. Eine Methanolvergiftung kann durch Hemmung der Bildung toxischer Metabolite behandelt werden, dies kann durch die Gabe von 4-Methylpyrazol oder Ethanol erfolgen.

Ethylenglykol. Ethylenglykol wird als Frostschutzmittel und Lösungsvermittler eingesetzt. Die Verstoffwechselung erfolgt in Analogie zum Ethanol zur Oxalsäure, die

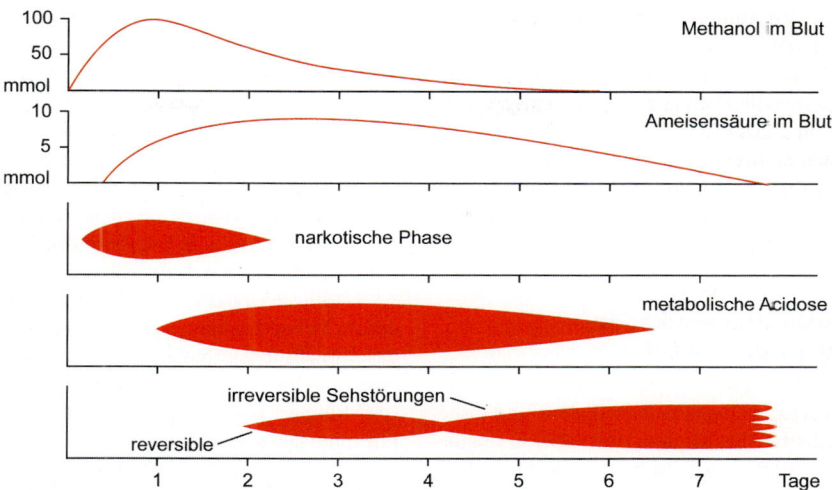

Abb. 7.8. Schematischer Verlauf einer akuten Methanolvergiftung mit Abhängigkeit der Symptomatik von den Gewebekonzentrationen an Methanol und dessen Oxidationsprodukt Ameisensäure

in der Niere mit Ca^{2+}-Ionen ein schwerlösliches Salz bildet und in den Nierenkanälchen ausfallen und eine Harnsperre bewirken kann (**Oxalatniere**). Das Intermediat Glykoylsäure verfügt über eine direkte toxische Wirkung auf Nierentubuli mit der Folge einer Urämie (urämisches Koma mit letalem Verlauf). Hämolyse kann auftreten, steht aber nicht im Vordergrund; auch hirnorganische Schäden mit psychischen Störungen sind zu verzeichnen. 100–200 ml Flüssigkeit können tödlich sein. Die Therapie besteht im frühzeitigen Anschluss an eine künstliche Niere bzw. Hemmung der Oxidation von Ethylenglykol durch Ethanolgabe, analog einer Methanolvergiftungsbehandlung. **1,2-Propylenglykol** ist weniger toxisch, da kein nephrotoxischer Metabolit, sondern die physiologische Milchsäure entsteht.

Tetrachlorkohlenstoff. CCl_4 ist ein akut toxisches Lösungsmittel und eine Modellsubstanz für Hepatotoxizität. Die toxische Wirkung geht nach Umsatz über die Zytochrom-P_{450}-Reduktase vom CCl_3-Radikal aus, so dass es nach Desintegration von Lipiden zu Membranschädigungen mit irreversiblen Folgen und Verursachung von Zellnekrosen kommt. Das Verschlucken von CCl_4, das früher als Bandwurmmittel eingesetzt wurde, führt mit eintägiger Latenz zur Leberdystrophie und Nierenschädigung, bei überlebten Fällen können Leberzirrhosen die Folge sein.

Chloroform. $CHCl_3$ wurde früher als Narkosemittel verwendet, Radikalbildungen werden ebenfalls als hauptsächlich toxischer Anstoß für Leberschädigungen angesehen. Außerdem kann aus Chloroform Phosgen entstehen.

Dichlormethan. CH_2Cl_2 wird noch häufig als Tapetenlöser verwendet und soll ebenfalls Leberschäden bewirken. Da die Dämpfe schwerer als Luft sind, sammeln sie sich am Boden und verdrängen den Sauerstoff, was zu Gefahren bei Kesselreinigern und Malern führen kann. Eine Verstoffwechselung zu Phosgen wie auch zu CO ist möglich, wobei eine entsprechende CO-Symptomatik bei resultierenden CO-Hb-Konzentrationen <15% i. d. R. unbedeutend ist.

Trichlorethylen. C_2HCl_3 wird zumeist im Zusammenhang mit einer gewerblichen Verwendung in chemischen Reinigungen oder in der Metallentfettung, gelegentlich aber auch zu Rauschzwecken, missbraucht und kann zur psychischen Abhängigkeit führen (»**Tri-Sucht**«). Als Stoffwechselprodukt enstehen Trichlorethanol, das auch als Metabolit von Chloralhydrat auftritt und für eine hypnotische Wirkung verantwortlich ist, sowie Trichloressigsäure. Das Intermediat Trichloracetaldehyd und das primär gebildete Epoxid haben möglicherweise kanzerogene Eigenschaften.

7.4.7 Anorganische Substanzen

Anorganische Substanzen, die früher klassische Mordgifte darstellten, haben in der forensischen Toxikologie an Bedeutung verloren und sind eher bei gewerblichen (chronischen) Vergiftungen und ggf. bei Umweltbelastungen zu beachten. Allerdings sollte ein Arzt sich grundsätzlich der potenziellen Bedeutung insbesondere von Schwermetallen bewusst sein und entsprechende Analysen in Einzelfällen veranlassen können. Die bedeutsamsten Schwermetalle sind in ◘ Tab. 7.17 aufgelistet, wobei die Vergiftungen mit Thallium aufgrund des heutigen Einsatzes von Cumarin-Derivaten als Rattengift deutlich zurückgegangen sind.

7.4.8 Haushaltschemikalien und natürliche Gifte

Intoxikationen mit **Haushaltschemikalien** sind insbesondere akzidentell (bei Kindern) oder aber in suizidaler Absicht zu verzeichnen. Zudem existiert eine Fülle natürlicher Giftstoffe, die in ihrer Toxizität an synthetische Gifte heranreichen und sie z. T. übertreffen. So sind Giftwirkungen von **Pflanzen** schon historisch sehr bedeutsam für Mord, Suizid und Jagd- oder kriegerische Zwecke. Akzidentelle Vergiftungen sind aufgrund der modernen Lebens- und Ernährungsgewohnheiten seltener geworden, machen aber noch ca. 10% aller Vergiftungsfälle aus und kommen gerade bei Kindern häufig vor. Verwechselungen mit ungiftigen Pflanzen (z. B. Maiglöckchen mit Bärlauch), Suizidversuche (z. B. mit Eibennadeln), aber auch die Verwendung von Pflanzen als Rauschdrogen (z. B. Engelstrompete) haben häufig schwere Intoxikationen zur Folge.

Häufigste Ursache von **Pilzvergiftungen** sind wiederum Verwechselungen mit Speisepilzen. Zudem hat die Aufnahme von halluzinogenen Pilzen zu Rauschzwecken eine weite Verbreitung gefunden. Als Wirkstoff fungiert das Indolalkaloid Psilocin bzw. ist sein Phosphorsäureester Psilocybin (als Prodrug) enthalten auch in einheimischen Pilzen wie dem spitzkegeligen Kahlkopf (Psilocybe semilanceata) und dem gezonten Düngerling (Panaeolus subbalteatus). **Tierische Gifte** lassen sich eher nach ihrer Herkunft (Reptilien, Amphi-

Tab. 7.17. Forensisch relevante Schwermetalle		
Schwermetall	**Aussehen und letale Dosis**	**Symptomatik**
Arsen	Arsenik (As$_2$O$_3$) als weißes, geschmack- und geruchloses Pulver mit letaler Dosis von 0,1–0,3 g (früher klassisches Mordgift als sog. »Erbschaftspulver«)	Nach 20–30 min Kopf- und Bauchschmerzen, Erbrechen, Durchfall, (Waden-)Krämpfe, Tachykardie, Blutdruckabfall, Kollaps; Todeseintritt innerhalb von Stunden (bis zu 24 h). Bei chronischer Vergiftung (Arsenismus) Polyneuropathie mit Muskelatrophie und chron. Schmerzen, Arsenmelanose (netzförmige Hyperpigmentierung), Hyperkeratosen von Hand- und Fußsohlen, Haarausfall und ca. 6–8 Wochen nach Vergiftung grauweiße Querstreifen an Nägeln (Mees-Nagelbänder). Bei der Obduktion pathognomonisch subendokardiale Blutungen
Thallium	Weiß-kristallines, geruch- und geschmackloses Pulver meist mit violetter Warnfarbe mit letaler Dosis von ca. 1 g	Freies 1- bis 2-tägiges Intervall, dann Schlaflosigkeit, Parästhesien, Obstipation, Bauchschmerzen; Hypertonie, Tachykardie, Hyperästhesie der Haut, Polyneuropathie, starke Gelenkschmerzen, nach 2–3 Wochen Haarausfall am ganzen Körper, Verwirrtheit, Delirien, Muskelatrophie, Lähmungen, Bild einer Enzephalitis, Mees-Nagelbänder nach 4–6 Wochen; Tod durch Regulationsversagen
Blei	Meist gewerbliche Vergiftungen durch Staubinhalation, evtl. chronisch durch gelöstes Blei aus alten Wasserleitungen oder Trinkgefäßen (bleihaltige Lasur); Hemmung der Häm-Synthese mit letaler Dosis von 20–50 g	Übelkeit, Erbrechen, Koliken, evtl. Parästhesien und bei chron. Vergiftung Bleisaum am Zahnfleisch, Mattigkeit, Appetitlosigkeit, Porphyrinurie, Bleikoliken, Nephritis mit Schrumpfnierenbildung
Quecksilber	Meist gewerbliche Vergiftung durch Einatmen von Dämpfen oder oraler Aufnahme von Salzen; Anlagerung an Sulfhydrylgruppen vieler Enzyme mit letaler oraler Dosis von 2–3 g	Metallischer Geschmack im Mund, Übelkeit, Erbrechen, Durchfall, schwere Nierenschädigung; ab 2. Tag ulzeröse Stomatitis, schwärzlicher Quecksilbersaum am Zahnfleisch; schwere psychische Veränderungen, bei oraler Aufnahme Verätzung; Tod z. T. nach 2–3 Tagen mit Glottisödem, Schock, Herzschwäche; bei chronischen Vergiftungen Stomatitis mit Zahnausfall, Quecksilbersaum am Zahnfleisch, Kopfschmerzen, Tremor, Haarausfall

7.4.9 Vergiftete Lebensmittel und Umwelttoxikologie

Immer wieder werden in forensisch-toxikologischen Institutionen Personen vorstellig, die den Verdacht äußern, sie seien durch Speisen bzw. Getränke oder aber durch z. T. abstruse Maßnahmen (Einleiten von Gasen in Schlafzimmer etc.) oder Umwelteinflüsse vergiftet worden. Fast immer äußern psychisch auffällige Personen diesen Verdacht. Tatsächlich können bei Getränken biogene Amine (z. B. Histamin) zu Blutdruckabfall, Kopfschmerzen oder einer reflektorischen Tachykardie führen (relativ häufig bei Rotwein). Die häufigsten Nahrungsmittelvergiftungen werden aber in der Praxis durch **Staphylokokken** verursacht und sind auf unsachgemäße Herstellung und Lagerung zurückzuführen, daneben kommen auch **Salmonellen** als Ursache von Lebensmittelvergiftungen in Betracht. Die Toxine der Staphylokokken und Salmonellen verursachen gastroenteritische Symptome (Erbrechen und Durchfall), die zu erheblichen Wasser- und Elektrolytverlust sowie Kreislaufkollaps führen können.

Lebensgefährlich sind **Botulinus-Intoxikationen**; günstige Bedingungen für die Botulinus-Toxin-Produktion durch Clostridium botulinum (anaerobes Bakterium) sind Luftabschluss und eiweißhaltiges Milieu, weshalb die Gefahr einer Intoxikation beim Verzehr verdorbener eiweißhaltiger Konserven, die nicht sachgemäß sterilisiert wurden, besonders groß ist (hausgemachte Fleisch- und Bohnenkonserven, eingemachtes Gemüse und Obst, unzureichend geräucherte Fleischwaren). Der Wirkmechanismus besteht in einer präsynaptischen Hemmung der Azetylcholinfreisetzung. Nach einer Latenzzeit von 12 h bis zu 2 Tagen treten Symptome wie Mundtrockenheit, Seh-, Sprach- und Schluckstörungen, Ptosis und Muskelschwäche auf, in schweren Fällen kommt es zwischen dem zweiten und zehnten Tag infolge eines Herzstillstandes oder einer Atemlähmung zum Tode.

Letztendlich können Lebensmittel bzw. Getränke absichtlich vergiftet worden sein, z. B. in Fällen eines üblen Scherzes insbesondere aber auch bei Stalking-Opfern oder um ein Opfer widerstandsunfähig zu machen. Als sog. **K.O.-Mittel** werden zumeist Sedativa, aber auch Clozapin, Clonidin, γ-Hydroxy-Buttersäure oder Phenothiazide eingesetzt. Benzodiazepine sind von Tätern besonders geschätzt, da sie eine anterograde Amnesie hinterlassen, ohne einen Bewusstseinsverlust und körperlichen Zusammenbruch zu erzeugen. Zudem kommt es zu Erpressungen von Firmen oder Supermärkten, wobei Meldungen verbreitet werden, dass bestimmte Produkte vergiftet worden seien. Tödliche Intoxikationen sind bisher noch nicht aufgetreten und wurden von den Tätern im Allgemeinen nicht beabsichtigt.

> **❗** Nach einer möglichen Verabreichung von potenziell kurzzeitig wirksamen K.O.-Mitteln müssen schnellstmöglich Untersuchungsmaterialien (Blut und Urin) asserviert werden, um noch einen Nachweis zu ermöglichen. In Einzelfällen hat sich die Abnahme einer Haarprobe 4 Wochen nach dem Vorfall zum Nachweis einer Fremdstoffbeigabe bewährt. Auch Speise- und Getränkereste oder Anhaftungen eignen sich für eine Untersuchung.

In Kürze

- Neben Alkohol und Drogen kommen insbesondere zentral wirksame Arzneimittel bei substanzinduzierten Todesfällen in Betracht.
- Arzneimittel spielen bei Begutachtungsfragen zur strafrechtlichen Verantwortlichkeit bzw. einer möglichen Beeinträchtigung der Fahrsicherheit eine Rolle. Forensisch relevante Arzneimittelgruppen sind v. a. Analgetika, Hypnotika, Sedativa und Psychopharmaka.
- Bei Dopingfragen beschränkt sich die rechtsmedizinische Begutachtung auf die Beurteilung nach Langzeiteinnahme von anabolen Steroiden und der Aufklärung einer Substanzbeteiligung bei einem Herzinfarkt in Sektionsfällen.
- Intoxikationen mit Schädlingsbekämpfungsmitteln, aber auch Gasen, Dämpfen, organischen Lösungsmitteln (insbesondere CO und HCN sowie Methanol oder Ethylenglykol), Haushaltschemikalien und natürlichen Giften sind Gegenstand rechtsmedizinischer Tätigkeit.

8 Verkehrsmedizin

8.1 Polizeiliche Verdachtsgewinnung und Beweissicherung – 222

8.2 Alkohol – 223

8.3 Drogen – 224

8.4 Medikamente im Straßenverkehr – 227
8.4.1 Hinweise und Verhaltensempfehlungen für behandelnde Ärzte und Patienten – 228
8.4.2 Verkehrsmedizinisch bedeutsame Arzneimittelgruppen – 229
8.4.3 Allgemeine Anmerkungen zur Medikamenteneinnahme – 233

8.5 Krankheiten und andere Determinanten – 233

8.6 Der Verkehrsunfall – 236
8.6.1 PKW-Fußgänger-Unfall – 237
8.6.2 PKW-PKW-Kollision – 241
8.6.3 Zweirad-PKW-Unfall – 243

Einleitung

Die Verkehrsmedizin setzt sich zur Aufgabe, durch Anwendung medizinisch-naturwissenschaftlicher Erkenntnisse und Erfahrungen die Sicherheit des Menschen im Verkehr präventiv zu fördern und verkehrsbedingte Gesundheitsstörungen abzuwehren. Sie beschäftigt sich mit der Unfallursachenforschung, soweit »menschliches Versagen« anzunehmen ist. Neben der Unfallrekonstruktion sind physiologische und psychologische Voraussetzungen sowie Leistungs- und Belastungsgrenzen beim Betrieb von Kraftfahrzeugen, Schiffen, Flugzeugen, Schienenfahrzeugen und anderen Verkehrseinrichtungen Themen der Verkehrsmedizin.

Gegenstand rechtsmedizinischer Begutachtungsfragen ist u. a. die akute Fahrsicherheit, die durch Alkohol, Drogen, Medikamente oder Erkrankungen beeinträchtigt sein kann. Zur Beurteilung der allgemeinen Fahreignung ist die Hinzuziehung eines Verkehrspsychologen bzw. eines qualifizierten Arztes zu empfehlen. Jeder Arzt muss die Auswirkungen von Krankheiten auf Fahrsicherheit und Fahreignung kennen, um den Patienten entsprechend zu beraten. Therapeutische wie diagnostische Maßnahmen können die Fahrsicherheit beeinträchtigen. Darüber ist der Patient aufzuklären, auch damit der Arzt nicht ggf. gegenüber dem Patienten schadenersatzpflichtig wird (z. B. unterlassene Aufklärung über die zeitlich begrenzte Einschränkung der Fahrsicherheit nach einer Kurznarkose). Schließlich sind Kenntnisse der Unfalltraumatologie unverzichtbar, da charakteristische Unfalltypen (PKW-Fußgänger-Unfall, Insassenverletzung in Fahrer- oder Beifahrerposition, Schleudertrauma, PKW-Zweirad-Unfall) zu relativ stereotypen Verletzungsmustern führen. Aus der Kenntnis des Unfallherganges können Erwartungsbefunde von Verletzungen abgeleitet werden.

Die Teilnahme am Verkehr ist an gesetzliche Voraussetzungen gebunden. Gemäß § 2 Straßenverkehrsgesetz (StVG) müssen Bewerber für eine Fahrerlaubnis die notwendigen körperlichen und geistigen Anforderungen erfüllen und dürfen nicht erheblich bzw. nicht wiederholt gegen verkehrsrechtliche Vorschriften oder gegen Strafgesetze verstoßen haben. Gemäß § 3 StVG ist die Fahrerlaubnis zu entziehen, wenn sich jemand als ungeeignet oder nicht befähigt zum Führen von Kraftfahrzeugen erweist. In der Fahrerlaubnis-Verordnung (FeV) wird festgelegt, wann und wie die Eignung im Einzelfall festgestellt wird. Verkehrsmedizinisch besonders relevant sind die §§ 11–14 FeV, in denen die Voraussetzungen für die Erteilung der Fahrerlaubnis unter den Aspekten der allgemeinen Eignung, der besonderen Beachtung des Sehvermögens sowie der Klärung von Eignungszweifeln bei Alkohol-, Betäubungsmittel- und Arzneimittelproblemen ausgeführt werden. Das StVG und das StGB enthalten Ordnungswidrigkeits- bzw. Straftatbestände für die Teilnahme am Straßenverkehr bei beeinträchtigter Fahrsicherheit (§ 24a StVG, §§ 316, 315c StGB; ◘ Tab. 8.1).

§ 24a StVG [Ordnungswidrigkeiten wegen Genusses von Alkohol oder berauschenden Mitteln]
(1) Ordnungswidrig handelt, wer im Straßenverkehr ein Kraftfahrzeug führt, obwohl er 0,25 mg/l oder mehr Alkohol in der Atemluft oder 0,5 Promille oder mehr Alkohol im Blut oder eine Alkoholmenge im Körper hat, die zu einer solchen Atem- oder Blutalkoholkonzentration führt.
(2) Ordnungswidrig handelt, wer unter der Wirkung eines in der Anlage zu dieser Vorschrift genannten berauschenden Mittels im Straßenverkehr ein Kraftfahrzeug führt. Eine solche Wirkung liegt vor, wenn eine in dieser Anlage genannte Substanz im Blut nachgewiesen wird. Satz 1 gilt nicht, wenn die Substanz aus der bestimmungsgemäßen Einnahme eines für einen konkreten Krankheitsfall verschriebenen Arzneimittels herrührt …

§ 316 StGB [Trunkenheit im Verkehr]
(1) Wer im Verkehr ein Fahrzeug führt, obwohl er infolge des Genusses alkoholischer Getränke oder anderer berauschender Mittel nicht in der Lage ist, das Fahrzeug sicher zu führen, wird mit Freiheitsstrafe bis zu 1 Jahr oder mit Geldstrafe bestraft …

§ 315 c StGB [Gefährdung des Straßenverkehrs]
(1) Wer im Straßenverkehr
1. ein Fahrzeug führt, obwohl er
(a) infolge des Genusses alkoholischer Getränke oder anderer berauschender Mittel oder
(b) infolge geistiger oder körperlicher Mängel nicht in der Lage ist, das Fahrzeug sicher zu führen
… und dadurch Leib oder Leben eines anderen oder fremde Sachen von bedeutendem Wert gefährdet, wird mit Freiheitsstrafe bis zu 5 Jahren oder mit Geldstrafe bestraft …

Unter **Fahrfertigkeit** versteht man einen Teilaspekt der Fahreignung, nämlich die durch Training, Übung und Erfahrung ausgebildeten Fähigkeiten im Sinne von »Geschicklichkeiten«, die für das Führen eines Fahrzeuges notwendig sind. Unter **Fahrsicherheit** (Fahrtüchtigkeit) versteht man die situations- und zeitbezogene Fähigkeit zum Führen eines Fahrzeuges, die durch äußere Faktoren und Beeinträchtigungen des Fahrers (Alkohol, Drogen, Medikamente, Müdigkeit im Sinne

Tab. 8.1 Anhang zum § 24a StVG; Liste der berauschenden Mittel und Substanzen

Berauschende Mittel	Substanzen
Cannabis	Tetrahydrocannabinol (THC)
Heroin	Morphin
Morphin	Morphin
Kokain	Benzoylecgonin
Amphetamin	Amphetamin
Designer-Amphetamin	3,4-Mehylendioxymethamphetamin

Diese Liste kann ergänzt werden, bei Drucklegung wurde eine Erweiterung um Kokain (bei den Substanzen) und Methamphetamin (bei berauschenden Mitteln und Substanzen) diskutiert.

eines körperlichen Mangels etc.) rasch veränderbar sind. Unter der **Fahreignung** (Fahrtauglichkeit) ist die zeitlich stabile und von einzelnen Situationen unabhängige Fähigkeit zum Führen eines Fahrzeuges im Sinne eines Persönlichkeitsmerkmals zu verstehen.

Aufgrund eines vorausgegangenen Alkohol- oder Drogenkonsums oder einer Einnahme von Medikamenten kann es zu einer reversiblen **Fahrunsicherheit** kommen, wenn die aktuelle Gesamtleistungsfähigkeit infolge psychophysischer Leistungsausfälle bzw. Enthemmung so weit herabgesetzt ist, dass der Betroffene nicht mehr fähig ist, sein Fahrzeug im Straßenverkehr eine längere Strecke, und zwar auch bei plötzlichem Auftreten schwieriger Verkehrslagen, sicher zu führen. Dabei kommt es nicht auf die alleinige Verursachung der Fahrunsicherheit durch zentral wirksame Mittel an, vielmehr ist das Zusammenwirken mit anderen Faktoren, z. B. Medikamenteneinnahme und Übermüdung, von Bedeutung.

Fahrungeeignet ist, wer infolge körperlicher, geistiger oder charakterlicher Mängel eine Gefahr für die Sicherheit und Ordnung des Straßenverkehrs darstellt. Darunter fallen neben Personen mit bestimmten Vorerkrankungen v. a. auch solche, die regelmäßig (täglich oder gewohnheitsmäßig) Cannabisprodukte konsumieren sowie Konsumenten von weiteren Betäubungsmitteln i. S. d. BtmG, sofern nicht die Substanz aus der bestimmungsgemäßen Einnahme eines für den konkreten Krankheitsfall verschriebenen Arzneimittels herrührt. Zudem fallen darunter Personen, die von anderen berauschenden Mitteln (Arzneimitteln) abhängig sind oder solche Mittel missbräuchlich oder regelmäßig einnehmen und damit ihre psychophysische Leistungsfähigkeit ständig unter ein erforderliches Maß herabsetzen bzw. die durch den Wirkungsablauf jederzeit plötzlich und unvorhersehbar in ihrer Leistungs- und Entscheidungsfähigkeit beeinträchtigt sein können.

> **Definition**
> **Berauschende Mittel:** Stoffe, die – unabhängig von der Absicht bei der Einnahme – das Hemmungsvermögen sowie intellektuelle und motorische Fähigkeiten beeinträchtigen und damit in ihren Auswirkungen denen des Alkohols vergleichbar sind.

Auch zivil- und versicherungsrechtliche Folgen können erheblich sein:
- Mithaftung des Versicherungsnehmers, wenn ein Unfall auf Alkoholkonsum bzw. Einnahme anderer berauschender Mittel zurückzuführen ist.
- Die eigene Haftpflichtversicherung nimmt bei einem durch Alkohol/andere berauschende Mittel bedingten Unfall bis zu 5000 € Regress (§ 5 Abs. 1 Nr. 5, Abs. 2 und 3 KfzPflVV).
- Die eigene Kaskoversicherung verweigert bei einem durch Alkohol/andere berauschende Mittel bedingten Unfall die Zahlung vollständig.

Bei einer alkoholbedingten Fahrunsicherheit gemäß den §§ 316, 315c StGB ist zwischen einer **absoluten** (seit 1990 bei einer BAK ab 1,10‰) und einer **relativen Fahrunsicherheit** (ab 0,3‰) zu unterscheiden. Ab 1,10‰ gilt jeder Fahrzeugführer als absolut fahrunsicher, ohne dass es zusätzlicher Beweisanzeichen (Fahrfehler, Ausfallerscheinungen etc.) bedarf. Es genügt, dass die Alkoholmenge bei der Tat bereits im Körper war, auch wenn der zu 1,10‰ führende Alkohol erst später ins Blut überging, so dass ein sog. **Schluss-Sturztrunk** unbedeutend ist (Einrede, erst kurz vor Fahrtantritt eine größere Alkoholmenge getrunken zu haben, die zur Zeit der Fahrt noch nicht resorbiert war).

Eine Atemalkoholkonzentration (AAK) von >0,55 mg/l ist per se nicht beweiskräftig für absolute Fahrunsicherheit, kann jedoch in Verbindung mit verkehrsmedizinisch relevanten Beweisanzeichen zur Einstufung einer relativen Fahrunsicherheit beitragen. Der Tatbestand einer absoluten Fahrunsicherheit auf Grundlage von Grenzwerten existiert derzeit für Drogen oder andere berauschende Mittel nicht, so dass allenfalls eine relative Fahrunsicherheit in Betracht kommt. Dabei müssen neben einer entsprechenden Alkoholisierung (zwischen 0,30 und <1,10‰) bzw. einem Nachweis anderer berauschender Wirkstoffe in relevanten Konzentrationsbereichen im Blut weitere substanzbedingte

Leistungseinbußen belegen, dass ein sicheres Führen eines Fahrzeuges nicht mehr gewährleistet war. Diese Leistungseinbußen müssen kausal auf die Substanzaufnahme zurückzuführen sein. Indizien (Beweisanzeichen) für das Vorliegen einer Kausalität sind neben der ermittelten Substanzkonzentration **psychophysische Ausfallserscheinungen**, die von Zeugen (z. B. Polizei und blutentnehmender Arzt) festgestellt werden und die sich in **substanztypischen Fahrfehlern** bemerkbar machen können. Ein rechtsmedizinischer bzw. toxikologischer Sachverständiger kann in foro zur Klärung beitragen, ob beim Fahrverhalten gezeigte Auffälligkeiten ggf. zwanglos einer Intoxikation zuzuordnen sind oder festgestellte Ausfallserscheinungen Ausdruck einer Substanzwirkung sind, die die Fahrsicherheit einschränkt oder aufhebt. Die eigentliche Feststellung der Fahrunsicherheit obliegt dem Gericht. Wird eine relative Fahrunsicherheit nicht mit der im Strafrecht erforderlichen Sicherheit angenommen, kann bei Alkoholfahrten wie auch nach dem Konsum anderer berauschender Mittel eine Ordnungswidrigkeit gemäß § 24a StVG in Betracht kommen.

> ❗ Das BVerfG hat entschieden, dass der Nachweis des Cannabis-Wirkstoffs THC im Blut eines Kraftfahrers nur dann eine Ordnungswidrigkeit nach § 24a Abs. 2 StVG darstellt, wenn die Höhe der gemessenen Konzentration es als möglich erscheinen lässt, dass deshalb die Fahrtüchtigkeit eingeschränkt war. Der »absoluten Nulllösung« ist damit – jedenfalls für Cannabis – nunmehr wegen der längeren und verfeinerten toxikologischen Nachweismethoden eine Absage erteilt worden, da die Nachweisgrenze nicht mit der Wirkungsgrenze übereinstimmt. Andererseits hat das BVerfG keinen Gefahrengrenzwert für das Fahren unter Cannabiseinfluss festgelegt. Es hat jedoch auf die übrige Rechtsprechung verwiesen, die bei einer THC-Konzentration im Blut von 1 ng/ml eine Beeinträchtigung der Verkehrssicherheit für möglich hält.

8.1 Polizeiliche Verdachtsgewinnung und Beweissicherung

Verkehrsteilnehmer können aus unterschiedlichen Gründen auffällig werden, z. B. durch Fahrfehler oder ein ungewöhnliches Verkehrsverhalten. Auch bei einer allgemeinen Verkehrskontrolle kann ein Fahrzeugführer psychophysische Auffälligkeiten aufweisen. Eine **Verdachtsgewinnung** umschreibt die Erkennung von Auffälligkeiten bis hin zur Sistierung eines Fahrzeugführers. In der Praxis ist bei sich ergebenden Verdachtsmomenten ein fließender Übergang zu beweissichernden Maßnahmen gegeben, d. h. Verdachtsgewinnung und **Beweissicherung** sind nicht zu trennen. Die Beweissicherung beginnt praktisch mit dem Entschluss, jemanden zu kontrollieren und dient dazu, Beobachtungen, die zum Verdacht einer Beeinflussung durch Alkohol oder andere berauschende Mittel führten, zu dokumentieren, geeignetes Probenmaterial zu sichern und sinnvolle Untersuchungen zu veranlassen, um den Ermittlungsbehörden und dem Gericht ein genaues Bild über den psychophysischen Leistungsstand des Betroffenen und die äußeren Umstände des Falles zu vermitteln. Vor einer Entscheidung soll das Gericht u. U. unter Einbeziehung eines Sachverständigen sich aus den Fakten eine Überzeugung bilden, die »keine vernünftigen Zweifel« mehr zulässt. Mit dem u. U. durch Zeugen beschriebenen Fahrverhalten, den Beobachtungen der Polizei und den Untersuchungen eines blutentnehmenden Arztes sind im günstigsten Fall 3 unabhängige Indikatorenbereiche gegeben, auf denen das Gericht eine spätere Beurteilung der Fahrsicherheit stützen kann.

Zur polizeilichen Verdachtsgewinnung bzw. zum Erhalt hinreichender Anhaltspunkte für eine Blutentnahme greift die Polizei in Analogie zum Atemalkoholvortest vermehrt auf **Drogenschnelltests** aus Urin-, Schweiß- oder Speichelproben zurück. Diese Verfahren haben nur Vortestcharakter. Alle verfügbaren Tests basieren auf immunchemischen Verfahren mit derzeit noch erheblichen Anwendungsdefiziten.

Grundsätzlich empfiehlt es sich, 3 Phasen zu differenzieren und mögliche Auffälligkeiten zu protokollieren:

- **1. Phase: das Fahrzeug im fließenden Verkehr/Unfälle**
  - Schlangenlinien fahren, Orientierung an der Fahrbahnmitte/Befahren der Mittellinie
  - Unangepasstes Lenkmanöver, Schleudern, unangepasste Geschwindigkeit
  - Vorfahrtsverstöße, konkrete Gefährdung anderer Verkehrsteilnehmer
  - Beinahezusammenstöße mit Gegenständen auf oder neben der Fahrbahn
  - Fahren auf gesperrten Straßen
  - Fahren ohne Licht; falsche Betätigung des Fahrtrichtungsanzeigers
  - Zu dichtes Auffahren, Fahren in den Gegen- oder kreuzenden Verkehr
  - Abruptes oder verkehrswidriges Abbiegen bzw. weites Ausholen oder Berühren des Randsteins beim Rechtsabbiegen
  - Grundloses Anhalten oder Anhalten an ungeeigneter Stelle

- Langsame Reaktion an Ampel, abruptes Beschleunigen oder Abbremsen
- Auffällige Fahrzeugbedienung oder auffälliger Zustand des Fahrzeuges
- Auffälliges Verhalten der Insassen
- Unfälle: Abkommen von der Fahrbahn; Kollisionen am Fahrbahnrand oder mit entgegenkommenden Fahrzeugen (beim Abbiegen); Auffahrunfälle; Unfälle durch unangepasste Geschwindigkeit oder aufgrund der Lichtverhältnisse; Anstöße beim Ein- und Ausparken

— 2. Phase: Kontakt mit dem Fahrer
- Reaktion auf Anhaltezeichen der Polizei (optisch, akustisch)
- Reaktion bzw. Verhalten oder auch äußere oder körperliche Auffälligkeiten beim Fahrer oder den Insassen (Augen/Pupillen oder auch Bemerkungen etc.)
- Sprache, Ansprechbarkeit/Orientierung
- Stimmung, Verhalten oder Bewusstseinslage
- Verhaltensänderung während der Amtshandlung

— 3. Phase: Sistierung und ärztliche Untersuchung mit Probennahme
- Geh- und Drehtest
- Einbeinstand, Romberg (Gleichgewicht)
- Finger-Finger- und Finger-Nase-Test
- Dreh-, Auslenkungs- und Vertikalnystagmus, Nystagmus-Grenzwinkel und Konvergenz
- Stimmung, Verhalten
- Sprache
- Vigilanz, Auffassungsgabe, Konzentration
- Erscheinungsbild und subjektives Befinden
- Orientierung, Koordination, Reaktion, geteilte Aufmerksamkeit
- Pupillen und Okulomotorik

8.2 Alkohol

Ausführungen zur Pharmakokinetik sowie -dynamik des Alkohols finden sich in ▶ Kap. 7. In ◘ Tab. 8.2 sind fahrrelevante Alkoholwirkungen zusammengefasst. Verkehrsrelevante Wirkungen in Relation zum Alkoholisierungsgrad sind in ◘ Tab. 8.3 genannt.

Es besteht eine positive Korrelation zwischen der BAK und psychophysischen Leistungseinbußen, wobei neben der individuellen Alkoholtoleranz die Phase der Alkoholkinetik von Bedeutung ist (▶ Kap. 7). Bedingt durch die gute Durchblutung des Gehirns ist die Alkoholwirkung während der Resorptionsphase bei gleicher BAK i. d. R. deutlich ausgeprägter als in der Eliminationsphase (**Anflutungswirkung**). Ande-

◘ **Tab. 8.2.** Fahrrelevante Alkoholwirkungen

	Fahrrelevanz
Subjektive erwünschte Wirkung	
Positive Stimmung	Sorglosigkeit, Minderung der Kritikfähigkeit
Gefühl der Leistungssteigerung	Leichtsinnige Fahrweise (Überholen, Vorfahrt)
Gefühl der Überlegenheit	Überhöhte Geschwindigkeit und Risikobereitschaft
Aktivitätssteigerung, Aggressivität	Überhöhte Geschwindigkeit, rasante Fahrweise und Verantwortungslosigkeit
Soziale Aufgeschlossenheit, Enthemmung	Mangelnde Rücksichtnahme, Imponiergehabe
Unerwünschte Wirkung	
Körperliche Beschwerden (Schwindel, Brechreiz/Erbrechen, Kreislaufstörungen)	Unmittelbare Unfallgefahr
Müdigkeit, Apathie	Unaufmerksamkeit, verlangsamte Reaktion
Subjektive Überschätzung der Leistungsfähigkeit	Erhöhte Risikobereitschaft
Aufmerksamkeitsstörungen	Zum Beispiel Verkennen von Verkehrssituationen

Tab. 8.2 (Fortsetzung)

Messbare negative Wirkungen auf	Fahrrelevanz
Visuelle Funktionen – Sehschärfe, Hell-Dunkel-Adaptation – Doppelsehen durch Erschlaffung der Augenmuskulatur – Komplexe Wahrnehmungsleistungen – Einengung des Gesichtsfeldes (»Tunnelblick«) – Nachlassen der Empfindlichkeit für rotes Licht	– Riskante Überholmanöver – Verspätetes Erkennen von Gefahrsituationen – Sehprobleme bei Lichtumstellung (Blendgefahr) – Beeinträchtigung der räumlichen Wahrnehmung (Abschätzen von Abständen und Geschwindigkeiten) – Zu dichtes Auffahren – Fehleinschätzung von Entfernungen – Spätes Erkennen von Gefahren/Hindernissen im peripheren Gesichtsfeld – Rotlichtverstöße und Probleme beim Erkennen von Bremsleuchten
Gehör-/Gleichgewichtsorgan – Verschlechterung beim Richtungshören – Überhören leiser Geräusche – Gangunsicherheiten, Schwindel	– Überhören von akustischen Signalen – Abweichung von der Fahrspur, »Schlangenlinienfahren«
Aufmerksamkeit, Konzentration, Vigilanz	– Leichte Ablenkbarkeit – Fehlreaktion bei monotonem Fahren – Störung der distributiven (geteilten) Aufmerksamkeit – Ermüdung
Reaktion – Einfachreaktion – Wahlreaktion	– Verlängerte Reaktionszeiten – Verlangsamte Assoziationsfähigkeit
Psychomotorik – Feinmotorik, Grobmotorik – Motorisches Tempo, Tremor, propriozeptive Koordination	– Gleichgewichtsstörungen – Verschlechterung der Auge-Hand- und Arm-Hand-Koordination, fehlerhaftes Bedienen (Schaltung, Pedale)
Kognitive Leistungen – Informationsverarbeitung – Gedächtnis – Desorientierung	– Verlängerte Erkennungs-/Entscheidungszeiten – Vergessen der Trinkmenge – Fehlerhafte De-/Enkodierung fahrrelevanter Informationen
Aggressionsverhalten, soziales Verhalten	– Aggressive Fahrweise – Erhöhte Gesprächsbereitschaft mit gleichzeitiger Ablenkbarkeit (Mitfahrer)

rerseits ist häufig auch nach vollständiger Alkoholelimination die Leistungsfähigkeit nicht voll wiederhergestellt, da es neben weiterem Unwohlsein (»**Kater**«) aufgrund sedierender Eigenschaften zu persistierender Müdigkeit kommen kann. Insbesondere nach erhöhtem abendlichen oder nächtlichen Alkoholkonsum kann es am nächsten Morgen bei einer moderaten BAK (Restalkohol) zu Fahrunsicherheiten kommen (»**Hang-over**«). Weitere Faktoren wie Stress, Ermüdung, Unpässlichkeit, Krankheit und natürlich zusätzliche Medikamenten- oder gar Drogeneinnahmen können die Alkoholwirkung verstärken.

8.3 Drogen

Die Dunkelziffer der Kraftfahrer, die unter dem Einfluss von illegalen Drogen am Straßenverkehr teilnehmen, ist nach Expertenmeinung sehr hoch. Da es in Deutschland ca. 2–4 Mio. Drogenkonsumenten gibt, wird von ca. 100.000 Kraftfahrern ausgegangen, die regelmäßig unter Rauschgifteinfluss stehen.

Cannabis. Cannabiskonsum führt zu Leistungsbeeinträchtigungen im Bereich des Zeitgefühls, der optischen und akustischen Wahrnehmung sowie des Reaktions- und Konzentrationsvermögens. Trotz zahlreicher Stu-

Tab. 8.3. Verkehrsrelevante Auswirkungen einer Alkoholisierung auf das Fahrverhalten

Alkoholisierungsgrad und Ursache	Auswirkung auf die Fahrweise
Schon bei niedriger BAK	
Nachlassende Kritikfähigkeit und erhöhte Risikobereitschaft	Zu schnelles Fahren, aggressiver Fahrstil, Drängeln, Schneiden anderer Verkehrsteilnehmer, Überholen in unübersichtlichen Situationen, Schneiden von Kurven, Unterschätzung des Risikos, Rücksichtslosigkeit auch gegenüber Fußgängern
Konzentrations- und Aufmerksamkeitsstörungen sowie verlängerte Reaktionszeit	Einseitige Orientierung und Störung der distributiven Aufmerksamkeit (nicht in der Lage, zwei Dinge nebeneinander zu absolvieren, z. B. Fahren und Kassettenwechsel), zu spätes Erkennen von riskanten Situationen und verzögerte Bremsmanöver
Bei niedriger bis mittlerer BAK	
Störung der optischen Wahrnehmung (Hell-Dunkel-Anpassung, Dämmerungssehen, Blendempfindlichkeit)	Übersehen von Fußgängern und Radfahrern in Dämmerung und bei Nacht, unmotiviert starkes Bremsen beim Erkennen von Hindernissen oder bei Blendung durch entgegenkommende Fahrzeuge, Adaptationsprobleme bei Einfahrt in Tunnel
Bei höherer BAK	
Veränderung des Fahrstils	Falsches Einschätzen von Entfernungen, Abständen, Geschwindigkeiten und Straßenverläufen (Folge: Streifen von Fahrzeugen, Vorfahrtverletzungen, Kurvenunfälle, ängstliches Beachten der Verkehrsregeln, sehr langsame Fahrweise, Orientierung an der Bordsteinkante oder Fahrbahnmarkierung, Versagen bei besonderer Verkehrsdichte (Auffahrunfall bei geringer Geschwindigkeit), Auffahren auf stehende Fahrzeuge, unerkläliches Nichterkennen von Baustellen, Kreuzungen, Ampelanlagen, keine Reaktion auf Haltezeichen, fehlende oder falsche Betätigung der Lichtanlage (Abblendlicht/Fernlicht) oder des Fahrtrichtungsanzeigers, unsicheres »Fahren wie ein Anfänger«
Störungen von Fein- und Grobmotorik	Typisches Schlangenlinienfahren, Abkommen von der Fahrbahn ohne ersichtlichen Grund (auch in den Gegenverkehr), stark verzögertes Bremsen, Schwierigkeiten beim Anlassen und Einlegen der Gänge, ruckartiges Fahren

dien besteht bezüglich der Beeinträchtigung der Fahrsicherheit nach Cannabiskonsum Uneinigkeit. Verkehrsmedizinisch relevante Wirkungen und Nebenwirkungen nach Cannabiskonsum finden sich in Sedierung, starker Müdigkeit, Störungen der Motorik, wechselnden Fahrgeschwindigkeiten, Abweichungen bzw. Abdriften von der Fahrspur mit anschließender Lenkkorrektur, zu spätem Reagieren, Konzentrations- und Aufmerksamkeitsschwächen, Ausrichtung der Wahrnehmung auf irrelevante Nebenreize (dabei z. B. Missachtung von Vorfahrtszeichen und Ampelzeichen), nicht adäquaten Reaktionen auf Wahrnehmungen am Rande des Blickfeldes (Fußgänger, die die Straße überqueren wollen; spielende Kinder etc.). Vor allem in Stresssituationen und Phasen erhöhter Informationsdichte sind Verlängerungen der Reaktionszeit, Häufungen falscher, inadäquater Reaktionen und Störungen eingeschliffener Automatismen festzustellen. Bei gleichzeitigem Alkoholkonsum verstärken sich die Wirkungen des Cannabis.

Opiate. Verkehrsmedizinisch relevante Effekte liegen in der zentralen Dämpfung und Sedierung, so dass eine Beeinträchtigung der Fahrsicherheit sicher anzunehmen ist. Da eine regelmäßige Opiatzufuhr aber schnell zur Toleranzentwicklung führt, muss die Frage nach einer Beeinträchtigung der Fahrsicherheit im Einzelfall differenzierter betrachtet werden:

— **Akute Effekte auf nicht-opiattolerante Personen:** Es kommt zu einer Verlängerung der Reaktionszeit, zudem sind Effekte auf sakkadische Augenbewegungen zu verzeichnen. Im Fahrsimulator zeigen Probanden deutlich schlechtere Leistungen, schätzen sich selbst aber nur als leicht beeinträchtigt ein.

— **Akute Effekte auf opiattolerante Personen:** Diese Personengruppe ist für den Straßenverkehr am bedeutsamsten und umfasst v. a. chronische Heroinkonsumenten, die u. U. auch regelmäßig ein Fahrzeug unter Opiateinfluss führen. Neben der charakteristischen Miosis mit abgeschwächter oder fehlender Pupillenlichtreaktion und einer einhergehenden Störung der Dunkeladaptation sowie Verschlechterung des Dämmerungssehvermögens, das sich speziell bei Nachtfahrten oder auch schnell wechselnden Lichtverhältnissen (Tunnelfahrten!) äußert, sind gravierende Auffälligkeiten zu verzeichnen, wie z. B. Schläfrigkeit oder Müdigkeit bis hin zur Benommenheit, Verlangsamung, Apathie sowie Gleichgewichtsstörungen.

- **Chronische Effekte auf opiattolerante Personen**: Langzeitkonsumenten von Methadon oder auch Schmerzpatienten unter dem Einfluss von Opioiden sind unter bestimmten Voraussetzungen fahrsicher und fahrgeeignet.
- **Effekte im Opiatentzug**: Akute Entzugssymptome (innere Unruhe, Reizbarkeit, Müdigkeit, Blutdruckkrisen, Krämpfe etc.) sowie eine starke psychische Fixierung auf eine erneute Drogenbeschaffung stellen eine psychophysische Ausnahmesituation dar und sind nicht mit dem sicheren Führen eins Fahrzeuges im Straßenverkehr vereinbar.

Häufig betreiben Heroinkonsumenten unkontrollierten **Beikonsum** von zentral dämpfenden (Benzodiazepine, Cannabinoide, Methadon, Kodein, Dihydrokodein, Alkohol), aber auch zentral stimulierenden Mitteln (Amphetamin, Ecstasy, Kokain). Daher sind **synergistische wie antagonistische Effekte** zu beachten bzw. ist auch zwischen einzelnen Heroinapplikationen die Fahrsicherheit durch die Wirkung der zusätzlich aufgenommenen Mittel beeinträchtigt. Sehr gefährlich ist die Kombination von Heroin und Kokain (»**speedball**«), da die stimulierende Wirkung des Kokains schneller nachlässt, als die dämpfende Wirkung des Heroins und es zu einer plötzlichen Bewusstseinseintrübung kommen kann. Kurz nach Konsum von Heroin und u. U. bei starken Entzugssymptomen kann eine langsame, unsichere Fahrweise mit Abkommen von der Fahrspur oder Fahrbahn oder mit Auffahrunfällen im Vordergrund stehen. Heroinkonsumenten fallen in der Praxis häufig auf durch Schlangenlinien-Fahren, übermäßige Ermüdung und Erschöpfung bis hin zur Apathie sowie fahriges bis unruhiges und unstetes Verhalten und eine allgemeine psychomotorische Verlangsamung. Nach relativ geringer Heroinaufnahme oder nach Abklingen der stark hypnotischen Wirkung kann eine aggressive, enthemmte Fahrweise mit Nötigung, unangepassten, gefährlichen Überholmanövern, Missachtung von Vorfahrtsgeboten beobachtet werden.

Kokain. Verkehrsmedizinisch relevante Wirkungen sind: zunächst gesteigerte motorische Fähigkeiten bzw. gesteigerte Konzentrationsfähigkeit, Unterdrückung von Müdigkeitssymptomen, weshalb nicht ohne weiteres immer an der Fahrweise zu erkennen ist, ob eine Person akut unter der Wirkung von Kokain steht. Fahrauffälligkeiten werden beschrieben, unabhängig davon, ob die Konsumenten unter akuter Drogenwirkung stehen, Entzugssymptome erleiden oder paranoide Phasen durchleben. Die subjektiv empfundene Leistungssteigerung steht im Gegensatz zu objektiv feststellbaren Leistungseinbußen mit Unruhe, Fahrigkeit, mangelnder zielgerichteter Aufmerksamkeit und Nervosität, häufig gewisser Reizbarkeit und Aggressivität, nachlassender Konzentrationsfähigkeit bei Ideenflucht sowie verminderter Aufmerksamkeit. Bei den festzustellenden Fahrauffälligkeiten steht in der euphorischen Phase die enthemmte und risikobereite, aggressive Fahrweise mit unangepasst hoher Geschwindigkeit und riskanten Überholmanövern im Vordergrund, wobei der Fahrzeugführer das eigene Leistungsvermögen überschätzt. Die Pupillenerweiterung kann zu einer Verminderung des Sehvermögens mit reduzierter Tiefenschärfe und ausgeprägtem Blendgefühl bei hellem Tageslicht bzw. Scheinwerferlicht entgegenkommender Fahrzeuge (Tunnel- und Nachtfahrten) führen. Die im eigentlichen Rauschstadium vorkommenden Wahrnehmungsstörungen mit Koordinationsdefiziten und Verfolgungswahn können sich ebenfalls negativ auf das Fahrverhalten auswirken. Es kann zu Psychosen oder psychoseähnlichen Zuständen mit Wahnvorstellungen, insbesondere Verfolgungswahn sowie Fahrerflucht mit wilden Verfolgungsfahrten kommen. Häufig sind massivste Auffälligkeiten auch in der Phase der abklingenden Kokainwirkung zu beobachten. Aufgrund eines körperlichen Erschöpfungszustandes kommt es zu großer Müdigkeit und depressiven Verstimmungen und nicht selten zu Orientierungslosigkeit und Verwirrtheit. Starke Müdigkeit führt zu langsamen oder wechselnden Fahrgeschwindigkeiten sowie Schwierigkeiten beim Spurhalten.

> **Fallbeispiel**
> Eine 42 Jahre alte Frau geriet in Verdacht, gegen 10 Uhr unter dem Einfluss berauschender Mittel ein Fahrzeug im öffentlichen Straßenverkehr geführt zu haben. Sie war im Straßenverkehr durch eine unsichere Fahrweise mit Schlangenlinien bis zu 1 m abweichend von einer Geraden und 5 Schlenkern bei einer Beobachtungsstrecke von 200 m aufgefallen. Im polizeilichen Bericht wurden dokumentiert: Gleichgewichtsstörungen, Gang schwankend und schleppend, Unruhe, Stimmung/Verhalten provokativ und aggressiv. Anlässlich der Blutentnahme 55 min nach der Kontrolle wurde festgehalten: Gang schleppend, Pupillenlichtreaktion ▼

verzögert. An der sichergestellten Blutprobe verliefen die immunologischen Vorteste auf Kokainmetabolite positiv. Im Einzelnen waren nachweisbar: Kokain 508 ng/ml, Benzoylecgonin ca. 3000 ng/ml. Damit war nachgwiesen, dass die Betroffene zum Vorfallszeitpunkt sehr stark unter der Wirkung von Kokain stand. Unter Berücksichtigung der Fahrweise und der psychophysischen Leistungsdefizite war von einer relativen Fahrunsicherheit auszugehen.

Amphetamine und Designer-Drogen. Wie bei Kokain ist nicht immer an der Fahrweise zu erkennen, ob eine Person akut unter der Wirkung von Amphetaminen steht:
- Überschätzung der körperlichen Leistungsfähigkeit und übersteigertes Selbstwertgefühl mit Beschleunigung der Denktätigkeit, Fehleinschätzungen gegebener Situationen und Handlungsdrang
- Unruhe, Fahrigkeit mangelnde zielgerichtete Aufmerksamkeit, Nervosität
- Erhöhte Blendempfindlichkeit aufgrund erweiterter Pupillen und Akkomodationsstörungen
- Reizbarkeit und Aggressivität
- Nachlassende Konzentrationsfähigkeit bei Ideenflucht und verminderter Aufmerksamkeit

Bei den festzustellenden Fahrauffälligkeiten steht in der **akuten Wirkphase** die enthemmte und risikobereite Fahrweise mit unangepasst hoher Geschwindigkeit im Vordergrund, wobei der Fahrzeugführer das eigene Leistungsvermögen überschätzt. Dann kommt es z. T. zu einem dramatischen Leistungsabfall in der **abklingenden Phase** der Amphetaminwirkung. Aufgrund des körperlichen Erschöpfungszustandes kommt es zu z. T. sehr plötzlicher großer Müdigkeit und depressiven Verstimmungen, häufig mit Orientierungslosigkeit und Verwirrtheit, Realitätsverlust bis hin zu psychotischen Zuständen. Zu auffälligen Fahrweisen kommt es v. a. durch starke Müdigkeit, was sich in langsamen oder wechselnden Fahrgeschwindigkeiten sowie Schwierigkeiten beim Spurhalten äußern kann. Ähnlich wie beim Kokain findet man Auffälligkeiten sowohl in der Phase des akuten Rausches mit hohen Amphetaminkonzentrationen im Blut als auch in der ab- und ausklingenden Rauschphase.

Die verkehrsmedizinisch relevanten Wirkungsweisen von Designer-Amphetaminen bzw. Designer-Drogen sind vergleichbar, wobei zum Teil eine mehr oder weniger ausgeprägte halluzinogene Wirkkomponente hinzukommt. Durch eine verstärkte Introspektion kann die Aufmerksamkeit oft nicht mehr längere Zeit auf eine bestimmte Aufgabe gerichtet werden. Durch Augenzittern und Pupillenerweiterung verursachte Beeinträchtigungen der Okulo- und Pupillomotorik können zu Einschränkungen der visuellen Wahrnehmung führen. Außerdem sind die Begleitumstände, unter denen Designer-Drogen aufgenommen wurden, zu berücksichtigen, wenn es z. B. zu einer Fahrt nach durchtanzter Nacht kommt: Fahrten werden in einem Zustand extremer psychophysischer Übermüdung bzw. Überreizung angetreten, wobei durch die stimulierende Drogenwirkung eine derartige Leistungsschwäche nicht adäquat wahrgenommen wird. Eine Kombination von reduzierter kritischer Selbsteinschätzung mit erhöhter Risikobereitschaft und Koordinationsstörungen kann zu verkehrsrelevantem Fehlverhalten führen (häufig Geschwindigkeitsüberschreitung, riskante Überholmanöver oder auch unkoordinierte Lenkmanöver).

8.4 Medikamente im Straßenverkehr

Grundsätzlich sind bei einer Medikation etwaige **Nebenwirkungen** mit Auswirkungen auf die Fahrsicherheit zu beachten. Während klassische berauschende Mittel neben Einflüssen auf Wahrnehmung und Motorik insbesondere auch direkt auf das Zentralnervensystem (ZNS) und damit auf kognitive Leistungen einwirken, können eine Reihe nicht zentral wirksamer Arzneimittelwirkstoffe auch isoliert zu sensorischen oder motorischen Leistungseinbußen und somit einem körperlichen Mangel führen.

Eine Medikamentenproblematik bei der Teilnahme am Straßenverkehr ist komplizierter zu beurteilen als eine Drogenproblematik. Betroffene sind häufig ohne Problembewusstsein, v. a. wenn die Arzneimittel vom Arzt verordnet sind. Die **Selbstmedikation** ist ein großes Problem, Schmerzmittel sind die meist verkauften Arzneimittel.

Generell besteht auch bei bestimmungsgemäßer Einnahme von Arzneimitteln das Problem, dass viele Medikamente ein **Missbrauchspotenzial** aufweisen. Allgemeine Befindlichkeitsstörungen werden nicht selten mit regelrechten Medikamentencocktails oder zusätzlichem Alkoholkonsum »behandelt«. Man geht in Deutschland von ca. 1,5 Mio. medikamentenabhängigen Personen aus, die nicht nur täglich, sondern auch in übertherapeutischen Dosen Arzneimittel einnehmen. Zu $2/3$ soll es sich um Frauen handeln, häufig liegt eine Abhängigkeit von mehreren Medikamenten vor. Bei jüngeren Personen ist z. T. ein gleichzeitiger Konsum von legalen und illegalen berauschenden Mitteln festzustellen. Missbräuchlich verwendet werden sowohl Wirkstoffe, die sedierend, als auch solche, die stimulierend auf das ZNS wirken.

Die Entwicklung einer **Medikamentenabhängigkeit** ist ein Prozess, dessen Zeitdauer und Intensität abhängig ist von der Art des enthaltenen Wirkstoffes, der Höhe der Dosis und der individuellen Empfindlichkeit. Arzneimittel, die süchtig machen, sind Medikamente mit psychotroper Wirkung. Man unterscheidet Gewohnheitsbildung, Gewöhnung und Sucht mit jeweils fließenden Übergängen. Die **Gewohnheitsbildung** ist charakterisiert durch regelmäßige Einnahme eines bestimmten Mittels, um einen euphorischen oder beruhigenden Zustand zu erreichen. Ein solches Einnahmeverhalten unterstützt eine psychische Abhängigkeit, während eine körperliche Abhängigkeit nicht vorhanden ist. Der Drang nach Dosissteigerung ist eher gering.

Im Unterschied dazu ist die **Gewöhnung** oder Toleranzentwicklung mit einer Dosiserhöhung verbunden, um die gleiche Wirkung zu erreichen. Gewöhnung und Toleranzentwicklung führen zur **Sucht**, mit dringendem Verlangen/Bedürfnis (Zwang), die Einnahme des Mittels fortzusetzen (psychische und physische Abhängigkeit).

Rechtliche Konsequenzen für Verkehrsteilnehmer ergeben sich aus den §§ 315c, 316 Strafgesetzbuch (StGB), da Arzneimittelwirkstoffe ebenfalls unter den Begriff »andere berauschende Mittel« fallen können. Wie bei den Drogen und anders als beim Alkohol existieren für den Arzneimittelkonsum keine Grenzwerte analog der 1,10‰-Grenze.

Auch in § 24a StVG sind keine Medikamentenwirkstoffe (auch nicht Methadon, Buprenorphin etc.) erfasst. Zum Nachweis einer **relativen Fahrunsicherheit** gemäß §§ 315c, 316 StGB ist analog zu den Drogen der analytische Nachweis entsprechender Wirkstoffe in Körperflüssigkeiten eines Verkehrsteilnehmers gefordert, zusätzlich müssen weitere Auffälligkeiten bzw. Ausfallerscheinungen durch Zeugen, Polizeibeamte oder den blutentnehmenden Arzt dokumentiert sein, die **medikamentenbedingte Leistungseinbußen** untermauern.

Bei einer sachverständigen Begutachtung sind, wie eigentlich auch schon bei der Arzneimittelverschreibung durch den behandelnden Arzt, **weitere Einflussfaktoren** zu berücksichtigen:
- Spezielle Wirkungen bzw. Nebenwirkungen des Wirkstoffes sowie Interaktionen mit Alkohol oder anderen Mitteln
- Dosis und Applikationsart
- Zeitspanne zwischen Einnahme und Vorfall
- Grunderkrankung und individuelle Faktoren (Alter, Geschlecht, Körperbau, psychische und physische Verfassung, Begleiterkrankungen)
- Dauer der Therapie und individuelle Erfahrung und Verträglichkeit des aufgenommenen Medikamentes

Die ermittelte Wirkstoffkonzentration bildet für sich alleine genommen keine ausreichende Grundlage für eine weiterführende Beurteilung. Je höher die nachgewiesene Menge aber oberhalb des therapeutischen Konzentrationsbereiches liegt, umso wahrscheinlicher ist von einem Missbrauch auszugehen. Folgen einer Verkehrsteilnahme unter Medikamenteneinfluss können auch Forderungen der gesetzlichen Unfallversicherung, der Haftpflichtversicherung oder der Kaskoversicherung nach sich ziehen. Bei Verdacht auf Missbrauch kann die Beibringung eines medizinisch-psychologischen Gutachtens gefordert werden.

8.4.1 Hinweise und Verhaltensempfehlungen für behandelnde Ärzte und Patienten

Da eine medikamentöse Therapie eine Einschränkung der Fahrsicherheit bedeuten kann, hat der behandelnde Arzt diesbezüglich strikt seine **Beratungs- und Hinweispflichten** seinen Patienten gegenüber zu beachten. Diese Beratungs- und Hinweispflichten resultieren einerseits aus dem **Arzt-Patienten-Vertrag**, andererseits aus der dem Patienten geschuldeten **Selbstbestimmungsaufklärung**, da auch die Arzneimitteltherapie einen Eingriff in die körperliche Integrität des Patienten darstellt (▶ Kap. 2). Grundsätzlich sollte die Arzneimittelinformation an den Patienten umfassen:
- Wirkungsweise des Medikaments
- Grund für die Medikation
- Art, Dauer der Einnahme
- Häufige Nebenwirkungen sowie Verhaltensmaßnahmen bei Eintritt von Nebenwirkungen
- Hinweise auf ernste Probleme, bei denen die Medikamenteneinnahme sofort beendet und ärztlicher Rat eingeholt werden sollte
- Ergänzung des mündlichen Aufklärungsgespräches durch schriftliche Patienteninformationen.

Im Rahmen einer Arzneimitteltherapie sollte der Arzt prinzipiell auch das Fahrverhalten des Patienten erfragen. Im Rahmen der Verordnung und Auswahl eines Medikamentes sind zu beachten:
- Prüfung in Frage kommender Medikamente auf ihr Leistungsminderungspotenzial und – soweit therapeutisch sinnvoll – die Auswahl eines Mittels mit geringem Gefahrenpotenzial
- Einschleichende und ausschleichende Dosierung beachten
- Wirkungsdauer (insbesondere bei Benzodiazepinen)

- keine unreflektierte Dosiserhöhung bei nicht ausreichender Wirkung vornehmen
- Vermeidung einer Komedikation verschiedener zentral wirksamer Mittel
- Bei Substitutionspatienten ggf. Objektivierung bei Verdacht auf Beikonsum

Im Rahmen der Therapiekontrolle ist auch auf die Einschränkung verkehrsrelevanter Leistungen zu achten bzw. hat eine regelmäßige Nachfrage zu Verhaltens- und Leistungsänderungen zu erfolgen.

Für einen behandelnden Arzt können bei **schuldhafter Unterlassung** bzw. **ungenügender Aufklärung** straf- und zivilrechtliche Folgen entstehen. Zivilrechtlich können bei Aufklärungs- bzw. Informationsfehlern Schadensersatzansprüche geltend gemacht werden:

§ 823 BGB [Schadensersatzpflicht]
(1) Wer vorsätzlich oder fahrlässig das Leben, den Körper, die Gesundheit, die Freiheit, das Eigentum oder ein sonstiges Recht eines anderen widerrechtlich verletzt, ist dem anderen zum Ersatz des daraus resultierenden Schadens verpflichtet.

Allerdings genügt eine Aufklärung über verkehrsrelevante (Neben-)Wirkungen, die unaufgefordert grundsätzlich mündlich erfolgen kann, ein Hinweis allein auf die Packungsbeilage reicht nicht. Aus Gründen der Beweispflicht soll die Aufklärung dokumentiert werden. Bei einer Einschränkung der Fahrsicherheit und damit auch Fahreignung durch Grundleiden und Arzneimitteltherapie, ist zu beachten: Bei uneinsichtigen Patienten kann die ärztliche Schweigepflicht durchbrochen werden und eine Meldung an die Straßenverkehrsbehörde bzw. Polizei erfolgen (▶ Kap. 2).

Generell ist ein Verkehrsteilnehmer (ständige BGH-Rechtssprechung) aufgrund seiner Eigenverantwortlichkeit zur **Selbstprüfung** verpflichtet, was v. a. bei einer Erkrankung oder einer medikamentösen Therapie gilt. Folgende Verhaltensregeln gelten für einen verantwortungsvollen Patienten:
- Lesen des Beipackzettels zur Information über mögliche Wirkungen und Nebenwirkungen
- Sorgfältige Eigenbeobachtung speziell zu Therapiebeginn
- Keine selbständigen Dosisänderungen, kein selbständiges Absetzen der Therapie
- Kein Beigebrauch weiterer zentral wirksamer Mittel (Alkohol, Drogen, Medikamente)
- Abstimmung von Einnahmezeiten und möglicher Verkehrsteilnahme nach Rücksprache mit dem behandelnden Arzt

8.4.2 Verkehrsmedizinisch bedeutsame Arzneimittelgruppen

In Ergänzung zu den Ausführungen zu forensisch relevanten Arzneimittelgruppen zeigt ◘ Tab. 8.4 eine Zusammenfassung verkehrsmedizinisch relevanter Arzneimittel.

Analgetika. Bei den nichtopioiden Analgetika sind verkehrsmedizinisch relevante Nebenwirkungen v. a. mögliche Stimmungsschwankungen (Euphorie, Aggressivität, Nervosität), insbesondere bei Kombinationspräparaten, die neben dem schmerzstillenden Wirkstoff einen Zusatzstoff wie Kodein oder Koffein enthalten (z. B. Thomapyrin, SpaltN, Doppelspalt, Titralgan, Vivimed, Neuralgin, Paracodin/retard, Gelonida) und über belebende bzw. stimulierende Effekte verfügen. Verkehrsmedizinisch relevante Symptome bei regelmäßiger Einnahme von insbesondere opioidhaltigen Analgetika können sein: erhöhte Unruhe, verlängerte Reaktionszeiten, eingeschränkte Muskelkoordinationen, Defizite in der Aufmerksamkeit und Konzentration. Allerdings ist zu berücksichtigen, dass Schmerzpatienten i. d. R. allein durch die langandauernden, starken Schmerzen und deren Folgen nicht nur in der Bewältigung von komplexen Handlungen wie Autofahren, sondern auch in Alltagssituationen eingeschränkt sind. Eine Schmerztherapie mit einer den individuellen Bedürfnissen angepassten Arzneimittelbehandlung kann eine Leistungsfähigkeit zurückbringen, die u. U. auch die Fahrsicherheit wieder herstellen kann. Für die Praxis wird ein Fahrverbot in der Einstellungsphase empfohlen, danach kann die Fahreignung im Einzelfall bejaht werden. Während der Einstellungsphase, bei größeren Dosisänderungen, bei wechselnden Therapieverläufen und bei unkontrolliertem Beigebrauch von z. B. Alkohol ist die Fahreignung aufgehoben. Bei einer Langzeittherapie mit gleichbleibender Opioiddosis besteht im Einzelfall keine Gefährdung der Verkehrssicherheit, was auch für eine Kombinationstherapie gilt. Mögliche potenzierende Effekte auf die Nebenwirkungsrate, die Dosierung und das Einnahmeverhalten sind bei einer individuellen Beurteilung zu berücksichtigen.

Hypnotika/Sedativa. Barbiturate oder Chloralhydrat werden kaum noch verwendet, Benzodiazepine bilden die Hauptgruppe der Hypnotika. Das relative Risiko für einen Verkehrsunfall ist nach Einnahme von Benzodiazepinen dosisabhängig erhöht. Eine besondere Gefahr liegt zudem im Auftreten eines **Hangover-Effektes**. Wirkstoffe mit längeren HWZ können auch am nächsten Morgen noch zu Leistungseinbußen führen, Subs-

Tab. 8.4. Zusammenfassung verkehrsmedizinisch relevanter Arzneimittel

Arzneimittelgruppe	Substanz-/Wirkstoffbeispiele	Gefährdung
Analgetika (Opioide)	Morphine: Morphin, Kodein, Dihydrokodein, Substitutionsstoffe (Methadon, Buprenorphin), Oxycodon, Hydromorphon, Tilidin, Tramadol	Starke Analgesie, Sedierung, ggf. Entzugssymptomatik, Stimmungs- und Antriebsänderung, Veränderung kognitiver und sensorischer Leistungsfähigkeit
Nichtopioide Analgetika	Salizylate, Paracetamol, Propyphenazon, Phenacetin	Unbedenkliche Monopräparate (ggf. Kopfschmerzen, Übelkeit, Schwindel); Gefährdung durch Mischpräparate z. B. mit Koffein
Antidiabetika	Insulin, Sulfonylharnstoffderivate	Hyper- und Hypoglykämien besonders in Phasen der Neu-/Umstellung
Antiepileptika	Clonazepam, Phenobarbital, Phenytoin, Primidon	Beeinträchtigung zentralnervöser Funktionen und Sedierung
Antihistaminika	Diphenhydramin, Promethazin, Ketotifen	Je nach Substanzklasse mehr oder weniger ausgeprägte Sedierung
Antihypertensiva	Clonidin, Reserpin, Guanethidin, Prazosin, Enalapril, Captopril, Lisinopril, Betablocker	Teilweise sedierende oder kreislaufbeeinträchtigende Wirkungen (Schwindel, Müdigkeit, Kopfschmerz)
Narkotika	Mischpräparate bei ambulanten Kurznarkosen/Lokalanästhesien, z. B. Lidocain, Lachgas etc.	Teilweise unterschiedliche Halbwertszeiten und damit verbunden Einschränkungen der Psychomotorik
Ophthalmika	Anticholinergika, Atropin, Belladonna	Zum Beispiel Störung der Akkomodation
Psychopharmaka	Neuroleptika: z. B. Chlorpromazin, Haloperidol, Thioridazin	Dämpfung, Antriebsverminderung, Störung der Koordination und Psychomotorik
	Antidepressiva: z. B. Amitriptylin, Trimipramin	Antriebssteigerung oder -dämpfung, zentralnervöse Begleiterscheinungen, Erniedrigung der Krampfschwelle
	Tranquilizer: z. B. Diazepam, Flunitrazepam, Oxazepam	Dämpfende, schlafanstoßende Wirkung mit Beeinträchtigung des Leistungs- und Reaktionsverhaltens
Sedativa, Hypnotika	Barbiturate, Benzodiazepine, Bromureide, Chloralhydrat, Piperidinderivate	Lange HWZ und Kumulation, dadurch Auswirkungen auf Psychomotorik
Stimulanzien	Koffein, Ephedrin, Norpseudoephedrin	Längerfristig verminderte Konzentrationsleistung und Unruhe bei kurzfristig aufgehobener Müdigkeit

tanzen können kumulieren. Neben rezeptpflichtigen Hypnotika/Sedativa existieren auch frei verkäufliche Präparate, wie z. B. Diphenhydramin oder Doxylamin, die verkehrsmedizinisch bedeutsam sind. Als allgemeine verkehrsrelevante Wirkungen sind anzuführen: Herabsetzung der Aufmerksamkeit, der Konzentration und der Reaktionsgeschwindigkeit.

Psychopharmaka. Psychopharmaka nehmen Einfluss auf die Psyche eines Patienten. Psychotische Patienten oder solche mit schizophrenen Schüben sind generell nicht fahrgeeignet. Nach einer Behandlung und Dosisfindung kann bei **Dauermedikation** mit einer Erhaltungsdosis eines geeigneten Psychopharmakons die Fahrsicherheit gegeben sein.

Neuroleptika sind Medikamente, die v. a. bei Psychosen oder Schizophrenien eingesetzt werden, wie z. B. Zyprexa, Fluanxol, Atosil, Melleril, Eunerpan oder Haldol. Verkehrsrelevante Nebenwirkungen sind Herabsetzung der Aufmerksamkeit und der Reaktionsgeschwindigkeit, Gleichgültigkeit gegenüber Außenreizen, aber auch Stimmungsaufhellung bzw. Aktivierung.

Neuroleptika machen nicht körperlich abhängig, sie sind aufgrund ihrer starken Nebenwirkungen allerdings nur bei begründeter Indikation eine Alternative zu anderen Psychopharmaka. Arzneimittel wie Saroten, Aponal, Insidon, Stangyl, Anafranil oder Tofranil werden gegen Depressionen eingesetzt und ermöglichen eine Belastbarkeit trotz Stress und Missbefindlichkeiten im Alltag. Bei Antidepressiva sind Absetzsymptome beobachtet worden, zudem haben manche dieser Medikamente starke Nebenwirkungen: zentrale Dämpfung insbesondere bei Therapiebeginn und hoher Dosierung, Kreislaufbeschwerden, unwillkürliche Zitterbewegungen, Einschränkung des Sehvermögens.

Für die **selektiven Serotoninwiederaufnahmehemmer** (SSRI) ist die sedierende Wirkung gering bis fehlend. Im Einzelfall ist eine Risikoerhöhung nicht auszuschließen, z. B. auch infolge einer Schlafstörung als möglicher Nebenwirkung.

Beim Einsatz von **Monoaminoxidase-(MAO-)Hemmern** (z. B. Aurorix) kann es wegen einer gewissen antriebssteigernden Wirkung zu risikoreicherem Verhalten kommen.

Psychostimulanzien, z. B. AN1, Regenon, Captagon, Ritalin oder Tradon, werden zur Überwindung von Müdigkeit eingenommen und sind zusätzlich als Appetitzügler im Einsatz. Durch ihre stimulierende Wirkung vermitteln sie das Gefühl erhöhter Leistungsbereitschaft, sie haben zudem ein Suchtpotenzial. Im Straßenverkehr stellen sie ein erhöhtes Risiko dar, da die Konsumierenden zur Selbstüberschätzung in Folge einer Enthemmung mit erhöhter Risikobereitschaft und gleichzeitig herabgesetzter Leistungsfähigkeit durch Konzentrationsmangel neigen und, wenn die Wirkung des Medikamentes nachlässt, ganz plötzlich eine Schlafattacke haben können.

Antiepileptika. Anfalls- oder Krampfleiden führen i. d. R. zu einer Fahrungeeignetheit. Eine Wiedererlangung der Fahrerlaubnis kann erfolgen bei erfolgreicher Therapie, einer mindestens zweijährigen anfallsfreien Zeit und dem Ausschluss von zentralnervösen Nebenwirkungen einer Arzneimitteltherapie. Ein ideales Antiepileptikum setzt die Krampfschwelle herauf, ohne dass die motorische Erregbarkeit beeinflusst wird und sedative bzw. hypnotische Effekte auftreten. Da solche Mittel nicht existieren, soll so niedrig wie möglich dosiert und der Patient sorgfältig überwacht werden. Eine sichere Teilnahme am Straßenverkehr setzt eine optimale Einstellung der Dauermedikation und eine korrekte Einnahme der verordneten Mittel bei ständiger ärztlicher Kontrolle voraus. Antiepileptika mit deutlicher potenzieller Beeinflussung der Fahrtüchtigkeit sind Phenytoin, Phenobarbital, Primidon, Clonazepam, Diazepam, Nitrazepam sowie Carbamazepin. Nach Einnahme dieser Mittel kann es in verschieden starker Ausprägung zu einer zentralen Dämpfung und u. U. zusätzlich zu psychischen Reaktionen kommen. Weniger kritisch ist eine Behandlung mit Valproinsäure oder/und Ethosuximid.

> **Fallbeispiel**
>
> Ein 63-jähriger Mann verursachte einen Verkehrsunfall, indem er aus dem laufenden Verkehr eine Rotlicht zeigende Ampel überfuhr, auf den Bürgersteig geriet und mit einer Hauswand kollidierte. Gegenüber ihm zu Hilfe eilenden Passanten reagierte er nicht, sondern machte einen schläfrigen und abwesenden Eindruck. Auch auf die hinzugezogenen Polizeibeamten machte er einen verlangsamten Eindruck und erfasste die Unfallsituation nicht. In einer ihm entnommenen Blutprobe wurde Carbamazepin in therapeutischer Konzentration nachgewiesen. In der wegen Verstoß gegen § 315c StGB (Gefährdung des Straßenverkehrs) gegen ihn geführten Hauptverhandlung machte er geltend, dass er an einem Glioblastom operiert worden sei und zur Vermeidung von Krampfanfällen auf die Einnahme von Antiepileptika angewiesen sei. Sein behandelnder Arzt bestätigte ihm, dass die ärztlich rezeptierten Antiepileptika ordnungsgemäß eingenommen würden. Um seine Mobilität zu erhalten, sei der Patient auf den Führerschein angewiesen.
>
> In der Hauptverhandlung wirkte der Patient deutlich wesensverändert und verlangsamt. Er wurde wegen Verstoße gegen § 315c StGB (»… in Folge geistiger oder körperlicher Mängel nicht in der Lage ist, das Fahrzeug sicher zu führen…«) verurteilt. Darüber hinaus wurde die Ordnungsbehörde angewiesen, die Frage der Fahreignung zu überprüfen.

Antihistaminika. Unter Antihistaminika versteht man H_1-Antagonisten, deren Hauptindikation in der symptomatischen Behandlung von Allergien (Rhinitis, allergische Hautreaktionen) besteht. Einige Mittel werden aufgrund ihrer sedierenden oder antiemetischen Wirkung auch als Hypnotika (Diphenhydramin), Antiemetika (Chlorphenoxamin) oder bei Migräne (Cyclizin) eingesetzt. Daneben kann eine Verwendung zur Prophylaxe und Therapie von Reisekrankheit erfolgen. Verkehrsmedizinisch relevante Nebenwirkungen liegen in einer zentralen Dämpfung, die unterschiedlich ausgeprägt ist. Zu beachten ist, dass z. T. Kombinationspräparate verwendet werden, die neben einem Antihistaminikum Koffein enthalten. Da dessen Wirkungsdauer erheblich kürzer ist, als die des Antihistaminikums, kann es bei nachlassender stimulierender Koffeinwirkung zu einem relativ raschen Leistungsabfall kommen.

Antihypertonika. Von Bluthochdruck sind ca. 10–15% der Bevölkerung und damit ca. 3–4 Mio. Autofahrer betroffen, von denen nur ¼ angemessen medizinisch behandelt wird. Eine Monotherapie erfolgt mit Betablockern, Diuretika, Kalziumantagonisten, ACE-Hemmern oder Alpha-1-Blockern, u. U. werden 2 oder 3 Sustanzen dieser Gruppen in Kombination verabreicht. Neben einer Senkung des Blutdruckes sind sedierende Wirkungen sowie Schwindel- und Ohnmachtsneigung zu verzeichnen und die Konzentrationsfähigkeit ist herabgesetzt, so dass v. a. in der initialen Behandlung Leistungseinschränkungen auftreten können. Von ACE-Hemmern und Vasodilatoren sind hinsichtlich fahrrelevanter Leistungseinbußen die geringsten Auswirkungen zu erwarten. Es folgen Diuretika und Kalziumantagonisten mit minimalen sowie Betablocker, Antisympathotonika und Alpha-1-Blocker mit deutlichen Einschränkungen. Allerdings ist bereits nach kurzen Behandlungszeiten von einer Adaptation auszugehen. Behandelte Patienten zeichnen sich gegenüber unbehandelten durch eine höhere Leistungsfähigkeit aus.

Antidiabetika. Die Hauptgefahr bei Diabetikern besteht in einer plötzlich auftretenden Hypoglykämie, die mit psychophysischen Ausfallerscheinungen wie Müdigkeit, Krämpfen und sogar Bewusstlosigkeit einhergeht. Mit Diät und oralen Antidiabetika vom Sulfonylharnstofftyp behandelte Diabetiker werden den Anforderungen zum Führen eines Kraftfahrzeuges i. d. R. uneingeschränkt gerecht. Mit Insulin behandelte Diabetiker müssen auftretende Hypo- und Hyperglykämien bemerken und erfolgreich behandeln können, dazu gehören Stoffwechseleinstellungen, Wahrnehmungstraining und Blutzuckerselbstkontrollen.

Ophthalmika. Bezogen auf die Pupillenmotorik unterscheidet man zwischen **Mydriatika** und **Miotika**. Bei einer Mydriasis – hervorgerufen z. B. durch Atropin, Scopolamin oder Tropicamid – kommt es zu einer Pupillenerweiterung und damit zu einer Abnahme der Sehschärfe, ohne dass sich die Pupille den tatsächlichen Lichtverhältnissen anpassen kann (Parasympatholytika, Sympathomimetika). Es besteht insbesondere eine Blendgefahr. Bei einer Miosis (z. B. durch Neostigmin, Pilocarpin, Physostigmin) sind die Pupillen verengt und nicht zur physiologischen Anpassung an die Lichtverhältnisse fähig (Parasympathomimetika). Insbesondere in der Dämmerung ist dann die Sehschärfe herabgesetzt. Zudem haben verschiedene systemisch eingesetzte Arzneimittel gravierende ophthalmologische Nebenwirkungen (◘ Tab. 8.5).

◘ **Tab. 8.5.** Systemisch eingesetzte Arzneimittel mit ophthalmologischen Nebenwirkungen

Arzneimittel	Nebenwirkungen
Antidiabetika	Refraktionsveränderungen und Katarakt
Diuretika	Refraktionsveränderungen
Kortikosteroide	Glaukom und Katarakt
Psychopharmaka	Mydriasis
Analgetika	Miosis

Zentrale Muskelrelaxanzien. Wirkort dieser Muskelrelaxanzien ist das ZNS, so dass ihnen grundsätzlich zentral dämpfende bzw. sedierende Wirkungen zuzuschreiben sind. Es kann zu einer allgemeinen Reaktionsdämpfung sowie Schläfrigkeit und einem Schwächegefühl der peripheren Muskulatur kommen. Bei längerfristiger Verordnung besteht ein Abhängigkeitsrisiko.

Lokalanästhetika und Narkosemittel. In der ambulanten Anästhesie sowie in der Zahn- und der Allgemeinmedizin, nach der u. U. die Möglichkeit einer Teilnahme am Straßenverkehr bestehen kann, unterscheidet man zwischen Lokalanästhetika und Kurznarkotika. Von Bedeutung können zudem Zusatzmedikationen sein (Benzodiazepine, Atropin, Muskelrelaxanzien). Bei einer isolierten Gabe von Lokalanästhetika sind nur kurzfristige Leistungseinbußen zu erwarten, im Wesentlichen innerhalb der ersten Stunde nach Applikation. Allerdings kommen Erwartungsangst und Behandlungsstress als zusätzliche leistungsbeeinträchtigende Komponenten in Betracht. Bei einer Komedikation weiterer zentral dämpfender Mittel (z. B. Diazepam) ist von gravierenderen und länger andauernden Leistungsminderungen auszugehen. In der Praxis findet man aufgrund der Stresssituation nicht selten eine Selbstmedikation von Patienten, z. B. in Form eines Sedativums am Abend vor der Behandlung mit der Gefahr eines Hangover. Längeranhaltend und deutlicher sind fahrrelevante Leistungseinbußen nach Narkotika. Inhalationsnarkotika zeigen relativ stärker ausgeprägte Effekte, als sie nach i.v. Gabe entsprechender Mittel zu erwarten sind.

8.4.3 Allgemeine Anmerkungen zur Medikamenteneinnahme

In der Praxis erfolgt häufig die Konfrontation mit Fällen, in denen nicht die Auswirkungen eines Arzneimittels zu bewerten sind, sondern Interaktionen mit weiteren Medikamenten sowie Alkohol oder Drogen. Die meisten verkehrsmedizinisch relevanten Stoffgruppen weisen zentral dämpfende bzw. sedierende Wirkungsweisen auf, so dass von **additiven Effekten** auszugehen ist. Eine Einschätzung möglicher Kombinationswirkungen ist nicht einfach und leistungsmindernde Eigenschaften jeder Substanz sind von Dosis, Adaptation und individuellen Faktoren abhängig. Zusätzlich können pharmakokinetische und -dynamische Interaktionen bei Resorptionseigenschaften, Eiweißbindung, Gewebeverteilung, Rezeptorbindung, therapeutischem Effekt, Metabolismus und Elimination auftreten. Bei einer gleichzeitigen Aufnahme von zentral dämpfenden Mitteln mit einem Stimulanz kann in Teilbereichen eine Verbesserung der Leistungsfähigkeit durch antagonistische Wirkung auftreten. In solchen Fällen hängt das Ausmaß der Interaktionen noch mehr von Dosis und Einnahmezeit ab. Es ist von verschiedenen Zeitintervallen auszugehen, in denen die eine oder andere Wirkungsweise überwiegt. Gefährlich ist das plötzliche Überwiegen der Sedierung nach abklingender stimulierender Wirkung, was zu einem sehr schnellen Abfall der Leistungsfähigkeit führt. Selbstverständlich können sich auch zwei Stimulanzien gegenseitig verstärken mit Übererregbarkeit, Unruhe, Fahrigkeit, Unaufmerksamkeit etc.

Einige Arzneimittel können in Kombination eingenommen auch dahingehend interagieren, dass der therapeutische Zweck nicht mehr erfüllt ist und somit **krankheitsbedingte Leistungseinbußen** zusätzlich wieder zu berücksichtigen sind. So können Antidiabetika in Kombination mit β-Rezeptorenblockern zu hypoglykämischen, in Kombination mit Kortikoiden oder Phenothiazinen zu hyperglykämischen Zuständen führen. Bei einer gemeinsamen Aufnahme größerer Mengen Alkohol und zentral dämpfender Arzneimittel ist ebenfalls von einer stärkeren sedierenden Wirkung auszugehen, Stimulanzien können die dämpfende Alkoholwirkung teilweise antagonisieren. Koffeingenuss nach Alkohol führt zu einer subjektiv empfundenen Verbesserung der Leistungsfähigkeit, einer verbesserten Reaktionszeit steht allerdings eine verminderte Reaktionsqualität entgegen.

Auch **Unverträglichkeitsreaktionen** nach Aufnahme von Arzneimitteln und Alkohol sind bekannt, so können geringste Alkoholmengen in Verbindung mit einer Aufnahme von Clomethiazol (Distraneurin) zu u. a. Schweißausbrüchen, Zittern, Kopfschmerzen und Beschleunigung der Herzfrequenz führen. Häufig werden Drogen und Arzneimittel gemeinsam konsumiert, insbesondere von Personen, die Missbrauch betreiben oder als drogenabhängig gelten (Polytoxikomanie). Suchtgeprägt werden bevorzugt zusätzlich Stoffe wie Benzodiazepine, Methadon oder Kodein und Dihydrokodein eingenommen. Da i. d. R. 3–4 oder weit mehr Mittel gemeinsam konsumiert werden, ist eine Interpretation der Wirkungsweise zu einem bestimmten Zeitpunkt sehr erschwert, es gelten die o. g. Auswirkungen zur Pharmakokinetik und Pharmakodynamik der verschiedenen Substanzen.

8.5 Krankheiten und andere Determinanten

Zahlenmäßig spielen Begutachtungen der Fahreignung aufgrund von Krankheiten gegenüber Alkohol- und Drogenmissbrauch eine geringe Rolle. Erkrankungen mit Einfluss auf die Fahreignung, die jeder Arzt kennen sollte, finden sich – orientiert an den Begutachtungsleitlinien zur Kraftfahreignung des gemeinsamen Beirats für Verkehrsmedizin beim Bundesministerium für Verkehr, Bau und Wohnungswesen – in ◘ Tab. 8.6 zusammengefasst.

In die Begutachtungsleitlinien wurden solche körperlich-geistigen (psychischen) Mängel einbezogen, deren Auswirkungen die Leistungsfähigkeit eines Kraftfahrers häufig längere Zeit beeinträchtigen oder aufheben. Sie enthalten eignungsausschließende und eignungseinschränkende, körperlich-geistige (psychische) und charakterliche Mängel beim Fahrerlaubnisbewerber und Fahrerlaubnisinhaber. Nur auf die wichtigsten Erkrankungen kann näher eingegangen werden.

Herz-Kreislauf-Erkrankungen. Zu nennen sind: die arterielle Hypertonie, die Hypotonie als pathologisch zu niedriger Blutdruck, die koronare Herzkrankheit (KHK) sowie die akute und chronische Herzinsuffizienz durch angeborene und erworbene Herzfehler und sonstige Ursachen sowie periphere Gefäßerkrankungen (z. B. Zerebralsklerose). Bedeutsam sind Herzrhythmusstörungen, die zu einer anfallsweise auftretenden Unterbrechung der Sauerstoffversorgung des Gehirns und damit zu Bewusstseinstrübung oder Bewusstlosigkeit führen können; diese Patienten sind zum Führen von Kraftfahrzeugen aller Klassen ungeeignet. Nach erfolgreicher Behandlung der Herzrhythmusstörungen (medikamentös oder mittels Herzschrittmacher) kann eine Eignung zum Führen von Kraftfahrzeugen bedingt gegeben sein, wenn die Herzfunktion

Tab. 8.6. Erkrankungen mit Einfluss auf die Fahreignung

Sehvermögen		Weitere Erklärung überflüssig
Hörvermögen	Schwerhörigkeit	Nur wenn weitere Einschränkungen der Sinnesorgane oder intellektuelle Defizite vorliegen
	Störungen des Gleichgewichts	Kann zu plötzlich einsetzendem Orientierungsverlust führen, insbesondere im Hinblick auf die Körperlänge und Stellung im Raum, außerdem zu Störungen der Richtungskontrolle
Bewegungsbehinderungen		
Herz- und Gefäßkrankheiten	Herzrhythmusstörungen	Möglichkeit der plötzlichen Bewusstlosigkeit
	Hypertonie	Gefahr plötzlichen Herzversagens, Risiko von Hirnblutungen, Netzhautblutungen mit Sehstörungen, Nierenschäden
	Hypotonie	Schnelle Ermüdung, gelegentlich anfallsartige Bewusstlosigkeit
	Koronare Herzkrankheit	Erhöhtes Risiko eines Herzinfarktes, Herzrhythmusstörungen, Angina pectoris, plötzlicher Herztod
	Herzleistungsschwäche durch angeborene oder erworbene Herzfehler oder sonstige Ursachen	Gefahr des Kollapses, Verlust von körperlicher und schließlich auch geistiger Leistungsfähigkeit
	Periphere Gefäßerkrankungen	Verschlusskrankheiten mit Ruheschmerz und Gewebsuntergang: Kontroll- und Kraftverlust; Aneurysmen der Hauptschlagadern: Gefahr der Ruptur mit plötzlichem Kollaps
Zuckerkrankheit		Gefahr labiler Stoffwechsellagen mit vermehrter Erschöpfbarkeit, Verlangsamung, Vigilanzstörungen, Spätkomplikationen: u. a. Netzhautschäden, periphere Neuropathie
Nierenerkrankungen		Verminderte Leistungs- und Reaktionsfähigkeit, labiles Stoffwechselgleichgewicht mit der Gefahr von Elektrolytentgleisungen, Herzversagen, Vigilanz- oder Sehstörungen
Organtransplantationen		Arzneiwirkungen, Funktionsstörungen, psychoreaktive Nebenwirkungen
Lungen- und Bronchialerkrankungen		In schweren Fällen Auswirkungen auf den Kreislauf mit plötzlichem Bewusstseinsverlust
Krankheiten des Nervensystems	Erkrankungen und Folgen von Verletzungen des Rückenmarks	Je nach Schwere der Ausfallserscheinungen
	Erkrankungen der neuromuskulären Peripherie	Bei periodischen Lähmungen: Gefahr plötzlich einsetzender Aktionsunfähigkeit, bei Myatrophien: Einschränkung der Leistungsfähigkeit
	Parkinson-Krankheit, pyramidale Erkrankungen einschließlich zerebellärer Störungen	Verlangsamung, Desintegration der Motorik, mögliche organische Psychosyndrome
	Kreislaufabhängige Störungen der Hirntätigkeit	Gefahr von TIA, Apoplexie, Leistungseinbußen bei mikroangiopathischen Veränderungen, bei durchgemachten Apoplexien: Rückfallgefahr
	Zustände nach Hirnverletzungen und Operationen, angeborene und frühkindlich erworbene Hirnschäden	Gefahr organischer Psychosyndrome, mögliche Komplikationen wie Krampfanfälle, subdurales Hämatom oder Wesensänderung
	Anfallsleiden	Gefahr plötzlicher Vigilanzänderung

Tab. 8.6 (Fortsetzung)

Psychische Störungen	Organisch-psychische Störungen	Plötzliche Bewusstseinsstörungen, Verkennung der Realität
	Demenz und organische Persönlichkeitsveränderungen	Verlangsamung, Mangel an Spontaneität, Gedächtnis- und andere kognitive Störungen, Antriebsminderung
	Altersdemenz und Persönlichkeitsveränderungen durch pathologische Alterungsprozesse	Verlangsamung, Gedächtnis- und andere kognitive Störungen
	Affektive Psychosen	Bei sehr schweren depressiven und in manischen Phasen: Beeinträchtigung der Anpassungs- und Leistungsfähigkeit
	Schizophrene Psychosen	Gestörter Realitätssinn, Verminderung der Leistungsfähigkeit
Alkohol	Missbrauch	Verminderung der Reaktionsfähigkeit, Veränderung der Stimmungslage
	Abhängigkeit	Zusätzlich psychomotorische Beeinträchtigung
Betäubungsmittel und Arzneimittel	Sucht (Abhängigkeit) und Intoxikationszustände	Auftreten schwerer geistiger und körperlicher Schäden mit Selbstüberschätzung, Gleichgültigkeit, Reizbarkeit, Entdifferenzierung und Depravation der Persönlichkeit
	Dauerbehandlung mit Arzneimitteln	Gefahr von Verlangsamung und Konzentrationsstörungen, Auftreten von Herzrhythmusstörungen, Blutungen, Schwindel, Kollapszuständen
Intellektuelle Leistungseinschränkungen		

über 3 Monate normalisiert blieb und die durch die Unterbrechung der Sauerstoffversorgung des Gehirns entstandenen Symptome nicht auftreten. Werden Patienten wegen bedrohlicher Kammerrhythmusstörungen mit einem implantierbaren Kardioverter/Defibrillator (ICD) versorgt, sollte in den ersten 6–8 Monaten nach Implantation ein Fahrverbot auferlegt werden.

Epilepsie. »Wer unter persistierenden epileptischen Anfällen oder anderen anfallsartig auftretenden Bewusstseinsstörungen leidet, ist i. d. R. nicht in der Lage, den gestellten Anforderungen zum Führen von Kraftfahrzeugen der Gruppe 1 gerecht zu werden, solange ein wesentliches Risiko von Anfallsrezidiven besteht. Gleiches gilt bei nicht-epileptischen Anfällen mit akuter Beeinträchtigung des Bewusstseins oder der Motorik wie narkoleptischen Reaktionen, affektiven Tonusverlusten, kardiovaskulären Synkopen, psychogenen Anfällen u. ä.« (aus: Begutachtungsleitlinien). Dabei ist zu berücksichtigen, dass viele neu erkrankte Menschen durch eine angemessene medikamentöse Therapie vor weiteren Anfällen geschützt werden können. Meist werden Antiepileptika gut vertragen und limitieren damit die Fahrtauglichkeit nicht zusätzlich. Ausnahme: Überdosierungen, Unverträglichkeiten etc. Epileptologen bestätigen, dass 2 von 3 Patienten eine mindestens einjährige Anfallsfreiheit durch Medikamente erreichen. Daraus wurde die Empfehlung einer einjährigen Anfallsfreiheit als Voraussetzung zum Führen eines Kraftfahrzeugs der Führerscheingruppe 1 (PKW) abgeleitet. Versagen allerdings die ersten medikamentösen Behandlungsschritte (mehr als 2 Antiepileptika in Monotherapie), dann haben die verbleibenden Patienten nur eine geringe Chance auf eine verlässliche Anfallskontrolle. Die zu fordernde anfallsfreie Zeit sollte dann auf mindestens 2 Jahre verlängert werden.

Diabetes mellitus. Hyper- und v. a. Hypoglykämie haben direkten Einfluss auf die Fahrtauglichkeit des Betroffenen, aber auch diabetesbedingte Folgeerkrankungen wie Mikro- und Makroangiopathie sowie Neuropathie mit ihren klinischen Endpunkten Nierenversagen, Erblindung, Myokardinfarkt, zerebraler Insult und Amputationen können die aktive Teilnahme am Straßenverkehr einschränken. In Deutschland leben ca. 240.000 Typ-I-Diabetiker, die auf eine lebenslange Insulinsubstitution angewiesen sind. Etwa 6 Mio. Menschen (ca. 8% der Bevölkerung) leiden an einem Typ-II-Diabetes.

Schlafapnoe. In Deutschland leiden ca. 1–1,5 Mio. Menschen an schlafbezogenen Atmungsstörungen (SAS). In 80–90% der Fälle liegt ein obstruktives Schlafapnoe-Syndrom (OSAS) vor, das eine der häufigsten Ursachen der Tagesmüdigkeit darstellt. Ca. 4–5% der Erwachsenenbevölkerung sind hiervon betroffen (Verhältnis Männer : Frauen = 3:1). Statistisch haben Patienten mit OSAS eine 7-mal höhere Unfallrate als der Durchschnitt aller motorisierten Verkehrsteilnehmer. Unter einer effektiven Therapie reduziert sich allerdings das Unfallrisiko von Patienten mit OSAS auf ein der Normalbevölkerung vergleichbares Niveau. Patienten mit unbehandelten schlafbezogenen Atmungsstörungen sollen daher nicht am Straßenverkehr teilnehmen. Bei diesen Personen, insbesondere bei Berufskraftfahrern, wird der Nachweis der erfolgreichen Therapie in einem schlafmedizinischen Labor und regelmäßige Kontrollen dieser Therapie gefordert. Bevor die Ermüdung in den Schlaf übergeht, setzt ein Dämmerzustand mit einem Sekundenschlafphänomen (»Blockierung«) ein. Charakteristisch für diese Phase ist nicht nur das Nachlassen der Aufmerksamkeit, sondern die abrupten Aufmerksamkeitsschwankungen, die wohl einerseits durch die Bewusstseinsabnahme während des Eindämmerns und andererseits durch die nach der »Blockierungsabsence« einsetzende ruckartige Aufschreckphase zu erklären sind. Früh- und Spätsymptome der Ermüdung sind in ◘ Tab. 8.7 zusammengefasst.

> **❗ Müdigkeit als Unfallursache ist erkennbar!**
>
> **In Kürze**
>
> Die Fahrsicherheit kann beeinträchtigt werden durch
> - Alkohol (ab 0,3‰ u. U. relative, ab 1,1‰ absolute Fahrunsicherheit)
> - Sonstige Drogen
> - Medikamente
> - Vorbestehende psychische und physische Erkrankungen
> - Übermüdung
>
> **Fahrungeeignet** ist, wer infolge körperlicher, geistiger oder charakterlicher Mängel eine Gefahr für die Sicherheit und Ordnung des Straßenverkehrs darstellt (Vorerkrankungen, Rauschgiftabhängigkeit, Medikamentenmissbrauch).

8.6 Der Verkehrsunfall

> **Definition**
> **Verkehrsunfälle:** ein i. d. R. durch kollisionsbedingte stumpfe Gewalt erzeugtes, gesundheitsschädigendes oder letales Ereignis bei Teilnahme am Straßen-, Schienen-, Luft-, Schiffs- und Flugverkehr.

Derzeit sind in Deutschland ca. 54 Mio. Kfz registriert. Jährlich ereignen sich über 2 Mio. Verkehrsunfälle mit über 440.000 Verletzten und ca. 5000 Getöteten. Zwar

◘ Tab. 8.7. Früh- und Spätsymptome der Ermüdung

Frühsymptome	Spätsymptome
Lidschwere	Gefühl, zu schnell zu fahren
Konvergenzschwäche (wird als besonders quälend empfunden)	Absichtliches Langsamfahren
Fremdkörperreiz in den Augen (»Sandmännchen kommt«)	Phantasiebilder
Doppelbilder sehen	Wunsch zu schlafen
Schielstellung der Augen (Strabismus divergens)	Plötzlicher Tonusverlust der Nackenmuskulatur
Trockenheit der Mundschleimhaut und Durstgefühl	Plötzliches Erschrecken mit Schweißausbruch und Herzklopfen bei Änderung der Fahrsituation
Wärmegefühl und Frösteln	Plötzliche, ganz kurze Absenzen (bei offenen Augen) mit folgendem Erschrecken
Gähnen, Gefühl, schlechter zu kuppeln und zu schalten (Gefühl: Wagen hat gelitten, im Getriebe stimmt etwas nicht)	

konnte durch Erhöhung der passiven Fahrzeugsicherheit und Einführung der Gurt- und Helmpflicht die Zahl der Getöteten im Straßenverkehr deutlich gesenkt werden, doch der volkswirtschaftliche Schaden durch Verkehrsunfälle bleibt immens: Die Unfallfolgekosten beliefen sich 2003 auf insgesamt 32,2 Mio. €, Personenschäden hatten mit 16,3 Mio. € einen Anteil von 50,6%.

- **Äußere Unfallursachen**: Verkehrsführung, Straßen- und Witterungsverhältnisse, Fahrzeugzustand. Abklärung durch technischen Sachverständigen und Polizei.
- **Innere oder subjektive Unfallursachen**: psychophysisches Leistungsdefizit durch Übermüdung, Alkoholisierung etc., Verzicht auf Anlegen eines Sicherheitsgurtes.

Ursache einer jeden kollisionsbedingten Unfallfolge ist die Übertragung eines von einem Stoßgeber eingeleiteten **Kraftstoßes** eines Unfallbeteiligten auf einen Empfänger (anderer Unfallbeteiligter, Gegenstände). Ein Kraftstoß bewirkt:

- Beschleunigung bzw. Verzögerung (Geschwindigkeitsänderung)
- Deformation, ggf. Zerstörung oder Läsion der Kollisionspartner

Da der für die Impulsübertragung entscheidende Parameter die Geschwindigkeitsänderung Δv darstellt, ist die Kollisionsgeschwindigkeit eine der wichtigsten Determinanten der Unfallschwere.

Aufgabe der technischen sowie der medizinischen Rekonstruktion eines Verkehrsunfalls ist es, aus dem Schädigungsmuster Zerstörungsdynamik und zum Unfall führende Kinetik zu erschließen und zur Unfallursache Stellung zu nehmen. Hierbei müssen technischer und medizinischer Sachverständiger Hand in Hand arbeiten, da nur so die Aufklärung eines u. U. in Bruchteilen von Sekunden ablaufenden Unfalls gelingen kann.

> ❗ Aufgabe jedes mit Verkehrsunfällen und Unfallopfern konfrontierten Arztes ist, die rekonstruktiv wichtigen medizinischen Befunde zu erheben, die zur Klärung etwa der Sitzposition im PKW (Fahrer, Beifahrer), des Angegurtetseins, der Anstoßstelle, der Frage »angefahren oder überfahren« etc. beitragen. Für eine Rekonstruktion essenziell ist eine sorgfältige Untersuchung der Bekleidung und Schuhe, die ggf. sichergestellt werden müssen. Kenntnisse der Unfalltraumatogenese sind für jeden Arzt, insbesondere für Unfallchirurgen, von Bedeutung, da sich die Traumatogenese in immer wiederkehrenden Verletzungsmustern niederschlägt und die klinische Diagnostik erheblich zu fördern vermag.

Nur durch eine zweifelsfreie **Rekonstruktion eines Verkehrsunfalls** können sämtliche mit dem Unfallgeschehen in Zusammenhang stehenden straf-, zivil- und versicherungsrechtlichen Fragestellungen geklärt werden. In der Mehrzahl der Fälle wird der **behandelnde Arzt** als sachverständiger Zeuge gehört werden. Wenn weder vom Verletzten noch von Zeugen objektive Darstellungen zum Unfallhergang vorliegen, soll der Arzt die Frage beantworten, ob das Verletzungsbild mit einem bestimmten Unfallhergang korrespondiert. Zudem werden u. U. bewusst falsche Sachdarstellungen gegeben, etwa zur Sitzposition: Bei Alkoholunfällen wird ein Überlebender häufig einwenden, ein bei einem Verkehrsunfall Getöteter sei der Fahrer gewesen. Auch hier wird zu prüfen sein, ob das Verletzungsbild mit dieser Darstellung korrespondiert.

Die Summe der unfallbedingten Verletzungen kann skaliert werden, die Gesamtverletzungsschwere wird unter Berücksichtigung der Gesamttopographie des Verletzungsmusters und der Intensität der Verletzungen in der »**Abbreviated Injury Scale**« (AIS) abgebildet. Die Skalierungen der AIS korrelieren mit der Stoßgeschwindigkeit (◘ Abb. 8.1).

In der AIS erfolgt die Verletzungsbeschreibung in einem 6-zifferigen Kode, dem in einer 7. Ziffer nach einem Dezimalpunkt der AIS-Schweregrad zugeordnet ist. Die 1. Ziffer identifiziert dabei die Körperregion, die 2. den Typus der anatomischen Struktur, die 3. und 4. die spezifische anatomische Struktur und die 5. und 6. bezeichnen den Verletzungsgrad innerhalb einer speziellen Körperregion oder einer speziellen anatomischen Struktur. Der unter der 7. Ziffer zugeordnete Schweregrad folgt dem Schema: 1 = leicht; 2 = mittel; 3 = schwer; 4 = möglicherweise tödlich; 5 = wahrscheinlich tödlich; 6 = tödlich.

Verletzungsfolgen lassen sich am besten nach differenzierter Betrachtung der Unfalltypen charakterisieren: PKW-Fußgänger-Unfall, PKW-PKW-Kollision, Zweirad-PKW-Unfall.

8.6.1 PKW-Fußgänger-Unfall

Die Kollision eines Fußgängers mit einem PKW gleicht einem inelastischen Stoß, bei dem die inelastische Masse des Fußgängers, die gegenüber der des PKW vernachlässigt werden kann, innerhalb kürzester Zeit die Geschwindigkeit des stoßenden PKW, also die Kollisionsgeschwindigkeit annimmt. Für die Kinetik und Dynamik des Unfalls von Bedeutung sind neben der Fahrzeugkonfiguration (PKW oder LKW) die Anstoßart (voll überdeckend oder nur streifender Anstoß). Beim Frontalunfall mit voller Überdeckung können verschiedene Sequenzen differenziert werden (◘ Abb. 8.2).

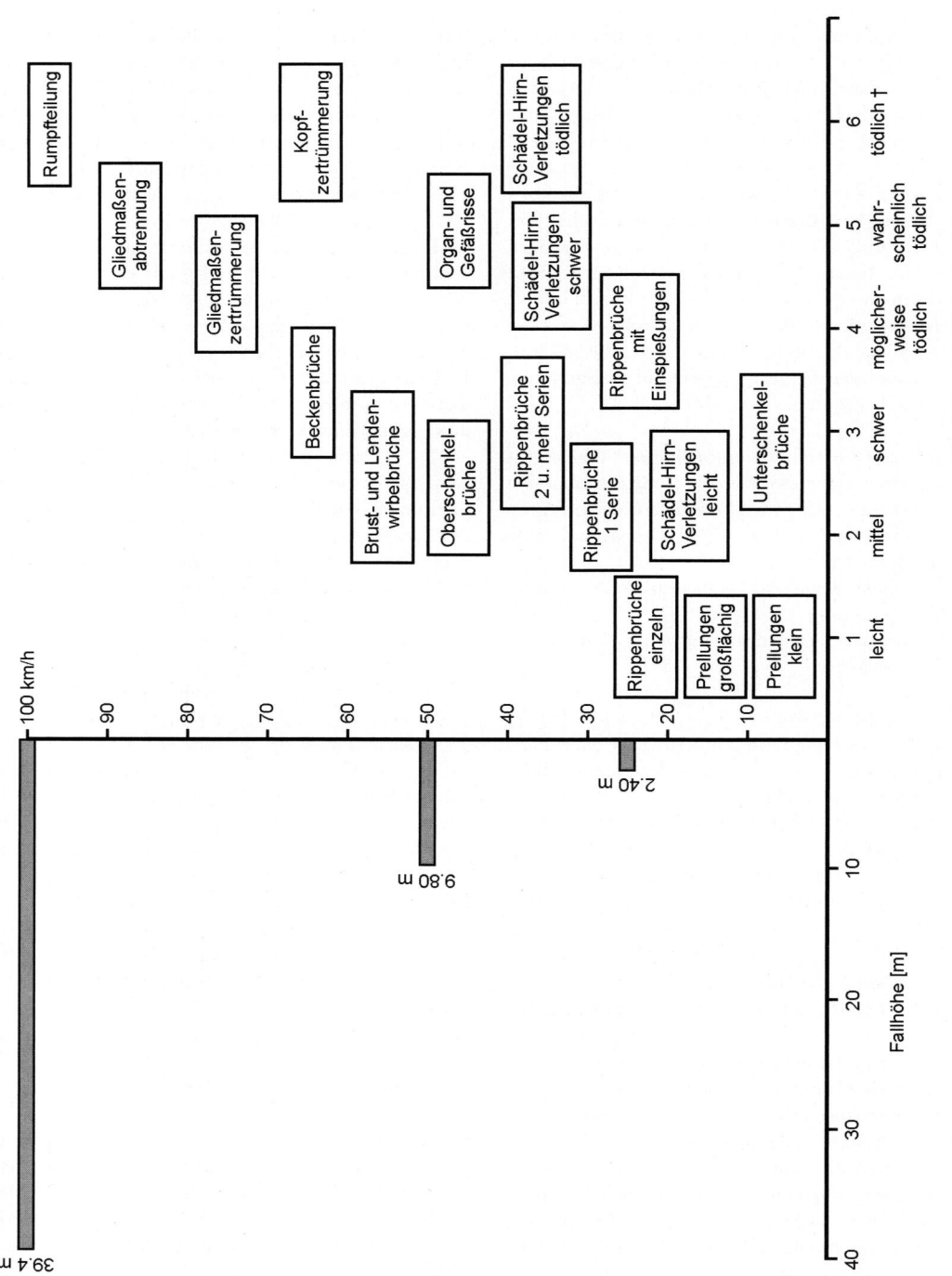

Abb. 8.1. AIS-Schema. Rechtes Koordinatensystem: Verletzungsskalierung und (in grober Näherung) zugeordnete Kollisionsgeschwindigkeiten. Linkes Koordinatensystem: Entsprechung von Fallhöhen und Aufschlaggeschwindigkeit (entspricht Kollisionsgeschwindigkeit). (Aus Madea 2006)

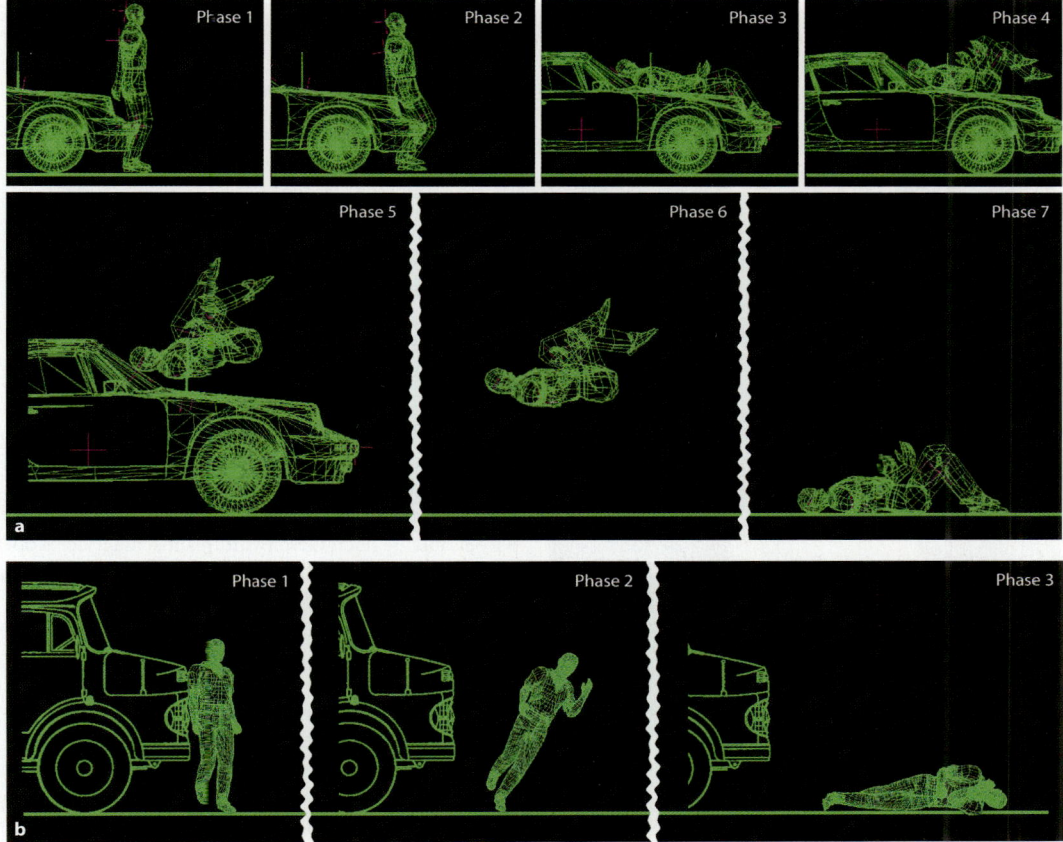

Abb. 8.2a, b. PKW-Fußgänger-Kollision. **a** Bei Anstoß fußwärts des Schwerpunktes: Phase 1 Anstoß; Phase 2–4 Aufladen, Phase 5–7 Abwerfen. **b** Bei Anstoß kopfwärts des Schwerpunktes Phase 1 Anstoß; Phase 2–3 Niederwerfen. (Aus Madea 2006)

- **Anstoß** (Abb. 8.2a, Phase 1): Der Fußgänger wird vom PKW meist fußwärts seines Schwerpunktes angefahren; in Abhängigkeit von der Stoßfront (LKW) ist jedoch auch ein Anfahren kopfwärts des Schwerpunktes möglich (Abb. 8.2b, Phase 1). Dann wird der Fußgänger niedergeworfen (Abb. 8.2a, Phase 2 und 3).
- **Aufladen:** Rotationsbedingt wird der Fußgänger auf die Motorhaube befördert, dabei kann der Kopf in Abhängigkeit von der Geschwindigkeit den unteren Holm, die Windschutzscheibe oder sogar den oberen Holm erreichen (Abb. 8.2a, Phase 2 bis 5).
- **Abwerfen:** Bremsbedingt wird der Fußgänger abgeworfen. Die Wurfweite ist dabei eine Funktion der Kollisionsgeschwindigkeit.

Jeder Phase des Unfallablaufes (Anstoß, Aufladen, Abwerfen bzw. Anstoß, Niederwerfen) können typische Verletzungsmuster zugeordnet werden, wobei die abwurfbedingten Sturzverletzungen primäre Anstoßverletzungen überlagern können.

Anstoßphase

> **Anstoßverletzungen finden sich beim PKW-Fußgänger-Unfall i. d. R. am Unterschenkel.**

In der Bekleidung können sich bereits **Plastikabriebe** und **Textilgewebsbeschädigungen** in Höhe des Anstoßpunktes (etwa in Stoßstangenhöhe) finden. Meist liegen die Beschädigungen etwas unterhalb der Stoßstangenhöhe, da durch einen Bremsvorgang mit dadurch ausgelöster »Nickbewegung« des PKW die Anstoßstelle niedriger liegen kann als beim ruhenden PKW. Korrespondierend zur Textilgewebsbeschädigung findet sich in der Haut i. d. R eine **Hautvertrocknung** mit **Einblutungen des Unterhautfettgewebes**

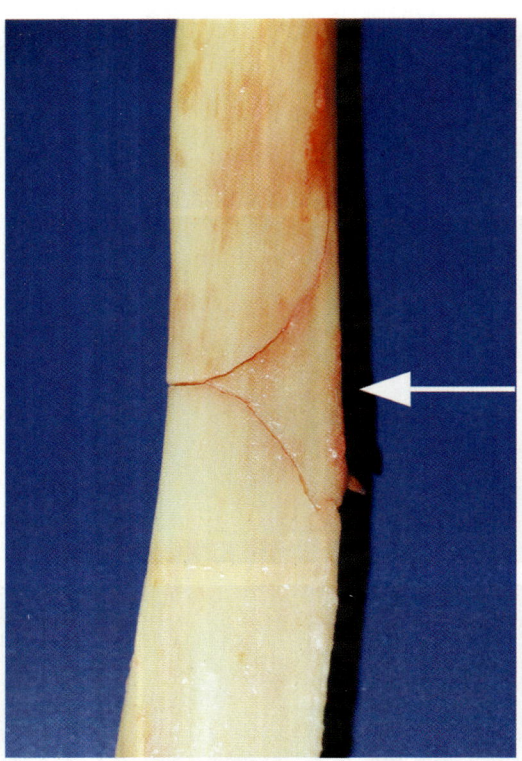

 Abb. 8.3. Messerer-Fraktur

korrespondierend zum Stoßpunkt. Typische Anstoßverletzungen sind schließlich **Biegungsbrüche mit Bruchkeilen** (sog. Messerer-Bruch), bei denen die Keilspitze in die Richtung der stoßenden Gewalteinwirkung weist (Abb. 8.3).

> Die Keilspitze zeigt in die Richtung der stoßenden Gewalteinwirkung, daher kann auf die Position des Fußgängers zum Zeitpunkt des Stoßes und vorsichtig auf dessen Gehrichtung geschlossen werden.

Dies ist für die juristische Würdigung eines Unfallgeschehens wichtig, da für einen Fahrer eine Person, die aus seiner Sicht plötzlich von rechts zwischen parkenden Autos auf die Fahrbahn trat, später zu erkennen war, als eine Person, die von der linken Straßenseite in seine Fahrspur trat. Von Bedeutung ist auch die Inaugenscheinnahme der **Schuhsohlen**. Schleifspuren an beiden Schuhsohlen belegen, dass der Fußgänger stehend angefahren wurde, Schleifspuren nur an einer Schuhsohle lassen das Standbein im Augenblick des Anfahrens erkennen. Die Richtung der Schleifspuren (in Schuhlängsachse oder quer dazu) gibt Hinweise auf die Anfahrtrichtung. Beim LKW-Fußgänger-Unfall können anstoßbedingte Frakturen auch im Femurbereich liegen. Die postmortal vertrocknete primäre häutige Anstoßstelle kann u. U. Texturmerkmale stoßender Fahrzeugteile widerspiegeln.

> Sämtliche Verletzungen müssen bei der Obduktion hinsichtlich ihrer Höhe oberhalb der Fußsohlenebene vermessen werden.

Aufladephase

In der Aufladephase resultieren durch die Körperrotation und das Gleiten über den Aufschlag auf die Motorhaube Textilabriebe und Hautschürfungen, stumpfe Thoraxverletzungen (durchspießende Rippenfrakturen mit Hämatopneumothorax, Lungen- und Herzkontusion), stumpfe Bauchtraumen (Kontusion und Rupturen der großen Organe), beim Anfahren von hinten Einblutungen in die Rückenweichteile mit paravertebralen Rippenbrüchen, ggf. Brüchen der Brust- und Lendenwirbelsäule. Je nach Geschwindigkeit schlägt der Kopf auf die Motorhaube, den unteren, den oberen Holm oder die Windschutzscheibe auf mit entsprechenden Quetsch-, Risswunden, Gesichts- und Schädelkalottenbrüchen, die meist in der Scheitelbeinregion gelegen sind. Ein Anstoß an die Windschutzscheibe führt i. d. R. zu deren Zerstörung und damit zu Splitterverletzungen und Schnittwunden des Gesichtes.

In den meisten Fällen kommt es nach dem Aufladen bremsbedingt zum **Abwurf mit Aufprall auf den Boden** und einem anschließenden **Rutschvorgang**. Hierzu korrespondieren großflächige Schürfungen und Ablederungen sowie weitere Verletzungen des Gesichtes, Rippenserienfrakturen, Knie- und Handrückenverletzungen. Nur bei extrem hoher Kollisionsgeschwindigkeit kann es zu einem Überfliegen des Fußgängers über das Dach des PKW kommen. Bei nicht voller Überdeckung, sondern nur streifendem Anstoß von Fußgängern durch die äußere linke oder rechte Vorderfront, kommt es zu einer Rotationsbewegung des Fußgängers um die Vertikalachse, primäre Anstoßverletzungen können durch den Scheinwerferring oder den Außenspiegel bedingt sein mit Verletzungen in entsprechender Höhe (Knie-, Oberschenkelhöhe, Beckenhöhe). Weiterhin kann es zu einem Aufprall an Seitenteile des PKW, v. a. an die A-Säule kommen, mit daraus resultierenden Quetsch-Risswunden im Kopfbereich und Schädelbrüchen.

Bei **liegend überrollten Fußgängern** zeigen sich charakteristischerweise Profilabdruckmuster in der Bekleidung oder Haut des Überfahrenen. Durch den Überrollvorgang kann es durch Dehnung der Haut zu Dehnungsrissen, beim Überfahren des Kopfes vor allen Dingen hinter den Ohren, sowie Décollements (Abscherung der Haut vom Unterhautfettgewebe mit Ausbildung großer Wundhöhlen) kommen. Der Kopf wird immer in der Richtung des geringsten Durchmessers überfahren (also in Querrichtung). Durch biparietale Kompression resultieren Querfrakturen der Schädelbasis.

> **❗ Typische Überrollverletzungen sind:** Reifenprofilabdruckspuren in Bekleidung und Haut, Dehnungsriss hinter den Ohren, Schädelbasisquerfraktur, Rippenserienfrakturen, Frakturen der Brust- und Lendenwirbelsäule, an den Extremitäten, Décollements.

Beim Überfahren von Kindern können knöcherne Verletzungen weitgehend fehlen und es liegen lediglich schwere innere Verletzungen mit Organrupturen im Brust- und Bauchbereich vor.

Liegendüberfahrungen kommen einerseits als primäres Überfahren bei seitlich auf der Fahrbahn schlafenden, meist alkoholisierten Personen vor, häufiger jedoch als Sekundärüberfahrungen nach primärem Anfahren eines aufrecht gehenden Fußgängers, der dann von einem weiteren PKW überrollt wird. Hier ist zu klären, ob die anfahr- oder überfahrbedingten Verletzungen todesursächlich waren. Ggf. kann ein liegender Fußgänger von einem PKW mitgeschleift werden, was zu massiven, flächenhaften Schürfungen und auch thermischen Hautschädigungen führt.

8.6.2 PKW-PKW-Kollision

Bei der PKW-PKW-Kollision sind folgende Kollisionsarten zu unterscheiden:
- Frontalaufprall (insgesamt ca. 60% der Fälle, davon mit vollständiger Überdeckung ca. 15%, mit 30–50%iger rechtsseitiger Überdeckung ca. 15%, mit 30- bis 50%-iger linksseitiger Überdeckung ca. 30%)
- Seitenaufprall (ca. 20% der Fälle)
- Heckaufprall (ca. 10% der Fälle)
- Überschlagung
- Frontale Unterfahrung

Das Verletzungsmuster ist dabei abhängig von der Kollisionsart, der Sitzposition, der durch Zwangskräfte im Insassenraum bewirkten Verzögerung, der Innenraumfreiheit, den Schutzeinrichtungen: Gurt, Airbag, Polsterung.

Frontalunfall. Die mit dem häufigsten Kollisionstyp verbundene Fahrzeugdezeleration führt zu einer Beschleunigung und damit zur Bewegung der Fahrzeuginsassen nach vorne, wobei nicht angegurtete Frontpassagiere mit nahezu Kollisionsgeschwindigkeit auf geformte Fahrzeugstrukturen rutschen (◘ Abb. 8.4).

Verletzungen des Fahrers. Der Anschlag des Knies an das Armaturenbrett führt zu entsprechenden Druckschürfmarken des Knies, Quetsch-Risswunden, Patellafrakturen, kniegelenksnahen Femur- und Tibiafrakturen. Der auf den Oberschenkel wirkende Stauchungsvorgang kann zu Hüftgelenksluxationen und Beckenfrakturen führen. Stemmt der Fahrer reflektorisch seine Füße gegen die Fußplatte, kann es zu Sprunggelenks- und Mittelfußfrakturen kommen. Frakturen im Ober- und Unterarmbereich resultieren aus dem Versuch eines Abstützens am Steuerrad. Durch Aufschlag des Oberkörpers auf das Lenkrad kommt es zu Sternum-

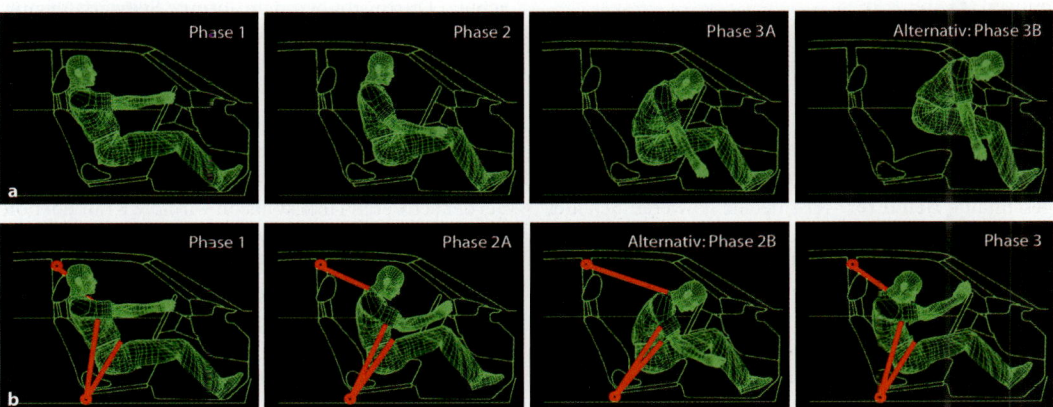

◘ **Abb. 8.4a, b.** PKW-PKW-Kollision, Frontalaufprall. **a** Ohne Gurt: Phase 1 Induktion der Abstützverletzung der oberen Extremität; Phase 2 Induktion der Verletzungen der unteren Extremität; Phase 3A Kopfaufschlag auf das Lenkrad; Phase 3B Aufschlag auf die Windschutzscheibe. **b** Mit Gurt: Phase 2B bei zu lockerem Sitz des Gurtes Anschlag auf das Lenkrad. (Aus Madea 2006)

und Rippenbrüchen. Die hierbei auftretenden Herz- und Lungenkontusionen, Lungenrupturen, Leber- und Milzrupturen sind durch kompressionsbedingte direkte und indirekte Kräfte zu erklären, während Lungenhilusblutungen bzw. Mesenterialblutungen durch intrathorakale und intraabdominale Schleuderbewegungen zustande kommen. Durch Aufschlag des Gesichts auf das Lenkrad kommt es zu Platzwunden im Unterkiefer- und Kinnbereich. Erhält das Gesicht Kontakt mit der Windschutzscheibe und wird diese durch den Aufschlag zerstört, treten typische Glassplitterverletzungen auf. Durch Rückschleuderung des Körpers und bei Fehlen einer Kopfstütze kann es durch einen Peitschenschlageffekt auf die Halswirbelsäule zu Luxationsbrüchen der HWS v. a. zwischen 6. und 7. HWK kommen. Die Verletzungsschwere kann durch richtig angelegte Gurte sowie Kopfstützen vermindert werden, da Bewegungen der PKW-Insassen im Insassenraum durch die Haltekraft der Gurte reduziert werden. Bei Gurtsicherung fehlen daher bei Kollisionsgeschwindigkeiten bis 100 km/h derart schwere Verletzungen wie sie bei nicht angegurteten Fahrern zu finden sind. Bis zu Anstoßgeschwindigkeiten von 40–45 km/h können bei richtiger Lage des Gurtes tödliche Verletzungen vermieden werden.

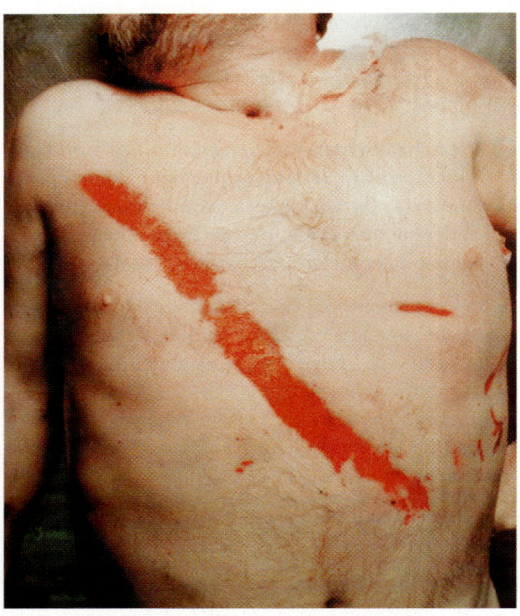

Abb. 8.5. Gurtmarke bei einem Beifahrer mit Verlauf der Hautvertrocknung zwischen rechts oben und links unten. (Aus Madea 2006)

> Es ist für jeden untersuchenden Arzt wichtig, Gurtverletzungen als solche zu erkennen, da sie beweisen, dass die Insassen sich pflichtgemäß verhalten haben. Die Feststellung eines Angurtens zum Kollisionszeitpunkt ist von hoher straf- und zivilrechtlicher Relevanz.

Gurtverletzungen zeigen sich als gurtabbildende Hämatombänder bzw. gurtgeprägte postmortale Vertrocknungen (Abb. 8.5).

Durch Benutzung des Gurtes können bei hoher Kollisionsgeschwindigkeit jedoch auch Verletzungen auftreten wie Rippenbrüche und Verletzungen innerer Organe, auch falsch liegende Gurte können zu Verletzungen führen (Aufschlag auf das Lenkrad bei zu locker liegendem Gurt) (Abb. 8.4b, Phase 2B). Der nicht angeschnallte **Beifahrer** weist neben schweren Schädel- und Gesichtsverletzungen durch Aufprall an die Wagendachkante und Windschutzscheibe häufig ein flächenhaftes stumpfes Bauchtrauma beim Aufprall auf das Armaturenbrett sowie Knie-, Hüft- und Beckenverletzungen durch Knieanprall an die Armatur auf. Das Verletzungsbild bei **Mitfahrern auf dem Rücksitz** ist variantenreicher und wird geprägt durch die Beladung des PKWs. Im Vordergrund stehen Schädel- und Brustkorbverletzungen neben Frakturen der unteren Extremitäten.

Seitenaufprall. Der Seitenaufprall ist durch eine hohe Intrusionstiefe gekennzeichnet, in deren Folge für den Oberkörper nur eine kurze Dezelerationsstrecke zur Verfügung steht. Daher sind i. d. R. massive innere Verletzungen die Folge, beim Anstoß von links der Milzriss, beim Anstoß von rechts der Leberriss. In beiden Kollisionssituationen bietet die Gurtbenutzung keinen Schutz. Durch stoßbedingte abrupte Seitwärtsneigung des Kopfes können HWS-Verletzungen resultieren.

Heckaufprall. Ein leichter Heckaufprall ist relativ häufig und kann zum HWS-Schleudertrauma führen, das sehr häufig zu Schmerzensgeldforderungen und entsprechenden zivilrechtlichen Auseinandersetzungen führt. Bei der schweren Heckkollision wird die Kraft über die Sitzlehne an den Rumpf weitergeleitet, der Kopf aufgrund seiner trägen Masse zunächst einer Scherbewegung nach rückwärts ausgesetzt und dann in einer Rotationsbewegung forciert rekliniert, hieran schließt sich wiederum eine Flexion an (Peitschenschlagphänomen). Ferner finden sich beim schweren Heckanstoß Beckenring- und Steißbeinfrakturen, Wirbelsäulenläsionen sowie als Folge einer Überstreckung Aortenrisse. Bei der Frontalkollision reduzieren neben dem Sicherheitsgurt auch Airbagsysteme Insassenverletzungen.

> Zur Differenzierung der Sitzposition (Fahrer/Beifahrer) sind folgende Befunde von Bedeutung:
> - Gurtmarken mit Verlauf von links oben nach rechts unten sind dem Fahrer zuzuordnen.
> - Gesichtsverletzungen durch Aufschlag auf das Lenkrad sind dem Fahrer zuzuordnen.
> - Durch das Lenkrad bedingte Abstützfrakturen der Hände und Unterarme sind eindeutige Hinweiszeichen auf eine Fahrereigenschaft.
> - Einen hohen Beweiswert haben auch Pedalverletzungen, einerseits in der Haut des rechten Sprunggelenkbereiches und andererseits als Luxationen im Mittelfußgebiet.

Zur Frage der Sitzposition tragen darüber hinaus spurenkundliche Untersuchungen bei, etwa Antragungen von Haaren, Blut und Gewebeanteilen in der Fahrzeugkabine sowie Textilgewebseinschmelzungen von der Bekleidung am Gurt und vice versa.

8.6.3 Zweirad-PKW-Unfall

Hierbei sind grundsätzlich zwei Unfalltypen zu unterscheiden:
- Der PKW stößt mit seiner Front seitlich in das Zweirad (◘ Abb. 8.5a).
- Das Zweirad stößt seitlich in den PKW (◘ Abb. 8.6b, c).

Kollidiert der PKW mit seiner Front seitlich mit dem Zweirad (◘ Abb. 8.6 a) kommt es nach dem Anstoß zu einer Rotationsbewegung mit einer **Aufladung** des Zweiradfahrers auf die Motorhaube, die Windschutzscheibe bzw. den oberen Windschutzscheibenrahmen. Dem Primäranstoß zuzuordnen sind Hüftgelenksfrakturen, Oberschenkelhals- und -schaftbrüche. Beim Aufladen kommt es zu Verletzungen der Bauch- und Brustorgane mit Becken- und Rückenfrakturen, nach Aufschlag des Kopfes zu schweren Schädel-Hirn-Traumen. Dem Aufladevorgang folgt – wie beim Fußgänger – wiederum der **Abwurf** mit daraus resultierenden Verletzungen.

Stößt das Zweirad seitlich in den PKW in Höhe der Fahrgastzelle (◘ Abb. 8.6b) findet die Primärkollision im Kopf-Oberkörper-Bereich mit der Dachrahmenpartie des PKW statt. Verletzungen resultieren aus der Primärkollision im Bereich der Knie, des Oberkörpers, frustraner Abstützung am Lenker (Mittelhandfrakturen) sowie schließlich sturzbedingten Verletzungen. Findet der Anprall in Höhe der Motorhaube statt, sind Verletzungen im Wesentlichen der Flugphase und dem Sturz auf die Fahrbahn zuzuordnen. Eine häufige Frage bei Zweiradfahrern ist, ob ein Schutzhelm getragen wurde. Da fast alle Zweiradunfallopfer Kopfverletzungen aufweisen, spricht ein Fehlen von Schädel-Hirn-Traumen dafür, dass ein Helm getragen wurde. Auf den Kinnriemen zurückzuführende Verletzungen im vorderen und seitlichen Halsbereich (Hautschürfungen) können ebenfalls ein Hinweis darauf sein, dass der Helm getragen wurde. Von technischer Seite gilt als Beweis, dass der Helm getragen wurde, eine dynamisch adäquate Kompression der Stoßpolsterung des Helms.

HWS-Schleudertrauma. Unter den posttraumatischen Beschwerden nach einer PKW-PKW-Heckkollision spielt das HWS-Schleudertrauma eine besondere Rolle. Als minimale Differenzgeschwindigkeit zur Verursachung eines Schleudertraumas wird dabei ein Δv von 10 km/h angegeben, vereinzelt sind minimale Beschwerden jedoch auch bei geringerem Δv festgestellt worden. Das Vorbringen subjektiver Beschwerden und deren Attestierung genügt nicht den Kausalitätsansprüchen des Zivilrechtes, sondern technische (Differenzgeschwindigkeit) und medizinische Befunde müssen ein Schleudertrauma untermauern. Für die Auslösung eines HWS-Syndroms ist nicht eine Hyperextension verantwortlich zu machen, sondern durch den Heckstoß eingeleitete Translations- und Rotationsbeschleunigungen, wobei die Translationsbewegung im Vordergrund steht. Unmittelbar nach der Kollision folgt zunächst nur das Becken, das über den Sitz direkten Kontakt zur Fahrgastzelle hat, der PKW-Bewegung, während Kopf und Oberkörper in der Ausgangsstellung verbleiben.

Rückenlehne und Kopfstütze bewegen sich damit relativ auf den ruhenden Oberkörper zu. Durch den Kontakt zwischen Rückenlehne und Oberkörper folgt dieser der allgemeinen Bewegung, während der Kopf noch in Ruhestellung verharrt. In dieser Phase kommt es in Halshöhe zu einer Relativbewegung des Kopfes gegenüber dem Thorax, die sich als Superprojektion einer Translationsbewegung und einer Reklination (Rotation) darstellt. Nach Abklingen der Stoßbeschleunigung kippt der Kopf wieder nach vorne. Die durch Zug, Druck und v. a. Scherkräfte bewirkten Läsionen können folgende morphologische Korrelate aufweisen, die ggf. mit bildgebenden Verfahren dargestellt werden müssen und ein Schleudertrauma beweiskräftig untermauern:
- Mechanisch beeinträchtigte zervikale Nervenwurzeln
- Schädigung der Nervenendigungen der Halsmuskulatur
- Zerrungen und Rupturen der gelben Bänder, des vorderen Längsbandes und der Kapselbänder der Facettengelenke
- Verletzungen der Flügelbänder
- Hämatombildungen

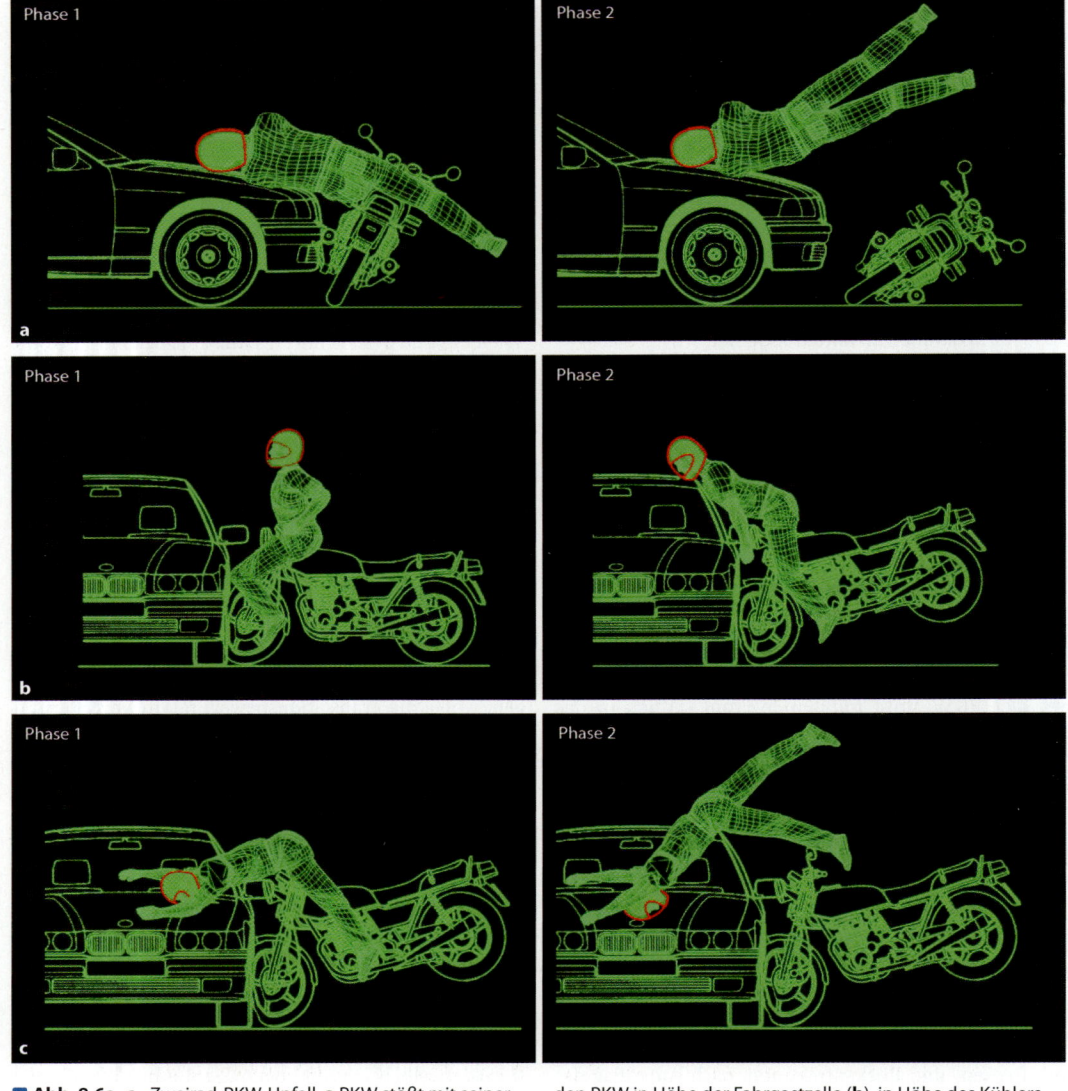

Abb. 8.6a–c. Zweirad-PKW-Unfall. **a** PKW stößt mit seiner Front seitlich in das Zweirad. **b, c** Das Zweirad stößt seitlich in den PKW in Höhe der Fahrgastzelle (**b**), in Höhe des Kühlers (**c**). (Aus Madea 2006)

Die klinischen Beschwerden eines HWS-Traumas sind überwiegend rein subjektiv und reichen von Kopf-, Nacken-, Schulter-, Arm-, Rückenschmerzen über Schluckbeschwerden, Schwindel, Schlafstörungen bis zu Reizbarkeit und Konzentrationsstörungen. In der Praxis wird eine Schweregradeinteilung des HWS-Schleudertraumas nach Erdmann vorgenommen (Tab. 8.8).

Für die Stadien Erdmann I und II fehlen i. d. R. beweisende radiologische Befunde, so dass hier für das Vorliegen eines HWS-Traumas eine auslösende Differenzgeschwindigkeit eruiert werden muss.

> Die Attestierung eines Schleudertraumas sollte mit großer Zurückhaltung erfolgen, da nach experimentellen Untersuchungen die Beschwerden eines Schleudertraumas auch von Personen angegeben wurden, die nachweislich keiner biomechanischen Belastung ausgesetzt waren.

Tab. 8.8. Schweregradeinteilung des HWS-Schleudertraumas nach Erdmann

Symptome	Schweregrad I	Schweregrad II	Schweregrad III
Annähernd schmerzfreies Intervall	Häufig vorhanden (12–16 h)	Seltener vorhanden (4–8 h)	Nicht vorhanden
Schluckschmerzen, Schmerzen im Mundbodenbereich oder in den Rectusmuskeln des Halses	Selten (3–4 Tage lang)	Häufig (3–4 Tage lang)	?
Totale Haltungsinsuffizienz der Kopfhaltemuskulatur	Nicht vorhanden	Fehlt als Sofortphänomen; bisweilen nachträglich	Als Sofortphänomen immer vorhanden
»Steifer Hals« bzw. schmerzhafte Bewegungseinschränkung für Kopf und Hals; tastbar bei manueller Prüfung	Häufig, meist erst als Sekundärsymptom, Dauer 1–2 Wochen	Meist vorhanden, meist als Primärphänomen, seltener nach Intervall	Immer vorhanden, Dauer länger als 2 Monate
Schmerzen paravertebral zwischen den Schulterblättern (»Kralle«)	Gelegentlich (bei etwa 15%)	Häufiger (bei etwa 30%)	?
Primäre Parästhesien in den Händen, gelegentlich auch den Unterarmen	Selten	Häufiger, aber meist ohne motorische Lähmungen	?
Positive primäre und sekundäre Verletzungsmerkmale im Röntgenbild der HWS	Fehlen	Fehlen, sekundäre Verletzungsmerkmale (nach 3–6 Wochen) bisweilen vorhanden	Vorhanden
Prostration, Bettlägerigkeit	Fehlt oft (meist nur 2–3 Tage)	Meist vorhanden (ca. 10–14 Tage)	Immer vorhanden (4–6 Wochen)
Dauer der unfallbedingten Arbeitsunfähigkeit	1–3 Wochen (fehlt gelegentlich)	2–4 Wochen	Über 6 Wochen

In Kürze

- Die Erhebung rekonstruktiv wichtiger medizinischer Befunde hat weitreichende straf-, zivil- und versicherungsrechtliche Konsequenzen (z. B. Sitzposition, Sicherheitsgurt).
- Zur Skalierung von unfallbedingten Verletzungen wird das AIS-Schema herangezogen.
- Bei den Verkehrsunfällen wird unterschieden zwischen:
    - PKW-Fußgänger-Unfall mit Anstoß-, Auflade- und Abwurfphase
    - PKW-PKW-Kollision (Frontal-, Seiten-, Heckaufprall)
    - Zweirad-PKW-Unfall, ebenfall mit Anstoß-, Auflade- und Abwurfphase
- Das HWS-Schleudertrauma wird in Schweregrade eingeteilt, die Interpretation von angegebenen Symptomen und ggf. objektivierbaren Verletzungen erfolgt vor dem Hintergrund einer festzustellenden Differenzgeschwindigkeit.

9 Hämogenetik

9.1	Erythrozytäre Membranantigene	– 248
9.1.1	Die klassischen Blutgruppen (AB0-System)	– 248
9.1.2	Rhesus-System – 250	
9.2	DNA-Polymorphismen – 250	
9.2.1	Short tandem repeats – 250	
9.2.2	Nomenklatur – 251	
9.2.3	Mitochondriale DNA – 252	
9.2.4	Single nucleotid polymorphism – 252	
9.2.5	Gonosomale Marker – 253	
9.3	Methodik der DNA-Untersuchung – 253	
9.4	Vaterschaftsuntersuchungen – 254	
9.4.1	Rechtliche Grundlagen – 255	
9.4.2	Berechnung der Vaterschaftswahrscheinlichkeit – 257	
9.5	Spurenkunde – 257	
9.5.1	Rechtliche Grundlagen – 257	
9.5.2	Blutspuren – 257	
9.5.3	Praxis der spurenkundlichen Untersuchung – 258	

Einleitung

Mit der Entdeckung der Blutgruppen (AB0-System) 1901 durch Karl Landsteiner (1868–1943) und der Möglichkeit, Menschen- von Tierblut zu unterscheiden (Arteiweißdifferenzierung, Paul Uhlenhuth [1870–1957]) wurden die Grundlagen geschaffen, biologische Spuren einem Tatverdächtigen zuzuordnen und Vaterschaftsfragen zu klären. Seither wurden zahlreiche weitere Blutgruppensysteme der Erythrozytenmembran, Plasmaproteinpolymorphismen und intrazelluläre Isoenzympolymorphismen, später auch HLA-Antigene sowohl zur Klärung von Vaterschaftsfragen als auch zur Zuordnung biologischer Spuren zu einem Tatverdächtigen untersucht und genutzt. Untersuchte Merkmalsysteme müssen dabei einen Polymorphismus, einen überschaubaren Erbgang, geringe Mutationsraten (Erbstabilität) sowie reproduzierbare Nachweisbarkeit aufweisen. Heute finden solche Untersuchungen fast ausschließlich auf DNA-Ebene statt.

> **Definition**
> **Polymorphismus:** ständiges gemeinsames Vorkommen von 2 oder mehr verschiedenen Ausprägungen eines genetisch gesteuerten Merkmals innerhalb der Bevölkerung in einer Häufigkeit von >1%.

Von Bedeutung für die Vererbungslehre sind die Mendelschen Regeln:

Uniformitätsregel. Aus der Kreuzung entgegengesetzt reinerbiger (homozygoter) Eltern können in der ersten Tochter-(Filial-)Generation (F_1-Generation) nur gemischterbige (heterozygote) Mischlinge (»Bastarde«) entstehen, die untereinander sowohl im Phänotyp als auch im Genotyp völlig gleich sind.

Spaltungsregel. Sind beide Eltern mischerbig bzw. bei Geschwisterkreuzung aus der F_1-Generation so treten in der zweiten Tochtergeneration (F_2) die gekreuzten Merkmale sowohl mischerbig als auch reinerbig auf. Bei kodominanter Vererbung (beide Merkmale sind gleichstark) beträgt das Spaltungsverhältnis 1:2:1, d. h. 25% sind je reinerbig wie der Vater oder die Mutter, 50% mischerbig. Bei dominant rezessiver Vererbung (Überwiegen eines Merkmals über das andere, das verdeckt wird) ist das Verhältnis 3:1, d. h. 75% der F_2-Generation entsprechen phänotypisch dem Typ des dominanten Merkmals, 25% sind phänotypisch durch das reinerbig vorliegende rezessive Merkmal geprägt.

Unabhängigkeitsregel. Die einzelnen Erbanlagen werden unabhängig voneinander vererbt, soweit nicht Genkopplungen vorliegen.

Forensisch genutzte Erbmerkmale müssen zeitlebens konstant und reproduzierbar nachweisbar sein. Für die klassischen Blutgruppen galt früher die Forderung, dass ein Nachweis bei Kindern erst ab dem 8. Lebensmonat erfolgen sollte, da Merkmale der Erythrozytenmembran erst ab diesem Zeitpunkt exprimiert und sicher nachweisbar waren. Auf DNA-Ebene können genetische Untersuchungen im Prinzip bereits vorgeburtlich erfolgen. Auch wenn genetische Untersuchungen heute nahezu ausschließlich auf DNA-Ebene stattfinden, sollen aus historischen Gründen und wegen der Bedeutung in der Transfusionsmedizin 2 Blutgruppensysteme der Erythrozytenmembranen kurz erwähnt werden.

9.1 Erythrozytäre Membranantigene

9.1.1 Die klassischen Blutgruppen (AB0-System)

Die sog. klassischen Blutgruppen (AB0-System): Karl Landsteiner entdeckte 1901, dass sich bei Zugabe von Seren zu Blutkörperchen aufgrund der Agglutination (Zusammenballung der Erythrozyten) 2 verschiedene Gruppen von Erythrozyten unterscheiden lassen, die er A und B nannte. Je nach dem Auftreten bzw. Fehlen von Agglutinationserscheinungen unterschied man später 4 Blutgruppen: A, B, AB und 0. Diese Blutgruppeneigenschaften werden vererbt. Bei den Gruppen A, B und AB reagieren die Erythrozyten mit den entsprechenden homologen Serumeigenschaften (Agglutinine). A-Blut wird von Seren mit Anti-A-Eigenschaft agglutiniert, B-Blut von Seren mit Anti-B-Eigenschaft, AB-Blut reagiert sowohl mit Anti-A- als auch Anti-B-Testseren, 0-Blut wird weder durch Anti-A- noch Anti-B-Testseren agglutiniert. Das AB0-System zeichnet sich durch die Besonderheit aus, dass parallel zu den erythrozytären Antigenen im Serum regelmäßig auch Antikörper (Isoagglutinine) vorhanden sind, die jeweils gegen das bei dem betreffenden Individuum nicht vorhandene Antigen gerichtet sind (◘ Tab. 9.1). Bei den ABH-Antigenen handelt es sich um Glykoproteine, die zu etwa 80% aus Kohlenhydraten und zu 15% aus Aminosäuren bestehen. Die A- und B-Antigene entwickeln sich aus einem gemeinsamen Grundkörper, der H-Substanz, die auch isoliert vorkommt. Die immundeterminanten Zucker für die H-, A- und B-Spezifität sind L-Fucose (H), N-Acetyl-D-Galactosamin (A) bzw. D-Galactose (B).

Innerhalb der Gruppe A können mehrere Untergruppen differenziert werden, von denen die Varianten A_1 und A_2 forensische Bedeutung haben. Etwa 80% der A-Personen gehören zum Phänotyp A_1, 20% zum Phä-

9.1 · Erythrozytäre Membranantigene

Tab. 9.1. AB0-System. Verteilung und Frequenz der Agglutinogene und Agglutinine

Blutkörperchen-eigenschaften (Agglutinogene)	Serumeigen-schaften (Agglutinine)	Häufigkeiten in Mitteleuropa
A	Anti-B	42,47%
B	Anti-A	14,14%
AB	Keine Agglutinine	6,57%
0	Anti-A und Anti-B	36,82%

Tab. 9.2. Vaterschaftsbestimmung bzw. -ausschluss

Kind	Mutter	Vater kann sein	Vater kann nicht sein
A_1	A_2	A_1, A_1B	A_2, A_2B
A_1	B	A_1, A_1B	0, B, A_2, A_2B
A_2	0	A_1, A_2, A_2B	0, B, A_1B

notyp A_2. Damit liegen der Vererbung des AB0-Systems insgesamt 4 Allele zugrunde, die für die Erbmerkmale A_1, A_2, B und 0 kodieren. Die Vererbung im AB0-System ist dadurch etwas unübersichtlich, dass es zwei Dominante (A_1 und B), ein rezessives (0) und ein Merkmal (A_2) gibt, das je nach Allel dominant, kodominant oder rezessiv sein kann. A_1 ist dominant gegenüber A_2 und 0, d. h. beim Phänotyp A_1 können die Genotypen $A_1 A_1$, $A_1 A_2$, $A_1 0$ vorliegen. B verhält sich kodominant zu A_1. A_2 verhält sich rezessiv gegenüber A_1, jedoch kodominant gegenüber B. Zum Merkmal 0 verhält sich A_2 dominant. Der Phänotyp 0 kann demnach nur bei Homozygotie in Erscheinung treten. Aufgrund des dominant-rezessiven Erbgangs im AB0-System ergeben sich daher Ausschlussmöglichkeiten (□ Tab. 9.2).

Die Merkmale des AB0-Systems finden sich nicht nur auf den Erythrozyten, sondern auch den meisten Organen und Körperflüssigkeiten (Speichel, Sperma, Urin). Personen, die Merkmale des AB0-Systems in Sekreten aufweisen, nennt man **Ausscheider** (Sekretoren), die anderen **Nicht-Ausscheider** (Non-Sekretoren). Die Ausscheidereigenschaft ist ein genetisch determiniertes, nach den Mendelschen Regeln vererbtes dominantes Merkmal, die Nicht-Ausscheiderschaft ist demgegenüber rezessiv. 75–78% der europäischen Bevölkerung sind Sekretoren, 20–25% Non-Sekretoren. Die Häufigkeit der AB0-Merkmale unterscheidet sich bei einzelnen Rassen und Völkern.

Transfusionszwischenfall. Wenn bei einer Transfusion AB0-inkompatiblen Blutes bzw. Erythroztenkonzentrates homologe Agglutinogene und Agglutinine zusammentreffen, kann es zu einer u. U. letalen AG-AK-Reaktion kommen. Dies beruht meist auf banaler Verwechslung oder Unterlassen der Kreuzprobe. Die Inzidenz AB0-inkompatibler Transfusionen wird auf 1:25.000 geschätzt, wobei eine erhebliche Dunkelziffer anzunehmen ist. Die Letalität soll unter 10% liegen (1 von 250.000 bis 500.000 Transfusionen verläuft wegen AB0-Inkompatibilität tödlich). Aufgrund der Verteilung der Blutgruppen in der Bevölkerung ist die statistische Wahrscheinlichkeit am größten, dass ein Patient der Blutgruppe 0 versehentlich Erythrozyten der Blutgruppe A erhält. Die typische klinische Symptomatik hämolytischer Transfusionszwischenfälle besteht in Unwohlsein, Angstgefühl, Fieber, Schüttelfrost, Flankenschmerz, Hypotonie, Tachykardie und Hämoglobinurie. Bei Verdacht auf hämolytische Transfusionsreaktionen werden zur Diagnose- und Beweissicherung benötigt:
- Prä- und Posttransfusionsprobe des Empfängers
- Reste der Blutkonserve (entsprechend einschlägiger Richtlinien bis 24 h nach Transfusion zu asservieren) und das Transfusionsbesteck
- Alle Dokumente zur Transfusion (Anforderungsschein, Kreuzprobenprotokolle, »bed-side-test« etc.)

Der Nachweis inkompatibler Fremderythrozyten gelingt mit dem Gelsäulenagglutinationsverfahren. Hierbei wird posttransfusionelles Blut über eine Gelmatrix definierter Porengröße aufgetrennt. Nicht agglutinierte Erythrozyten sammeln sich am Boden, agglutinierte Fremderythrozyten bleiben an der Oberfläche der Gelsäule liegen. Die transfusionsbedingte Hämolyse wird ferner durch freies Hämoglobin im Überstand der posttransfusionellen Blutprobe, Hämoglobinurie sowie Abfall des Haptoglobinspiegels nachgewiesen. Die postmortale Diagnostik erfolgt durch immunhistochemische Darstellung der Antigene A bzw. B im Paraffinschnitt, wobei auch nach längerer Überlebenszeit noch Reste von Fremderythrozyten im Empfängerorganismus nachgewiesen werden können (in der Endstrombahn vieler Organe, Membranfragmente in Makrophagen der Leber und der Milz bis zu einer Woche posttransfusionell). Neben der Major-Inkompatibilität (Agglutination von Spendererythrozyten durch Empfänger-Isoagglutinine) können reguläre Isoagglutinine des Spenderplasmas zu einer Hämolyse von AB0-Empfänger-Erythrozyten führen (AB0-Minor-Inkompatibilität), die weniger schwer verläuft.

9.1.2 Rhesus-System

Durch Injektion von Rhesusaffenblut in Meerschweinchen konnten Landsteiner und Wiener ein Immunserum gewinnen, das Erythrozyten von etwa 85% der Menschen agglutiniert. Diese Personengruppe nannte man Rh^+, die andere Rh^- (15%). Das Rhesus-System blieb jedoch nicht lange auf das Vorhandensein oder Fehlen von D beschränkt, sondern es wurden durch weitere Antikörper die Strukturantigene C, c, C_w, E und e definiert. In der Folgezeit entwickelten sich verschiedene Nomenklaturen für den serologischen Reaktionsausfall im Rhesus-System. Von praktischer Bedeutung ist die nach Fischer und Race, nach der Rhesus-Teileigenschaften Produkt eng benachbarter und damit genetisch gekoppelter Allele sind. Die Rhesus-Teileigenschaften werden offenbar von den Genorten D, C und E gesteuert, die eng gekoppelt sind und eine multiple Allelie aufweisen:

- Lokus D: *D, *d und *Du
- Lokus C: *C, *c und $*C_W$
- Lokus E: *E und *e

*d ist ein stummes Gen ohne nachweisbares Genprodukt. Die Rhesusmerkmale dürfen biostatistisch nicht als voneinander unabhängig angesehen werden, da sie gekoppelt als sog. Haplotyp vererbt werden. Hierbei gibt es häufigere und seltenere Haplotypen.

Das Rhesus-System ist klinisch von herausragender Bedeutung, da es sowohl bei Transfusionen als auch im Rahmen von Schwangerschaften zur Immunisierung kommen kann (z. B. bei Übertragung Rh^+-Blutes auf einen Rh^--Empfänger, bei wiederholter Transfusion Rh^+-Blutes Gefahr eines Transfusionszwischenfalls). Eine Rhesus-negative Mutter kann durch ihre Rh^+-Leibesfrucht immunisiert werden. Die gebildeten Antikörper können bei einer Folgeschwangerschaft die Plazentaschranke passieren und zum Morbus haemolyticus neonatorum mit der Gefahr des intrauterinen Fruchttodes führen.

9.2 DNA-Polymorphismen

Heute finden individualisierende Untersuchungen ausschließlich auf DNA-Ebene statt. Dabei hat sich seit Mitte der 80er-Jahre ein rascher Wandel von Systemgenerationen von Multilokus-, über Singlelokus-Sonden zu PCR-VNTR-Systemen und zu den heute vorwiegend genutzten STR's vollzogen. Der aus der DNA eines Menschen ableitbare genetische Fingerabdruck ist für jeden Menschen individuell und lässt sich im Prinzip aus jeder Körperzelle erhalten. Nur bei 20% der nukleären DNA handelt es sich um Gene und genverwandte Sequenzen (Abb. 9.1).

9.2.1 Short tandem repeats

Methode der Wahl ist dabei heute der Nachweis nichtkodierender DNA in der sog. **Mikrosatelliten-DNA** als »short tandem repeats« (**STR**; Abb. 9.2).

Abb. 9.1. Struktur des humanen Kerngenoms

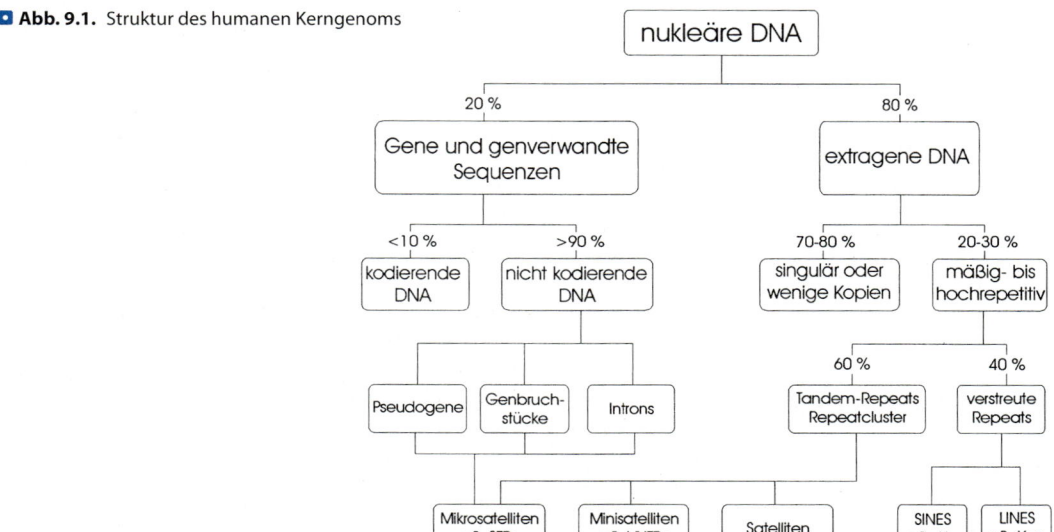

9.2 · DNA-Polymorphismen

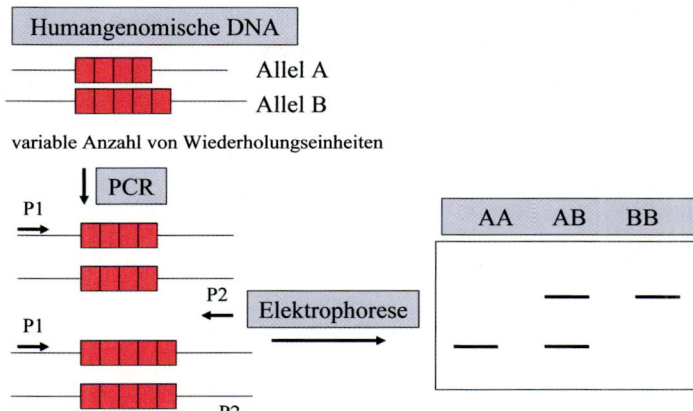

◨ **Abb. 9.2.** Darstellung von STR

Definition

Mikrosatelliten-DNA: durch kurze Wiederholungseinheiten mit einer Länge von 2–7 Basenpaaren (Bp) gekennzeichnet, die eine maximale Repeathäufigkeit von ca. 100 aufweist. Wegen der kurzen Wiederholungseinheiten werden die polymorphen Einheiten »short tandem repeats« (STR) genannt.

Polymorphismen der sog. **Minisatelliten-DNA** (repetitive DNA-Sequenzen, die nach Restriktionsverdau der DNA, elektrophoretischer Auftrennung, Immobilisierung auf einer Nylonmembran und Zugabe einer Sonde nachgewiesen werden) werden heute vereinzelt noch für die Paternitätsdiagnostik genutzt. Sie wird jedoch nicht mehr für die Spurenkunde verwandt, da hier häufig degradierte DNA vorliegt, die von den lokusspezifischen Restriktionsfragmenten, die einen Molekulargewichtsbereich von 1,5 bis etwa 6 Kilobasen (kb) abdecken, nicht mehr erfasst wird. Die Darstellung von Mikrosatelliten-DNA erfolgt nach Amplifikation in der Polymerasekettenreaktion. Die Repeatgröße beträgt i. d. R. 3–7 Bp, die Fragmentlänge liegt zwischen 100 und 350 Bp.

STR-Systeme gehören zu den 98,5% der nicht-kodierenden, humangenomischen DNA und sind dadurch charakterisiert, dass tandemartig wiederholte Sequenzmotive vielfach hintereinander geschaltet sind. STR-Systeme weisen eine hohe Variabilität (Polymorphismus) innerhalb der Bevölkerung auf und sind deshalb besonders wertvoll, um zwischen Individuen zu unterscheiden bzw. eine Spur einem Tatverdächtigen zuzuordnen. Die STR-Systeme gehören zur Kategorie der DNA-Fragmentlängenpolymorphismen. Mittels PCR sind Mikrosatelliten einfach und reproduzierbar darzustellen. Ihr hochpolymorpher Charakter, verbunden mit kurzen Fragmentlängen und daraus resultierend ihre hohe Sensitivität und Degradationsempfindlichkeit haben die STR-Systeme zu den momentan wichtigsten und am besten validierten Markern für die Individualisierung gemacht. STR-Systeme weisen eine diskontinuierliche Allelverteilung auf.

9.2.2 Nomenklatur

Der STR-Lokus THO1 z. B. ist Teil der Intronsequenz des Thyrosinhydroxylase-Gens mit der chromosomalen Lokalisation 11p15-15.5. Der Größenbereich umfasst je nach Primerwahl ca. 179–203 Bp, die repetitive Sequenz ist $(AATG)_n$, die zumeist in 6- bis 10facher Wiederholung vorkommt. Entsprechend werden die Allele mit 6 bis 10 bezeichnet.

Bei den Repeateinheiten handelt es sich überwiegend um Tri- oder Tetrarepeats. Grundmotive bei den Tetranukleotidrepeats sind z. B. AGAT, GATA oder TCTA. Die Allele werden durch die Anzahl der Repeats charakterisiert, so bedeutet im TH01-System die Allelbezeichnung 6/11, dass die repetitive Sequenz AATG auf dem von einen Elternteil geerbten Chromosom 6-mal, auf dem anderen 11-mal wiederholt wird. Teilweise werden STR nach benachbarten identifizierten Genen benannt, z. B. TH01 Thyrosinhydroxylase-Gen, VWA Von-Willebrandt-Faktor, ACTBP$_2$ (SE33) mit dem humanen β-Aktin verwandtes Pseudogen H-ß-AC-Ψ-2. Teilweise erfolgt die Namensgebung nach der chromosomalen Lokalisation (z. B. D8S1179). Dabei steht D für DNA, die folgende Ziffer für das Chromosom, S für »singlecopy« sowie die folgende Zahl für die Reihenfolge der Entdeckung auf diesem Chromosom.

Bei der Allelbezeichnung werden dann zusätzlich dezimale Ziffern angegeben, wenn unvollständige Repeats vorliegen (etwa durch Deletion von Basen aus der Kernsequenz). So liegt dem Allel 9.3 des STR-Lokus TH01 eine Insertion der Sequenz ATG zugrunde.

9.2.3 Mitochondriale DNA

DNA-Analysen mittels konventioneller STR-Systeme können zu unzureichenden Ergebnissen führen, wenn die humangenomische DNA im Untersuchungsgut entweder stark degradiert oder in zu geringer Menge vorhanden ist. In derartigen Fällen kann die Analyse der mitochondrialen DNA weiterhelfen. Die Analyse der mitochondrialen DNA (mtDNA) ist z. B. das Mittel der Wahl bei der Individualisierung von Einzelhaaren ohne Wurzel und von Skeletten nach längerer Liegezeit. Im Rahmen der Dopinganalytik stellt sich häufig die Frage der Manipulation und/oder Verwechslung von Urinproben und der Typisierbarkeit dieses Materials im Hinblick auf die Zuordnung zu einer Vergleichsprobe. Auch hier kann die Untersuchung der mitochondrialen DNA zur Klärung beitragen, insbesondere dann, wenn die Urinprobe über mehrere Monate gelagert wurde und mit Bakterienbefall zu rechnen ist.

Mitochondrien sind energieumwandelnde Zellorganellen, die über eine von der Zellkern-DNA unabhängige, separate und autonom replizierende Organell-DNA, die mitochondriale DNA (mtDNA) verfügen. Die mtDNA des Menschen ist ein ringförmiges Doppelstrangmolekül, das ca. 16 kb umfasst und in einigen 100 bis zu wenigen 1000 Kopien in jeder Zelle aller menschlichen Gewebe vorkommt (◘ Abb. 9.3).

Im Bereich einer nicht-kodierenden, ca. 1100 bp langen Region, des sog. **D-Loops** oder Kontrollregion, befinden sich 2 hypervariable Regionen (HV 1 und HV 2), in denen sich unverwandte Individuen im Schnitt an ca. 8 Basenpositionen unterscheiden. Polymorphismen beruhen auf Basenaustausch, Deletion oder Insertion. Durch den maternalen Erbgang bleibt das Genom in der mütterlichen Linie konstant und kann somit sowohl für anthropologische Fragestellungen als auch für anwendungsbezogene Probleme bei der Stammbaumanalyse und der Identifizierung menschlicher Überreste untersucht werden. mtDNA

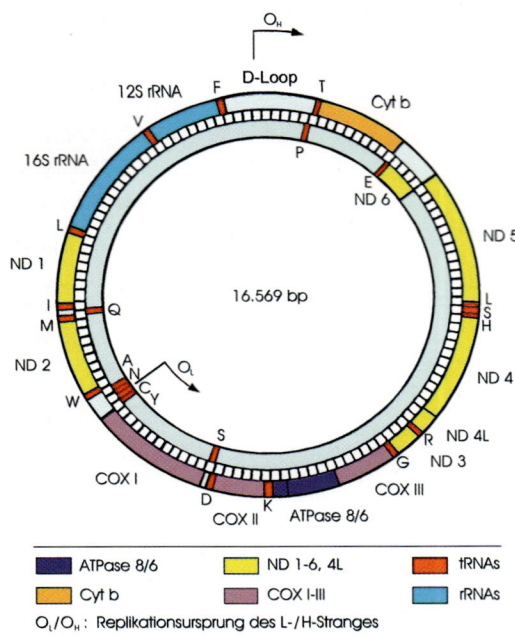

◘ Abb. 9.3. Mitochondriales Genom

zeigt eine höhere Mutationsrate im Vergleich zur Zellkern-DNA. Diese erreicht in einigen Abschnitten des mtDNA-Moleküls eine 5- bis 10-fach höhere Rate als nukleäre DNA und führt zu einem hohen Grad an Variabilität. Als zuverlässigste Methode der Untersuchung von mtDNA-Polymorphismen hat sich die PCR-Amplifikation mit nachfolgender direkter mtDNA-Sequenzierung erwiesen.

9.2.4 Single nucleotid polymorphism

»Single nucleotid polymorphism« (SNP) sind biallelische Marker, deren Allele sich nicht, wie bei den STR-Systemen, in den Fragmentlängen, sondern in einer Basenposition unterscheiden. Da im Gegensatz zu den STR-Systemen somit nur zwei Allele auftreten, müssen für ein aussagekräftiges Untersuchungsergebnis mindestens 50 unterschiedliche biallelische Marker untersucht werden, um die gleiche Informationsausbeute zu erhalten wie bei der STR-Analyse. Der Nachweis erfolgt durch sog. Minisequencing, bei dem SNP durch Amplifikation, Aufreinigung, der »Single-base-extension«-Reaktion und anschließender Analyse auf Fluoreszenzdetektion basierenden Geräten (z. B. Kapillarelektrophorese, ABI-Genetic Analyzer 310) dargestellt werden.

9.2.5 Gonosomale Marker

Die Einbeziehung auf den Geschlechtschromosomen liegender Marker empfiehlt sich im Rahmen der Paternitätsdiagnostik bei sog. Defizienzgutachten (verstorbenem Putativvater). Da die Y-chromosomalen Marker grundsätzlich als Haplotyp vom Vater an seine Söhne vererbt werden, haben auch Halbbrüder mit gemeinsamem Vater identische Haplotypen, ferner der Bruder des Vaters (Onkel) und dessen männliche Nachkommen (paterlineare Vererbung). Y-STR-Haplotypen können zudem einen Hinweis auf die Populationszugehörigkeit geben. Da das Y-Chromosom isoliert vorliegt, werden Männer i. d. R. durch eine Einzelbande pro Marker gekennzeichnet. Y-chromosalen STR liegen i. d. R. Blöcke von tri- und tetrameren Repeatsequenzen zugrunde. Auch auf den X-Chromosomen existieren STR. Wie bei den Y-STR werden auch hier zahlreiche Marker gekoppelt vererbt.

9.3 Methodik der DNA-Untersuchung

Für die Routine hat sich die Untersuchung folgender Marker als praktikabel erwiesen: Hum TH01, Hum VWA, ACTBP2, HumFibra (FGA), D21S11, D3S1358, D8S1179 und D18S51. Diese haben auch Eingang in die seit einigen Jahren etablierte DNA-Analysedatei (DAD) des Bundeskriminalamtes in Wiesbaden gefunden (◘ Tab. 9.3). Je nach Fragestellung können weitere STR untersucht werden. Der Nachweis von DNA-Polymorphismen beginnt dabei mit der Extraktion humangenomischer DNA aus Blut-, Sperma- und Speichelspuren, wobei bei der Chelexextraktion die Aufreinigung durch DNA-bindende feste Phasen wie z. B. Silica-Partikel eingesetzt wird. An die Extraktion schließt sich die PCR in sog. Thermozyklern mit automatisierten Temperaturwechseln an.

Die PCR erlaubt eine selektive Vermehrung definierter Zielsequenzen aus der DNA. Dabei wird die DNA in jedem Reaktionszyklus verdoppelt. Folgende Phasen sind zu unterscheiden:
- Hitzedenaturierung bei 94°C für 1 min
- Annealing der beiden Primer an die entsprechenden Einzelstränge (Primerbindung an seine Komplementärstruktur der Ausgangs-DNA bei Temperaturen zwischen 49 und 60°C)
- Neusynthese (vom Primer ausgehende und durch Polymerase vermittelte DNA-Synthese bei 72°C) mit Hilfe des Enzyms Taq-Polymerase

Daran schließt sich ein neuer Zyklus an, der wieder mit Denaturierung, Annealing etc. beginnt. Verwendete Primer sollten humanspezifisch sein. Die Charakterisierung der PCR Produkte erfolgt i. d. R. elektrophoretisch. Dabei erlauben die definierten Fragmentgrößen mit zumeist 4 Bp Unterschieden zu den benachbarten Allelen eindeutige und klar unterscheidbare Trennbilder, wobei heute die hochauflösende Auftrennung der Amplifikate ausschließlich im denaturierenden Trennsystem mit Hilfe der automatischen Kapillarelektrophorese mit anschließender softwaregestützter Fragmentlängenanalyse erfolgt. Zur Standardisierung werden allelische Leitern mit aufgetrennt, die ein Gemisch der am häufigsten vorkommenden Allele eines STR-Systems enthalten und im direkten Vergleich die Zuordnung eines Allels erlauben (◘ Abb. 9.4). Im sog. Multiplexverfahren können zahlreiche STR-Systeme nach simultaner Amplifikation in einem Ansatz untersucht werden. Dazu müssen die STR sorgfältig nach ihrer Größe ausgewählt werden, um Überlappungen zu vermeiden.

mt-DNA. Wegen der hohen Kopienzahl in jedem Mitochondrium und wegen der Degradationsstabilität des ringförmigen mitochondrialen Genoms kann auch bei geringem oder stark degradiertem Spurenmaterial eine erfolgreiche DNA-Analyse durchgeführt werden, insbesondere an alten Knochen, telogenen Haaren oder sogar Haarfragmenten. An die DNA-Extraktion schließt sich die Sequenzierung der hypervariablen Bereiche HV1 und HV2 an. Deren Ergebnis wird mit einer Standardsequenz (sog. Anderson-Sequenz) verglichen. Die Häufigkeit der von der Standardsequenz abweichenden Basenfolge ergibt sich aus vorliegenden Datenbanken. Die Untersuchung der mt-DNA empfiehlt

◘ **Tab. 9.3.** Chromosomale Lokalisation, Haupt-Repeat-Motiv sowie wesentliche Allele forensisch genutzter STR

	Chromosom	Haupt-Repeat-Motiv	Hauptallele von bis
VWA	12	TCTA (+ TCTG)	11–24
TH01	11	AATG	3–13.3
FIBRA	4	Vor allem CTTT	17–51.2
SE33	5	AAAG	8–37
D21S11	21	TCTA (+ TCTG)	24–38
D3S1358	3	TCTA (+ TCTG)	12–19
D8S179	8	TCTA (+ TCTG)	8–19
D18S51	18	AGAA	7–27

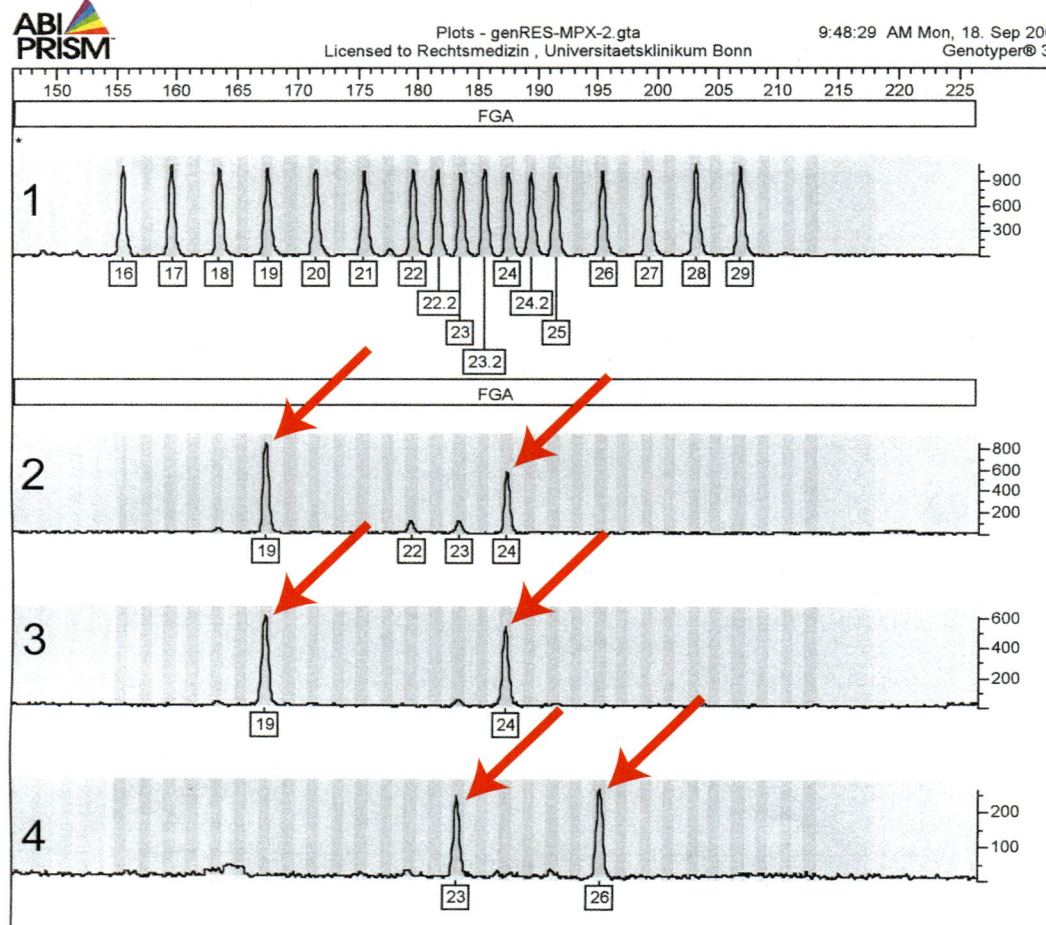

Abb. 9.4. FGA-System: Elektropherogramm von 2 Vergleichsproben und einer Mischspur. 1 = Allelische Leiter (Referenz, Zuordnung der Proben), 2 = Spur (Vaginalabstrich), 3 = Vergleichsprobe Opfer, 4 = Vergleichsprobe Tatverdächtiger. Das DNA-Muster des Opfers findet sich in der Mischspur wieder (→). Das DNA-Muster des Tatverdächtigen stimmt nicht mit der der Spur überein. Somit ist er als Spurenleger auszuschließen

sich insbesondere in den Fällen, in denen eine Erfassung der STR-Systeme nicht mehr gelingt.

Differenzielle Lyse. Stehen reine Spermaspuren zur Verfügung, erfolgt eine herkömmliche DNA-Extraktion, wobei dem Lysepuffer sofort DDT zugegeben wird, das die Disulfidbrücken der Spermienmembranen spaltet. Resultieren Spermien aus einem Scheidenabstrich, besteht grundsätzlich die Gefahr, dass insbesondere bei Überwiegen der weiblichen DNA diese präferentiell amplifiziert wird. Um hierdurch bedingte Informationsverluste zu vermeiden bedient man sich des Verfahrens der differenziellen Lyse, bei der zunächst die weibliche DNA mit einem milden Lysepuffer aufge-schlossen und extrahiert wird. Daran schließt sich eine Zentrifugation an und es erfolgt dann eine Extraktion der sedimentierten Spermien, deren Membran mit DDT aufgelöst wird.

9.4 Vaterschaftsuntersuchungen

Mit der gerichtlichen Vaterschaftsfeststellung soll die biologische Abstammung eines Kindes eindeutig festgestellt werden, um Rechte auch der unehelichen Kinder zu sichern (Unterhaltsansprüche). Andere Fragestellungen (Inzest, Kindesvertauschung, Verwandtschaftsverhältnis) spielen eher eine untergeordnete Rolle.

9.4 · Vaterschaftsuntersuchungen

9.4.1 Rechtliche Grundlagen

Die wesentlichen rechtlichen Bestimmungen finden sich im IV. Buch des Bürgerlichen Gesetzbuches (Familienrecht). Neu wurde eine **Definition der Mutterschaft** aufgenommen:

§ 1591 BGB [Mutterschaft]
Mutter eines Kindes ist die Frau, die es geboren hat.

Diese Definition wurde notwendig, da mit den Möglichkeiten der Reproduktionsmedizin und Leihmutterschaft der alte Satz »Mater semper certa est« seine Allgemeingültigkeit verloren hat. Vaterschaft ist folgendermaßen definiert:

§ 1592 BGB [Vaterschaft]
Vater eines Kindes ist der Mann,
1. der zum Zeitpunkt der Geburt mit der Mutter verheiratet ist,
2. der die Vaterschaft anerkannt hat,
3. dessen Vaterschaft nach § 1600 d oder § 640 h Abs. 2 der Zivilprozeßordnung gerichtlich festgestellt ist.

Die gerichtliche Feststellung der Vaterschaft ist in § 1600d geregelt.

§ 1600d BGB [Gerichtliche Feststellung der Vaterschaft]
(1) Besteht keine Vaterschaft nach § 1592 Nr. 1 und 2 ... so ist die Vaterschaft gerichtlich festzustellen.
(2) Im Verfahren auf gerichtliche Feststellung der Vaterschaft wird als Vater vermutet, wer der Mutter während der Empfängniszeit beigewohnt hat. Die Vermutung gilt nicht, wenn schwerwiegende Zweifel an der Vaterschaft bestehen.
(3) Als Empfängniszeit gilt die Zeit von dem 300. bis zu dem 181. Tage vor der Geburt des Kindes, mit Einschluss sowohl des 300. als auch des 181. Tages. Steht fest, dass das Kind außerhalb des Zeitraums des Satzes 1 empfangen worden ist, so gilt dieser abweichende Zeitraum als Empfängniszeit.

Soll die Vaterschaft gerichtlich festgestellt werden, haben nach § 372a der Zivilprozessordnung (ZPO) die beteiligten Personen eine Entnahme von Blutproben zu dulden.

Die durchschnittliche Tragzeit eines reifen Neugeborenen beträgt von dem Tage der Konzeption an etwa 270 Tage, vom ersten Tag der letzten Menstruation an gerechnet etwa 280 Tage. Gesetzliche **Empfängniszeit** ist die Zeitspanne, die hinsichtlich ihrer Ausdehnung den Vorstellungen in der Medizin über minimale und maximale Tragzeiten zum Ende des 19. Jahrhunderts entsprach. Daher wird die Mutter eines nicht ehelichen Kindes auch heute immer noch danach gefragt, wer ihr in der gesetzlichen Empfängniszeit beigewohnt hat. Das nicht eheliche Kind wird i. d. R. vom Jugendamt vertreten. Dieses reicht beim zuständigen Familiengericht Klage ein, sollte der von der Kindesmutter als Erzeuger benannte Mann die Vaterschaft nicht anerkennen.

Vaterschaftsfragen werden heute nahezu ausschließlich auf der Basis von **DNA-Polymorphismen** geklärt. Herkömmliche Begutachtungsmöglichkeiten wie Feststellung der Zeugungsfähigkeit, Tragzeitbegutachtung, anthropologisch-erbbiologisches Gutachten, das auf einen phänotypischen Ähnlichkeitsvergleich zwischen Kind und Putativvater abhebt, spielen heute keine Rolle mehr, da nahezu alle Vaterschaftsfragen auf der Ebene der DNA-Polymormphismen eindeutig geklärt werden können (Ausnahme: eineiige Zwillinge als Putativväter). Einlassungen der Beischlaf- und Zeugungsunfähigkeit (Impotentia coeundi und generandi) bei funktionellen Sexualstörungen oder Fehlen befruchtungsfähiger Spermatozoen spielen heute keine Rolle mehr, da sie allenfalls für den Zeitpunkt der Untersuchung, aber nicht den der Konzeption nachgewiesen werden können.

Die Erstattung von Abstammungsgutachten hat sich nach den Richtlinien für die Erstattung von Abstammungsgutachten des wissenschaftlichen Beirats der Bundesärztekammer zu richten. Bereits bei der Blutentnahme ist eine sorgfältige Identifizierung der zu untersuchenden Person zu gewährleisten (amtliche Ausweise mit Lichtbild, Anfügen von aktuell angefertigten Lichtbildern oder Fingerabdrücken), um Betrugsmanöver von Seiten der Putativväter zu unterbinden. Es müssen mindestens 12 voneinander unabhängige Loci auf mindestens 10 verschiedenen Chromosomen bzw. deren Genprodukte untersucht werden. Drei und mehr Ausschlusskonstellationen auf verschiedenen Chromosomen erlauben die Aussage, dass die Abstammung vom Putativvater ausgeschlossen ist. Bei weniger als 3 Ausschlusskonstellationen muss eine biostatistische Würdigung unter Einbeziehung von möglichen Mutationen bzw. stummen Allelen erfolgen.

»Heimliche« **Vaterschaftsgutachten** ohne Einwilligung der Beteiligten, insbesondere der Mutter, verstoßen gegen das informationelle Selbstbestimmungsrecht der Kindesmutter und sind nicht gerichtlich verwertbar.

Ein Beispiel für ein Vaterschaftsgutachten findet sich in der Tabelle.

Fallbeispiel
Vaterschaftsgutachten

DNA-System	Kind	Kindesmutter	Zeuge	Beklagter
TH01	7, 8	7, 10	8, 9	6, 9
ACTBP2	20, 29.2	15, 29.2	16, 20	19, 33.2
VWA	17, 18	16, 18	14, 17	15, 18
FGA	21, 25	21, 26	25	19, 22.2
D8S320	27	27, 29	25.1, 27	25.2, 31
D21S11	24.3, 33.2	30, 33.2	24.3, 27	30, 32.2
D5S818	12, 13	12, 13	11, 12	11
D3S1358	15, 16	16, 17	15, 16	15, 16
D7S820	10, 11	11	8, 10	8, 9
D10S2325	9, 10	7, 9	9, 10	8, 9
D8S1179	11, 14	12, 14	11, 14	12, 14
D18S51	16, 18	16	15, 18	14, 15

Aufgrund der DNA-Merkmale der Kindesmutter und des Kindes muss der Erzeuger des Kindes entsprechend den formalgenetischen Regeln die folgenden unerlässlichen väterlichen Erbmerkmale aufweisen: TH01 8, ACTBP2 20, VWA 17, FGA 25, D8S320 27, D21S11 24.3, D5S818 12 oder 13, D3S1358 15, D7S820 10, D10S2325 10, D8S1179 11, D18S51 18

Begutachtung für den Zeugen. Der Zeuge besitzt alle erforderlichen, oben aufgezählten unerlässlichen väterlichen Erbmerkmale. Er ist somit in den untersuchten DNA-Systemen nicht von der biologischen Vaterschaft zum Kinde auszuschließen. Entsprechend dem Beweisbeschluss wurden die beiden alternativen Hypothesen aufgestellt und miteinander verglichen:
- Der Kläger ist der biologische Vater des Kindes.
- Ein unbekannter, mit dem Kläger nicht verwandter Mann aus der mitteleuropäischen Bevölkerung ist der biologische Vater des Kindes.

Die Berechnung der Vaterschaftswahrscheinlichkeit nach Essen-Möller ergab unter Berücksichtigung der DNA-Befunde einen Essen-Möller-Wert von 2,2082. Diesem Wert entspricht eine Vaterschaftsplausibilität von **W=99,99999%**. Bei einer Vaterschaftswahrscheinlichkeit dieser Höhe ist es **praktisch erwiesen**, dass der Zeuge der biologische Vater des Kindes ist.

Begutachtung für den Beklagten. Der Beklagte besitzt in den Systemen TH01, ACTBP2, VWA, FGA, D8S320, D21S11, D5S818, D3S1358, D7S820, D10S2325, D8S1179, D18S51 **nicht** die erforderlichen, oben aufgezählten unerlässlichen väterlichen Erbmerkmale. Er ist somit in diesen DNA-Systemen von der biologischen Vaterschaft zum Kinde **auszuschließen**. Aufgrund der uneingeschränkten Ausschlusskonstellationen (TH01, ACTBP2, VWA, FGA, D8S320, D21S11, D5S818, D3S1358, D7S820, D10S2325, D8S1179, D18S51) handelt es sich um einen kombinierten Erzeugerausschluss über mehrere Merkmalsysteme, die unabhängig voneinander vererbt und festgestellt wurden. Unter Berücksichtigung der DNA-Befunde ist es demnach offenbar unmöglich, dass der Beklagte der biologische Vater des Kindes ist.

9.4.2 Berechnung der Vaterschaftswahrscheinlichkeit

Bei den Vaterschaftsausschlüssen unterscheidet man den **klassischen Ausschluss vom Reinerbigkeitsausschluss**. Ein klassischer Ausschluss liegt nach der ersten Mendelschen Regel dann vor, wenn das Kind ein Merkmal besitzt, das die Mutter nicht vererben kann. Da dieses Merkmal vom Vater stammen muss, ist ein Mann, der das Merkmal nicht aufweist, als Vater auszuschließen. Ein klassischer Ausschluss liegt immer dann vor, wenn das Kind mischerbig (heterozygot) ist, Kindesmutter und Putativvater jedoch gleichsinnig reinerbig. Bei einem reinerbigen Kind (homozygote Merkmalsausprägung) muss das entsprechende Merkmal von beiden Eltern stammen. Auszuschließen ist ein entgegengesetzt reinerbiger Mann. Da Reinerbigkeit durch stumme Gene vorgetäuscht sein kann, haben isolierte Reinerbigkeitsausschlüsse keinen Beweiswert.

Im Falle eines Nichtausschlusses des untersuchten Eventualvaters erfolgt die Berechnung der Vaterschaftswahrscheinlichkeit nach dem in Deutschland gebräuchlichen Essen-Möller-Verfahren. Grundlage des Verfahrens ist die Berechnung eines Likelihood-Quotienten (Y/X), der – wie im Spurenfalle – die Betrachtung von zwei sich gegenseitig ausschließenden Hypothesen in den Mittelpunkt stellt

- Y – Wahrscheinlichkeit des Vorliegens der beobachteten Merkmalskonstellation unter der Annahme, ein unbekannter Mann sei der Vater
- X – Wahrscheinlichkeit des Vorliegens der beobachteten Merkmalskonstellation unter der Annahme, der untersuchte Mann sei der Vater

Zur Berechnung der Vaterschaftswahrscheinlichkeit bedient man sich heute kommerzieller Computerprogramme. Einem W-Wert (Wahrscheinlichkeitswert) von ≥99,9% entspricht das Prädikat »Vaterschaft praktisch erwiesen«. Dies bedeutet, dass es in einem unter 1000 gleichgelagerten Fällen im statistischen Sinne einen mit dem untersuchten Putativvater unverwandten Mann gibt, der ebenfalls nicht ausgeschlossen werden kann, obwohl er nicht der Vater des Kindes ist. Bei den entsprechend den Richtlinien vorgegebenen 12 Genorten werden bei Verwendung von STR-Systemen regelmäßig W-Werte von weit über 99,9999% erzielt.

9.5 Spurenkunde

Die forensische Spurenkunde dient einerseits der Zuordnung einer biologischen Spur zu einem Tatverdächtigen, daneben kann die Formanalyse von Spuren maßgeblich zur Tatrekonstruktion beitragen. Forensisch relevante Spurenmaterialien sind z. B.

- Blutspuren
- Speichelspuren
- Haarwurzeln, evtl. auch telogene Haare
- Spermaspuren, Sperma-/Vaginalmischspuren
- Hautepithelzellen
- Knochen

9.5.1 Rechtliche Grundlagen

In der Regel muss zur Klärung der Zuordnung einer biologischen Spur zu einem Tatverdächtigen von diesem eine Blutprobe vorliegen. Die Entnahme einer Blutprobe zum Zwecke der DNA-Analyse und der DNA-Identitätsfestellung ist in den §§ 81a, 81e und 81g StPO geregelt, einschließlich der Speicherung von DNA-Analysedaten und der Vornahme von Reihenuntersuchungen (▶ Kap. 3).

9.5.2 Blutspuren

Für die Rekonstruktion eines Tatgeschehens ist neben der Zuordnung einer Spur zu einem Verursacher ebenso die Formanalyse von Blutspuren wichtig. Zu unterscheiden sind dabei Tropf-, Abrinn-, Kontakt- und Wischspuren. Bei den **Tropfspuren** sind wiederum zu differenzieren Schlag-/Spritzspuren von Schlagaderspritzspuren. Schlag-/Spritzspuren können zustande kommen durch Abschleudern von einem bewegten blutigen Werkzeug oder Schlag in eine blutende Wunde, etwa eine Kopfplatzwunde mit Wegspritzen von Bluttröpfchen. Bei Abtropfen von Blut von einem gehenden Opfer finden sich u. U. Ausläufer an einer Seite des Tropfens, der die Bewegungsrichtung anzeigt.

Senkrecht auftreffende Blutstropfen weisen i. d. R. eine rundliche Konfiguration auf, bei größerer Fallhöhe kann sich eine typische Kronkorkenform mit Sekundärspritzern bilden, bei schrägem Auftreffwinkel nimmt die Blutspur eine ovaläre, schließlich ausrufezeichen- oder lanzettförmige Konfiguration an, der Punkt des Ausrufezeichens weist in Spritzrichtung. Aus dem Längen-Breiten-Quotienten einer Blutspur kann in Grenzen der Aufprallwinkel bestimmt werden. Die Form der Blutspur variiert natürlich auch mit dem Spurenträger (◘ Abb. 9.5).

Bei verdächtigen Auffindesituationen kann die Analyse des Blutspurenbildes am Ereignis-/Fundort maßgeblich für die richtige kriminalistische Einordnung eines Todesfalls sein.

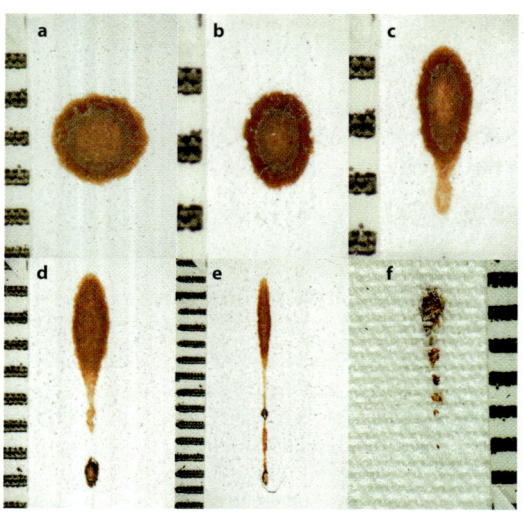

Abb. 9.5a–f. Blutspuren auf Papier. Fallhöhe 1 m, Tropfenvolumen 0,2 µl. **a** 90°, b 50°, **c** 20°, **d** 10°, **e** 5°, **f** Tropfspuren auf Stoff, Fallhöhe 1 m, Tropfenvolumen 0,2 µl, Aufprallwinkel ca. 20°

Fallbeispiel
Verdächtige Auffindesituation

Eine 47 Jahre alt gewordene Frau wurde nach Familienstreitigkeiten vom Ehemann im Keller des gemeinsam bewohnten Einfamilienhauses tot aufgefunden. Der Leichnam befand sich in kniender Position mit nach hinten abgekippten Oberkörper auf einem Mülleimer liegend, Kopf und Oberkörper waren zwischen einer Spüle und einer Waschmaschine fixiert (Abb. 9.6). Auf dem Boden konnten hauptsächlich Bluttropfen, an Wand, Spüle und Waschmaschine auch vertikale Blutabrinn- und uncharakteristische Wischspuren festgestellt werden. Die Verstorbene war lediglich mit einem Schlafanzug bekleidet, der insgesamt keine Beschädigungen aufwies. Unter dem Gesäß wurde ein Elektromesser mit 2 Klingen, das noch Anschluss an eine Steckdose hatte, gefunden. Am Hals lagen beidseits tiefgreifende Schnittverletzungen vor. Todesursächlich war ein Verbluten aus den Halsschnittverletzungen bei beidseitiger Eröffnung der inneren Jugularvenen und der linken A. carotis interna. Das eng auf die Auffindesituation begrenzte Blutverteilungsmuster sprach für eine Schnittbeibringung in aufrechter – hier auf dem Mülleimer sitzender – Position und für ein agonales Abrutschen an der Waschmaschine in die Auffindesituation, also gegen eine aktive Ablage des Elektromessers unter den Körper. Bei Beibringung der suizidalen Schnittverletzungen in aufrechter Körperposition erklären sich auch die Abtropfspuren vor dem Leichnam. Die Analyse des Blutspurenmusters ist immer Aufgabe des entsprechend geschulten Fachmannes (Spurensicherung der Kriminalpolizei, Rechtsmediziner).

9.5.3 Praxis der spurenkundlichen Untersuchung

Jede spurenkundliche Untersuchung mit dem Ziel der Individualzuordnung beginnt mit der Bestimmung der Spurenart (Blut, Speichel, Sperma etc., Tab. 9.4). Lediglich bei prima facie erkennbaren Mikroblutspuren ist es ratsam, sofort die Individualzuordnung vorzunehmen, um kein Spurenmaterial zu verbrauchen. Frische Blutspuren sind rot, durch Lichteinwirkung werden Blutflecken sehr bald rötlich-braun. Flüssige Blutspuren werden in Röhrchen aufgenommen und möglichst bald der Untersuchungsstelle zugeführt. Blutdurchfeuchtete Textilien müssen zuvor getrocknet werden. Trockene blutdurchtränkte Textilien werden mitsamt dem Spurenträger zur Untersuchung übersandt. Bei getrockneten Blutschüppchen müssen diese vom Spurenträger abgekratzt und asserviert werden.

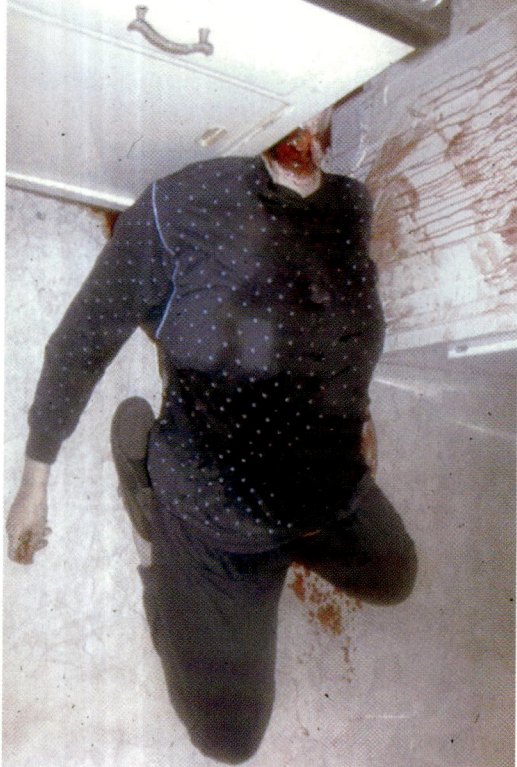

Abb. 9.6. Auffindesituation mit nach hinten geneigtem Oberkörper. Tropfspuren innenseitig des linken Knies. Abrinnspuren an der Waschmaschine, tiefgreifende Halsschnittverletzungen

9.5 · Spurenkunde

Tab. 9.4. Gängige spurenkundliche Untersuchungen. Vorproben sind zwar empfindlich, aber unspezifisch

Spurenkundliche Untersuchungen	Prinzip des Nachweises	
Blutnachweis (Vorproben)	Katalaseaktivität der Erythrozyten	Zugabe von 2- bis 5%iger Wasserstoffperoxidlösung zur Spur führt über den freigesetzten Sauerstoff zur Schaumbildung
	Peroxidaseaktivität des Hämoglobins	Hb oxidiert Substrate mittels H_2O_2: Benzidin bzw. Leukomalachit werden in Gegenwart von H_2O_2 und Blut in einen intensiv blauen Komplex umgewandelt; sehr empfindlich und noch in Verdünnungen von 1:4000–8000 positiv
	Luminoltest	Chemilumineszenz, wenn Luminol (O-Aminophthalsäurehydrazid) durch peroxidasevermittelte Sauerstofffreisetzung oxidiert wird; noch in Verdünnungen bis 1:2000 positiv
Blutnachweis (Beweisproben)	Blutkristallprobe	
	Mikroskopischer Nachweis von Erythrozyten	
Blutartnachweis bzw. Specieszuordnung	Immunologisch über Antigen-Antikörperreaktion unter Verwendung gegen Arteiweiß gerichteter Antikörper	Beispielsweise radiale Immundiffusion nach Ouchterlony; Überwanderungselektrophorese
	DNA-analytische Speziesidentifikation	Slot-Blot-Technik: humanspezifische DNA-Sonde (z. B. D17Z1) hybridisiert an extrahierte und auf Nylonmembran immobilisierte Einzelstrang-DNA »random amplified polymorphic DNA polymerase chain reaction« (RAPD-PCR): Darstellung eines speziesspezifischen Vielbandenmusters nach PCR mit einem Oligonukleotid
Geschlechtserkennung	Untersuchung des Amelogenin-Gens, das auf dem Y- und X-Chromosom liegt — Mann heterozygot: Nachweis von 2 Allelen — Frau homozygot: Nachweis von 1 Allel	
Lebensalter	Fetales Hämoglobin (HbF)	In der Elektrophorese geringere Mobilität als HbA
	α_1-Fetoprotein (AFP)	Immunologischer Nachweis, z. B. in der radialen Immundiffusion
Blut aus dem weiblichen Genitale	Zytologischer Nachweis von Scheidenepithelien (glykogenhaltige Plattendeckzellen, durch Lugolsche Lösung braun gefärbt)	
Abort- oder Geburtsblut	Zytologischer Nachweis von chorialen oder fetalen Bestandteilen (Chorionzotten, Fruchtwasser: Mekoniumkörperchen, Vernixzellen, Lanugohaare)	
Menstrualblut	RNA-analytischer Nachweis von Matrixmetallproteinenasen (z. B. MMP-11), die während der Menstruationsphase im Endometrium exprimiert werden	

Tab. 9.4 (Fortsetzung)

Spurenkundliche Untersuchungen	Prinzip des Nachweises	
Topographische Herkunft von Blut	Eventuell zytologischer Nachweis von charakteristischen Zellen (Nasenschleimhautzellen)	
Sperma	– Nachweis von saurer Phosphatase: Umwandlung von α-Naphthylphosphat in Naphthol mit entsprechendem Farbumschlag (Phosphatesmo-Test) – Prostataspezifisches Antigen (p30) – Samenbläschenspezifisches Protein (SVSA)	Immunologischer SVSA-Nachweis mit spezifischen Antikörpern
	Mikroskopischer Spermanachweis im Objektträgerausstrich	
Speichel	Amylasenachweis	Stärke führt mit Jod zu einer tiefblauen Farbreaktion. Wird Stärke durch das stärkespaltende Enzym Amylase abgebaut, bleibt die Farbreaktion aus (positiver Speichelnachweis). Eintritt der Färbung spricht für Fehlen von Amylase (negativer Speichelnachweis)
Urin	Nachweis von Harnstoff, Kreatinin	

Blutnachweis. Der Blutnachweis erfolgt über die Aktivität der Katalase bzw. Pseudoperoxidase. Beide Proben sind zwar empfindlich, aber unspezifisch, sie können u. a. auch mit Sekretflecken, Rost, Permanganat etc. positiv ausfallen.
– Katalase: Aufträufeln von Wasserstoffperoxidlösung auf Blutspuren führt zu einer weißlichen Schaumbildung.
– Peroxidase: Bei Zugabe von H_2O_2 und Benzidin in Eisessig zu Blutspuren entsteht Blauverfärbung.

Blutartnachweis. Der Blutartnachweis erfolgt immunologisch unter Verwendung gegen Arteiweiß spezifisch präzipitierender Antikörper, die durch Immunisierung von z. B. Kaninchen gewonnen wurden, die mit Blut der gewünschten Tierart immunisiert wurden. Der Blutartnachweis wird am besten mittels der radialen Immundiffusion nach Ouchterlony durchgeführt. Die Speziesidentifikation kann heute auch mit DNA-Sonden erfolgen, die ausschließlich an humane DNA binden. Weitere DNA-analytische Verfahren: »random amplified polymorphic DNA polymerase chain reaction« (RAPD-PCR).

Geschlechtserkennung. Methode der Wahl ist die Untersuchung am Amelogenin. Es liegt auf dem DYZ1-Lokus des Y-Chromosoms und homolog auf dem X-Chromosom. Der bezüglich der Geschlechtschromosomen heterozygote Mann verfügt über zwei Allele, die homozygote Frau nur über eine kürzere Deletionsvariante mit einem Einzelbandenmuster. Vorsicht ist bei Mischspuren geboten. Weiterhin kann eine Geschlechtszuordnung von biologischen Spuren durch Untersuchung Y-chromosomaler STR erfolgen.

Altersbestimmung von Blutspuren. Zuverlässige Altersbestimmungen sind kaum möglich.

Lebensalter. Eine Eingrenzung des Lebensalters eines Blutspurenverursachers ist mit Ausnahme des frühen Säuglingsalters kaum möglich. Bei Säuglingen führt der Nachweis des fetalen Hämoglobins (HbF) und des α1-Fetoproteins (AFP) weiter. Das HbF zeigt in der konventionellen Elektrophorese eine geringere Mobilität als HbA. AFP kann durch spezifisch präzipitierende Antiseren in der radialen Immundiffusion nachgewiesen werden.

Menstrualblut, Geburts- und Abortusblut. Zur Differenzierung können zytologische und molekularbiologische Verfahren herangezogen werden. Die Herkunft von Blutspuren aus dem weiblichen Genitale ist zytologisch etwa durch den Nachweis glykogenhaltiger Epithelien, die sich mit Lugolscher Lösung braun färben, geführt. In Abortus- und Geburtsblutspuren können außerdem Bestandteile des Fruchtwassers wie Vernixzellen, Mekoniumkörperchen, Lanugohaare, Chorionepithelien nachgewiesen werden. Der molekularbiologische Nachweis von Menstrualblut auf mRNA-Ebene erfolgt über Matrixmetalloproteinasen, insbesondere MMP-11, die eine zuverlässige und konstante Expression im Endometrium während der Menstruationsphase aufweisen.

Sperma. Der Nachweis erfolgt an Scheidenabstrichen oder textilen Spurenträgern. Hinweisgebend auf Spermaantragungen können landkartenartig begrenzte, gelblich graue Flecken bei steifem Textilgewebe sein. Der orientierende Spermanachweis erfolgt über die Phosphataseaktivität, da die saure Phosphatase im Sperma eine höhere Aktivität aufweist als im Scheidensekret. Die handelsüblichen Phosphatesmo-Teststreifen sind allerdings nicht spezifisch. Spezifisch ist hingegen der Nachweis des prostataspezifischen Antigens (P30) und des samenbläschenspezifischen Proteins (SVSA) mittels monoklonaler Antikörper. Durch Detektion von Protamin-mRNA kann Sperma molekularbiologisch nachgewiesen werden. Der spezifischste Spermanachweis ist naturgemäß die mikroskopische Darstellung von Spermien. Daher sollte nach jedem Sexualdelikt ein Objektträgerausstrich angefertigt werden. Die luftgetrockneten Ausstriche werden mit HE oder mittels des Baecchi-Verfahrens gefärbt. Je nach Zeitpunkt postkoitaler Probennahme stellen sich entweder komplette Spermien mit Geißel oder nur noch Spermienköpfe dar. Bei vaginaler Ejakulation sind Spermien i. d. R. auch noch zwei Tage postkoital nachweisbar, im Zervikalkanal eventuell sogar länger. An der Leiche kann sogar nach mehrwöchiger Liegezeit noch ein Spermanachweis gelingen. Bei oraler oder analer Ejakulation dürfte sich der Spermanachweis auf wenige Minuten beschränken.

Eine **Kondombenutzung** kann über den Nachweis von Beschichtungsmaterialien (z. B. Lykopodiumsporen) im Scheideninhalt gelingen. Die Spermavorproben (saure Phosphatase, prostataspezifisches Antigen) verlaufen auch nach Vasektomie positiv. Auch bei fehlendem Spermiennachweis können u. U. erfolgreich Y-chromosomale STR nachgewiesen werden.

Speichel. Der Speichelnachweis erfolgt über das im Speichel in hoher Aktivität enthaltene stärkespaltende Enzym Amylase. Durch Zusatz von Speichel zu Stärke wird diese abgebaut, so dass der Zusatz Lugolscher Lösung keine Blauverfärbung bewirkt. Der Eintritt der Färbung spricht dagegen für das Vorhandensein von Stärke und damit für das Fehlen von Amylase.

Scheidensekret. Eventuell zytologischer Nachweis über glykogenhaltige Epithelien.

Urin. Nachweis der charakteristischen Inhaltsstoffe Harnstoff und/oder Kreatinin, evtl. Uroproteine und Urochrome.

Haare. Heute überwiegend molekularbiologische Zuordnung über aus dem Haarschaft extrahierte DNA. Bei telogenen Haaren, bei denen die Haarwurzel nicht mehr vorhanden ist, wird entweder mitochondriale DNA untersucht oder es erfolgt ein Nachweis nukleärer DNA mittels miniaturisierter Primer

Spurenkundliches Gutachten. An die Bestimmung der Spurenart schließt sich eine DNA-Analyse der Spur an, ggf. im Vergleich zum DNA-Profil eines Tatverdächtigen, bei Mischspuren weiterer Tatbeteiligter. Für die juristische Würdigung von Bedeutung ist die Häufigkeit des Vorkommens des Blutspurenmusters in der Bevölkerung, die sich aus der Multiplikation der Häufigkeit der Einzelmerkmale ergibt.

In Kürze

- Individualisierende Untersuchungen zur Zuordnung biologischer Spuren zu einem Tatverdächtigen oder zur Zuordnung eines Kindes zu einem Putativvater finden heute ausschließlich auf DNA-Ebene statt.
- Methode der Wahl ist dabei der Nachweis nichtkodierender Mikrosatelliten (STR). Hierbei handelt es sich um repetitive DNA-Sequenzen von 2–7 Basenpaaren mit einer maximalen Repeat-Häufigkeit von ca. 50.
- Bei der Spurenanalyse ist darüber hinaus die Spurenart (Blut, Sekrete, Haare, Haut) zu bestimmen.

Weiterführende Literatur

Berg S (1984) Grundriss der Rechtsmedizin, 12. Aufl. Müller und Steinecke, München

Brinkmann B, Madea B (2003) Handbuch Gerichtliche Medizin, Band I und II. Springer, Berlin Heidelberg New York

Dettmeyer R (2006) Medizin & Recht, 2. Aufl. Springer, Berlin Heidelberg New York

Forster B, Ropohl D (1989) Rechtsmedizin, 5. Aufl. Enke, Stuttgart

Madea B (2006) Die Ärztliche Leichenschau. Rechtsgrundlagen, praktische Durchführung, Problemlösungen, 2. Aufl. Springer, Berlin Heidelberg New York

Madea B (2006) Praxis Rechtsmedizin, 2. Aufl. Springer, Berlin Heidelberg New York

Madea B, Dettmeyer R (2007) Medizinschadensfälle und Patientensicherheit. Häufigkeit – Begutachtung – Prophylaxe. Deutscher Ärzte-Verlag, Köln

Madea B, Mußhoff F, Berghaus G (2007) Verkehrsmedizin. Fahreignung, Fahrsicherheit, Unfallrekonstruktion. Deutscher Ärzte-Verlag, Köln

Schwerdt W (1992) Rechtsmedizin, 5. Aufl. Deutscher Ärzte-Verlag, Köln

Sachverzeichnis

A

AAK 221
AB0-Blutgruppensystem 248, 249
Abbreviated Injury Scale 237
ABC-Gift 185
Abhängigkeit 228
– Definition 201
– physische 201
– psychische 201
Abhängigkeitssyndrom,
    Definition 64
Abkühlung, postmortale 75, 76
Abortblut 259, 260
Abstreifring 137
Abtreibung ▶ Schwangerschafts-
    abbruch
Abwehrbiss 135
Abwehrverletzung
– aktive 133
– passive 133
Adäquanztheorie 106
adrenerges Syndrom 184
AEIOU-Regel 69
Affekttat 65
Aggravation 48
Agonie
– Ablauf 68
– Definition 68
– Formen 68
Alkohol 192–199
– Anflutungssymptomatik 193, 223
– Begleitstoffanalyse 198
– Elimination 195
– Metabolisierung 194, 195
– Pharmakokinetik 193–195
– Resorption 193
– Wirkungen 195–197, 223, 224
– – fahrrelevante 223
Alkoholanalytik 195
Alkoholdehydrogenase 195
Alkoholgehalt, Getränke 192
Alkoholismus, Fahreignung 235
Alkoholunverträglichkeits-
    reaktion 195
Alkoholvergiftung, tödliche 95
Alkylbenzol 214
Altersdiagnostik, forensische

– bei Lebenden 57
– bei Leichnamen 91, 92
Amphetamine 206–208
– Nachweis im Urin 189
– Wirkungen 207, 227
Amtsgericht 10
Anabolika, Nebenwirkungen 211
Analgetika
– Fahreignung 229, 230
– nichtopioide 208, 230
Analuntersuchung 47, 54, 55
Analyse
– chemisch toxikologische 188
– forensisch-toxikologische 191, 192
– gerichtete 188
– ungerichtete 188
Aneurysmaruptur, Todesursache 98, 99
Anfängereingriff 12
Anflutungssymptomatik,
    Alkohol 193, 223
Anlasstat 59
Anthropologie, forensische 4
Antidepressiva 209
Antidiabetika, Fahreignung 230, 232
Antiepileptika 209, 210
– Fahreignung 230, 231
Antihistaminika, Fahreignung 230, 231
Antihypertensiva, Fahreignung 230, 232
Aortenruptur 98, 126
Apnoe 145
Approbationserteilung 38
Äquivalenztheorie 106
Arbeitsunfall 42
Arias-Stella-Phänomen 173
Arsenvergiftung 216
Arzneimittel
– Abhängigkeit 228
– additive Effekte 233
– forensisch relevante 208–210
– Leistungseinbußen 233
– Missbrauch 227, 228
– Nebenwirkungen 182
– – fahrrelevante 227–232
Ärztekammer 38
Arzt-Patienten-Vertrag 11, 23
Asphyxie 145

– haltungsbedingte 177
Asservat 187–189
Atemalkoholkonzentration 221
Atemexkursionen, Behinderung 154, 156
Atemöffnungen, Verschluss 154
Atemstillstand 145
Atemwege, Kompression 146, 147
Attest 41, 42, 44
Aufbewahrungspflicht 16, 17
Auffindesituation, verdächtige 257, 258
Aufklärung
– Arzneimitteltherapie 15
– Behandlungsalternativen 13
– Dokumentation 15
– Patient 12–15
– – ausländischer 13
– – einwilligungsunfähiger 14
– – minderjähriger 14
– – schuldhafte Unterlassung 229
– Umfang 13
– ungenügende 229
– wirtschaftliche 13
– Zeitpunkt 13
Aufklärungsfehler 21
Aufklärungspflicht 12
Aufklärungsverzicht 13
Aufschlagspur, anämische 122, 123
Ausschuss 139
autoerotische Betätigung, Unfall-
    tod 176, 177
Autolyse 77
AV-Block, durch Vergiftung 185
Axonschädigung, diffuse 52, 130
Azidose, durch Vergiftung 184

B

BAK
– Berechnung 196–198
– wahrscheinliche 197
Barotrauma 159
Battered-child-Syndrom 52
Behandlungsfehler 19–23
– Begutachtung 21, 22
– Definition 19

Sachverzeichnis

Behandlungsfehler
- einfacher 19
- grober 19
- Haftung 22, 23
- Prophylaxe 22
- typische Fehlerquellen 20, 21
Behandlungsfehlervorwurf 22
Behandlungsvertrag 11
Benzinpneumonie 214
Benzodiazepine 208
Benzol 214
Benzoylecgonin 205
Berstungsbruch 127
Berufskrankheit, Definition 41
Berufsordnung 38, 39
Beschneidung, weibliche 53
Betäubungsmittelgesetz 200
Betreuungsrecht 28, 29
Betreuungsverfahren 29
Betreuungsvollmacht 28
Beweislast 10
Beweissicherung 222
Biegungsbruch 127, 240
Bioverfügbarkeit 182
Bissverletzung 135
Bleivergiftung 216
Blitzschlag 170, 171
Blut, Drogennachweisbarkeit 190
Blutalkoholkonzentration BAK
Blutalkoholuntersuchung 4
Blutartnachweis 259, 260
Blutaspiration 114
Blutgruppen 248, 249
Blutnachweis 259, 260
Blutspur 257
Blutung 111, 112, 120, 121
- diapedetische 111
- epidurale 128, 129
- intrakranielle 130
- intrakutane 120
- subarachnodiale 129, 130
- subdurale 129
- subkutane 120, 121
Blutuntersuchung 190, 259
Blutvolumen 133
Bolustod 154
Bolzenschusswerkzeug 142, 143
Botulinus-Intoxikation 217
Bradykardie, durch Vergiftung 185
Brandhämatom 162
Brandleiche 213
Bruchkeil 240
Bundesärzteordnung 38

Bundesgerichtshof 10
Bürgerliches Recht 9, 10

C

Caffey-Syndrom 52
Cannabinoide 202, 203
- Aufnahme 202
- Metabolisierung 202
- Nachweis im Urin 189
- Wirkungen 202
Cannabis 202
- Wirkungen 224, 225
Casper-Regel 78
Chloroform 215
cholinerges Syndrom 184
Clearance 182
CO-Intoxikation 71
Coma diabeticum 100
Commotio cerebri 128
Contre-coup-Verletzung 128–130
- knöcherne 128
Contusio cerebri 128
Cut-off-Wert 192
Cyanwasserstoff, Vergiftung 213
Cynide, Vergiftung 213

D

Darmruptur 126
Décollement 123, 124
Degeneration, fettige 167
Dehnungsriss 123
Dermatitis congelationis 166
Designer-Drogen 206, 227
Diabetes mellitus, Fahreignung 234, 235
Dichlormethan 215
Dienstvertrag 11
Dihydrokodein 204
D-Loop 252
DNA, mitochondriale 252, 253
DNA-Analyse 59
DNA-Polymorphismus 250, 251, 255
DNA-Untersuchung 253
Dokumentation
- pflegerischer Bereich 16
- Verletzungsbefunde 58
- Versäumnis 16

Dokumentationspflicht 16–18
Doping 210, 211
- Nebenwirkungen 211
- Wirkstoffe 211
Drogen, illegale 200–208
Drogenschnelltest 222
Drogentod 94
- Definition 94
Drogentodesfall 201
Drogenwirkungen, fahrrelevante 224, 225
Drosselfurche 152, 152
Dumping 94
Durchschuss 137
Durchspießverletzung 131
Dyspnoe 145

E

Ecgoninmethylester 205
Ecstasy 206
- Nachweis im Urin 189
Einblutung 121, 122
Einschuss 136
- Lokalisation 142
Einsichtsfähigkeit
- nach Alkoholkonsum 198
- Definition 62
Einsichtsrecht, Krankenunterlagen 16, 17
Einwilligung
- antizipierte 14
- mutmaßliche 14, 18
Eisenbahntodesfall 134
Elektrotodesfall 169
Elektrotrauma 169–172
Embolie
- Definition 112
- Todesursache 113
Embryonenschutzgesetz 24
Entomologie 78
Entzug
- körperlicher 201
- psychischer 201
Entzugssyndrom 184
- körperliches 64
Epiduralblutung 128, 129
Epilepsie, Fahreignung 234, 235
Erdrosseln 152
- suizidales 152

Sachverzeichnis

Erfrieren 166
Erhängen 118, 150–152
- atypisches 150, 152
- Diagnostik 152
- freie Suspension 147, 150
- suizidales 152
- typisches 150
Ermüdung, Symptomatik 236
Ersticken
- anoxisches 212
- autoerotische Betätigung 176
- asphyktische 145
- äußere 145
- Einteilung 146
- gewaltsame 108, 109, 145–159
- hypoxische 145, 147
- innere 145
- Organbefunde 148–150
- Pathophysiologie 145, 146
Ertrinken 156, 157
- Aspiration 114
- Diagnostik 156, 157
Erwürgen 153, 154
Ethikommission 39
Ethylenglykol 214
Exhumierung 89, 186
Explosionsverletzung 143, 144
Exsikkose 173

F

Facies hippocratica 68
Fahreignung 221
Fahreignungsbegutachtung, Urinprobe 190
Fahrfertigkeit 220
Fahrlässigkeit 105–107
Fahrsicherheit 220
Fahrtauglichkeit 221
Fahrunsicherheit 221
- absolute 221
- relative 221, 228
Fäulnis 77, 78
Fechterstellung 162
Femoralblutung 189
Fenstersturz 131
Fernschuss 140, 141
Fetozid 24
Fettembolie 109, 113
Fettwachsbildung 78

Feuerbestattungssektion 89
First-pass-Effekt
- gastrischer 193
- hepatischer 193
Fixierung 30
- aggressive Personen 177
Fremdabbruch, Schwangerschaft 34
Frontalunfall 241
Frostbeule 166
Fruchtwasserembolie 113

G

Gasdunsung 77, 78
Geburtsblut 259, 260
Gefährdung des Straßenverkehrs 220
Gehirnerschütterung 128
Gelebthaben, Feststellung 174
Gellertschuss 139
Genitaluntersuchung, Sexualstraftat 46, 47
Geschlechtserkennung 259, 260
Geschoss 136
Geschossembolie 113
Gesundheitsschädigung 182
Gesundheitswesen, öffentliches 3
Gewahrsamstauglichkeit 63
Gewalt
- scharfe 131–135
- stumpfe 120–131
Gewalteinwirkungen
- Einteilung 108
- Sekundärfolgen 109
Gewebsembolie 113
Gewohnheitsbildung 228
Gift
- Definition 182
- natürliches 216
- pflanzliches 216
- tierisches 216, 217
Giftung 182
Glasgow-Koma-Skala 128
Gleichgewichtsstörung, Fahreignung 234
Globusbruch 127
Gutachten, medizinisches 41, 42

H

Haaranalyse 189, 190
Haare
- Substanznachweis 190
- Untersuchung 189, 261
Haftfähigkeit 63
Halbwertszeit 182
Halskompression 146, 152
Hämatom
- Altersbestimmung 116
- Farbverlauf 116
- konturiertes 122, 123
- subkutanes 121
Hämogenetik 3, 247–258
Handlungsfähigkeit 117, 118
- Definition 116
- posttraumatische 117, 118
Hang-over 224, 229
Haschisch 202
Haushaltschemikalien, Vergiftung 216
Hautverletzung, penetrierende 124
Hautvertrocknung, Verkehrsunfall 239
Heilversuch 39
Heißluftinhalation 114
Helsinki-Deklaration 39, 40
Hemmvermögen 198
Heroin 203–205
- Aufnahme 204
- Metabolisierung 204
- Nachweis im Urin 189
- Todesfälle 205
- Überdosierung 204
- Wirkungen 204, 225
Herzglykoside 209
Herzklappenerkrankung, Todesursache 97
Herzkrankheit, koronare, Todesursache 96
Herz-Kreislauf-Erkrankungen, Fahreignung 233, 235
Herzrhythmusstörung, Fahreignung 234
Herzruptur 126
Hiebverletzung 134
Hilfeleistungspflicht, ärztliche 12
Hirngewebsaspiration 114
Hirnhautblutung 128, 129
Hirnkontusion 130
Hirnprellung 128

Hirntod 36, 37, 69, 70, 82
– Definition 69
– Diagnostik 70
– Feststellung 70
Hitzeerschöpfung 164
Hitzekrampf 164
Hitzeriss 162
Hitzeschäden 159–162
– allgemeine 163, 164
– Einteilung 161
– postmortale 162
Hitzschlag 164
Hochspannungsunfall 170
Höhentod 157, 158
Höhlenverhalten, terminales 166
Homöothermie 164
Hornhauttrübung 84
Humanexperiment 39
Hutkrempenregel 131
HWS-Schleudertrauma 245
Hymenuntersuchung 47, 54
Hyperkapnie 145
Hyperthermie 164
Hypertonie
– Fahreignung 234
– durch Vergiftung 185
Hyperventilation, durch Vergiftung 185
Hypnotika 208
– Fahreignung 229, 230
Hypoglykämie, durch Vergiftung 184
Hypothermie
– akzidentelle 164, 165
– allgemeine Kältewirkung 166
Hypotonie
– Fahreignung 234
– durch Vergiftung 185
Hypoventilation, durch Vergiftung 185
Hypoxie 145
– durch Vergiftung 184

I

Identifizierung 89–92
– anhand Gebiss 90
– anhand Skelett 91, 92
Immersionshypothermie 164, 168
Immunoassay 192
Indifferenztemperatur 164

informed consent 39
innere Organe, Verletzung 124, 125
Insektizide, Vergiftung 211, 212
Insemination 24, 25
Insulinintoxikation 210
Intoxikation Vergiftung
In-vitro-Fertilisation 24, 25
Ischämie 145
Isolierung 30

K

K.O.-Mittel 208, 210, 217
Kaliber 136
Kälteerythem 167, 168
Kälteidiotie 166
Kältezittern 165
Kannibalismus 179
Kardiomyopathie, Todesursache 97
Kastration 35
– operative 35
– zwangsweise 35
Katalaseaktivität 259
Kater 224
Kausalität
– haftungsausfüllende 42
– haftungsbegründende 42
Kausalitätstheorie der wesentlichen Bedingung 106
Kindesmissbrauch 53–56
– Psychopathologie 55, 56
– sexueller 53–56
– Spurenkunde 55
– Untersuchung 53
Kindesmisshandlung 49–53
– Definition 50
– Differenzialdiagnostik 52
– radiologische Befunde 51
– tödliche 56
Kindestötung 56
Kindesvernachlässigung 56
– emotionale 56
– körperliche 56
Kindsmutter, Untersuchung 173
Kindstod, plötzlicher 100–102
– Definition 100
– Leichenschau 101
– Risikofaktoren 100, 101
Kindstötung 173–175
– Untersuchung der Kindsmutter 173

– Untersuchung des Neugeborenen 174
Kirchhofrosen 71
Knebelung 154
Knochenmarksembolie 113
Kodein 204
Kohlendioxidvergiftung 213
Kohlenmonoxidvergiftung 212
Kohlenwasserstoffe
– aliphatische 214
– aromatische 214
Kokain 205, 205
– Nachweis im Urin 189
– Wirkungen 205, 206, 226
Komplikationsaufklärung 13
Konturschuss 138
Konzentrationsgift 182
Kooperationsfehler 21
Kopfhaare, Untersuchung 189
Kopfprellung 128
Kopftieflage, tödliche 156, 177
Kornea, postmortale Vertrocknung 77
Koronaranomalie, Todesursache 97
Koronarsklerose, Todesursache 96
Körpergewicht, reduziertes 194, 196
Körpergrößenbestimmung 91
Körperkerntemperatur 75, 84
– Unterkühlung 165
Körperverletzung, fahrlässige 106
Krampfanfall, zerebraler, durch Vergiftung 185
Krankenunterlagen, Einsichtsrecht 16, 17
Krankenversicherung 40
Krankheitsgift 182
Kreuzigung 177
Kriminalistik, Definition 118
Kriminologie 118–120
– Definition 118
– Schussverletzungen 142
– Sturz 130, 131
Krönlein-Schädelschuss 137
Kunstfehler ▶ Behandlungsfehler

L

Landgericht 10
Lebendorganspende 37
Lebensmittelvergiftung 217

Sachverzeichnis

Leberzirrhose, alkohologene, Todesursache 98
Leiche
- ▶ Leichnam
- Definition 80
- Gasdunsung 77, 78
- Liegezeit 76
- Tierfraß 78
Leichenbeseitigung 178
Leichenerscheinungen 70–79
Leichenfleckblutungen 71
Leichenkonservierung 78
Leichenschau 79–89
- Aufgaben 79
- Durchführung 81–83
- Neugeborenes 175
- Ort 81
- Rechtsgrundlagen 79, 80
- Veranlassung 80
- Zeitpunkt 81
Leichenschein, vorläufiger 82
Leichentoxikologie 182, 186–188
Leichenveränderungen, fortgeschrittene 77–79
Leichenverstümmelung 178
Leichenzerstückelung 178, 179
- defensive 178
- Definition 178
- offensive 178
Leichnam
- ▶ Leiche
- Ausbluten 112
- Identifizierung 90–92
- Liegezeit 92
- Rechtsstellung 88
- Verbrennung 179
Lichtenberg-Figur 171
Liquid Ecstasy 210
Livores ▶ Totenflecke
Lochbruch 127
Lochialsekret 173
Lokalanästhetika, Fahreignung 232
Luftembolie 109, 113
- tödliche 133
Luminoltest 259
Lungenembolie, Todesursache 98, 110
Lungenemphysem, Todesursache 114
Lungenkontusion 126
Lungenquetschung 124
Lungenruptur 124, 126

Lungenschwimmprobe 174
Lungenüberblähung 148

M

Magen-Darm-Schwimmprobe 174
Magensaft, Untersuchung 189
Mantelgeschoss 136
Marihuana 202
Marker, gonosomale 253
Maßregel 62
Maximal-BAK 197, 198
MDA 206
MDE 206
MDMA 206
Medikamente Arzneimittel
Medizinrecht 2, 7–44
Mehrleichenfund 95
Mehrlingsreduktion 25
Meldepflicht 17, 18
- anonymisierte 17
- namentliche 17
Membranantigene, erythrozytäre 248, 249
Mendelsche Regel 248
Menstrualblut 259, 260
MEOS 195
Messerer-Bruch 240
Methamphetamin 206
Methanol 214
Mikrosatelliten-DNA 250
Milzruptur 126
Mindest-BAK 197
Minisatelliten-DNA 251
Miosis, durch Vergiftung 185
Miotika, Fahreignung 232
Mitochondrien-DNA 252, 253
Mittel, berauschendes, Definition 221
Mitwirkung 42
MNOP-Gift 185
6-Monoacetylmorphin 204
Monoaminooxidasehemmer 209, 231
Moorleiche 78
Mord 108, 120
mt-DNA 252, 253
Mumifikation 78
Münchhausen-by-proxy-Syndrom 53
Münchhausen-Stellvertreter-Syndrom 53
Munition 136
Muskelrelaxanzien, Fahreignung 232

Muskulatur, mimische, postmortale elektrische Erregbarkeit 74
Mutterschaft, Definition 255
Mydriasis, durch Vergiftung 185
Mydriatika, Fahreignung 232
Myokardinfarkt, Todesursache 96
Myokarditis, Todesursache 97

N

Nachtrunk 198
Nahschuss, relativer 140
Narkosemittel, Fahreignung 232
Narkotika, Fahreignung 230
narkotisches Syndrom 184
Negativprognose 59
Nekromanie 179
Neugeborenensektion 175
Neuner-Regel 161
Neuroleptika 209
Newtonsches Abkühlgesetz 75
Nichtaufklärung 15
Niederlassung 9
Niederspannungsunfall 169, 170
Notstand, rechtfertigender 19, 107
Notwehr 106, 107
Notwehrexzess 107

O

Obduktion, gerichtliche 88
Offenbarungsbefugnis 19
Offenbarungserlaubnis 18
Öffentliches Recht 9, 10
Operationserweiterung 14
Ophthalmika, Fahreignung 230, 232
Opiattoleranz 226
Opioidanalgetika 208, 230
Ösophagusvarizenblutung, Todesursache 98
Osteologie, forensische 4
Oxalatniere 215

P

Paltauf-Flecken 157
Patientendaten, Offenbarung 18

Patiententestament 14
Patrone 136
Permafrostleiche 78
Pernio 166
Peroxidaseaktivität 259
Perthes-Druckstauung 156
Pfählungsverletzung 131
Phosphatase, saure 260, 262
Pilzvergiftung 216
Pistole 136
PKW-Fußgänger-Unfall 237–241
PKW-PKW-Kollision 241–243
Plastikabrieb 239
Platzwunde 124
plötzlicher Kindstod ▶ Kindstod, plötzlicher
Polymorphismus 248
Präimplantationsdiagnostik 25, 26
Pränataldiagnostik 26
Pressorezeptoren, Reizung 146
Privatsektion 89
Prognoseaufklärung 13
prostataspezifisches Antigen 260, 262
Psychiatrie, forensische 61–65
Psychisch-Kranken-Gesetz 27
Psychopathologie, forensische 3
Psychopharmaka 209
– Fahreignung 230, 235
Psychostimulanzien 209
Puppe-Regel 128, 178

Q

Quecksilbervergiftung 216
Quetschwunde 124

R

Rausch, pathologischer 199
Rauschtat 64
Reaktionen
– supravitale ▶ supravitale Reaktionen
– vitale ▶ vitale Reaktionen
Rechtfertigungsgrund 106
Rechtsmedizin
– Lehrinhalte 4
– Aufgaben 2, 3

– Entwicklung 2
– klinische 45–60
Rechtsmittel 10
Rechtswidrigkeit 106, 107
– Definition 105
Redistribution 186
Reifezeichen, sexuelle 57
Reproduktion, assistierte 24, 25
Resorptionsdefizit 193
Revolver 136
Rhesus-System 250
Richtervorbehalt 59
Rigor mortis ▶ Totenstarre
Ringelschuss 138
Risikoaufklärung 13
Risswunde 124
Rodentizide, Vergiftung 211, 212
Rotationstrauma 128
Rußaspiration 114

S

Sachverständiger 42
samenbläschenspezifisches Protein 260, 262
Samenspende 24
Saugbiss 135
Schädelbasisringfraktur 127
Schädelbruch, nach stumpfer Gewalteinwirkung 126, 127
Schädel-Hirn-Trauma, nach stumpfer Gewalteinwirkung 126
Schädel-Hirn-Verletzungen, Einteilung 128
Schädlingsbekämpfungsmittel, Vergiftung 211, 212
Schaumpilz 156
Scheidensekret, Nachweis 261
Scheintod 68
Schlafapnoe, Fahreignung 236
Schleudertrauma 245
Schluss-Sturztrunk 221
Schnittverletzung 133, 134
– suizidale 134
– Todesursachen 134
Schock
– anaphylaktischer, Todesursache 109, 110
– hämorrhagischer, Todesursache 110
– Organveränderungen 112

Schockindex 133
Schreckschusswaffe 143, 144
Schrittspannung 171
Schrotpatrone 136
Schrotschuss 142
Schuldfähigkeit 62
– nach Drogenkonsum 201, 202
– verminderte 62
Schuldhaftigkeit 107, 108
– Definition 105
Schuldunfähigkeit 62
Schürfsaum 136
Schürfung 120
Schuss, aufgesetzter 139, 140
Schussentfernung 139, 140
Schusshand, Befunde 142
Schussrichtung 141, 142
Schussverletzungen 135–145
– Ausschuss 139
– Einschuss 137–139
– Kriminologie 142
– Schürfsaum 137
– Schussrichtung 141, 142
– suizidale 142
Schusswinkel 142
Schütteltrauma 52
Schwalbenschwanz
– großer 132
– kleiner 132
Schwangerschaftsabbruch 32–24
– illegaler 176
– indikationsloser 32
– kriminologische Indikationen 33
– medizinisch-soziale Indikation 33
– Straflosigkeit 33
Schwangerschaftsdiagnostik, Sexualstraftat 47
Schwangerschaftskonfliktberatung 34
Schwefelwasserstoffvergiftung 213
Schweigepflicht, ärztliche 18
– Entbindung 16, 42, 58
Schweigerecht 18
Schweiß, Drogennachweis 191
Schwerhörigkeit, Fahreignung 234
Sedativa 208
– Fahreignung 229, 230
Sehrts-Schleimhautriss 157
Sektion
– ▶ Leichenschau
– anatomische 89
– klinische 88, 89

Sachverzeichnis

- privatversicherungsrechtliche 89
- sozialrechtliche 89

Sektionsrecht 88
Sektionstypen 88
Selbstabbruch, Schwangerschaft 34
Selbstbeschädigung 48, 49
Selbstbestimmungsaufklärung 12, 228
Selbsterdrosseln 152
Selbstfesselung, Erhängen 152
Selbstmedikation 227
Selbstverbrennung 163
Selbstverstümmelung 48
Senkungsblutfülle 71
Sepsis, Todesursache 99, 109
Serotoninwiederaufnahmehemmer, selektive 209, 231
Seuchensektion 89
Sexualstraftat 46, 47
- Anamnese 46
- Schwangerschaftsdiagnostik 47
- Untersuchung
- - genitale 46, 47
- - serologische 47

sexuell übertragbare Krankheit 47, 55
shaken baby syndrom 52
short tandem repeats ▶ STR
Sicherungsaufklärung 13
SIDS ▶ Kindstod, plötzlicher
Simon-Blutung 112, 149
Simulation 48
single nucleotid polymorphism ▶ SNP
SIRS 109
Skelettmuskulatur, postmortale elektrische Erregbarkeit 74
SNP 252
Sonnenstich 164
Sorgerechtsmissbrauch 15
Sozialgericht 10
Sozialrecht 9, 10
Spaltungsregel 248
Spannungstrichter 171
speedball 226
Speichelabrinnspur 149
Speichelnachweis 261
Speicheluntersuchung 191
Spermanachweis 260, 262
Spritzspur, arterielle 110
Spurenkunde 3, 257–261
- Blutspur 257
- Kindesmissbrauch 55

- Sexualstraftat 47
- Untersuchungen 258, 259

SSRI 209, 231
Standesgerichtsbarkeit 39
Standesrecht 38–40
Stauungsblutung 111, 147, 156
- Definition 147

Steckschuss 137
Sterbehilfe
- aktive 26
- indirekte 26
- passive 26

Sterbenstyp 86
Sterilisation 34, 35
- Aufklärung 34
- Minderjährige 35
- nicht einwilligungsfähiger Volljähriger 34, 35

Steuerungsfähigkeit
- nach Alkoholkonsum 198
- Definition 62

Stichverletzung 132
- selbst beigebrachte 133
- Todesursachen 132
- Wundrand 132

Stimulanzien, Fahreignung 230
STR 250, 251, 253
Strafrecht 9, 10
Strahlenschädigung 177
Strangfurche 150
Strangmarke 150
Strangulation
- autoerotische Betätigung 176
- Definition 146

Streifschuss 137
Stromaustrittsstelle 170
Stromeintrittsstelle 170
Strommarke 170
Stromunfall, autoerotische Betätigung 176
Sturz 130, 131
- Kriminologie 130, 131
- Verletzungsmuster 130

Sturztrunk 193, 221
Substitutionstherapie 200
Sucht 228
- Definition 64

Suizid 118, 119
- erweiterter 119
- primär kombinierter 178
- sekundär kombinierter 178
- Unfall 118

Suizidversuch 119

supravitale Reaktionen 73, 74
Suspension, orthograde 177
Svechnikow-Zeichen 157
Syndrom
- adrenerges 184
- cholinerges 184
- narkotisches 184
- zentrales anticholinerges 184

T

Tachykardie, durch Vergiftung 185
Tangentialschuss 137
Tardieu-Flecken 148
Tatbestand 105
Tatbestandsmäßigkeit 105, 106
Teilmantelgeschoss 136
Terrassenbruch 127
Testierfähigkeit 63
Tetrachlorkohlenstoff 215
Thalliumvergiftung 216
Thanatalogie 67–102
Theorie der wesentlichen Bedingung 106
therapeutisches Privileg 15
Therapieverweigerung
- durch den Arzt 31
- durch den Patienten 31, 32

Thrombembolie 113
Tierbiss 135
Tierfraß 78
Tin-ear-Syndrom 53
Tod 68–79
- ▶ Todesfall
- Abkühlung 75, 76
- am Arbeitsplatz 95
- im Badezimmer 93
- biologischer 69
- Feststellung 68, 69, 82
- im Gefängnis 93
- durch Gifteinwirkung 94
- im Krankenhaus 92
- natürlicher, Definition 87
- nicht-natürlicher 82, 87
- in Polizeigewahrsam 92, 93, 177
- in der psychiatrischen Klinik 93
- während der Schwangerschaft 95
- während sexueller Betätigung 95
- beim Sport 95

Tod
- am Steuer 93
- plötzlicher 92
- unerwarteter 92
Todesart, Qualifikation 87
Todesbescheinigung 82
Todesfall
- ▶ Tod
- Drogen 201, 204
- Eisenbahn 134
- durch Elektrotrauma 169–172
- Heroin 204
- reflektorischer 109
- durch thermische Energie 159–169
- unerwarteter 92
- Unterkühlung 165–169
- durch Verhungern 172, 173
Todesursache
- Feststellung 85–87
- harte 85
- Koinzidenz 177–179
- Konkurrenz 177–179
- mittelbare 86
- Neugeborene 174, 175
- nicht organgebundene 86
- organbezogene 95–100
- organgebundene 86
- primäre 109
- sekundäre 109, 110
- Verbrennung 163
- weiche 845
Todeszeichen
- sichere 82
- unsichere 82
Todeszeitbestimmung 70–79, 84
Todschlag 108
Toleranz 201
Toleranzentwicklung 64
Toluol 214
Totenflecke 71, 84
- Ausbildung 71
- bei Erfrieren 167
- Farbe 71
- Verlagerbarkeit 71
- Wegdrückbarkeit 71
Totenstarre 71, 73
Totenstarre 84
Totschlag 120
- minder schwerer 65
Tötung
- fahrlässige 105, 106
- - durch Unterlassen 106

- auf Verlangen 26
Tötungsdelikt, vorsätzliches 120
Toxikokinetik 182
Toxikologie 3
- spezielle 192–217
- klinische 182–186
Tranquillanzien 209
Transfusionszwischenfall 249
Translationstrauma 128
Transplantationsrecht 36
Transsexuellengesetz 35, 36
Trauma
- ▶ Gewalt
- diffuses axonales 52, 130
- mechanisches 108
Traumatologie, Rechtsgrundlage 104–108
Treppensturz 131
Trichlorethylen 215
Trinkmengenberechnung 198
Trittspuren 110
Trockenhypothermie 168
Trockenunterkühlung 164
Tropfspur 257
Trunkenheit im Verkehr 220

U

Umwelttoxikologie 217
Unabhängigkeitsregel 248
Unfall, Definition 118
Unfallflucht 199
Unfallursache 237
Unfallversicherung 40, 41
Uniformitätsregel 248
Unterarmwürgegriff 154
Unterbringung
- Entziehungsanstalt 63
- psychiatrisches Krankenhaus 63
- zivilrechtliche 28, 29
Unterbringungsrecht 28
Unterkühlung 164–166
- allgemeine Kältewirkung 166
- Definition 165
- Expositionsdauer 167, 168
- morphologische Befunde 166, 167
Unterlassungsaufklärung 13
Urin, Drogennachweisbarkeit 189
Urinuntersuchung 188, 189, 261
Uterusrückbildung 173

V

Vaterschaft
- Definition 255
- gerichtliche Feststellung 255
Vaterschaftsgutachten 256
- heimliches 255
Vaterschaftsuntersuchung 254–257
Vaterschaftswahrscheinlichkeit, Berechnung 257
Venennetz, Durchschlagen 77, 157
Verbluten 108, 109, 133
Verblutungstod 132, 133
Verbrennung
- Definition 159
- Einteilung 160
- Flächenausdehnung 161
- Prognose 161
Verbrennungsindex 161
Verbrennungskrankheit 163
Verbrühung, Definition 159
Verdachtsgewinnung 222
Vergewaltigung 46, 47
Vergiftung
- anorganische Substanzen 215, 216
- Arzneimittel 207–210
- Definition 182
- Haushaltschemikalien 215, 217
- Kohlendioxid 213
- Kohlenmonoxid 212
- Leichenschaubefunde 187
- Schädlingsbekämpfungsmittel 211, 212
- tödliche 186
Vergiftungssyndrome 183, 184
Vergiftungsursache 183
Vergiftungsverdacht 183
Verhandlungsfähigkeit 63, 64
Verhungern 172, 173
Verkehrsmedizin 4, 219–243
Verkehrsunfall 236–245
- Anstoßphase 239, 240
- Aufladephase 240, 241
- Definition 236
- Rekonstruktion 237
- Ursache 237
Verlaufsaufklärung 13
Verletzung
- Altersbestimmung 115
- autoerotische 177
- innere Organe 124, 125

Sachverzeichnis

- Priorität 178
- Reihenfolge 178
Versicherungsmedizin 40–44
Verteilungsvolumen 182
Vertrocknung, postmortale 77
Verwaltungsgericht 10
Verwesung, Definition 77
Vita minima 69
Vita reducta 69
vitale Prozesse 110
vitale Reaktionen 110–117
- Aspiration 113–115
- biochemische 115
- Blutung 111, 112
- Definition 110
- Fett- und Muskelgewebe 115
- Haut 115
- lokale 110
- Verdauung 115
- Embolien 112, 113
- Verbrennung 162
Vitalzeichen, Definition 110
Vollgeschoss 136
Vorsatz 107

W

Waffen, gesetzliche Regelungen 135
Waffentypen 136
Wahrscheinlichkeit 42
- an Sicherheit grenzende 42, 106
- einfache 106
- hohe 106
Wärmegefühl, paradoxes 166
Waschhautbildung 157
Wasserleiche 157
Weiterbildungsermächtigung 38
Werkvertrag 11
Werther-Effekt 119
Widmark-Faktor 194, 196
Winkelschuss 137
Wirbelsäulenfraktur, bei Erhängen 151
Wischnewsky-Flecken 167, 168
Wohnungsleiche 94
Wulst, idiomuskulärer 74
Wundheilung 115, 116
Wundrand, Stichverletzung 132
Würgemal 153
Wydler-Zeichen 157

Z

Zahndurchbruch 90
Zahnentwicklung 57, 90
Zellembolie 113
zentrales anticholinerges Syndrom 184
Zeuge, sachverständiger 42
Zeugnis, ärztliches 41, 42, 44
Zeugnisverweigerungsrecht 42
Zivilrecht 9, 10
ZNS-Dämpfung, durch Vergiftung 185
Zsako-Muskelphänomen 74
Zulassung, kassenärztliche 9
Zungengrundapoplexie 151
Zwangsmaßnahmen, bei untergebrachten Patienten 30
Zwangsmedikation 30
Zwangsunterbringung 28
Zweirad-PKW-Unfall 243, 244
Zwischenkammblutung 151
Zyankalivergiftung 213
Zyanose 145
Zytokine, proinflammatorische 115
Zytostatika, Überdosierung 210